D1735115

1.ISBN 3-13-697602-9	**2.ISBN/TN**	**WN** 12850
Herausgeber:	Buckup, Klaus	
Autoren:	Buckup, Klaus	
Titel:	Kinderorthopädie	
Auflage:	2., neu bearbeitete und erweiterte Auflage 2001	

Auslieferungstag: ~~10.10.199.~~ 2001

Programmplanung:	Dr.Urbanowicz, Christian
Redaktion:	Jeutter, Hartmut
Herstellung:	Fleischmann, Karl-Heinz
Umschlagentwurf:	Thieme Verlagsgruppe
Layout:	---
Zeichnungen:	M. + P. Gusta
Satz:	Götz, Ludwigsburg
Druck:	Stürtz, Würzburg
Schmuckfarbe:	HKS 43 K
Papier:	Clivia matt, 100 g/m²
Reproanstalt:	Götz, Ludwigsburg
Buchbinder:	Stürtz, Würzburg
Produktionszeit:	6 Monate

Laden-/Sub.-/Abo-Pr.:	98.- / - / - DM
Aktuelle Auflage :	3.000 (1. DR)
zzgl Ind / Firma/Preis:	Ex. für --- à DM -0,00
zzgl. TNY:	Ex.
Planauflage:	Ex.

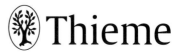

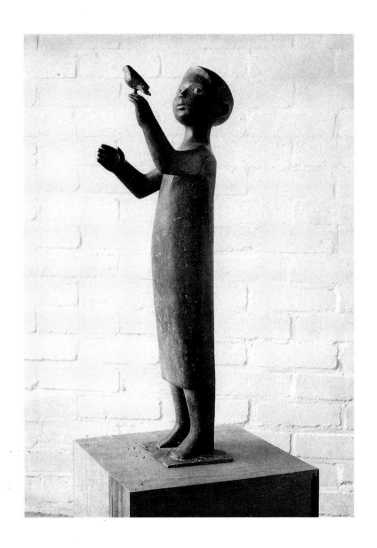

Waldemar Wien: Bronzestatue „Knabe mit Vogel" 1962

Kinderorthopädie

Klaus Buckup

unter Mitarbeit von
Lars-Christoph Linke
Matthias Pothmann
Wolfgang Cordier
Norbert Wagner
Matthias Albrecht

Geleitworte von B.-D. Katthagen
und D. Tönnis

2., neu bearbeitete und erweiterte Auflage

293 Abbildungen
 72 Tabellen

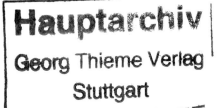
Georg Thieme Verlag
Stuttgart · New York

Die Deutsche Bibliothek –
CIP-Einheitsaufnahme

Buckup, Klaus:
Kinderorthopädie / Klaus Buckup. – 2., neu
bearb. und erw. Aufl. – Stuttgart ; New York :
Thieme, 2001

1. Auflage 1987

Wichtiger Hinweis: Wie jede Wissenschaft ist die Medizin ständigen Entwicklungen unterworfen. Forschung und klinische Erfahrung erweitern unsere Erkenntnisse, insbesondere was Behandlung und medikamentöse Therapie anbelangt. Soweit in diesem Werk eine Dosierung oder eine Applikation erwähnt wird, darf der Leser zwar darauf vertrauen, dass Autoren, Herausgeber und Verlag große Sorgfalt darauf verwandt haben, dass diese Angabe **dem Wissensstand bei Fertigstellung des Werkes** entspricht.

Für Angaben über Dosierungsanweisungen und Applikationsformen kann vom Verlag jedoch keine Gewähr übernommen werden. **Jeder Benutzer ist angehalten,** durch sorgfältige Prüfung der Beipackzettel der verwendeten Präparate und gegebenenfalls nach Konsultation eines Spezialisten festzustellen, ob die dort gegebene Empfehlung für Dosierungen oder die Beachtung von Kontraindikationen gegenüber der Angabe in diesem Buch abweicht. Eine solche Prüfung ist besonders wichtig bei selten verwendeten Präparaten oder solchen, die neu auf den Markt gebracht worden sind. **Jede Dosierung oder Applikation erfolgt auf eigene Gefahr des Benutzers.** Autoren und Verlag appellieren an jeden Benutzer, ihm etwa auffallende Ungenauigkeiten dem Verlag mitzuteilen.

© 1987, 2001 Georg Thieme Verlag
Rüdigerstraße 14
D-70469 Stuttgart
Unsere Homepage: http://www.thieme.de

Printed in Germany

Zeichnungen: M. + P. Gusta
Umschlaggestaltung: Thieme Verlagsgruppe
Satz: Druckhaus Götz GmbH, Ludwigsburg
    Gesetzt auf CCS Textline
Druck: Stürtz, Würzburg

ISBN 3-13-697602-9   1 2 3 4 5 6

*Für meine Kinder Sebastian, Katharina
und Johannes, die mir gezeigt haben,
dass junge Menschen Liebe, Freiheit, Übermut,
Ausgelassenheit und Vertrauen brauchen
und alles von selbst werden kann, ohne immer
zu befehlen und einzugreifen!*

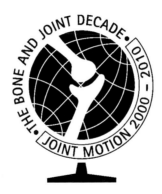

Bone and Joint Decade
2000 – 2010
(Dekade der Knochen und Gelenke)

Am 13. Januar 2000 wurde in Genf am Hauptsitz der Weltgesundheitsorganisation das erste Jahrzehnt des neuen Jahrtausends als „Bone and Joint Decade" ausgerufen.

Die Ärztin und ehemalige norwegische Ministerpräsidentin Gro Harlem Brundtland stellte als jetzige Generaldirektorin der Weltgesundheitsorganisation (WHO) bei der Eröffnungsveranstaltung fest, dass bereits heute weltweit Knochen- und Gelenkerkrankungen die Hauptursache für lang anhaltende Schmerzen und körperliche Beeinträchtigungen sind.

Aufgrund der demographischen Entwicklung wird sich die Zahl der Erkrankten im Alter von mehr als 50 Jahren in den kommenden 20 Jahren verdoppeln. Mit der Initiative der WHO sollen das Bewusstsein, die Prävention und das Management für die Erkrankungen des Haltungs- und Bewegungsapparates geschärft und die Weiterbildungs- und Forschungsmöglichkeiten verstärkt werden.

Die Kinderorthopädie befasst sich mit der Vorsorge, Erkennung und Behandlung von Erkrankungen des Bewegungsapparates im Kindes- und Jugendalter.

Neben der Therapie der Schädigung liegt ihr Ziel darin, positiven Einfluss auf spätere individuelle Behinderungen oder Benachteiligungen in der Gesellschaft zu nehmen.

Mit diesem Buch möchten wir die Initiative der WHO „Bone and Joint Decade 2000 bis 2010" zur Prävention und Gesundheitsförderung für Kinder und Jugendliche unterstützen.

Klaus Buckup

Geleitwort zur 2. Auflage

Das Verständnis für die Orthopädie muss über die Kinderorthopädie erschlossen werden – dies nicht nur deshalb, weil hier die historischen Wurzeln unseres Faches zu finden sind. Wichtiger ist, dass Ätiologie und Pathogenese vieler Erkrankungen des Bewegungsapparates, die erst im Erwachsenenalter symptomatisch werden, in der Kindheit zu finden sind. Orthopädisch denken heißt in Jahrzehnten denken. Störungen in der Anlage und Entwicklung werden oft lange Zeit gut kompensiert und führen dann erst in der aktiven Berufsphase verschleißbedingt zur Erkrankung.

Wenn wir bedenken, dass $1/3$ der Arbeitsunfähigkeiten und $1/3$ der Frühberentungen auf orthopädischen Leiden, also angeborenen und erworbenen Erkrankungen des Stütz- und Bewegungsapparates beruhen, wird bewusst, dass die Kinderorthopädie nicht etwa nur ein Thema für Spezialisten ist. Sie geht alle Ärzte und Physiotherapeuten an, die sich mit Erkrankungen und Verletzungen des Bewegungsapparates beschäftigen. Auch bei Pädagogen, Sporttrainern, Ministerien und Behörden wünscht man sich oft mehr Wissen über unser Fachgebiet. Die Orthopädie kann als Paradebeispiel für nachhaltige Medizin herangezogen werden. Die frühzeitige Erkennung pathologischer Anlagen und Entwicklungen ermöglicht häufig noch, mit einfachen Methoden prophylaktisch einzugreifen, um Krankheitsfolgemanifestationen in Form von Fähigkeitsstörungen auf der Ebene des Individuums und in Form von Handicaps auf der Ebene der Gesellschaft möglichst zu vermeiden.

Bei der aufgezeigten breiten Bedeutung der Kinderorthopädie brauchen wir ein Buch mit hohem Praxisbezug, welches möglichst allgemein verständlich und umfassend, gleichzeitig aber knapp und bündig die Entwicklungs- und Reifungsgrundlagen, Systematik, Diagnostik und Therapie der Kinderorthopädie vermittelt. Der Praxisbezug des Autors, Dr. Klaus Buckup, ergibt sich aus seiner langjährigen Tätigkeit in der Orthopädischen Klinik der Städt. Kliniken Dortmund. Hier, am Rande des Ballungszentrums Ruhrgebiet und Übergang zu ländlichen Regionen, bündeln sich in unserer Klinik alle Arten kinderorthopädischer Erkrankungen bei fast 1000 stationären und 4000 ambulanten Kindern und Jugendlichen pro Jahr. Mehrere Fachärzte widmen sich hier schwerpunktmäßig und spezialisiert diesem Thema, so dass die Autoren wie bei der ersten erfolgreichen Auflage 1987 aus einem breiten Erfahrungsschatz schöpfen können. So ist ein Buch entstanden aus der klinischen Praxis mit einem hohen Nutzwert für die tägliche praktische Arbeit.

Exemplarisch möchte ich hier das Kapitel „Das Leitsymptom und seine Differenzialdiagnose" aufführen. Meist sind es Schmerzen, die zum Arzt führen. Gegliedert nach Körperregionen werden mögliche Ursachen übersichtlich dargestellt und der Weg vom Symptom zur Diagnose beschrieben. Auch die klinische Untersuchung wird mit einzelnen Untersuchungsschritten und der weiterführenden Diagnostik praxistauglich beschrieben. Danach werden die einzelnen Krankheitsbilder von Kopf bis Fuß und schließlich gegliedert nach ihrer Genese aufgefächert. Ich bin davon überzeugt, dass die völlig neu bearbeitete 2. Auflage der Kinderorthopädie sich bald griffbereit zur täglichen Nutzung in vielen Praxen und Ambulanzen wiederfinden wird. So wünsche ich diesem Buch eine weite Verbreitung und einen regen Gebrauch zum Wohle der uns anvertrauten Kinder.

Dortmund, im Juli 2001   B.-D. Katthagen
Direktor der Orthopädischen Klinik
der Städtischen Kliniken Dortmund

Geleitwort zur 1. Auflage

Die Orthopädie war in ihren Anfängen eigentlich eine Kinderorthopädie und wurde dann langsam zu dem Fachgebiet, das die Erkrankungen und Verletzungen des Stütz- und Bewegungsapparates in allen Altersstufen behandelt. Heute scheint es manchmal, dass die Kinderorthopädie mit dem Rückgang der Zahl unserer Kinder etwas in den Hintergrund tritt. Sporttraumatologie, Arthroskopie und Endoprothetik erregen vielfach mehr Aufsehen. Aber auch in der Erkennung und Behandlung kindlicher Erkrankungen sind entscheidende Fortschritte erzielt worden, und vieles ist im Wandel. In allen Ländern haben sich Arbeitsgruppen für Kinderorthopädie noch intensiver mit diesem Lebensabschnitt befasst. Daneben ist aber auch die Aufmerksamkeit der Eltern für Gesundheitsstörungen und Probleme des Kindes sehr geschärft worden. Es wird mehr von uns erwartet.

Die Kinderorthopädie war immer ein Bestandteil der gesamten Orthopädie. Gerade durch die Beobachtung der Folgen kindlicher Erkrankungen und angeborener Fehlformen bis in spätere Lebensjahre konnte ausgesagt werden, wie im Kindesalter vorzugehen ist. Für die Röntgenuntersuchung des kindlichen Skeletts hat die Orthopädie die entscheidenden Voraussetzungen geliefert und viele Normalwerte ermittelt. Inzwischen wurde auch die Ultraschalluntersuchung für die Frühdiagnostik der angeborenen Hüftgelenksverrenkung von Orthopäden eingeführt. In der Behandlung der angeborenen Fußdeformitäten werden neue Wege und noch bessere Verfahren vorgeschlagen. In der Früherkennung und Behandlung von angeborenen Zerebralparesen sind die Erfahrungen gewachsen. Die Skoliosebehandlung hat sich immer weiter verfeinert und verbessert. In der Tumorchirurgie sind neue Möglichkeiten eröffnet.

So erscheint es an der Zeit, diese Errungenschaften noch mehr Menschen zugänglich zu machen, ihre Aufmerksamkeit für wichtige Zeitpunkte zu schärfen, für Hinweise und Beschwerden eines Kindes, denen sorgfältig und umgehend nachzugehen ist, wenn nicht schwerwiegende Folgen für ein Leben entstehen sollen. Neben den Orthopäden und Kinderärzten sind auch die Hausärzte, Schulärzte, Sportbetreuer und andere an vielen Gesundheitsfragen interessiert und sollten Fortbildung erfahren.

Ein kurzgefasstes Lehrbuch hat dabei vermutlich mehr Breitenwirkung als eine zu detaillierte Darstellung. Der Autor Dr. Klaus Buckup und der Thieme Verlag haben sich daher für diese Buchform entschieden.

Die Aufgliederung des Stoffes erfolgte nach praktischen Gesichtspunkten.

Kleinkinder können uns in der Differenzialdiagnose von Erkrankungen noch keine Hinweise geben, etwas ältere oft nur sehr undeutlich. Deshalb ist es sehr zu begrüßen, dass hier das Kapitel der Differenzialdiagnose orthopädischer Krankheitsbilder ganz unter „das Leitsymptom" gestellt wurde. Es sind meistens Schmerzen, oft auch Abweichungen im Gangbild, die eine Untersuchung des Kindes veranlassen. Vom Leitsymptom her und dem Wissen um die wichtigsten Erkrankungen lässt sich am besten zum Ziel kommen.

Im speziellen Teil des Buches werden die wichtigsten Erkrankungen mit ihren diagnostischen Kriterien und therapeutischen Möglichkeiten klar und präzise dargestellt.

Das Buch kann natürlich nicht alle seltenen Erkrankungen und Techniken operativer Verfahren aufzeichnen. Es schien wichtig, die Bedeutung der Prophylaxe und der frühzeitigen Diagnose und Therapie gerade im Kindesalter einem noch größeren Leserkreis nahezubringen; denn bei vielen Krankheitsbildern bestehen heute gute Behandlungsmöglichkeiten, die rechtzeitig genutzt werden müssen.

Dr. Buckup hat sich an unserer Klinik seit langem mit der Kinderorthopädie befasst und ein großes Krankengut mitverfolgt. Seine Ausführungen spiegeln auch seine eigenen Erfahrungen und bekommen von daher Gewicht. Insgesamt bietet das vorliegende Werk einen umfassenden Überblick über das Gebiet der Kinderorthopädie.

Ich wünsche diesem Buch, dass es die ihm gesteckten Ziele für eine verbesserte Diagnostik und Behandlung unserer kleinen Patienten erreicht.

D. Tönnis   Direktor der Orthopädischen Klinik
der Städtischen Kliniken Dortmund

Vorwort zur 2. Auflage

Vor 14 Jahren erschien die erste Auflage dieses Buches. In dieser Zeit hat sich in der Kinderorthopädie vieles gewandelt. Eine vollständige Um- und Neubearbeitung erschien mir daher notwendig. Altes wurde revidiert, Neues kam hinzu.

Bei der Behandlung von Knochentumoren z. B. konnten in den letzten 15 Jahren die Überlebensraten deutlich gesteigert werden. Neue Techniken und Instrumentarien erlauben bessere Korrekturmöglichkeiten von Skoliosen, Kyphosen und Extremitätenverlängerungen. Weiterentwicklungen in der Hüftchirurgie ermöglichen z. B. mit der 3fachen Beckenosteotomie stabile Einstellungen auch bei neurogenen Luxationshüften. Die Ultraschalluntersuchung und andere bildgebende Verfahren verbesserten deutlich die orthopädische Diagnostik. Andererseits haben neue Erkenntnisse dazu geführt, dass etablierte Therapien heute immer weniger durchgeführt werden.

Jedes spezifisch kinderorthopädische Problem ist immer mit dem Phänomen Wachstum verbunden. Das Wissen und Verständnis für die Besonderheiten des kindlichen Wachstums unter der Gesamtbetrachtung des Bewegungsapparates, aber auch des „kleinen" Patienten in seiner individuellen und sozialen Situation schützt vor Fehleinschätzungen und Fehlbehandlungen.

Bei der Neubearbeitung des Buches wurde auf diesen Ganzheitsaspekt besonders Wert gelegt. Das didaktische Konzept der 1. Auflage wurde beibehalten. Im ersten Teil des Buches sind die Besonderheiten des kindlichen Wachstums dargestellt, außerdem wird auf die Untersuchung des Kindes und notwendige Untersuchungsverfahren eingegangen.

Im zweiten Teil wird differenzialdiagnostisch vom auffälligen Symptom her der Weg zur Diagnose aufgezeigt.

Die mögliche Diagnose findet im dritten Teil des Buches ihre genaue Erklärung. Nach Ätiologie, Klinik, diagnostischen Verfahren, Indikation, Zeitpunkt und Art der konservativen und operativen Maßnahmen sind alle wichtigen Erkrankungen nach Regionen gegliedert beschrieben.

Die Variabilität der Krankheitsbilder in der Kinderorthopädie ist sehr groß. Die Kollegen Dr. L. Linke, Dr. M. Pothmann und Dr. W. Cordier haben mir zum Gelingen des Buches mit wertvollen Ergänzungen zur Seite gestanden.

Privatdozent Dr. N. Wagner (Pädiatrie) und Dr. M. Albrecht (Kinderchirurgie) trugen mit ihren Beiträgen Wesentliches zu den entsprechenden Buchkapiteln bei.

Die Neuauflage der Kinderorthopädie soll Grundlage für alle jene Ärzte und Therapeuten sein, welche Störungen der Funktionen des Bewegungsapparates behandeln müssen. Diese Grundlage zu vermitteln ist das Hauptanliegen dieses Buches.

Dem Thieme Verlag, besonders den Herren Dr. Chr. Urbanowicz, Dr. F. Kraemer, H. Jeutter, K.-H. Fleischmann und R. Zepf, danke ich für die hervorragende Zusammenarbeit.

Mein Dank gebührt außerdem den Sekretärinnen K. Rose, A. Lüdtke und U. Kratz-Scharfe, die die viele Schreibarbeit sorgfältig ausführten, sowie dem Photographen W. Kühn, der die zahlreichen Röntgenbilder und Photographien bearbeitete.

Dortmund, im Sommer 2001   Klaus Buckup

Vorwort zur 1. Auflage

Die Ausweitung und Entwicklung der Orthopädie hat auch in der Kinderorthopädie einen Entwicklungsschub verursacht, der in der bis heute verbreiteten deutschen Literatur nicht entsprechenden Ausdruck findet. Mein Anliegen war es, ein kinderorthopädisches Buch zu konzipieren, welches dem heutigen Wissensstand gerecht wird und die speziell kinderorthopädischen Probleme aus der Allgemeinorthopädie heraushebt.

Im ersten allgemeinen Teil des Buches sind die Besonderheiten des kindlichen Wachstums dargestellt; außerdem wird auf die Untersuchung des Kindes und notwendige Untersuchungsverfahren eingegangen. Ein zusätzliches Kapitel über die Röntgenuntersuchungen erschien mir nützlich.

Im zweiten Teil soll dem Leser differenzialdiagnostisch vom auffälligen Symptom her der Weg zur Diagnose erleichtert werden.

Die mögliche Diagnose findet im dritten Teil des Buches eine genauere Erklärung. Hier sind alle wichtigen Erkrankungsformen des Haltungs- und Bewegungsapparates und deren Therapie beschrieben.

Gewisse Überschneidungen werden in Kauf genommen, um dem Leser zeitraubendes Nachschlagen durch häufige Querverweise zu ersparen. Das Buch soll nicht nur dem Orthopäden, sondern all denjenigen ein Leitfaden sein, die mit dem heranwachsenden Kind zu tun haben, wie der Allgemeinarzt, Kinderarzt, Frauenarzt und auch der Krankengymnast. Dem Medizinstudenten soll es einen differenzierten Einblick in die Orthopädie des Kindes ermöglichen.

Dortmund, im Sommer 1987   Klaus Buckup

Anschriften

Dr. med. Klaus Buckup
Orthopädische Klinik
Städtische Kliniken Dortmund
Beurhausstraße 40
44137 Dortmund

Mitautoren

Dr. med. Lars-Christoph Linke
Orthopädische Klinik
Städtische Kliniken Dortmund
Beurhausstraße 40
44137 Dortmund

Dr. med. Matthias Pothmann
Orthopädische Klinik
Marienhospital Bottrop
Josef-Albers-Straße 70
46236 Bottrop

Dr. med. Wolfgang Cordier
Orthopädische Klinik
Städtische Kliniken Dortmund
Beurhausstraße 40
44137 Dortmund

Priv.-Doz. Dr. med. Norbert Wagner
Klinik für Kinder- und Jugendmedizin
Städtische Kliniken Dortmund
Beurhausstraße 40
44137 Dortmund

Dr. med. Matthias Albrecht
Kinderchirurgie
Städtische Kliniken Dortmund
Beurhausstraße 40
44137 Dortmund

Für die Überlassung von Bildmaterial interessanter Behandlungsfälle darf ich mich besonders bedanken bei:

Dr. med. Johannes Löhnert
Sankt-Marien-Hospital Buer
Mühlenstraße 5 – 9
45894 Gelsenkirchen (Abb. 11.**12**)

Dr. med. Peter Metz-Stavenhagen
Werner-Wicker-Klinik
Deutsches Skoliosezentrum
34530 Bad Wildungen-Reinhardshausen
(Abb. 5.**11**)

Prof. Dr. med. Joachim Pfeil
Orthopädische Klinik Wiesbaden
Mosbacher Straße 10
65187 Wiesbaden (Abb. 11.**4**)

Priv.-Doz. Dr. Norbert Lindner und Dr. Robert Rödl
Klinik und Poliklinik für Allgemeine Orthopädie
Prof. Dr. med. Winfried Winkelmann
Albert-Schweitzer-Straße 33
48149 Münster (Abb. 12.**1** und Abb. 18.**10**)

Inhaltsverzeichnis

Allgemeiner Teil

1 Einleitung

Während die Geschichte der Medizin bis in die Antike zurückreicht, ist die spezielle Richtung der Orthopädie noch relativ jung. Skelettfunde bezeugen, dass es fast alle orthopädischen Krankheiten schon im Altertum gab. Infektionen, vor allem tuberkulöse Wirbel- und Gelenkveränderungen, aber auch angeborene und erworbene Missbildungen, wie Luxationshüften und Verletzungsfolgen, wurden von Hippokrates beschrieben.

Lange Zeit befasste sich die Orthopädie fast ausschließlich mit missgebildeten Kindern, die in Kinder- und Krüppelheimen untergebracht waren. 1741 veröffentlichte Nicolas Andry, damals Professor für Medizin in Paris, ein Buch, dessen Titel übersetzt lautete: „Orthopädie, oder die Kunst, Deformierungen bei Kindern zu verhindern und zu korrigieren." Er prägte den Begriff Orthopädie aus den Worten „orthos" (gerade oder frei von Deformierungen) und „pais" (Genitiv „paidos"; Kind) und drückte die Ansicht aus, dass die meisten Deformierungen des Erwachsenenalters ihren Ursprung in der Kindheit haben, und sah sie eng mit der Präventivmedizin und Kinderheilkunde verknüpft.

Das gegenwärtige Gebiet der Orthopädie schließt mittlerweile alle Altersgruppen ein. Die Kinderorthopädie befasst sich mit der Vorsorge, Erkennung und Behandlung von Erkrankungen des Bewegungsapparates während des Kindes- und Jugendlichenalters.

Um eine vorbildliche Versorgung eines Patienten mit Skeletterkrankungen im Kindes- und Jugendalter zu gewährleisten, muss der orthopädisch tätige Arzt in Verbindung mit anderen Spezialisten stehen wie den Kinderärzten, Neuropädiatern, Neurologen, Internisten, Rheumatologen und den chirurgisch tätigen Ärzten. Die Krankengymnastik und Orthopädietechnik sowie die Rehabilitation sind weitere eng mit der Orthopädie verbundene Bereiche.

In den Schriften des Hippokrates finden sich die ersten Beschreibungen orthopädischer Therapie. Dort sind viele Missbildungen, wie der angeborene Klumpfuß, die kongenitale Hüftluxation und die Skoliose eingehend beschrieben und genaue Anleitungen für deren Behandlung gegeben.

Missbildungen, Deformitäten und Verletzungen wurden zunächst mit mechanischen Mitteln behandelt. Durch Extensionen, Manipulationen, Quengeln usw. wurde versucht, sie gewaltsam umzubiegen und zu korrigieren.

Anfänglich lag die Behandlung orthopädischer Leiden in den Händen von Handwerkern und Instrumentenbauern, später dann auch bei Orthopädiemechanikern. Erst im 18. Jahrhundert wurde die Behandlung mehr und mehr von Ärzten übernommen und durfte dann auch nur von ihnen betrieben werden.

Krankheiten haben im Laufe der Zeit erhebliche Wandlungen durchgemacht. Während bestimmte Skeletterkrankungen wie kongenitale Deformierungen und Knochentumoren immer existiert haben, sind andere weitgehend verschwunden. Knochen- und Gelenktuberkulose, Vitaminmangel (z. B. Rachitis) und die Poliomyelitis sind heute dank medizinischer Forschung in Industrieländern nur vereinzelt anzutreffen, während sie in den Entwicklungsländern noch häufig vorkommen.

Knochen- und Gelenkinfektionen lassen sich durch Einsatz moderner Behandlungsmethoden beherrschen.

Schwere Formen der Zerebralparese und Spina bifida mit begleitenden Lähmungen sind häufiger als früher, weil Kinder mit diesen Leiden, welche früher in jüngstem Alter verstarben, heute überleben und aufwachsen.

Mit den vermehrten Sportaktivitäten hat die Zahl der Verletzungen bei Kindern und Jugendlichen in den letzten Jahren deutlich zugenommen.

In den zurückliegenden Jahrzehnten hat die Orthopädie mit vielen wichtigen Entwicklungen entscheidenden Einfluss auf die Verhinderung, Diagnose und Behandlung von Skeletterkrankungen und Verletzungen einen großen Sprung nach vorn getan. Die pränatale Ultraschalldiagnostik, spezielle Laboruntersuchungen (Alphafetoprotein-Bestimmung), die Chorionzellkultur (Chorionzottenbiopsie), die intrauterine Endoskopie (Fetoskopie) und die Fruchtwasseruntersuchung ermöglichen bereits vor der Geburt die Diagnose einer Skelettfehlentwicklung. Genomanalysen werden in der Zukunft das Erkennen von Fehlbildungen zusätzlich verbessern.

Die präventive Orthopädie hat zunehmend an Bedeutung gewonnen.

Mittlerweile ist allgemein bekannt, dass viele orthopädische Erkrankungen besonders Neugeborener, aber auch Jugendlicher (z.B. Haltungsschwächen der Wirbelsäule) in ihrem Ausmaß gering gehalten werden können durch Früherkennung und rechtzeitigen Beginn einer adäquaten Behandlung. Am eindruckvollsten lässt sich dies an der angeborenen Hüftluxation aufzeigen.

Dank der Früherkennung der Hüftdysplasie mit der Sonographie treten Spätfolgen weniger auf. Auch die Frühdiagnose (im Rahmen von Screeningmethoden) von Skoliosen mit sofortiger Einleitung einer entsprechenden Therapie hat sich als erfolgreich erwiesen. Bedeutende Entwicklungen in der operativen und konservativen Therapie ermöglichen, gezielt orthopädische Leiden zu behandeln. Mit neuen Instrumentarien und Techniken können Skoliosen, Kyphosen, Ext-

remitätenfehlstellungen und Extremitätenverkürzungen besser therapiert werden. Fortschritte in der Mikrochirurgie eröffnen z.B. bei angeborenen Missbildungen der Hand Operationsmöglichkeiten, die zu einem erheblichen Funktionsgewinn führen. Weiterentwicklungen in der Hüftchirurgie erlauben, primäre und sekundäre Luxationen stabil zu zentrieren und damit Früharthrosen, Gangstörungen und Pflegebedürftigkeit bei neurogenen Störungen zu minimieren. In der Behandlung von hoch malignen Knochentumoren (Operation und Chemotherapie) konnten in den letzten 20 Jahren die Überlebensraten bei gleichzeitiger Erhaltung der betroffenen Extremität von 10–20% auf 60% erhöht werden. Weiter entwickelte rehabilitative und krankengymnastische Maßnahmen helfen zur Wiederherstellung und Optimierung der Funktionen des Skelettsystems bei angeborenen Leiden, nach Verletzungen und Operationen. Trotz vieler Fortschritte in der Therapie kinderorthopädischer Erkrankungen verbleiben noch eine Vielzahl von unbefriedigenden Behandlungsmöglichkeiten, wie z.B. beim Morbus Perthes, schweren Wirbelsäulenfehlstellungen und bei einer Vielzahl von angeborenen Fehlbildungen.

2 Wachstum und Frühentwicklung des Bewegungsapparates

Entwicklung, Wachstum und Reifung des Skeletts sind überaus komplizierte Vorgänge, die durch zahlreiche Faktoren bestimmt und gesteuert werden.

Der Einfluss des Wachstums auf den Bewegungsapparat kann positiv oder negativ sein. Das Wachstum kann Deformitäten hervorrufen, so z.B. bei zerebraler Lähmung, wo die Spastik und die unausgewogenen Muskelkräfte die Knochen und Gelenke deformieren, die bei der Geburt normal waren. Auf der anderen Seite kann sich bei entsprechender Behandlung eines Kindes mit einem angeborenen Sichelfuß, Klumpfuß oder einer Hüftluxation mit dem Wachstum ein normaler Fuß oder eine nahezu normale Hüfte entwickeln.

Das schnelle Wachstum von Neugeborenen und Kindern mit der Plastizität der skelletalen Entwicklung sollte daher besonders als zusätzlicher Therapiefaktor genutzt werden.

Skelettwachstum

Das Skelett entwickelt sich aus einer primär knorpligen Skelettanlage beim Säugling. Das infantile Wachstum ist die Fortsetzung des intensiven fetalen Wachstums. Ihm folgt das gleichmäßige Wachstum der Kindheit, das abschließend in den Wachstumsschub der Pubertät übergeht. Parallel zum Längenwachstum erfolgt die Skelettreifung der Knochen, worunter wir den zeitlichen Fahrplan des Auftretens röntgenologisch sichtbarer Epiphysenkerne, deren Formveränderung und schlussendlich deren Fusion mit der Metaphyse verstehen. Mit dem Epiphysenschluss ist die Wachstumsperiode abgeschlossen.

Ein Röhrenknochen besteht aus einem mittleren Teil (dem Schaft) und zwei Endstücken. Der Schaft unterteilt sich in die Metaphyse und Diaphyse, die Endstücke in Epiphyse und Epiphysenfuge (die knorpelige Wachtumszone). Im Bereich der Diaphysen bilden sich die ersten Knochenkerne. Bei der Geburt sind auf den Röntgenbildern die Diaphysen schon weitgehend verknöchert,

hingegen weisen die Epiphysen noch keine Knochenkerne auf. Diese erscheinen erst im Laufe der ersten Lebensjahre.

Für das Dickenwachstum der Röhrenknochen ist das endostale und periostale Regulationssystem verantwortlich. Wachstumszonen mit einem mehr begrenzten Wachstumspotential entwickeln sich an anderen Stellen, wozu die tarsalen Knochen, die Randleisten der Wirbelkörper und des Beckens sowie die Ansatzbereiche von Sehnen und Muskeln gehören. Diese Zonen werden als Apophysen bezeichnet.

Das Längenwachstum geschieht durch Teilung von Knorpelzellen an der epiphysären Seite der Wachtumsfugen und durch Ersatz des kalzifizierten Knorpels durch Knochen auf der metaphysären Seite. Es sind viele physiologische Faktoren bekannt, die die Entwicklung und die Wachstumsgeschwindigkeit der Epiphysenfuge beeinflussen. Das Wachstumshormon Somatotropin (STH) ist einer der wichtigsten Faktoren, die die Wachstumsfuge stimulieren. Dieses Wachstumshormon hat einen direkten Einfluss auf die Aktivität der Epiphysenfuge und einen indirekten auf ihre mechanische Festigkeit. Die Sexualhormone beeinflussen ebenfalls das Wachstum. Testosteron fördert das Wachstum und vermindert die mechanische Festigkeit der Wachstumsfuge. Östrogen fördert die Reifung und indirekt dadurch die Festigkeit der Fuge. Das Schilddrüsenhormon Thyroxin wirkt katabol, hemmt die Aktivität der Fuge und trägt dadurch zu ihrer Festigkeit bei. Unter dem Einfluss von Hormonveränderungen während des pubertären Wachstumsschubes kommt es zur Verminderung der mechanischen Festigkeit der Wachstumsfuge, vor allem im metaphysären Anteil.

Andere für das Wachstum entscheidende Faktoren sind die individuelle genetische Ausstattung, Ernährung und allgemeine Gesundheit.

Es gibt viele ererbte Störungen bei der Entwicklung der Wachstumsfuge (osteochondrale Dysplasien), die in der Neugeborenenperiode diagnostiziert werden können. Bei der Achondroplasie z. B., der häufigsten Störung der Wachstumsfuge, besteht ein Mangel an Knorpelreifung und Osteoidablagerung, welcher zu einem verminderten Längenwachstum der Röhrenknochen und zu der typischen kleinen Statur führt. Andere Erkrankungen, wie die angeborene spondyloepiphysäre Dysplasie, verhalten sich mehr wie Hypoplasien der Epiphysen.

Der Zeitpunkt des physiologischen Wachstumsschlusses ist genetisch bestimmt. Er ist abhängig von der Lokalisation der einzelnen Wachstumsfugen, vom Geschlecht und von der individuellen Reifung des Kindes.

Epiphysenfuge

Anatomisch ist die Wachstumsfuge eine schmale, relativ brüchige Grenze zwischen der Metaphyse und der knöchernen oder knorpeligen Epiphyse (Abb. 2.**1**). Es gibt Blutgefäße, die die Fuge beim Neugeborenen durchziehen und später obliterieren, wenn im 2. Lebensjahr die Wachstumsfuge eine dickere substanziellere Barriere bildet. Diese anatomische Gefäßentwicklung ist bedeutsam, da sie beim Neugeborenen die intraartikuläre Streuung einer metaphysären Infektion erleichtert.

Epiphyse

Für jeden Röhrenknochen gibt es eine charakteristische Zeit für das Auftreten von sekundären Ossifikationszentren (Epiphysen). In der Neugeborenenperiode sind die Epiphysen der proximalen Tibia und des distalen Femurs regelmäßig auf Röntgenaufnahmen zu sehen und können als Kriterium der Reife herangezogen werden.

Das Auftreten der tarsalen und metatarsalen Epiphysen kann zusätzlich dazu dienen, das Gestationsalter des Neugeborenen zu bestimmen. Bei einer Verzögerung der Knochenreife des Neu-

geborenen können verschiedene Erkrankungen zugrunde liegen, wie die Achondroplasie, Chondrodysplasia punctata, diastrophische Dysplasie, der Hypothyreoidismus und die spondyloepiphysäre Dysplasie. Das Auftreten einer verfrühten Reife einer Epiphyse kann als Folge einer Hyperämie, verbunden mit einer Fraktur oder einer anderen Erkrankung, z. B. einer Infektion, mit vermehrter regionaler Durchblutung vorkommen.

Metaphyse

Die Metaphyse wird in einen primären und sekundären spongiösen Bereich eingeteilt. Mit der Einsprossung von Blutgefäßen entsteht in dieser Zone neue Knochensubstanz durch Resorption der transversalen Septen der verkalkten Grundsubstanz der Epiphyse. Die Knorpelspangen werden abgebaut und der Geflechtknochen durch Lamellenknochen ersetzt. Durch appositionelles Wachstum kommt es zur Verdickung des Knochens.

Diaphyse

Der Schaft des Knochens nimmt durch Verdickung der Kompakta und Ausdehnung des Markes durch Apposition an Durchmesser zu. Das Wachstum erfolgt vom Periost her. Das appositionelle Wachstum ist von einer Resorption vorher gebildeten Knochengewebes begleitet und stellt einen lebenslangen Prozess dar, bei dem das Gleichgewicht zwischen Auf- und Abbau mit dem Alter variiert.

Proximale Femurepiphyse

Der Femurkopfepiphysenkern erscheint im 2.–8. Lebensmonat. Fälle, die in der 2. Hälfte des 1. Lebensjahres noch keinen Epiphysenkern auf-

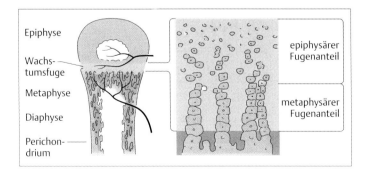

Epiphyse

Wachstumsfuge

Metaphyse

Diaphyse

Perichondrium

epiphysärer Fugenanteil

metaphysärer Fugenanteil

Abb. 2.**1** Aufbau der Epiphysenfuge.

weisen, erwecken den Verdacht einer Stoffwechsel- oder Ossifikationsstörung (z. B. Schilddrüsenhormonstörung, Dysostosen iatrogen häufig im Rahmen der Hüftdysplasiebehandlung).

Das Wachstum des proximalen Femurs wird von der Blutversorgung der Femurkopfepiphyse bestimmt.

Bei Neugeborenen wird der Femurkopf sowohl von der lateralen als auch von der medialen A. circumflexa versorgt. Im Alter von 5 – 6 Monaten, wenn der Oberschenkelhals sich zu entwickeln beginnt, geht der Anteil der lateralen A. circumflexa an der Versorgung von Epi- und Metaphyse zurück. Die mediale A. circumflexa, dorsal des Schenkelhalses, übernimmt nun die Hauptversorgung des Femurkopfes. Es gibt nur noch wenige Kollateralen von der lateralen A. circumflexa und den vorderen Gefäßen. Daher kann die Unterbrechung der medialen A. circumflexa in den ersten Lebensmonaten möglicherweise nur ein kleines Gebiet betreffen, während der Verschluss bei einem etwas älteren Kind zu einer kompletten Nekrose des Femurkopfes führen kann, mit einem nachhaltigen Effekt auf die weitere Entwicklung des proximalen Femurs.

Wachstum der Wirbelsäule und der Extremitäten

Beim Neugeborenen bilden alle Wirbelsäulenabschnitte eine großbogige Kyphose. In den ersten 3 Lebensmonaten entwickelt sich mit der Fähigkeit zur Kontrolle des Kopfes die Halslordose. In ähnlicher Weise bildet sich mit dem Sitzen die Lendenlordose aus. Die Wirbelsäule trägt zur Gesamtzunahme der Größe während der Kindheit nicht so viel bei wie die unteren Extremitäten.

Das Neugeborene hat einen relativ großen Kopf und eine lange Wirbelsäule bei unproportional kurzen Beinen, verglichen mit einem Erwachsenen. Das Gehirn entwickelt in den ersten 6 Lebensjahren bereits über 90% der Größe des Gehirns eines Erwachsenen. Im Alter von einem Jahr hat die Wirbelsäule 50% der endgültigen Länge erreicht. Dies ist wichtig zu wissen bei der Behandlung angeborener Wirbelsäulenveränderungen beim Kleinkind. Eine Wirbelfusion wirkt sich auf die endgültige Größe eines Kindes nicht so hemmend aus wie eine Fusion der Wachstumszonen der unteren Extremitäten vor Abschluss der Reife.

Während der Periode des Wachstums der Wirbelsäule haben ursprünglich Rückenmark und Wirbelkanal die gleiche Länge. Beim Neuge-

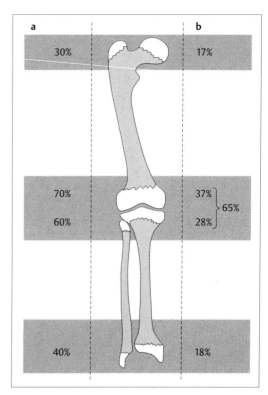

Abb. 2.**2**   Anteile der Wachstumszonen der unteren Extremitäten an der Länge des Femurs bzw. der Tibia (**a**) und des gesamten Beines (**b**).

borenen liegt es in Höhe des 3., beim Erwachsenen in Höhe des 1. Lumbalwirbels.

65% des Wachstums der gesamten unteren Extremitäten finden um das Kniegelenk herum statt (distale Femurepiphyse 37%, proximale Tibiaepiphyse 28%), und 35% des Wachstums geschehen im proximalen Femur (17%) und in der distalen Tibia (18%), (Abb. 2.**2**).

Altersstufen des Wachstums

Kinder und Jugendliche wachsen nicht kontinuierlich. Die Geschwindigkeit des Wachstums lässt sich nach Altersstufen unterscheiden (Abb. 2.**3**, Tab. 2.**1** und 2.**2**):

Präpuberale Phase: Diese kann in ein frühes oder spätes Schulkindalter aufgegliedert werden. Die Phase des frühen Schulkindalters bezieht sich auf das 6./7. Lebensjahr bis zum 10. Lebensjahr und wird als erster Gestaltwandel bezeichnet. Bei Jungen und Mädchen verläuft die Entwicklung der Körperhöhe und des Körpergewichtes in etwa

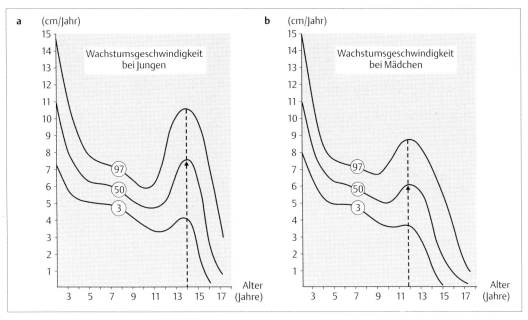

Abb. 2.3 Wachstumsgeschwindigkeit von **a** Jungen, **b** von Mädchen von 12–17 Jahren: cm pro Jahr mit 3., 50. und 97. Perzentile. Maximum der Größenzunahme bei Jungen mit 14, bei Mädchen mit knapp 12 Jahren.

Altersstufe	Alter	Wachstum
Säugling	0–1,5 Jahre	schnell
Kind	1,5–10 Jahre	längste Zeit des Wachstums, langsam, insbesondere Wachstum des Rumpfes
Jungen	12 Jahre	pubertäre Wachstumsschübe,
Mädchen (adoleszent)	10–14 Jahre	Skelettausreifung, starkes Wachstum der unteren Gliedmaßen
Mädchen	12–16 Jahre	

Tabelle 2.1   Die körperliche Entwicklung von der Geburt zum Erwachsenenalter

Tabelle 2.2   Einteilung der Altersstufen nach dem kalendarischen Alter (Mellerowicz 2000)

Altersstufen	Kalendarisches Alter
Säuglingsalter	0–1
Kleinkindalter	1–3
Vorschulalter	3–6/7
Präpuberale Phase: – Frühes Schulkindalter – Spätes Schulkindalter	 6/7–10 10–Eintritt der Pubertät (Mädchen 11/12; Jungen 12/13)
Erste puberale Phase (Pubeszenz)	Mädchen 11/12–13/14 Jungen 12/13–14/15
Zweite puberale Phase (Adoleszenz)	Mädchen 13/14–17/18 Jungen 14/15–18/19
Erwachsenenalter	jenseits 17/18 bzw. 18/19

gleich. Die jährliche Zunahme des Körpergewichtes beträgt dabei 2,5–3,5 kg.

Die motorische Lernfähigkeit bei Kindern ist in dieser Zeit hoch. Besonders typisch ist das ungestüme Bewegungsverhalten, das sich erst in der Pubertät reduziert.

Im Weiteren verlangsamt sich das Längenwachstum des Kindes, die Körperproportionen bleiben harmonisch mit positiver Auswirkung auf koordinative Eigenschaften und motorische Lernfähigkeit.

Das sich hier anschließende späte Schulkindalter ist durch den Anstieg der Körpermasse, vor allem durch Zunahme der Körperbreite und des Körperumfangs bei weiterem Rückgang der jährlichen Längenzuwachsrate gekennzeichnet. Aufgrund der Ausformung der Körperproportionen und eines dadurch verbesserten Kraft-Last-Verhältnisses können Kinder in dieser Phase eine hochgradige Körperbeherrschung erlangen.

Erstpuberale Phase: Diese Phase wird als zweiter Gestaltwandel bezeichnet und ist v. a. durch starke Disharmonien sämtlicher Haltungs- und Bewegungsorgane gekennzeichnet. In dieser Phase erfahren Jungen und Mädchen ihren größten Wachstumsschub. Bereits mehrere Jahre vor der sichtbaren Entwicklung der Geschlechtsmerkmale werden im Zwischenhirn Releasing-Faktoren gebildet, welche auf die Hypophyse einwirken und die Produktion von Wachstums- und Sexualhormonen anregen. Besonders das Testosteron fördert bei den Jungen die Muskelquerschnittszunahme und ist damit v. a. für die größere Muskelkraft des männlichen Jugendlichen verantwortlich. Das Muskelwachstum bleibt jedoch in der zeitlichen Entwicklung hinter dem des Skelettwachstums zurück und führt häufig zu ungünstigen Kraft-Last-Verhältnissen, die sich in disharmonischen Bewegungen und nicht selten Rückenproblemen bemerkbar machen. Das in dieser Phase stärker auftretende Längenwachstum bezieht sich primär auf die Extremitäten und weniger auf den Rumpf.

Zweitpuberale Phase (Adoleszenz): Die Adoleszenz ist von einer Reduzierung aller Wachstums- und Entwicklungsparameter gekennzeichnet. Diese körperliche Weiterentwicklung wird als Phase der Ausgestaltung und Reharmonisierung bezeichnet. Die jährlichen Längenwachstumsraten liegen deutlich hinter den Werten der erstpuberalen Phase. Jetzt setzt ein verstärktes Breitenwachstum des Jugendlichen ein, wodurch der typische Körperbau des Erwachsenen herausgebildet wird. Unter dem Einfluss des Testosterons kommt es bei Jungen weiterhin zu einer stärkeren Ausbildung der Skelettmuskulatur, bei Mädchen bildet sich aufgrund der spezifischen Geschlechtsentwicklung der Anteil des Körperfettes stärker heraus.

Anhand des Knochenalters für Heranwachsende ist es möglich, relativ einfach eine genaue Vorhersage zu machen über die zu erwartende Gliedmaßenlänge.

Eine Wachstumszonenverletzung oder Infektion kann eine signifikante Gliedmaßenlängendifferenz und/oder eine Achsenabweichung verursachen, insbesondere wenn sie schon beim Kleinkind auftritt.

Die relative Größe und Länge des Femurs und der Tibia in Relation zum Knochenalter sind wichtige Faktoren bei der Vorhersage des Ausmaßes des zukünftigen Wachstums. Es ist offensichtlich, dass ein Kind, das einmal ein großer Erwachsener sein wird, einen relativ größeren jährlichen Wachstumszuwachs hat. Dementsprechend wird letztlich der Beinlängenzuwachs bei einem großen Kind größer sein als bei einem kleinen.

Die Größe der Eltern und der älteren Geschwister hilft beim Abschätzen der zukünftigen Größe eines Kindes, vorausgesetzt, es gibt keine starken Schwankungen innerhalb der Familie. Nach einer Züricher Wachstumsstudie erreichen Mädchen im Alter von 1 Jahr und 4 Monaten, Knaben im Alter von 2 Jahren und 2 Monaten etwa 50 % ihrer späteren Endlänge.

Die biologische Reife eines Kindes im Vergleich zu seinem chronologischen Alter kann aufgrund des Verknöcherungszustandes des Skeletts errechnet werden.

Von der Geburt bis zum Alter von 1,5 Jahren kann das Knochenalter anhand von Röntgenbildern des Knies mit dem Atlas von Pyle u. Hoerr am differenziertesten bestimmt werden. Im Alter über 1,5 Jahren eignet sich am besten die Hand. Durch Vergleich einer Röntgenaufnahme der linken Hand, mit Abbildung im Atlas von Greulich u. Pyle, kann das Knochenalter bestimmt werden. Beurteilt werden das Auftreten der Knochenkerne, ihre Größe und ihr Differenzierungsgrad. Die Skelettreifung bestimmt den zeitlichen Ablauf der ganzen Wachstumsperiode. Schon Jahre vor Beginn der Pubertät kann anhand des Knochenalters (dem chronologischen Alter entsprechend, akzeleriert oder retadiert) vorausgesagt werden, ob der puberale Wachstumsspurt und der Abschluss des Wachstums zur normalen Zeit, verfrüht oder verspätet eintreten werden. Das Knochenalter ist somit ein wichtiger Faktor für die Berechnung der zu erwartenden Erwachsenengröße. Es stehen mehrere Methoden zur Prognose der Erwachsenengröße zur Verfügung. Die Methode von Bayley und Pinneau basiert auf der bereits erreichten Körperlänge und dem Knochenalter. Bei den exakteren Methoden von Tanner et al. sowie von Roche et al. dienen mehrere Faktoren zur Berechnung (Alter, Knochenalter, Wachstumsgeschwindigkeit, Alter bei der Menarche, Gewicht und Elterngröße).

Von einer Beschleunigung der Ossifikation (Akzeleration) spricht man, wenn das Skelettalter mehr als 1 Jahr dem chronologischen Alter vorausgeht, von einer Retardierung, wenn das Skelettalter mehr als 1 Jahr gegenüber dem chronologischen zurückgeblieben ist. Skelettalterbestimmungen sind besonders dann angezeigt, wenn pathologische skelettale Entwicklungen vorliegen, wie Großwuchs, Pubertas praecox oder Minderwuchs. Frühzeitige Verknöcherungen finden sich bei dem Adrenogenitalen Syndrom, beim Hypergonadismus und bei der Hyperthyreose. Eine Verknöcherungsverzögerung zeigt sich z. B. bei der idiopathischen Hypothyreose, beim Morbus Down und wird auch diskutiert beim Morbus Perthes.

Die Körperlänge ist ein statischer Begriff. Sie gibt an, welche Länge bei einem gewissen Alter bereits erreicht ist. Jungen sind bei der Geburt im Durchschnitt um 1 cm länger als Mädchen und behalten diesen kleinen Vorsprung bis zum 10. Lebensjahr. Da der puberale Wachstumsspurt jetzt bei den Mädchen einsetzt, überflügeln diese die Jungen bis zum Alter von 14 Jahren. Nun schießen die Jungen in die Höhe und erreichen eine Erwachsenengröße, die diejenige des weiblichen Geschlechts im Mittel um 13 cm übertrifft. Diese Längendifferenz der Männer gegenüber den Frauen beruht zum größten Teil auf der längeren Wachstumsperiode

Die Belastbarkeit des wachsenden Skeletts

Der Bewegungsapparat ist aus Knochen, Muskeln, Sehnen, Ligamenten und – im Gegensatz zum Erwachsenen – noch Wachstumsknorpel aufgebaut. Alle Strukturen sind im Laufe des Wachstums unterschiedlichen Beanspruchungen ausgesetzt (Tab. 2.3). Überlastungsprobleme bei Kleinkindern sind selten. Bei Adoleszenten, vornehmlich Jungen, ist dies anders. Besonders in der Pubertät geschwächter Wachstumsknorpel ist unter Umständen sehr belastungsempfindlich. Gerade in dieser Zeit entwickeln sich eine Reihe von Krankheiten, die vornehmlich auf endogener Grundlage, aber auch durch sportliche Überlastung entstehen, wie z. B. der Morbus Scheuermann, die Spondylolysen und Spondylolisthesen. Diese kommen vermehrt beim Kraftsport, Kunstturnen, Schwimmen, Speerwerfen, Balletttanzen, Turmspringen und Rudern vor. Daneben finden sich Überlastungsschäden an Sehnenansätzen (Morbus Osgood-Schlatter/Sinding-Larsen).

Durch asymmetrisch einwirkende Kräfte wie Distraktionen, Kompressionen und Scherkräfte können zusätzliche Schäden entstehen, in Form von Ermüdungsfrakturen oder subchondralen Stressfrakturen, vornehmlich im Femur, Talus und an der Tibia. Sportartspezifisch entwickelt sich

Tabelle 2.**3** Risikofaktoren für die Belastungsschäden im Kindes- und Jugendalter (Mellerowicz 2000)

das Wachstum (Differenz biologisches Alter bis 5 Jahre)

Trainingsfehler (abrupte Änderung, Umfang, Intensität, Flexibilität, Motivation)

Muskeldysbalancen (Gelenkstabilität)

anatomische Formfehler (Beinlängen, Rotation, Achsdeformität, Hand- und Fußdeformitäten)

Ausrüstung

sportspezifische Umwelt (Regelwerk)

Ernährung

Umwelt (25 – 40 (!) Std. Fernsehen und PC pro Woche)

Erkrankungen

psychologische Faktoren

früher Beginn, frühe Spezialisierung, individuelle sportmotorische Fähigkeiten, Sportarten (Trendsport) sowie Motivation und Beanspruchung bei Überforderungen

durch eine Überkompensation der physiologischen Antetorsion der Hüfte z. B. durch den Fußball bei Kindern und Jugendlichen u. U. eine Retrotorsion des Schenkelhalses. Dieses als „Tilt deformity" bezeichnete Phänomen findet sich häufiger bei Leistungsfußballern. Das sportbedingte Phänomen verursacht eine schleichende subklinische Epiphysiolysis capitis femoris und führt signifikant häufiger zu frühen Koxarthrosen. Für die Entwicklung der latenten Epiphysiolysis capitis femoris wird u. a. die verzögerte und verlängerte Abgabe von STH und Androgenen bei ansteigender Muskelkraft und geringer Epiphysen- und Apophysenfestigkeit angesehen. Durch Leistungssport drohen im Kindes- und Jugendalter nicht nur traumabedingte Wachstumsstörungen und komplexe Störungen des muskuloskelettären Systems, sondern auch Beeinträchtigungen des weiblichen Zyklus, eine veränderte soziale und psychosoziale Entwicklung, in manchen Fällen auch medikamentöse Nebenwirkungen. Diese Probleme werden besonders im Kunstturnen, der rhythmischen Sportgymnastik, beim Eislauf, Ballett und Langstreckenlauf beobachtet.

Nach neueren Untersuchungen zeigen infolge von Bewegungsmangel 40% der Schulanfänger krankhafte orthopädische Befunde, wobei mit 15% Fehlhaltungen besonders häufig festzustellen waren. Bei Jugendlichen fanden sich bis zu 65% Haltungsfehler und 44% Muskelverkürzungen.

3 Allgemeine Diagnostik

Eine Vielzahl angeborener, entzündlicher und verletzungsbedingter Erkrankungen können das wachsende Skelettsystem befallen. Zur Diagnose der orthopädischen Erkrankungen gehört die sorgfältige Anamnese und eine systematische klinische Untersuchung. Oft sind voreilig gezogene Schlüsse unvollständig und häufig völlig falsch. Scheinbar isolierte und angeborene Deformitäten der Extremitäten sind manchmal nur äußere Zeichen einer Gruppe von Veränderungen mehrerer Organsysteme.

Die unvollständige Untersuchung der Hüftgelenke während der neonatalen Zeit und späterhin der Wirbelsäule bedeuten evtl. das Übersehen einer Hüftdysplasie oder Luxation bzw. der Entwicklung von Wirbelsäulendeformitäten. Die Gelegenheit einer effektiven Frühbehandlung geht dann unwiderruflich verloren. Die für das Kindesalter bestimmten Vorsorgeuntersuchungen zur Früherfassung auch von Störungen des Haltungs- und Bewegungsapparates in den ersten Lebensmonaten sind von besonderer Bedeutung. Nur eine intensive Beschäftigung mit dem Kind und die gezielte Befragung der Eltern zur Anamnese ergeben eine ausreichende Basis für die Untersuchung und Diagnosestellung.

Anamnese

Die Anamnese gibt zur Diagnostik häufig besonders wichtige Hinweise. Erst ältere Kinder können Fragen zur Vorgeschichte selbst beantworten. Genauere Angaben über zurückliegende oder familiäre Erkrankungen (Erbkrankheiten) bzw. den Beginn der jetzigen Erkrankung sind über die Eltern zu erfragen.

Angaben über die Schwangerschaft (Medikamenteneinnahme) und den Geburtsverlauf (Geburtsstillstand, Sauerstoffmangel) können aufschlussreiche Informationen vermitteln. Der Gehbeginn, die pubertäre Entwicklung, etwaige Erkrankungen und sportliche Aktivitäten sind wichtige anamnestische Parameter, die auf die motorische Entwicklung, den Entwicklungszustand und

Ursachen der jetzigen Probleme hinweisen. Die Anamneseerhebung dient nicht nur der Diagnosestellung, sondern auch dazu, eine Beziehung zwischen Eltern, Kind und Arzt herzustellen.

Die Gewinnung des kindlichen Vertrauens ermöglicht erst die problemlose klinische Untersuchung und kindliche Mitarbeit.

Untersuchung

Das Kind darf nicht als kleine Version eines Erwachsenen betrachtet werden. Je kleiner es ist, desto mehr Unterschiede bestehen in seiner anatomischen Form, physiologischen Funktion und Reaktion auf Krankheiten und operative Eingriffe. Die Untersuchung mit Inspektion, Palpation und Feststellung von aktiven und passiven Gelenkbewegungen unterscheidet sich nicht so sehr von dem Vorgehen bei Erwachsenen. Die genaue Kenntnis der mit dem Lebensalter wechselnden Anatomie und Physiologie und vor allem seiner Variationsbreite ist unerlässlich zur Diagnosestellung kindlicher Anomalien und Krankheiten.

Die Untersuchung erfordert Zeit, Ruhe, Geduld und Erfahrung des Untersuchers. Freundliche Worte und das Eingehen auf spezifisch kindliche Belange, wie das Sprechen über das Lieblingsspielzeug, wie Puppen, Eisenbahn usw. bedeuten, schnell das Vertrauen des Kindes zu gewinnen, und erleichtern das weitere Vorgehen.

Eine gute Dokumentation aller Auffälligkeiten und pathologischen Befunde sollte immer erstellt werden. Das Ergebnis sollte so registriert sein, dass bei Verschlechterung bzw. Persistenz oder Verbesserung einer Veränderung späterhin diese mit dem Ausgangsbefund vergleichbar ist.

Die klinische Fotografie ist oft als medizinisches Protokoll eine wertvolle Ergänzung. Obwohl sich kinderorthopädische Anomalien in jedem Alter entwickeln können, treten bestimmte Erkrankungen mit vermehrter Häufigkeit während spezieller Altersperioden auf (Tab. 3.1 und 3.2). Abgesehen von Unfällen (Frakturen, Luxationen usw.) sind Notfallsituationen in der Kinder-

Tabelle 3.**1**   Erkrankungen in Abhängigkeit vom Lebensalter

Geburt	Kongenitale Schäden	– Dysmelien – Klumpfuß – Hüftdysplasie und -luxation – Coxa vara congenita – Tibiapseudarthrose – Osteogenesis imperfecta
	Geburtstrauma	– Hirnschäden (infantile Zerebralparese) – Geburtslähmungen (Plexus brachialis, obere und [seltener] untere Lähmung) – Frakturen (Klavikula, Humerus usw.)
Säuglingsalter		– kongenitale Hüftluxation – zerebrale Paralyse – septische Arthritis
Kindheit		– Morbus Perthes
	Infekte:	– hämatogene Osteomyelitis – Tbc
	Frakturen:	– Ellbogen
Adoleszenz		– Epiphyseolysis capitis femoris – Morbus Scheuermann – Skoliose – habituelle Patellaluxation – Morbus Osgood-Schlatter, Morbus Köhler – Plattfuß, spastischer
Junge Erwachsene		– Meniskusläsion (selten) – Bandscheibenvorfall (selten) – Osteochondrosis dissecans (auch schon früher)

(aus A. M. Debrunner: Orthopädie. Orthopädische Chirurgie, 3. Aufl. Huber, Bern 1994)

orthopädie selten. Die wenigen aber, die es gibt (Tab. 3.**3**), verlangen eine sofortige Behandlung, da sonst meist irreparable Schäden eintreten.

Das Kind bzw. der Jugendliche sollte möglichst ganz entkleidet sein. Die Untersuchung muss in den typischen menschlichen Positionen stehen, gehen, liegen vorgenommen werden. Hierdurch bekommt man einen Eindruck, wie sich der Patient bewegt und wie er sich aufrichtet. Bei der Untersuchung muss darauf geachtet werden, dass die altersspezifischen Haltungen mitverwertet werden. Ein Kleinkind steht anders als ein Jugendlicher in der Prä- bzw. Pubertät. Man sollte auch auf Allgemeinbeobachtungen nicht verzichten, die außerhalb des orthopädischen Fachgebietes liegen. Missbildungen und Funktionsstörungen, die schon bei der allgemeinen Inspektion auffallen, sollten sofort dokumentiert werden.

Untersuchungsschritte im Einzelnen

Kopf

Haltung – Kopfform (z. B. Gesichtsskoliose, Hydrozephalus)
Hirnnerven
Mimische Muskulatur (z. B. Down-Syndrom), Nase, Ohren

Hals

Haltung (z. B. Schiefhals, Kurzhals)
Inspektion und Palpation des Skeletts und der Muskulatur (Pterygium)
Funktion der HWS (Extension-Flexion, Seitneigen, Kopfdrehen) (z. B. entzündliche und angeborene Blockierung der Okzipitalgelenke)

Schultergürtel

Form und Haltung (Abb. 3.**1**)
Klavikula, Skapula (z. B. angeborene Defekte, Sprengel-Deformität)

Tabelle 3.**2**   Die wichtigsten orthopädischen Krankheiten, welche rechtzeitig erkannt werden müssen, damit der günstigste Zeitpunkt für die Therapie nicht verpasst wird

Lebensalter	Krankheit	Diagnose
Bei der Geburt	kongenitale Hüftgelenksluxation (Luxationsbereitschaft, instabile Hüfte), Fußdeformitäten (z. B. Klumpfuß)	– Abduktionshemmung der Hüfte – Schnapp-Phänomen (Ortolani-Zeichen), Sonographie
Mit 3 – 4 Monaten	kongenitale Hüftgelenksluxation (Luxationsbereitschaft, instabile Hüfte)	– Abduktionshemmung der Hüfte – Sonographie (Röntgen)
Erste Lebenswochen	kongenitaler Klumpfuß	fixierte Equino-varus-Stellung des Fußes, nicht voll redressierbar
Erstes und zweites Lebensjahr	zerebrale Parese	spezifische Reflexe im Säuglingsalter, abhängig von der Entwicklung des ZNS
Mit etwa 4 – 6 Jahren	Morbus Perthes (aseptische Nekrose des Hüftkopfes)	Schmerzen in Hüfte oder Knie, Hinken – Beckenröntgen: Veränderungen des Hüftgelenkes
Vor der Pubertät (Knaben 13 – 15 Jahre, Mädchen 9 – 12 Jahre)	juvenile Hüftkopfepiphysenlösung	Schmerzen in der Hüfte, evtl. nur im *Oberschenkel* oder *Knie*, Hinken – Klinisches Zeichen: Einschränkung der Innenrotation der Hüfte (am besten in Bauchlage bei gestreckter Hüfte geprüft) – Röntgen: Bei Verdacht immer *orthogrades Röntgenbild*
Säuglingsalter und Kindesalter	septische Arthritis Osteomyelitis Tbc-Arthritis	– septischer Zustand – Funktionsstörung – Labor – Sonographie – Veränderungen im Röntgenbild erst nach Tagen/Wochen

(aus A. M. Debrunner: Orthopädie. Orthopädische Chirurgie, 3. Aufl. Huber, Bern 1994)

Tabelle 3.**3**   Kinderorthopädische Notfälle

– eitrige Arthritis beim Säugling
– Osteomyelitis im Kleinkindesalter
– Ischiaslähmungen (Kompression durch Tumoren, bei Skoliosen usw.)
– Phlegmonen (Sehnenscheiden) usw.

Besondere Norfallsituationen nach Verletzungen
– Schenkelhalsfrakturen bei Kindern
– Frakturen und Luxationen mit Kompression von Nerven und Gefäßen
– offene Frakturen

(aus A. M. Debrunner: Orthopädie. Orthopädische Chirurgie, 3. Aufl. Huber, Bern 1994)

Sternoklavikular- und Akromioklavikulargelenke (z. B. angeborene Luxation)
Nacken-Schulter-Linie (Schulterkulisse)
Muskulaturdefekte (z. B. Fehlen des M. pectoralis major)

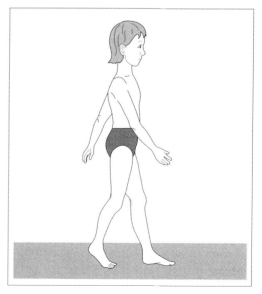

Abb. 3.**1**   Form-, Gang-, Haltungsbeurteilung.

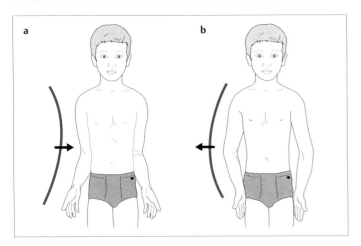

Abb. 3.2 Cubitus valgus (**a**), Cubitus varus (**b**).

Plexus brachialis (geburtstraumatische Lähmung)
Funktionsprüfung (z. B. Schultergelenksinstabilität)

Obere Extremitäten

Form und Entwicklung (Defekte, z. B. Dysmelie, Dysplasien)
Achsenfehler (z. B. Cubitus valgus – varus [Abb. 3.2])
Skelett und Muskulatur einschließlich der Muskelfunktionsprüfungen (Lähmungen, z. B. Erb-Duchenne-Klumpke-Lähmung)
Nerven
Ober- und Vorderarmumfang im Seitenvergleich
Funktionsprüfung der Gelenke
Hände: (Defekte, z. B. Klumphand, Madelung-Deformität, Lähmungen)
Finger: Fehlhaltung, Fehlform (z. B. chronische Polyarthritis)
Nägel: Form, Trophik

Rumpf

Allgemeineindruck, Form und Haltung
Thorax: Form und Entwicklung (z. B. Trichterbrust)
Beweglichkeit
Palpation der Rippen und Interkostalräume
Brustumfang bei tiefem Ein- und Ausatmen
Abdomen: Form und Größe (z. B. Haltungsschwäche)
Muskulatur

Rücken

Konfiguration, Taille, Falten, Taillendreiecke, Achselkontakt

Physiologische Krümmungen:
Thorakalkyphose, Lendenlordose
Pathologische Krümmungen:
Skoliose (Abb. 3.**3**), Kyphose (Abb. 3.**4**),
Gibbus, Lordose, Rumpfüberhang, Flachrücken,
Rippenbuckel, Lendenwulst
Palpation des Skeletts und der Muskulatur (Fettpolster, Grübchen, Behaarung usw. als Hinweis für eine Spina bifida – Stufenbildungen, z. B. für Spondylolisthesen)
Klopfschmerz, Stauchungsschmerz
(Entzündungen, Tumoren)

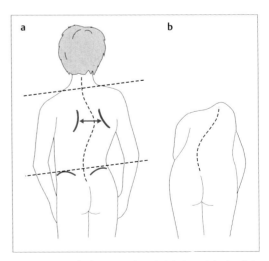

Abb. 3.**3** Rechtskonvexe Thorakalskoliose (**a**), deutlich sichtbarer Rippenbuckel auf der konvexen Seite beim Vornüberneigen (**b**).

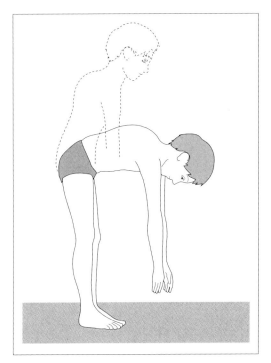

Abb. 3.**4**   Fixierte starke Brustkyphose im Stand und Vorneigung.

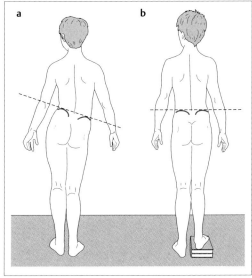

Abb. 3.**5**   Beinverkürzung rechts (**a**), Beinlängenausgleich (**b**) (s. Text).

Becken

Form, Stellung: Spina iliacae ventralis und dorsalis (Schiefstand)

Beckenneigung (stark aufgerichtet – schief)

Beinlängenunterschied   (Abb. 3.**5**) (unterlegen von Brettchen unter das verkürzte Bein, bis der Beckenschiefstand ausgeglichen und die Wirbelsäule im Lot steht. Die Höhe der Brettchen ergibt die Verkürzung. Scheinbare Beinlängendifferenzen sind abzugrenzen wie bei Ab- bzw. Adduktionskontrakturen der Hüftgelenke)

Muskulatur:

Duchenne-Trendelenburg-Phänomen   (Abb. 3.**6**), (beim Einbeinstand bleibt das Becken beim Gesunden horizontal oder hebt sich etwas auf der entlasteten Seite [**a**]; ein Absinken der Gegenseite dagegen ist ein Hinweis auf einen pathologischen Befund der belasteten Hüfte, z. B. Abduktoreninsuffizienz, Hüftluxation [**b**]).

Sakroiliakalgelenke (Blockierung, Entzündung)

Funktionsprüfungen (Finger-Boden-Abstand, Beurteilung der übrigen Funktionen)

Fixierte Fehlstellung (Seitneigung zur Beurteilung der Flexibilität einer Verkrümmung)

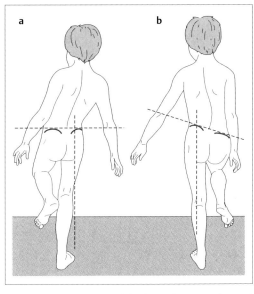

Abb. 3.**6**   Duchenne-Trendelenburg-Phänomen (s. Text).

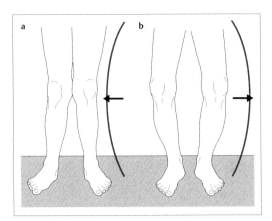

Abb. 3.**7** Genu valgum (**a**), Genu varum (**b**).

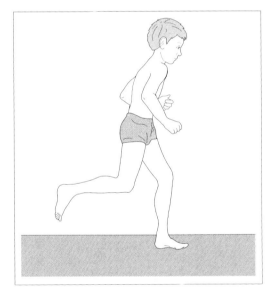

Abb. 3.**8** Laufbeurteilung.

Untere Extremitäten

Form und Entwicklung – Statik
Im Gehen: Gangbild (Schonhinken, Schmerzhinken, Lähmungs- und Verkürzungshinken)
Im Stehen: Achsenfehler (z. B. O- oder X-Bein, Genu varum, valgum) (Abb. 3.7)
Rotationsfehler (z. B. Einwärtsgang – Auswärtsgang)
Schnelleres Laufen mit Beurteilung der Koordination (Abb. 3.8) (z. B. Störung durch Spastizität bei der Zerebralparese und Schwäche bei Muskelerkrankungen)
Hinsetzen (Beurteilung der Gesamtbeweglichkeit)
Aufstehen (Kraftbeurteilung, z. B. ein Kind mit progressiver Muskeldystrophie muss sich beim Aufstehen mit den Händen auf den Knien abstützen (Abb. 3.9) (Gower-Zeichen)
Zehen- und Fersengang (Abb. 3.10) – (Lähmungen, Kontrakturen)
Im Liegen: Lage der Beine (Kontrakturen Hüfte, Knie)
Spontanmotorik (herabgesetzt z. B. bei Osteomyelitis, Koxitis, Hüftluxation – verstärkt bei zentralnervösen Störungen, z. B. Zerebralparese)
Aufgehobene Spontanmotorik (z. B. bei schlaffen Lähmungen wie der Spina bifida)

Abb. 3.**9** Gower-Zeichen.

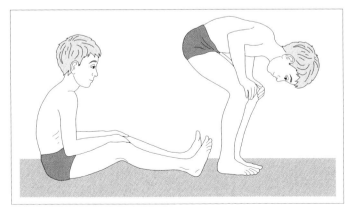

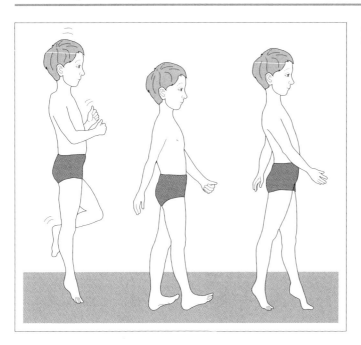

Abb. 3.**10**   Prüfen von Zehen- und Fersengang.

Hüfte:
Gelenkpalpation (Abduktionseinschränkung (Abb. 3.**11**), Beinlängendifferenz (Abb. 3.**12**), Ortolani-Zeichen (Abb. 3.**13**) (Hüftluxation) Funktionsausmaß (Kontrakturen – Thomas-Handgriff [Abb. 3.**17**] durch kräftige Flexion der Gegenhüfte wird die Lumballordose ausgeglichen und das Becken aufgerichtet, eine Flexionskontraktur kommt jetzt zum Vorschein)

Oberschenkel:
Form und Zustand des Skeletts (Fehlform, pathologische Beweglichkeit)
Zustand der Muskulatur mit Umfangsmessung im Seitenvergleich oberhalb und unterhalb des Kniegelenkes (z. B. Lähmungen)

Knie:
Konturen – Achse – Kontrakturen – Gelenkerguss – Zustand der Kapsel – Stellung und Verschieb-

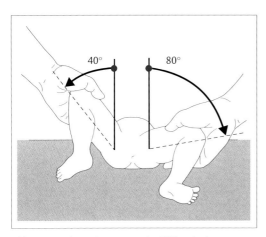

Abb. 3.**11**   Abspreizmessung der Hüftgelenke.

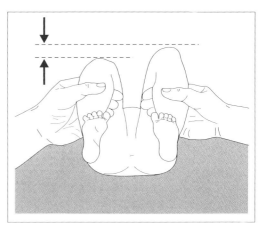

Abb. 3.**12**   Messung der Beinlängendifferenz.

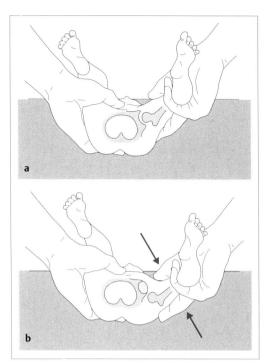

Abb. 3.**13** Ortolani-Zeichen: reponiert (**a**), luxiert (**b**).

Oberes Sprunggelenk:
Stellung der Malleolengabel
(z. B. Klumpfuß, Torsionsfehler)
Funktion
Konfiguration (Fehlform, wie Klumpfuß, Spitzfuß,
Spreizfuß u. a. (Abb. 3.**14**)
Zustand der Gewölbe
Flexibilität
Kontrakturen
Lähmungen
Fersenstellung
Beurteilung der Beweglichkeit passiv im Talokal-
kaneal- und dem Chopart-Gelenk
Motilität der Zehen, Fehlstellungen
Druckschmerzpunkte, z. B. Osteonekrosen
(Köhler-Freiberg-Erkrankung).

Neurostatus

Ein allgemein orientierender Neurostatus mit
Prüfung der Reflexe, Sensibilität, Motorik sowie
der Nervendruck- und -dehnungszeichen sollte
die klinische Untersuchung beschließen. Nach Bedarf muss eine ergänzende neurologische bzw.
neuropädiatrische Zusatzuntersuchung durchgeführt werden.

Zur kompletten Untersuchung gehört auch
die Beurteilung der Entwicklungs- und Reifezei-
chen (s. S. 6 – 8).

Wichtige Routineuntersuchungsschritte beim Neugeborenen und Säugling

Allgemein
Beobachtung von Spontanhaltung und Motorik
Tonusanomalien, Haltung und Bewegung im
Seitenvergleich, Steifigkeit des Säuglings
(Arthrogryposis)
Schlaffheit (Lähmung), Reflexstatus (durch die
Lage im Uterus gewisse Seitendifferenzen gege-
ben, Abgrenzung physiologisch-pathologisch)
Missbildungen, allgemein

lichkeit der Patella (Krepitation, Lateralisations-
Luxationszeichen)
Meniskussymptomatik und Bänderbeurteilung
Funktionsausmaße
Art der Bewegungseinschränkung
Kniekehle (z. B. Zyste)

Unterschenkel:
Form, Zustand der Muskulatur, Torsion
Wadenmuskulatur (z. B. Dystrophieerkrankung)

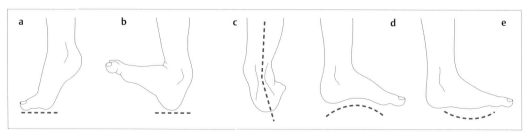

Abb. 3.**14**   **a** Spitzfuß,   **b** Hackenfuß,   **c** Knickfuß,   **d** Hohlfuß,   **e** Plattfuß.

Rückenlage

Funktionsdiagnose der Gelenke auf angeborene Luxationen
Schiefhals (passive Bewegungsprüfung der HWS, tasten von Muskelkontrakturen, z. B. des M. sternocleidomastoideus (Klippel-Feil)
Schlüsselbeinfraktur (tasten)
Lähmung bzw. Pseudolähmung eines Armes (passive und aktive Bewegungsprüfung, z. B. durch den Moro-Reflex)
Geburtstraumatisch: Klumpke-, Erb-Plexuslähmung
Epiphysenschädigung
Schultergelenksempyem (Nabelsepsis)
Durchbewegen von Ellenbogen und Handgelenk (Ellenbogen zeigt physiologischerweise beim Neugeborenen eine etwa 30-gradige Streckhemmung bei voller Beugung)
Dysplasie – Luxation (Ortolani-, Barlow-Test, Abspreizhemmung). Die Hüftgelenke beim Neugeborenen sind physiologischerweise um 30° gebeugt (Hüftsonographie)
Beinlänge
Kniebeweglichkeit (beim Neugeborenen leichte Kniebeugehaltung physiologisch)
Fußfehlformen (Klumpfuß, Hackenfuß, Sichelfuß usw., Abgrenzung physiologisch-pathologisch)

Bauchlage

Schulterblatthochstand (Schulterblätter auf Form und Lage abtasten)
Wirbelsäulenfehlstellungen (Skoliose, Kyphose, Lordose, Abgrenzung einer vorübergehenden uterusbedingten Lagehaltung)
Missbildungen
Behaarung
Fettpolster, z. B. Spina bifida, Sakralagenesie

Längen-, Umfangs-, Gelenkbeweglichkeitsmessungen

Alle Messungen der Länge und des Umfanges müssen auf feste Orientierungspunkte am Skelett bezogen werden. Die exakte Längenmessung der unteren Extremitäten erfolgt von der Spina iliaca anterior superior bis zum Malleolus internus oder externus.

Die genaue Bestimmung einer Beinlängendifferenz kann auch durch ein Röntgenbild des Beckens a.-p. im Stehen mit Beinlängenausgleich erfolgen.

Wichtig ist die klinische Beurteilung zwischen der echten und funktionellen Beinlängendifferenz. Der Ausgleich der Beinlänge durch

Brettchen (Abb. 3.**5**) wird dann versagen, wenn eine fixierte Ad- oder Abduktionskontraktur der Hüftgelenke oder in seltenen Fällen Fehlstellungen zwischen Lendenwirbelsäule und Becken im lumbosakralen Übergangsbereich vorliegen. Bei der Adduktionskontraktur eines Hüftgelenkes ist der Beckenhochstand dieser Seite fixiert, das Bein scheinbar verkürzt. Der Beckenschiefstand kann im Stehen nicht ausgeglichen werden, da die Ursache der Verkürzung eine Kontraktur ist. Durch einen Längenausgleich würde der Beckenschiefstand nur fixiert.

Ähnliches gilt für die Abduktionskontraktur. Hier ist das Bein scheinbar verlängert, das Bein der Gegenseite scheinbar verkürzt.

(Die Korrektur der Kontraktur sollte Vorrang vor einem Längenausgleich haben.)

Umfangsmessungen werden in bestimmten Höhen des Oberschenkels und des Unterschenkels als Indikatoren für die Muskelmasse durchgeführt.

Unterschiede bei solchen Messungen zeigen eine Muskelatrophie an, entweder als Folge mangelnder Beanspruchung oder als Ergebnis einer Erkrankung. Umfangsdifferenzen verlangen immer nach einer Abklärung. Die Messungen sollten im Seitenvergleich erfolgen.

Es gibt indirekte Messverfahren zur *Gelenkbeweglichkeitsmessung,* wie das nach Ott, Schober u. a., sowie direkte nach der Neutral-0-Methode. Der Bewegungsspielraum der Gelenke sollte in der Standardform der Neutral-0-Methode registriert werden, wie sie von der Deutschen und Schweizerischen Gesellschaft für Orthopädie ausgearbeitet und empfohlen wurde.

Die Bewegungen jedes einzelnen Gelenkes werden von einer einheitlich definierten Neutral- oder Nullstellung aus gemessen. Die Messung erfolgt in 3 Ebenen, der Sagittal-, Frontal- und Transversalebene. Der Bewegungsumfang in jeder Ebene wird mit 3 Ziffern angegeben, von der eine die Nullstellung wiedergibt (Abb. 3.**15**).

Beispiel: Hüftgelenk Beugung/Streckung 120/0/10 (Null bedeutet die Mittelstellung).

Messung von Achsenfehlstellungen

Die Messung der Achsenfehlstellungen wird im Winkelmaß durchgeführt. Findet die Achsenabweichung im Gelenk statt, so muss die Abweichung von der Normalachse der Extremität aus gemessen werden.

Die Winkelbestimmung erfolgt aus der Mitte des Gelenkspaltes. Wenn die Achsabweichung in

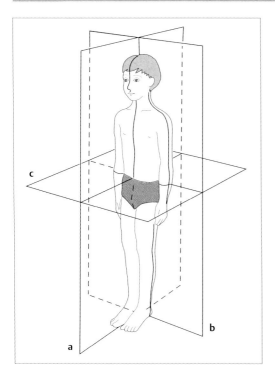

Abb. 3.**15** Die Messung der Gelenkbeweglichkeit erfolgt aus der Neutral- oder 0-Stellung.
a Sagittalebene – Beugung und Streckung (Flexion/Extension).
b Frontalebene – An-/Abspreizen (Adduktion/Abduktion).
c Transversalebene – Drehung (Rotation).

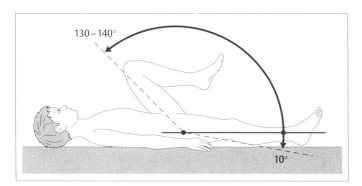

Abb. 3.**16** Flexion/Extension im Hüftgelenk.

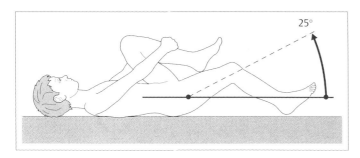

Abb. 3.**17** Eine Flexionskontraktur des Hüftgelenkes kann durch eine Hyperlordose der LWS ausgeglichen werden und wird daher leicht übersehen. Bei der Untersuchung muss die Lendenwirbelsäule (das „Kreuz") auf der Unterlage aufliegen. Ggf. lässt sich dies durch Flexion der Gegenhüfte erreichen. Bei einer Beugekontraktur hebt das zu untersuchende Bein von der Unterlage ab (Thomas-Handgriff).

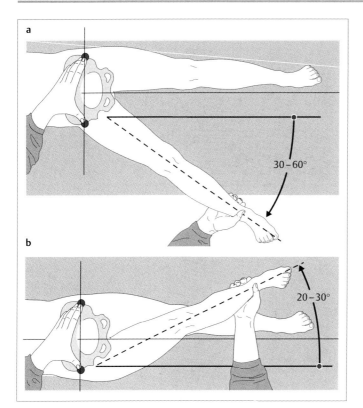

Abb. 3.**18 a – b**   Ab- bzw. Adduktion der Hüfte. Bezugspunkte sind die beiden Spinae iliacae anteriores.

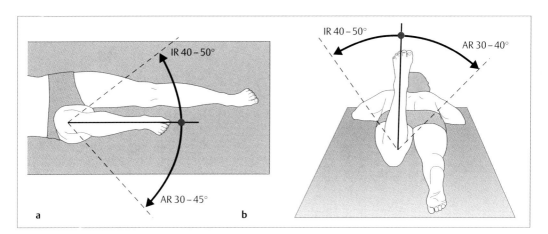

Abb. 3.**19 a** u. **b**   Innen- (IR) und Außenrotation (AR) bei rechtwinkelig gebeugtem Hüft- und Kniegelenk. Die Rotationsmessung ist auch in Bauchlage mit gestrecktem Hüftgelenk und 90° Kniebeugung möglich.

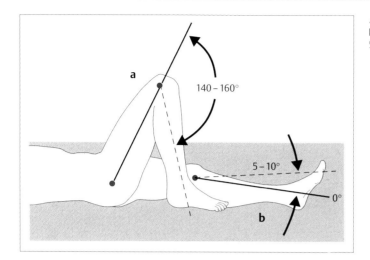

Abb. 3.**20** Flexion/Extension des Kniegelenkes (**a**), physiologisch 5 – 10° Überstreckung (**b**).

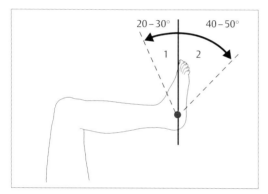

Abb. 3.**21** Dorsalextension (1) – Plantarflexion (2) im oberen Sprunggelenk bei 90° gebeugtem Kniegelenk.

der Meta- bzw. Diaphyse lokalisiert ist, misst man die Abwinkelung am Scheitel des Knickes. Die klinisch erzielten Messergebnisse sollten bei ausgeprägten Achsenfehlstellungen sowie zur präoperativen Planung im Röntgenbild genau ermittelt werden.

Laboruntersuchungen

Routinemäßige hämatologische Untersuchungen, besonders des Blutbildes, sind in der Kinderorthopädie, wie in anderen Bereichen der Medizin, zur Diagnose von Entzündungen und neoplastischen Krankheiten notwendig.

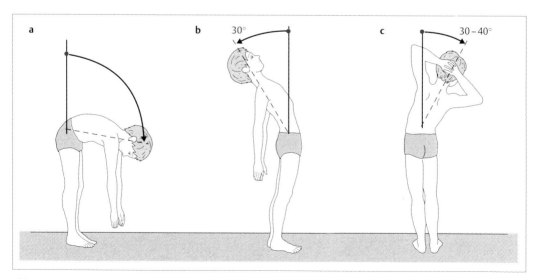

Abb. 3.**22** **a** Vorbeugen,   **b** Rückwärtsneigen,   **c** Seitwärtsneigen.

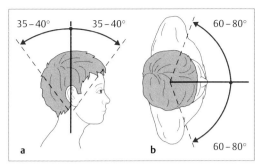

Abb. 3.**23**   **a** Vor-/Rückneigen des Kopfes,
b Rotation des Kopfes.

Spezielle Blutuntersuchungen, die zur Diagnose von Gerinnungsstörungen notwendig sind, können das erste Mal bei Kindern notwendig werden, die einen hämophilen Hämarthros zeigen, oder bei der Diagnose von Hämoglobinopathien. Blutchemische Untersuchungen können bei der Diagnose von metabolischen und generellen Skelettanomalien helfen, wobei die wichtigsten Messungen die des Serumkalziums, des Phosphors und der alkalischen Phosphatase sind. Bestimmungen von Enzymen im Serum, wie Transaminasen, Kreatinin, Kreatinkinase usw., sind bei der Untersuchung von Muskelerkrankungen vonnöten.

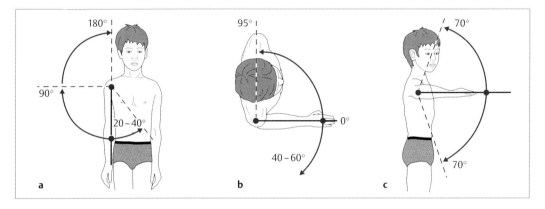

Abb. 3.**24**
a Abduktion/Adduktion   (Seitwärtsheben/Anspreizen) des gestreckten Armes. Beim Heben des Armes über die Horizontale dreht sich das Schulterblatt mit.
b Außen-/Innenrotation bei hängendem Arm.
c Außen-/Innenrotation bei 90° Abduktion.

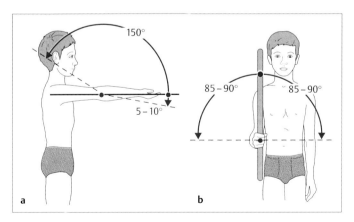

Abb. 3.**25**
a Flexion/Extension (Beugung/Streckung) im Ellenbogengelenk.
b Pro-/Supination des Vorderarmes (Kombinationsbewegung im oberen und unteren Ulnargelenk).

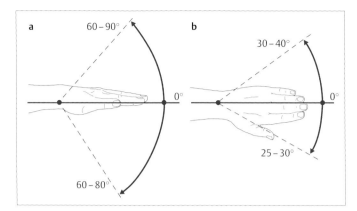

Abb. 3.**26**
a Dorsalextension/Palmarflexion (Handrücken/Hohlhandwärtsbewegung) im Handgelenk.
b Radialabduktion/Ulnarabduktion im Handgelenk.

Die Untersuchung eines Gelenkpunktates ist für die differenzierte Diagnose einer Gelenkerkrankung in der Kindheit wichtig (rheumatoide Arthritis, septische Arthritis, Hämophilie, Tbc usw.). Der Tuberkulintest ist zum Nachweis bzw. Ausschluss einer Tuberkulose anzufertigen.

Histologische Untersuchungen durch eine Probeexzision entnommener Gewebeanteile sind entscheidend in der Diagnose einiger Krankheiten des Skelettsystems. Bei einer Anzahl von Knochenerkrankungen mit zystischen, destruktiven oder reaktiven Veränderungen kann eine Biopsie die Diagnose liefern, besonders dann, wenn bösartige Tumoren vermutet werden. Umgekehrt ist das Aufzeigen einer gutartigen Erkrankung mit Hilfe der Histologie wie etwa eines Chondroblastoms oder eines chondromyxoiden Fibroms möglich.

Die histologische Klärung der progressiven Muskeldystrophie ist durch eine Gewebsprobe ergänzend zum klinischen und serologischen Befund möglich.

Neurologische Untersuchung

Eine neurologische Untersuchung sollte sich jeder orthopädischen anschließen. Häufig sind neurologische Abweichungen Grund für orthopädische Leiden. Die Ausbildung, Persistenz und das anschließende Verschwinden von Reflexen, wie des tonischen Nackenreflexes, Greifreflexes, Moro-Reflexes und des Landau-Rumpfstreckreflexes u.a., sollten dem Arzt, der sich mit der Behandlung von Kindern und deren Entwicklungsstörungen oder -behinderungen befasst, bekannt sein. Gerade in der neonatalen Phase ist es wichtig, zentralnervöse Störungen herauszufiltern, um sie frühzeitig zu behandeln.

Die Abduktionsbehinderung einer Hüfte ohne Dysplasie kann z.B. Ursache einer solchen Störung sein. Die Zusammenarbeit mit einem neuropädiatrisch tätigen Arzt ist in diesen Fällen oft ratsam.

Elektrodiagnostische Verfahren stellen eine sinnvolle Ergänzung zur neurologischen Grunduntersuchung dar, besonders bei paralytischen Erkrankungen und zur Beurteilung einer durch Nervenläsion geschädigten Extremität.

Die Elektromyographie ermöglicht eine sichere Differenzierung zwischen einer primären Muskelerkrankung und neurogenen Lähmungszuständen. Neural bedingte Muskelatrophien lassen sich elektroneurographisch differenzieren. Die Messgenauigkeit ist allerdings im Säuglings- und Kleinkindalter durch die kurzen Messstrecken beeinträchtigt. Bei unruhigen und ängstlichen Kindern sollte evtl. vorher eine Sedierung vorgenommen werden.

Bildgebende Diagnostik

Zur Diagnostik von Skelett-Muskel-Erkrankungen stehen eine Reihe von bildgebenden Verfahren zur Verfügung. Ihre Auswahl richtet sich nach der klinischen Fragestellung und den Gewebestrukturen (Knochen – Weichteile). Gerade im Kindesalter ist der Grenzbereich zwischen gesund und pathologisch nicht immer ganz einfach zu beurteilen. Das konventionelle Röntgenbild steht nach wie vor bei anatomischen Veränderungen und Verletzungen des Knochens an erster Stelle. Zur Beurteilung von Weichteilveränderungen und Abgrenzung zu knöchernen Strukturen sind die Computertomographie, Kernspintomographie und die Sonographie die entscheidenden diagnostischen Verfahren.

Röntgenuntersuchung

Das Röntgenbild gibt eine sehr differenzierte Darstellung der Knochenstruktur in Abgrenzung zu den Weichteilen.

Die genaue Kenntnis der normalen Anatomie und der besonderen Pathologie des wachsenden Skelettsystems ist Voraussetzung zur Beurteilung von Röntgenbildern.

Es muss immer sorgfältig die Notwendigkeit einer solchen Untersuchung beurteilt und eine routinemäßige Anwendung vermieden werden.

Strahlenschutz ist bei Kindern von besonderer Wichtigkeit. Gonadenschutz ist bei jeder Röntgenuntersuchung des Kindes erforderlich. Nur wenn durch den Gonadenschutz die zu untersuchende Körperregion überdeckt würde, darf auf ihn verzichtet werden. Bei der Anlage des Gonadenschutzes ist darauf zu achten, dass die Ovarien beim weiblichen Säugling weiter kranial liegen und erst beim zweijährigen Mädchen ihre endgültige Position erreichen. Gonadenferne Röntgenaufnahmen bedeuten wegen der kleinkindlichen Körpermaße auch bei gut eingeblendetem Strahlenkegel eine relativ hohe Gonadendosis. Deshalb muss an allen nicht zur Untersuchung gehörenden Körperstellen immer eine Bleiabdeckung vorgenommen werden.

Säuglinge und Kleinkinder sind unruhig und ängstlich, wenn sie zu einer Röntgenuntersuchung kommen. Es ist wichtig, sich zu bemühen, das Vertrauen des Kindes zu gewinnen, sich Zeit und Ruhe zu nehmen, lange Wartezeiten in fremder Umgebung und geschäftige Unruhe möglichst zu vermeiden. Zahlreiche Hilfsmittel, vor allem Fixiergeräte, stehen zur Verfügung, um unruhige Säuglinge oder Kleinkinder zu beruhigen, damit Wiederholungen von Röntgenbildern vermieden werden. Meist sind die Kinder dadurch zu beruhigen, dass Angehörige (besonders Mutter oder Vater) bei der Röngenuntersuchung zugegen sind und ihr Kind in entsprechend vorher besprochener Position halten. Sie sind hierbei entsprechend zu schützen (Bleischürze und ggf. Bleihandschuhe). Aufnahmen der gesunden Gegenseite sollten bei Kindern nur in zwingenden Ausnahmen vorgenommen werden.

Die Beschaffung und Verwendung von Röntgenaufnahmen, die vorher bereits an anderen Stellen angefertigt wurden, ist immer erforderlich, um unnötige Wiederholungen mit erneuten Strahlenbelastungen zu vermeiden.

Röntgenaufnahmen sind erforderlich
- zum Ausschluss bzw. zur Abklärung angeborener Fehlentwicklungen,
- zum Ausschluss einer traumatisch bedingten Skelettveränderung,
- zur Erkennung und Verlaufsbeobachtung von entzündlichen, metabolischen, tumorösen bzw. degenerativen Veränderungen,
- zur Operationsplanung, z. B. Korrektur einer Achsenfehlstellung,
- zur Verlaufsbeurteilung angeborener Fehlbildungen und operativer Heilverläufe (Knochenbruchheilung, Pseudarthrose).

Vor der Entscheidung zur Röntgenuntersuchung sollte immer die Frage gestellt werden, ob andere, nicht strahlenbelastende Verfahren, alternativ eingesetzt werden können (MRT, Sonographie). Zum Beispiel erfolgt die Abklärung einer angeborenen Hüftluxation heute fast nur noch mit Hilfe der Sonographie und nicht mehr durch die Röntgenuntersuchung.

Die zu untersuchenden Skelettbereiche werden in der Regel in 2 standardisierten Ebenen geröntgt.

Nur das Becken und bei bestimmten Fragestellungen die Hand (z. B. Altersbestimmung) werden meist nur in einer Ebene untersucht. Zur Beurteilung der Bogenwurzeln der LWS, einer Spondylolyse und Spondylolisthese sind zusätzlich Schrägaufnahmen wichtig. Deformierungen (z. B. Skoliose, Beinachsenfehlstellungen) sind im Stehen besser zu beurteilen als im Liegen.

Gehaltene Aufnahmen sind hilfreich zur Prüfung der seitlichen Gelenkbänder nach Verletzungen oder zur Operationsplanung (Kniegelenk, Sprunggelenk).

Die Röntgenbilder sind nach bestimmten Fragestellungen zu beurteilen
- Fehlstellungen:
Stellung der abgebildeten Skelettanteile zueinander, liegen Fehlstellungen durch angeborene oder erworbene Veränderungen (Hüftluxation, Tumor) vor?
- Knochenalter:
Ausbildung und Wachstumsstand der Epi- und Apophysen sowie der Epiphysenfugen.
- Kortikalis:
Ist die Kortikalis unterbrochen (Fraktur, Osteolyse)?
Ist die Dicke überall gleich?
Ist die Kortikalis glatt begrenzt (Osteolyse, Periostauflagerung)?

– Spongiosa:
(homogene Struktur)
Verdichtungen innerhalb der Spongiosa?
 – Gelenkflächen:
Sind die Gelenkflächen glatt begrenzt oder inhomogen (Osteochondrosis dissecans)?
 – Gelenkspalte:
Erscheinen die Gelenkspalte verschmälert oder verbreitert?
Der röntgenologisch sichtbare Gelenkspalt zeichnet sich weiter ab als der anatomische Gelenkspalt, da der gesunde Knorpel radiologisch nicht dargestellt wird. Bei Säuglingen und Kleinkindern erscheint der Gelenkspalt noch weiter, da die wachsenden Epiphysen noch nicht verknöchert sind.
 – Weichteile:
Liegen Vorwölbungen der Weichteilschatten nach außen vor (Schwellung, Tumor)?
Sind Fremdkörper und Verkalkungen abgrenzbar?

Computertomographie (CT)

Mit der Computertomographie lässt sich der menschliche Körper ohne Überlagerungen bzw. Überprojektionen in schmalen Schichten (Scheiben) darstellen. Wie in der konventionellen Radiologie durchdringt Strahlung einer Röntgenröhre den menschlichen Körper und wird, von Organen unterschiedlich geschwächt, vom Computer aufgenommen und digital zu einem Bild zusammengesetzt.

Die Computertomographie ermöglicht mit horizontalen Schnitten eine 3-dimensionale Darstellung des Körpers (Abb. 3.**27**) und ist somit eine gute Ergänzung zu den üblichen Röntgenaufnahmen in 2 Ebenen.

Die praktische Bedeutung des CTs liegt in der Beurteilung von unübersichtlichen, anatomisch komplexen Skelettabschnitten (Wirbelsäule, Fuß-

wurzel, komplizierte Frakturen), die wegen Überlagerungen oft nur schwierig und für manche Fragestellungen nahezu nicht mit der konventionellen Röntgendiagnostik darzustellen sind.

Mit dem CT lassen sich Knochen von Weichteilen differenzieren und beurteilen (Spinalkanal).

Die Indikationen zur CT-Untersuchung sind vielfältig. Knochentumoren, Osteolyseherde und Frakturen lassen sich ebenso gut darstellen wie z. B. die Beziehung von Tumoren und Entzündungen der Wirbelsäule zum Rückenmark und den Nervenwurzeln (MRT u. U. aussagefähiger).

Anatomische Gelenkveränderungen (okzipitozervikaler Übergang, Hüft-/Schulterpfanne) und Dreh- und Torsionsvarianten an den Extremitäten (erhöhte Tibiatorsion) sind im CT qualitativ und quantitativ beurteilbar.

Die dreidimensionale Darstellung (3-D) ohne störende Abbildung anderer Strukturen erlaubt ein plastisches Bild komplexer anatomischer Körperregionen (stark dysplastische oder voroperierte Hüftgelenke, Fußwurzelanomalien wie die Coalitio), (Abb. 3.**27**).

Diese Bilder stellen die zu beurteilenden Skelettabschnitte sehr anschaulich dar und sind für den Operateur hilfreich.

Kernspintomographie

Mit der Kernspintomographie (Magnetresonanztomographie, MRT; Abb. 3.**28 b/c**) können anatomische Schnittbilder in frei wählbaren Ebenen erzeugt werden.

Bei der MRT werden ähnlich wie bei der CT Querschnittsbilder erzeugt.

Im Unterschied zur CT kommen keine Röntgenstrahlen zur Anwendung. Die Bilder der Kernspintomographie entstehen durch Hochfrequenzsignale, die von verschiedenen Geweben mit unterschiedlichen Signalverhalten abgegeben wer-

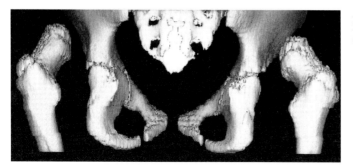

Abb. 3.**27** Computerunterstützte 3-dimensionale Darstellung (3-D) einer beidseitigen Hüftluxation.

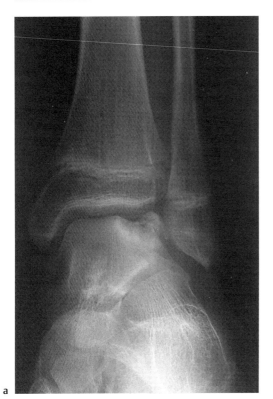
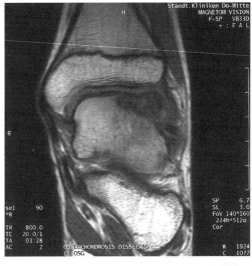
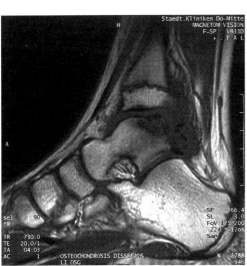
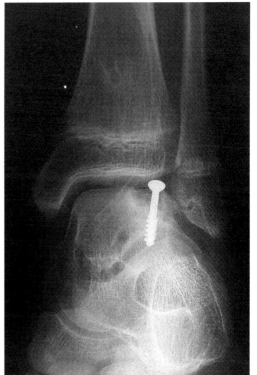

Abb. 3.**28 a – d** Röntgen- und Kernspintomographiebilder einer ausgedehnten Osteochondrosis dissecans am lateralen Talusrand.

a   Röntgenbild des oberen Sprunggelenkes a.-p.,

b/c Kernspin-Schnittbilder a.-p./seitlich,

d   Röntgenbild a.-p. postoperativ nach Fixation des Dissekats durch eine Schraube und Unterfütterung mit Beckenkammspongiosa (Spongiosaplastik).

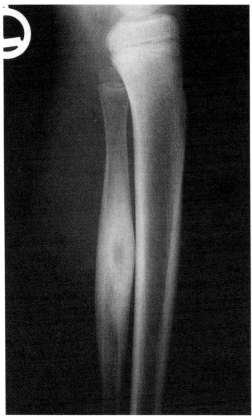

a

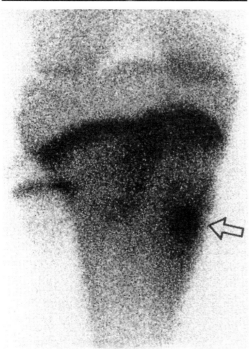

b

den. Ein Computer wertet sie aus, ortet sie topographisch und setzt sie rechnerisch zu einem anatomisch genauen Bild zusammen.

Die praktische Bedeutung des MRTs liegt in der Früherkennung und Differenzierung von Knochen- und Weichteilprozessen. Bei neuroorthopädischen Störungen (lumbosakrale Dysraphien), Tumoren, Knochenmarksveränderungen (Osteomyelitis), onkologischen Erkrankungen des Knochenmarks (Leukämie), Muskelerkrankungen und Knochennekrosen (Morbus Perthes) ist das MRT zur Diagnosefindung hilfreich und ermöglicht eine gute anatomische Übersicht und hervorragende Weichteildarstellung.

Mit der Kernspintomographie lässt sich die Tumor-Weichteil-Grenze genauer bestimmen. Dies ist besonders wichtig und hilfreich z. B. für die Planung von chirurgischen Eingriffen.

Durch das MRT können Verletzungen des Bandapparates, der Sehnen, Bandscheiben und Menisken sowie deren Folgeerscheinungen Ödem und Hämatom optimal diagnostiziert werden.

Als nichtinvasive Methode mit detaillierter anatomischer Darstellung komplex aufgebauter Skelettbereiche, wie z. B. das Kniegelenk, ist das MRT der Arthrographie überlegen und hat auch die diagnostische Bedeutung der Arthroskopie deutlich eingeschränkt.

Die Kernspintomographie ermöglicht darüber hinaus, durch Kontrolluntersuchungen ein Tumor- oder Entzündungsrezidiv zu erkennen und die Ansprechbarkeit auf Chemotherapie bzw. Antibiotika zu kontrollieren.

Skelettszintigraphie

Mit der Skelettszintigraphie (Abb. 3.**29**b) lassen sich frühzeitig Knochenumbaustörungen erkennen. Da sie in der Regel eine wenig spezifische Un-

Abb. 3.**29**
a Röntgenbild eines Osteoidosteoms der Fibula bei einem 13-jährigen Jungen.
b Adäquates Szintigraphiebild eines Osteoidosteoms der proximalen Tibia mit starker Anreicherung der radioaktiv markierten Trägersubstanz im Tumorbereich – „Hot Spot". Die oberhalb des Tumors sichtbaren bandartigen Anreicherungen zeigen die stark knochenstoffwechselaktiven Wachstumszonen der Fibula, Tibia und Tuberositas tibiae.

tersuchungsmethode ist, sind neben der klinischen Untersuchung weitere diagnostische Schritte, wie Röntgenbild (CT, MRT) und spezielle Laboruntersuchungen, notwendig.

Zur Skelettszintigraphie werden knochenaffine radioaktiv markierte Trägersubstanzen intravenös injiziert. Die Substanz reichert sich an Orten mit vermehrter Knochenbildung an. Ihre Verteilung im Körper lässt sich mit einer Gammastrahlenkamera abbilden.

Infektionen (Osteomyelitis, Arthritis), schleichende Frakturen (Ermüdungsfrakturen) und Tumoren sind im Szintigramm meist wesentlich früher zu erkennen als im Röntgenbild. Die Szintigraphie ist für den Nachweis multilokulärer Prozesse, z.B. mehrherdige Osteomyelitis, Metastasensuche, Skelettläsionen bei misshandelten Kindern die primäre diagnostische Methode. Sie hat eine hohe Sensitivität, aber eine geringe Spezifität (Abb. 3.29 b).

Sonographie

Mithilfe der Sonographie (Ultraschalluntersuchung; Abb. 3.30) lassen sich gezielt anatomische Querschnittsbilder in verschiedenen Ebenen erzeugen.

In der Sonographie werden mit einem Schallkopf hochfrequente Schallwellen (5–10 MHz) zielgerichtet auf die zu untersuchende Körperregion ausgesendet. Diese Schallwellen werden von den unterschiedlichen Organen modifiziert und reflektiert. Das reflektierte Signal wird vom Schallkopf registriert. Das mittels Computer entstehende Bild ist entweder statisch oder wird als bewegtes Bild während der Untersuchung dargestellt.

Die Ultraschalluntersuchung wird als Screening-Methode und zur Verlaufskontrolle einer Hüftreifungsstörung bei Neugeborenen eingesetzt.

Die Sonographie kann periostale und Weichteilveränderungen aufdecken und so erste diagnostische Hinweise geben, die bei beginnender Ostemyelitis und oberflächlich gelegenen Weichteiltumoren sowie Muskelerkrankungen wichtig sind.

Durch die Sonographie können periostale Abszesse und septische Arthritiden schnell lokalisiert und gleichzeitig unter Ultraschallbeobachtung gezielt punktiert werden. Auch Verletzungen von Sehnen und Muskeln lassen sich mit der Sonographie gut darstellen (z.B. der Schulter).

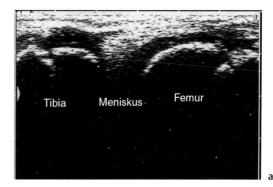

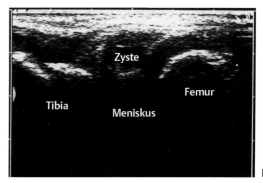

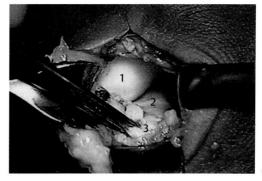

Abb. 3.**30** Sonographiebilder eines Ganglions des Außenmeniskus:
a normal,
b Ganglion,
c intraoperatives Bild des vom Vorderhorn des Außenmeniskus ausgehenden Ganglions. (1 laterale Femurkondyle, 2 Außenmeniskusvorderhorn, 3 Ganglion).

Mit dreidimensionalen Sonographie-Messsystemen können Längen und Torsionen von Ober- und Unterschenkel bestimmt werden.

Arthrographie

Bei der Arthographie wird ein Kontrastmittel in den Gelenkinnenraum injiziert. Hiermit lassen sich intraartikuläre Strukturen wie Menisci, Kapselrisse und freie Gelenkkörper erkennen.

Mit der Kernspintomographie, Sonographie und Arthroskopie hat die Arthographie deutlich an Bedeutung verloren. Bei Vorliegen einer Hüft-luxation im Säuglingsalter ist die Arthographie zur Beurteilung von Weichteilveränderungen in der Hüftpfanne, die eine zentrale Einstellung des Hüftkopfes u.U. behindern, hilfreich (Abb. 10.**22 c**, S. 129). Auch beim Morbus liefert die sog. Funktionsarthrographie (dynamische Untersuchung) wertvolle Hinweise für die Therapieentscheidung.

4 Das Leitsymptom und seine Differenzialdiagnose

Schulter-Arm-Schmerz

Kinder und Jugendliche leiden seltener unter Schulter-Arm-Schmerzen (Tab. 4.1) als Erwachsene.

Kopf, Nacken, Schultergürtel und Arme stellen eine funktionelle Einheit dar, deren einzelne Komponenten dynamisch miteinander verbunden sind. Bei der Komplexität der anatomischen Strukturen und der funktionellen Zusammenhänge können oft verschiedene Ursachen zu gleichartig empfundenen Schmerzsyndromen führen.

Bei den Erwachsenen überwiegen mehr die degenerativen Veränderungen als Schmerzursache, bei Kindern und Jugendlichen sind es angeborene Veränderungen, entwicklungsbedingte Störungen und Sportüberlastungsschäden. Wenn sie auftreten, so bevorzugen sie meist bestimmte Lebensalter, so das Säuglings-, das mittlere Schulalter und die pubertäre Lebensphase.

Im **Säuglingsalter** sind die Abgrenzungen einzelner Krankheitsbilder besonders schwierig, da in dieser Zeit auf einen Schulterschmerz undifferenziert mit einer Pseudoparese (hängender Arm) reagiert wird. Besonders die Abgrenzung zwischen einer Klavikulafraktur, einer geburtstraumatischen Plexuslähmung und Epiphysenlösung ist manchmal ausgesprochen schwierig. Die Klavikulafraktur ist sicherlich noch am ehesten zu erkennen, wobei hier wieder eine Klavikulapseudarthrose und später dann auch die traumatische Klavikulafraktur abgegrenzt werden müssen. (Geburtstraumatische Frakturen heilen immer von selbst, Klavikulapseudarthrosen nicht. Kindliche Klavikulafrakturen traumatischer Ursache zeigen ein eigenes klinisches und morphologisches Bild mit heftigen Schmerzen und Heilen der Fraktur mit starker Kallusbildung.) Deutliche Schmerzen bei der Bewegungsuntersuchung weisen auf eine Epiphysenlösung hin, insbesondere auch dann, wenn zusätzlich noch eine Schwellung im Schulterbereich vorliegt. Schmerzen sind allerdings auch vorhanden, wenn eine Osteomyelitis (Säuglingsosteomyelitis) und

später eine rheumatoide Arthritis das Schultergelenk befallen haben. Bei Vorliegen einer reinen geburtstraumatischen Plexuslähmung bereitet die passive Bewegung der Schulter keine Schmerzen oder Abwehrreaktion des Säuglings. Röntgenologisch lässt sich nur die Klavikulafraktur bzw. -pseudarthrose erkennen. Bei der Plexuslähmung findet sich keine Veränderung. Auch bei der Epiphysenlösung ist zu berücksichtigen, dass nur knöcherne Elemente darzustellen sind und somit nicht der proximale Humerusanteil, da hier noch keine Verknöcherungssituation vorliegt. Erst nach 10 – 12 Tagen finden wir röntgenologisch den typischen proximalen Kallusmantel, der auf eine Epiphysenlösung hinweist. Mit der Sonographie können Gelenkergüsse, Weichteilschwellungen, eine Periostabhebung und u. U. Frakturen und eine Epiphysenlösung frühzeitig erkannt werden.

Die Prognose einer nicht behandelten Epiphysenlösung ist schlecht. So sollte immer eine sofortige Behandlung erfolgen.

Die Lysefraktur mit metaphysärer Beteiligung finden wir dagegen selten und meist erst im späteren Kindesalter.

Im **mittleren Schulalter** ist eine Instabilität des Schultergelenkes häufige Ursache eines Schulterschmerzes. Bei bestimmten Bewegungen gibt es einen plötzlichen Schmerz mit dem Gefühl des Verhakens oder Hängenbleibens der Schulter und gelegentlich das Bild des hängenden Armes (sog. Dead-Arm-Syndrom). Sportlich starker Körpereinsatz verstärkt dieses Krankheitsbild. Besonders bei chronisch schmerzhafter Schulter muss an eine Instabilität gedacht werden. Betroffen sind meistens männliche Jugendliche mit rezidivierenden Schmerzen, aber freier Beweglichkeit, die oft nach einer primären Luxation auftreten. Hier bestehen weniger diagnostische Schwierigkeiten. Die Probleme verlagern sich auf die einzuschlagende Therapie.

In der **pubertären und postpubertären Phase** sind neben der Gelenkinstabilität zu einem geringen Teil auch die Tumoren Ursache des Schulterschmerzes.

Tabelle 4.**1** Schulter-Arm-Schmerz

Schulter:

Geburtstraumatisch
Klavikulafraktur (Abgrenzung angeborene Klavikula-
pseudarthrose)
Schultergelenksluxation allein oder in Kombination
mit Erb-Duchenne-Lähmung
Epiphysenlösung – Epiphysenfraktur des proximalen
Humerus
Erb-Duchenne-Klumpke-Lähmung (schmerzfrei)
Hämatogene Osteomyelitis
Juvenile chronische rheumatoide Arthritis
Subluxation oder Luxation des Schultergelenkes
(habituell-willkürlich)
Knochentumoren (besonders die Schulter betref-
fend)
– juvenile Knochenzyste
– fibröse Dysplasie
– Ewing-Sarkom
Hals-Rippen-Syndrom
Korakoklavikularsynostose
Sternoklavikular-, Akromioklavikularsubluxation
bzw. -luxation
Band-Muskel-Zerrungen – „Sportschäden"
Frakturen

Ellenbogengelenk – Unterarm:

Osteochondritis dissecans (Radiusköpfchen –
Capitulum humeri)
Subluxation des Radiusköpfchens – Pronatio
dolorosa infantum, Chassaignac
Band-Muskel-Zerrungen, -Fraktur
Luxation (Radiusköpfchenluxation angeboren –
erworben)
„Tennis-, Golferellenbogen" (Epicondylitis radialis/
ulnaris)
Freie Gelenkkörper
Juvenile rheumatoide Arthritis
Angeborene oder erworbene (traumatisch) Radio-
ulnarsynostose
Angeborene oder erworbene (traumatisch) Cubitus-
valgus- oder -varus-Armachsenstellung

Handgelenk – Hand:

Schnellender Finger
Sehnenscheidenentzündung
Juvenile rheumatoide Arthritis
Styloiditis radii/ulnae (Insertionstendinosen)
Karpaltunnelsyndrom (rheumatisch/traumatisch)
Tumoren (besonders die Handknochen betreffend)
– Enchondrome
– Ekchondrome
– Verletzungen
Schulter-Arm-Schmerz auch als ausstrahlender
Schmerz bei krankhaften Prozessen der Hals-
wirbelsäule (angeborene/erworbene Instabilität
der Halswirbelsäule, Entzündungen, Tumoren
etc.)

Besonders bei persistierenden Schmerzen muss an Tumoren gedacht werden.

Selten verursachen angeborene Veränderungen im Schulterbereich Beschwerden, wie die Korakoklavikularsynostose – die gelenkige Verbindung zwischen Korakoid und Klavikula –, Luxationen des Akromioklavikular- und Sternoklavikulargelenkes sowie Aplasien.

Neben einer Einschränkung der Schultergelenksbeweglichkeit zeigt sich hier oft ein peripheres Engpasssyndrom mit ausstrahlenden Schmerzen über die Schulter in den Arm. Auch eine Halsrippe und Anomalie der 1. Rippe können Engpasssyndrome bewirken.

Schmerzen im *Ellenbogengelenk* bei einem Kleinkind mit Pronationsblockierung im Unterarm sprechen für eine Subluxation des Radiusköpfchens (Pronatio dolorosa – Chassaignac).

Eine Osteonekrose des Capitulum humeri oder radii bedeutet oft eine schmerzhafte Bewegungseinschränkung im Ellenbogengelenk. Eine etwaige Ablösung des osteonekrotischen Knorpel- bzw. Knochenanteils (freier Gelenkkörper) führt zu Gelenkblockierungen. Neben entzündlich bedingten (bakteriell-rheumatischen) Ursachen können natürlich Verletzungen (Frakturen – Luxationen) Ursache für Schmerzen darstellen.

Ältere Jugendliche klagen gelegentlich über die besonders bei Erwachsenen vorzufindenden Insertionstendinosen am Ellenbogengelenk (Epicondylitis radialis et ulnaris). *Unterarm- und Handgelenksbeschwerden* sind im Kindes- und Jugendalter sehr selten. Die angeborene oder erworbene Radioulnarsynostose ist mehr mit Bewegungseinschränkungen verbunden und selten Ursache für Beschwerden.

Die Styloiditis radii et ulnae sind Zeichen einer Überlastung des Bandapparates oder zeigen sich im Rahmen einer juvenilen rheumatoiden Arthritis.

Heranwachsende, besonders wenn sie am Beginn einer Lehre stehen, klagen häufig über Sehnenscheidenentzündungen und einen im proximalen Handgelenksbereich nicht immer eindeutig abzuklärenden Schmerz (Handwurzelinstabilität).

Auch eine Madelung-Deformität, die zunächst symptomlos ist, kann bei zunehmender Handgelenksbelastung (Computer-Bildschirmarbeit) dann zu Beschwerden führen.

Schmerzen in der *Hand* bzw. in den *Fingern* sind nur ausnahmsweise zu finden. Die Manifestation einer juvenilen Arthritis, der schnellende

Finger und Tumoren sind hier als Schmerzursache von Bedeutung.

Rückenschmerzen

Rückenschmerzen bei Kindern, die mehr als 1–2 Wochen anhalten, sind oft organisch begründet. Rückenschmerzen bei Erwachsenen haben meistens einen degenerativen oder psychologischen Ursprung.

Wie immer ist auch hier die Erhebung der genauen Krankheitsvorgeschichte und eine körperliche umfassende Untersuchung zur Beurteilung der Rückenschmerzen erforderlich.

Die körperliche Untersuchung beinhaltet eine komplette orthopädische und neurologische Bewertung. Die Stellung der Wirbelsäule, Mobilität, Muskeltonus und Druckschmerz werden beurteilt und registriert.

In der neurologischen Untersuchung werden Koordination und Muskelkraft beurteilt. Die Bewertung des Gefühlssinns, wie z. B. die Reaktion auf Schmerz und leichte Berührung, die Erhebung des Reflexstatus sind weitere wichtige Untersuchungspunkte. Wichtig ist auch geringe Abweichungen vom Normalen zu registrieren. Eine besonders gründliche Untersuchung ist dann angezeigt, wenn folgende Symptome vorliegen:
- anhaltender oder zunehmender Schmerz,
- systemische Symptome wie Fieber, Unwohlsein oder Gewichtsverlust,
- neurologische Symptome,
- Dysfunktionen von Darm oder Blase,
- junges Alter, besonders unter 4 Jahren (Tumorverdacht!),
- schmerzhafte, linksthorakale Skoliose.

Jugendliche Mädchen im prämenarchalen Alter klagen gehäuft über anhaltende untere Lendenwirbelsäulenbeschwerden. Hier ist ggf. eine gynäkologische Untersuchung angezeigt.

Röntgenbilder in 2 Ebenen oder Ganzaufnahmen der Wirbelsäule, Schrägaufnahmen und Funktionsaufnahmen sind primär anzufertigen. Die Knochenszintigraphie, Computertomographie und Kernspintomographie ermöglichen unter Umständen weitere Informationen. Jede dieser Untersuchungen sollte aber nur bei anhaltenden Symptomen und nach gezielten Fragestellungen erfolgen.

Ein kleines Blutbild, die Blutsenkungsgeschwindigkeit und das C-reaktive Protein sind unspezifische Laborparameter, die aber auf eine entzündliche Ursache der Wirbelsäulenbeschwerden hinweisen können. Die Bestimmung rheumaserologischer Parameter ist dann angezeigt, wenn sich Hinweise für ein rheumatisches Krankheitsbild ergeben.

Die Differenzialdiagnose von Rückenschmerzen beinhaltet angeborene, während der Entwicklung entstandene, traumatische, infektiöse, systemische, arthritische, neoplastische (gutartige und bösartige) sowie psychogene Ursachen (Tab. 4.**2** und 4.**3**).

Rückenschmerzen, verursacht durch angeborene Fehlbildungen der Wirbelsäule, sind selten. Gelegentlich können angeborene Defekte der Halswirbelsäule in Verbindung mit dem Klippel-Feil-Syndrom, der Diastematomyelie thorakal und Defekten lumbal, wie z. B. angeborenes Fehlen vom Pedicle, mit Rückenschmerzen in Verbindung gebracht werden. Schmerzen in Verbindung

---

Tabelle 4.**2** Differenzialdiagnose Rückenschmerz

Spondylolyse, -listhesis
Bandscheibenvorfall
Osteoporose (juvenile angeborene – medikamenteninduzierte [Kortison!])
Wirbelsäulenmissbildungen (z. B. Spina bifida)
Idiopathische Skoliose (insbesondere bei Verbiegungen über 50°, gemessen nach Cobb)
Morbus Scheuermann
Aseptische Wirbelkörpernekrosen (Calvé-Syndrom)
Entzündungen:
- unspezifische (bakterielle) Spondylitis, Diszitis
- Spondylitis tuberculosa
- juvenile rheumatoide Arthritis
- Morbus Bechterew
Tumoren (besonders die Wirbelsäule betreffend):
- Osteoidosteom
- Osteoblastom
- eosinophiles Granulom
- Ewing-Sarkom
- fibröse Dysplasie
- extra-, intramedulläre Tumoren
- Wirbelhämangiom
- Leukosen
- Metastasen (Neuroblastom – Sarkom)
Exzessive Lumballordose
Iliosakralsyndrom (Kreuz-Darmbein-Gelenk)
Steißbeinveränderungen (Kokzygodynie), bedingt durch Traumen, Entzündungen und Tumoren
Beinlängendifferenzen
Band-Muskel-Zerrungen
Wirbelgelenksblockierungen
Wirbelfrakturen
Nicht orthopädisch
Rückenschmerz durch Erkrankungen innerer Organe (Nieren, Darm, Magen etc.)

Nacken	Trauma	Wirbelkörperfrakturen Subluxation/Luxation von Wirbel- gelenken Weichteilverletzungen
	Infektion	Lymphadenitis Diszitis/Spondylitis retropharyngealer Abszess
	Tumor	eosinophiles Granulom aneurysmale Knochenzyste Osteoblastom Hämangiom Osteosarkom intraspinaler Tumor
	neurogene Ursache	C1 – 2-Instabilität Bandscheibenvorfall Tumor oder Trauma
	idiopathisch	Schiefhals Bandscheibenverkalkung angeborene Wirbelkörperfehl- bildung
	Trauma	Klavikularfraktur pathologische Frakturen (HWS-Instabilität)
Schulter	Infektion	Osteomyelitis septische Arthritis (rheumatoide Arthritis)
	Trauma	proximale Humerusfraktur Schulterluxation
	Tumor	Ewing-Sarkom Osteoblastom aneurysmale Knochenzyste juvenile Knochenzyste
	radikulär	spinale Erkrankung der HWS (Bandscheibenvorfall etc.)

Tabelle 4.3 Differenzialdiagnose Nacken-/Schulterschmerz

mit dem Klippel-Feil-Syndrom werden meist durch eine Hypermobilität bzw. Instabilität der nichtverblockten Segmente oder durch eine sekundär entstandene Spondylarthrose verursacht. Die Diastematomyelie ist gehäuft mit einer Hautveränderung und neurologischen Symptomen der unteren Extremitäten assoziiert, die sich in einem Hohlfuß und einer Wadenatrophie zeigen und sind weniger mit Rückenschmerzen verbunden. Die Kernspintomographie und Computertomographie helfen, diese Veränderungen oder andere Missbildungen der Wirbelsäule zu beurteilen und zu differenzieren.

Entwicklungsbedingte Fehlbildungen wie idiopathische Skoliosen bei Kindern sind in der Regel schmerzfrei. Skoliosen, assoziiert mit Rückenschmerzen, sind häufig mit anderen Veränderungen verbunden, wie z. B. einer Infektion,

Diszitis oder einem Tumor. Die Mehrheit der idiopathischen Krümmungen sind rechtsthorakal. Linksthorakale Krümmungen sind selten und oft mit anderen Missbildungen assoziiert. Patienten mit schmerzhafter linksthorakaler Krümmung sollten einer intensiven Untersuchung unterzogen werden. Ausgeschlossen werden müssen eine okkulte Syringomyelie, ein Tumor und eine Infektion. Abhängig von den Symptomen empfiehlt sich die Durchführung einer Szintigraphie oder Kernspintomographie.

Die **Scheuermann-Kyphose** ist ein häufiger Verursacher von thorakalen Rückenschmerzen bei Jugendlichen, Jungen sind mehr betroffen als Mädchen. Die Schmerzen treten vornehmlich im Alter zwischen 14 und 17 Jahren auf; sie werden über dem Scheitelpunkt der Kyphose angegeben. Die Beschwerden können sich aber auch in der unteren lumbalen Wirbelsäule manifestieren, besonders bei Vorliegen einer ausgeprägten lumbalen Lordose. Die Untersuchung zeigt eine stärkere thorakale nichtflexible Kyphose, verbunden mit einer lumbalen Hyperlordose. Die Röntgenaufnahmen ergeben eine vermehrte Kyphose, Keilwirbelbildungen, Wirbelkörperunregelmäßigkeiten und sogenannte Schmorl-Knoten.

Okkulte Frakturen kommen meistens nach kleineren oder auch stärkeren Verletzungen vor, wie z. B. Stürzen im Sport, und sind häufig nicht gleich offensichtlich. Verletzungen insbesondere der Pars interarticularis mit Frakturen von Wirbelkörpern zeigen sich auf den „normalen" Röntgenbildern nicht. Liegt eine entsprechende Anamnese vor, so sollte bei anhaltenden Schmerzen eine Skelettszintigraphie oder Kernspintomographie zur weiteren Abklärung erfolgen.

Eine **Muskelzerrung** ist leicht diagnostizierbar auf der Basis der Krankheitsgeschichte, der körperlichen Untersuchung und des „normalen" Röntgenbildes.

Die **Spondylolyse** und **Spondylolisthese** sind häufige Ursachen von Rückenschmerzen bei Jugendlichen. Die Rückenschmerzen entwickeln sich meist in der späten Kindheit oder Jugend. Sie werden in den unteren Lendenwirbelsäulenbereich und die Gesäßregionen, nicht selten mit Ausstrahlung in die Oberschenkel, projiziert. Der Schmerz ist assoziiert mit starken, vornehmlich sportlichen Aktivitäten und verbessert sich durch Ruhe. Neurologische Symptome oder Defizite sind nicht üblich, außer bei einer schweren Spondylisthese. Gehäuft finden sich diese Beschwerdebilder bei Leistungssportlern (Kunstturnen, Speerwerfen, Balletttanzen).

Durch eine Röntenuntersuchung lässt sich das Vorliegen der Spondylolyse und Spondylolisthese schnell sichern.

Ein **Bandscheibenvorfall** bei Kindern ist selten. Rückenschmerzen finden sich oft in Verbindung mit einer sogenannten Hüft-Lenden-Strecksteife. Die Rückenschmerzen erhöhen sich unter Aktivität und vermindern sich nach Ruhe. Neurologische Ausfallserscheinungen sind nicht üblich. Die Bandscheibenvorfälle finden sich meist zwischen dem 5. lumbalen und 1. sakralen Bandscheibenraum, die Röntgenbilder zeigen in der Regel einen normalen Befund. Mit der Kernspintomographie kann ein Bandscheibenvorfall nachgewiesen werden. Häufig sind zusätzliche Anomalien im lumbosakralen Bereich in Kombination mit einem Bandscheibenvorfall zu finden, wie eine spinale Stenose oder eine Spina bifida.

Besonders bei jugendlichen Jungen kann es unter starker körperlicher Belastung oder beim Sport, z. B. Ringen, zu einer Dislokation der Ringapophyse des Wirbelkörpers mit Teilen des Bandscheibengewebes in den Spinalkanal kommen. Die Symptome sind so wie bei einem akuten Bandscheibenvorfall. Die Röntgenaufnahmen zeigen meist keine Pathologie. Erst durch eine Kernspintomographie kann diese Veränderung gezeigt werden. Meist findet sich die dislozierte Apophyse lumbal, insbesondere ausgehend vom 4. Lendenwirbelkörper (eine konservative Behandlung ist meist nicht erfolgreich, in den meisten Fällen ist eine operative Revision mit Entfernung der Ringapophyse und dem ausgetretenen Bandscheibengewebe angezeigt).

Die **Diszitis** betrifft meist Kinder im Alter zwischen 1 und 5 Jahren. Das Kind klagt über Rückenschmerzen, aber auch Bauchschmerzen. Es weigert sich zu laufen oder hinkt. Die Beweglichkeit ist deutlich eingeschränkt und schmerzhaft, die Kinder beugen sich nicht vor, um ein Spielzeug vom Boden aufzuheben. Sie setzen sich lieber mit gestreckter Wirbelsäule hin, um an das Spielzeug zu kommen. Weniger als die Hälfte der Kinder zeigen Fieber, meist erscheinen sie aber krank.

Die radiologischen Veränderungen halten meist nicht Schritt mit den klinischen Befunden. Eine geringe Verengung des Bandscheibenraumes weist auf eine mögliche Diszitis hin. Die Laborbefunde sind in der Regel unauffällig und zeigen keine Leukozytose. Die Kernspintomographie ermöglicht, die Diszitis zu objektivieren.

Schmerzen im Bereich der Halswirbelsäule finden sich gelegentlich im Rahmen einer **jugendlichen rheumatoiden Arthritis.** Schmerzen im Bereich der thorakalen Wirbelsäule sprechen für eine jugendliche ankylosierende Spondylitis. Die Diagnose wird erhärtet durch Schmerzen und ein „Steifigkeitsgefühl" in den Extremitätengelenken.

Entsprechende Laboruntersuchungen mit Bestimmung der Rheumafaktoren sichern u. U. die Diagnose.

Rückenschmerzen können erste Symptome eines **Tumors** sein.

Kinder mit einem eosinophilen Granulom (Histiozytose X), die über Rückenschmerzen klagen, sind meist jünger als 7 Jahre. Der Schmerz wird in der Regel über dem betroffenen Wirbel lokalisiert. Neurologische Zeichen sind unüblich. Osteoide Osteome befinden sich meist in den dorsalen Anteilen der Wirbelsäule. Die Patienten klagen über Rückenschmerzen, besonders nachts.

Die Beschwerden lindern sich nach Gabe von nichtsteroidalen Medikamenten. Betroffen sind insbesondere Kinder und Jugendliche zwischen 6 und 17 Jahren. Die Szintigraphie und das CT erlauben eine präzise Bestimmung des Tumorortes. Aneurysmale Knochenzysten finden sich ebenfalls gehäuft in den dorsalen Anteilen der Wirbelsäule und verursachen über den betroffenen Wirbelkörpern eine lokale Schmerzhaftigkeit bei Bewegung und Druck. Kinder mit bösartigen Tumoren der Wirbelsäule klagen über konstante und an Stärke zunehmende Rückenschmerzen. Tumoren, die die Wirbelsäule mit einbeziehen, sind das Ewing-Sarkom (mit einer Vorliebe für das Sakrum), das osteogene Sarkom, das Chordom, das metastatische Neuroblastom und die Leukämie. Der häufigste Tumor der Wirbelsäule ist das Astrozytom. 6% der Kinder mit akuter lymphoblastärer Leukämie klagen über Rückenschmerzen.

Mehrere **intraabdominale Prozesse** können Rückenschmerzen verursachen, wie Infektionen des Urogenitaltraktes, ovariale Zysten oder entzündliche Darmerkrankungen.

Obwohl den meisten Kinder mit Rückenschmerzen nach einer gründlichen Untersuchung eine Diagnose zugeschrieben werden kann, verbleibt ein Teil ohne Zuordnung. Die Diagnose eines **psychosomatischen Schmerzes** kann nur nach einer komplett durchgeführten Untersuchung und nachdem alle anderen Ätiologien von Schmerzen ausgeschlossen worden sind, gemacht werden. Detailliertes Nachfragen bei diesen Kindern offenbart oft eine soziale Krankheitsgeschichte (Familienprobleme).

Beinschmerz – Wachstumsschmerz

Beschwerden in den Beinen sind bei Kindern nicht ungewöhnlich und reichen von leichtem Schmerz, manchmal verbunden mit einem Ermüdungsgefühl, bis hin zu ernsthaften Qualen, die das Kind aus tiefem Schlaf wecken können. Diese Art von Beschwerden treten bei 15–30% der Kinder auf. Meist sind Mädchen betroffen. Hierbei sind oft Knochen- nicht von Gelenk- oder Weichteilerkrankungen zu unterscheiden. Auch ist häufig nicht sicher zu beurteilen, ob die Schmerzen von der Hüfte, dem Knie oder dem Fuß ausgehen. Ein Hinken oder plötzliches Nicht-mehr-laufen-Wollen bedeutet bei Kleinkindern das erste Symptom.

Die möglichen zugrunde liegenden Ursachen sind zahlreich. Die meisten Erkrankungen, mit Ausnahme der Wachstumsschmerzen, können durch sorgfältige Anamnese und körperliche Untersuchung, verbunden mit geeigneter Labor- und bildgebender Diagnostik, richtig erkannt werden.

Ein Ermüdungsbruch kann z.B. durch die Szintigraphie und Kernspintomographie frühzeitig diagnostiziert werden.

Nicht genau zu lokalisierende Schmerzen in einem oder in beiden Beinen werden sehr häufig ausgelöst durch Erkrankungen der Wirbelsäule, wie dem Bandscheibenvorfall, der Spondylolisthesis, Tumoren, Entzündungen, durch Veränderungen im Beckenbereich, Erkrankungen des Urogenitaltraktes, Abszesse und Stoffwechselstörungen.

Die Diagnose **„Wachstumsschmerz"** bedarf einer näheren Beschreibung (Tab. 4.**4**). Der Begriff ist seit ca. 150 Jahren im Gebrauch. Im Laufe der Jahre ist das Krankheitsbild der Wachstumsschmerzen schrittweise näher definiert worden. Es besteht aus periodischen, oft lästigen Missempfindungen oder Schmerzen, gewöhnlich in den Muskeln des Unter- und Oberschenkels. Die Missempfindungen bzw. der Schmerz können mit einem Gefühl der Rastlosigkeit einhergehen. Die häufigsten Lokalisationen sind die Vorderseite des Oberschenkels, die Wade und die Rückseite des Knies. Die Leistengegend ist manchmal betroffen. Die Schmerzen sind „tief" und in Gebieten außerhalb der Gelenkregionen lokalisiert. (Schmerzen in den Gelenken verlangen eine eingehende Untersuchung, um rheumatoide oder intraartikuläre Erkrankungen auszuschließen.) Der Schmerz ist typischerweise beidseitig, was eine wichtige Abgrenzung zu Schmerzen organischer Ursache darstellt, die in der Regel einseitig sind (Tab. 4.**4**). Die Schmerzen treten gewöhnlich am späten Nachmittag oder Abend auf, sie können jedoch auch erst in der Nacht beginnen und das Kind aus dem Schlaf reißen.

Wenn das Kind morgens erwacht, ist der Schmerz verschwunden. Die Beschwerden treten typischerweise bei Kindern und Heranwachsenden auf. Sie können in frühester Kindheit beginnen und plötzlich mit Erreichen der Geschlechtsreife verschwinden. Bei älteren Kindern ähneln die Beschwerden denen bei Erwachsenen, als Krämpfe in den Beinen, Kribbeln oder „Restless Legs" beschrieben. Wachstumsschmerzen verstärken sich meist durch längeres Laufen während des Tages. Schmerzen durch Ermüdung können mit oder ohne extreme körperliche Belastung des Kindes auftreten. Ihr Charakter ähnelt dem für Wachstumsschmerz kennzeichnenden Krankheitsbild. Im Gegensatz zu diesem verschwindet der Ermüdungsschmerz nach einer Ruhepause.

	Wachstums-schmerz	„ernste" orthopädische Grunderkrankung
Anamnese:		
langandauernd	meist	gewöhnlich nicht
lokalisierter Schmerz	keiner	in der Regel
beidseitiger Schmerz	häufig	ungewöhnlich
Reduktion der Aktivität	nein	oft
Hinken	nein	manchmal
allgemeines Wohlbefinden	gut	oft schlecht
Untersuchung:		
Druckempfindlichkeit	keine	möglich
Bewegungsschmerz	keine	möglich
Einschränkung der Gelenk-beweglichkeit	keine	möglich
Labor:		
kleines Blutbild	normal	kann pathologisch sein
CRP	normal	kann erhöht sein

Tabelle 4.**4**   Differenzialdiagnostische Befunde des Wachstumsschmerzes gegenüber einer „ernsten" orthopädischen Erkrankung

Beim Wachstumsschmerz treten weder Hinken noch Bewegungseinschränkungen auf. Die Krankengeschichte enthält keinen Hinweis auf ein lokales Trauma oder eine Infektion. Der Schmerz ist nicht verbunden mit lokaler Überempfindlichkeit, Rötung oder Schwellung. Es gibt keine objektiven Befunde. Die Ergebnisse der körperlichen Untersuchung, der Laboruntersuchung, der Röntgenaufnahmen sind normal. Die verschiedensten Faktoren wurden in Zusammenhang gebracht mit dem Wachstumsschmerz und sollen entweder ursächlich sein oder in enger Beziehung zu ihm stehen, wie schnelles Wachstum, Pubertät, rheumatischer Formenkreis, Haltungsschäden, Wetter, feuchte Wohnung, psychologische Faktoren, emotionale Belastung, unzureichender Schlaf, sozialer Status, Vererbung, Rasse.

Keiner von diesen hat sich als ätiologisch wirkende Kraft glaubhaft machen lassen. Es ist unwahrscheinlich, dass ein so kontinuierlich sich vollziehender Prozess wie das Wachstum Beschwerden von so intermittierendem Charakter verursachen soll.

Symptomatische Maßnahmen, insbesondere eine intensive Physiotherapie, reichen meist aus, die Beschwerden zu behandeln. Wichtig ist, die Eltern darauf hinzuweisen, dass es sich bei dieser Erkrankung um ein selbstlimitiertes Geschehen handelt, welches gutartig ist.

Hüftschmerz

Hüftschmerzen können sehr vielfältige Ursachen haben. Bei Kindern und Jugendlichen bedeuten sie meist eine ernsthafte Erkrankung und bedürfen deshalb auf jeden Fall einer ausführlichen Abklärung (Abb. 4.**1**, Tab. 4.**5**). Ein anfangs leichtes und häufig vorübergehendes Hinken ohne Beschwerden ist möglicherweise das erste Zeichen einer Hüftgelenkserkrankung.

Erkrankungen der Hüfte haben ihren Hauptschmerz in der Leistenregion. Sie können auch ausschließlich mit projizierten Schmerzen in der Knieregion beginnen und umgekehrt selbst Ausstrahlungsgebiet eines Schmerzes von Sakral- und Lumbalprozessen und Erkrankungen der Beckenregion sein. Die Ursache des projizierten Knieschmerzes liegt in der Irritation des N. obturatorius, der nahe dem Hüftgelenk verläuft und dessen R. posterior über die Innenseite des Oberschenkels in die Kniepartie zieht.

Viele der mit Schmerzen einhergehenden Hüftgelenkserkrankungen können einem bestimmten Lebensalter zugeordnet werden (s. Tab. 10.**1**). Die anatomische Besonderheit der Hüftgelenksregion des Säuglings bringt es mit sich, dass es in seltenen Fällen zu einer akuten Gelenkentzündung kommen kann (**Säuglingskoxitis**). Schlechter Allgemeinzustand, Fieber, Nahrungsverweigerung, Schonhaltung, Rötung, Schwellung und Druckschmerz der Leiste und des proximalen Oberschenkels sowie ein durchgemachter Infekt und eine Nabelentzündung deuten auf dieses Krankheitsbild hin. Eine bakterielle

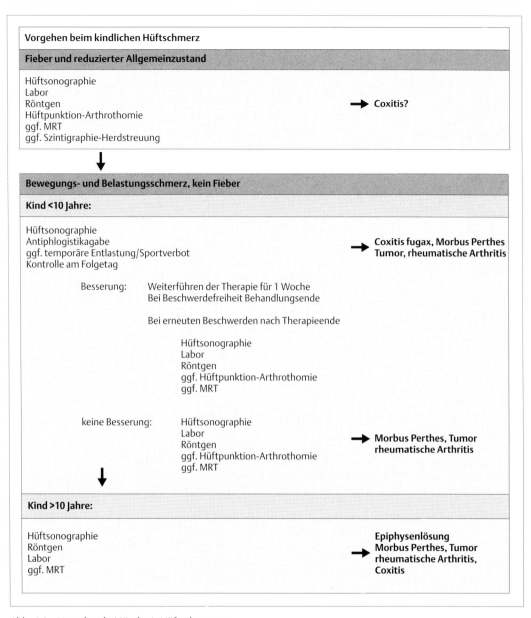

Vorgehen beim kindlichen Hüftschmerz

Fieber und reduzierter Allgemeinzustand

Hüftsonographie
Labor
Röntgen   → Coxitis?
Hüftpunktion-Arthrothomie
ggf. MRT
ggf. Szintigraphie-Herdstreuung

Bewegungs- und Belastungsschmerz, kein Fieber

Kind <10 Jahre:

Hüftsonographie
Antiphlogistikagabe   → Coxitis fugax, Morbus Perthes
ggf. temporäre Entlastung/Sportverbot   Tumor, rheumatische Arthritis
Kontrolle am Folgetag

      Besserung: Weiterführen der Therapie für 1 Woche
                    Bei Beschwerdefreiheit Behandlungsende

                    Bei erneuten Beschwerden nach Therapieende

                    Hüftsonographie
                    Labor
                    Röntgen
                    ggf. Hüftpunktion-Arthrothomie
                    ggf. MRT

     keine Besserung: Hüftsonographie
                    Labor
                    Röntgen   → **Morbus Perthes, Tumor**
                    ggf. Hüftpunktion-Arthrothomie **rheumatische Arthritis**
                    ggf. MRT

Kind >10 Jahre:

Hüftsonographie   → **Epiphysenlösung**
Röntgen   **Morbus Perthes, Tumor**
Labor   **rheumatische Arthritis,**
ggf. MRT   **Coxitis**

Abb. 4.**1**   Vorgehen bei Kind mit Hüftschmerzen.

Entzündung kann auch in der späteren Kindheit vorkommen und entsprechende Symptome verursachen.

Die sog. Coxitis fugax („Hüftschnupfen") findet sich nicht selten im Kindes- und Jugendalter und ist gekennzeichnet durch Leistenschmerzen, Hinken, Schonhaltung bei sonst unbeeinträchtigtem Allgemeinzustand. Sie kann nach allgemeinen bakteriellen und viralen Infekten auftreten.

Die ersten Zeichen des **Morbus Perthes** kündigen sich durch flüchtige, manchmal nur wenige Tage bestehende Leistenschmerzen und ein vorübergehendes Hinken an.

Der **Hüftkopfabrutsch** (Epiphysiolysis capitis femoris) im Präpubertätsalter beginnt auffallend oft mit (projizierten) Knieschmerzen.

Die **Coxa vara** und **valga** mit verkleinertem oder vergrößertem Schenkelhalswinkel bereiten

Tabelle 4.5   Differenzialdiagnose Hüftschmerz

Entzündungen:
- Säuglingsosteomyelitis!
- bakterielle Arthritiden (unspezifisch)
- Morbus Bechterew
- juvenile rheumatoide Arthritis
- spezifische Arthritiden (Tbc, Gonorrhö etc.)

Coxitis fugax („Hüftschnupfen")
Morbus Perthes (Coxa plana)
Osteochondritis dissecans
Epiphysiolysis capitis femoris (Epiphysenlösung)
Chondrolyse
Schnappende Hüfte
Hüftdysplasie – Hüftluxation
Coxa valga, vara
Meralgia paraesthetica
Band-Muskel-Zerrungen, insbesondere als Sportüberlastungsschäden (Adduktorenmuskelzerrungen, Muskel-, Faszienabrisse, Hämatome, Apophysenabrisse)
Frakturen
Statische Fehlbelastungsschmerzen durch Kontrakturen, Achsenfehler, Beinlängendifferenzen, Beckenschiefstellung und Fußfehlformen
Ausstrahlende Schmerzen von der unteren Wirbelsäule bei spinalen Bandscheibenerkrankungen, Kreuz-Darmbein-Gelenksveränderungen, Tumoren, Entzündungen und Spondylolysen bzw. Spondylolisthesen
Nicht orthopädisch: inguinale Lymphadenitis, Hernien, Leistenhoden, Appendizitis, Senkungsabszess (Psoas)

gelegentlich aufgrund ungünstiger Hebelarmverhältnisse Beschwerden, die mehr tendopathischer Art sind und in der Gegend des Trochanter major liegen.

Die **schnappende Hüfte** (Traktusspringen) bereitet selten Hüftschmerzen im Trochanterbereich und wird mehr als unangenehm empfunden. Schmerzen in der Hüft- und Leistenregion können auch in seltenen Fällen einer Osteochondrosis ischiopubica (aseptische Knochennekrose) zugeordnet werden.

Tumoren im Hüft- und angrenzenden Beckenbereich sind bei chronischen Schmerzzuständen unbedingt als Ursache abzuklären. Das Ewing-Sarkom, juvenile Chondrome und aneurysmatische Knochenzysten sind die häufigsten.

Traumatische und tendopathische Veränderungen dieser Region sind ebenfalls in die differenzialdiagnostischen Überlegungen mit einzubeziehen.

Man soll aber auch bei Hüftbeschwerden stets an die Möglichkeit **nicht-orthopädischer Krank-**

heitsbilder denken, wie an die inguinale Lymphadenitis, eine Leisten- oder Schenkelhernie, einen eingeklemmten Leistenhoden, eine Hodentorsion, eine Epididymitis, eine Adnexerkrankung bei Mädchen und vor allen Dingen an eine Appendizitis. Ein spondylitischer Senkungsabszess im M. iliopsoas ist sicherlich im Kindesalter selten als Schmerzursache anzutreffen.

Knieschmerz

Die differenzialdiagnostische Abklärung (Tab. 4.6) von kindlichen Kniegelenksbeschwerden ist schwierig. Bei Kindern bis 10 Jahren sind Knieschmerzen ungewöhnlich. Jeder, der mit Kindern umgeht, weiß, dass diese gern Beschwerden in die unteren Extremitäten projizieren. Selbst bei kniegelenksfernen Beschwerden, wie z. B. einer Blinddarmentzündung, wird zuweilen der Schmerz im Kniegelenk abgegeben.

Auf der anderen Seite wissen wir, dass bei Hüftleiden und auch bei Fußdeformitäten Kniebeschwerden bestehen können.

Im Verlauf des Morbus Perthes, einer juvenilen Hüftkopflösung oder einer Koxitis sind Oberschenkel- und Knieschmerzen häufig die ersten Symptome. Deshalb ist es wichtig, bei Kindern oder Jugendlichen immer die angrenzenden großen Gelenke mit zu untersuchen, um das Initialstadium eines Morbus Perthes oder einer Hüftkopflösung nicht zu übersehen.

Selbst die seltene Osteochondritis dissecans oder die Chondrolyse des Hüftgelenkes können ebenfalls primär Schmerzen im Kniegelenk ergeben.

Angeborene Fußdeformitäten mit Gangbildstörungen sowie eine ausgeprägte Achsenfehlstellung im Kniegelenk (X-/O-Bein, Genu recurvatum/antecurvatum) sind leicht als mögliche Ursachen für Kniegelenksbeschwerden zu erkennen.

Der nicht immer sofort diagnostizierbare haltungsschwache Senk-Spreiz-Fuß führt zu einer Fehlstatik des Fußes mit entsprechenden Belastungsbeschwerden bis ins Kniegelenk. Ein hochrotes, geschwollenes, überwärmtes und schmerzhaftes Kniegelenk führt schnell zur Diagnose einer Entzündung. (Näheres: Differenzialdiagnose, Kap. „Das geschwollene und schmerzhafte Gelenk".)

Auch schon im frühen Kindesalter muss bei chronischem Kniegelenkschmerz eine **rheumatische Ursache** in Betracht gezogen werden.

Tabelle 4.6 Differenzialdiagnose Knieschmerz

Chondropathia patellae
Poplitealzysten (Kniekehlenzyste)
Rezidivierende (habituelle) Patellasubluxation bzw.
  -luxation
Patella bipartita (multipartita)
Aseptische Knochennekrosen (Osteochondrosen)
– Morbus Osgood-Schlatter (Tuberositas tibiae)
– Morbus Sinding-Larsen (Patellaspitze)
– Morbus König (Osteochondritis dissecans der
  distalen Femurepiphyse)
– Osteochondritis dissecans der Patella
– Blount-Krankheit (Tibia vara)
Freie Gelenkkörper
Entzündungen:
– bakteriell (unspezifisch)
– spezifisch (Tbc, Lues, Gonorrhö)
– juvenile rheumatoide Arthritis (Still-Syndrom)
– Morbus Bechterew (Schleimbeutelentzündungen
  – Bursitiden)
Lyme-Arthritis
Tumoren (besonders die Kniegelenksregion
betreffend):
– Exostosen
– Osteoidosteom
– aneurysmatische Knochenzyste
– Ewing-Sarkom
– Osteosarkom
– Synovidom, synoviales Hämangiom
  (Schleimhauttumoren)
Beinachsenfehler:
– Genu valgum
– Genu varum
– Genu recurvatum
Beinlängendifferenz
„Wachstumsschmerz"
Knochen-Gelenk-Schmerz bei Bluterkrankungen:
– Hämophilie
– Sichelzellanämie
– Leukämie
Verletzungen (Distorsionen, Bänderrisse – Kreuz-,
  Seitenbänder, Kapsel-, Meniskusläsion)
Frakturen (osteochondral – flake fracture),
  Luxationen
Hüft-Fuß-Erkrankungen mit Projizierung der
  Schmerzen in die Kniegelenksregion (Morbus
  Perthes, Koxitis, Hüftkopflösung, lockerer und
  spastischer Senk-Spreiz-Fuß)

Die **aseptischen Osteonekrosen** bereiten je nach Reizzustand lokalisierte Schmerzen und eine Druckdolenz – der Morbus Osgood-Schlatter an der Tuberositas tibiae, der Morbus Sinding-Larsen an der Patellaspitze.

Gegen Ende des Wachstums ist die **Osteochondritis dissecans** eine häufige Ursache von Knieschmerzen. Nach Belastung können ein Reiz-

zustand und eine Kapselschwellung bestehen. Aus ihrem Bett gelöste Dissekate verursachen durch das Einklemmen Blockierungsschmerzen.

Bei einer **Chondromatose** bestehen Klagen über häufige Blockierungen, Reizergüsse, Kapselschwellungen und Bewegungseinschränkungen.

Junge Mädchen klagen des öfteren über wechselnde Kniebeschwerden, ohne dass eine klare klinische Diagnose festgestellt werden kann. Hier muss in erster Linie an eine **intermittierende Subluxation der Kniescheibe** gedacht werden; es kommt zu nachfolgenden Knieschmerzen, einer vorübergehenden leichten Gelenkschwellung und einer Chondropathiesymptomatik. Stärkere X-Bein-Stellungen erhärten den Verdacht der Subluxation.

Bei der **habituellen Patellaluxation** ist die chronische Reizsynovitis und Kapselschwellung schmerzverursachend. Auch das Krankheitsbild der Chondropathia patellae mit retropatellaren Schmerzen findet sich in dieser Altersgruppe als Grund für chronische Knieschmerzen. Im Anfangsstadium ist meist die mediale Patellafacette druckschmerzhaft.

Bestehen diffuse Gelenkschmerzen ohne erkennbare Ursachen, muss trotz der Seltenheit von **Tumoren** ein solcher ausgeschlossen werden. Die klinische Untersuchung bringt hier wenig Klarheit; weitergehende Abklärungen sind notwendig.

Die zahlreichen **Schleimbeutel** der Kniegelenksgegend geben ebenfalls häufig Anlass für Beschwerden. Bei Schmerzen oder Druckempfinden im Kniekehlenbereich lässt sich evtl. eine Poplitealzyste tasten.

Ein **Scheibenmeniskus** fällt klinisch durch ein tastbares oder hörbares Klicken auf, er kann gelegentlich auch mit einem lateralen Ganglion kombiniert sein (s. Abb. 3.**30**).

Verletzungen des kindlichen Kniegelenks bereiten erhebliche diagnostische Schwierigkeiten. Leichte Prellungen und Distorsionen werden von Kindern und Untersuchern (auch Eltern), wegen der Schmerzhaftigkeit bei der Untersuchung, häufig überbewertet. Die klinische Abklärung ergibt nur selten eindeutige Ergebnisse, da immer das gesamte Kniegelenk weh tut und eine Differenzierung der Schmerzhaftigkeit einzelner Bereiche des Kniegelenks nicht möglich ist.

Im Vordergrund stehen die Meniskussymptomatik und die Kapsel-Band-Verletzung. Bei Jugendlichen kommen vorwiegend traumatische Risse der Menisken vor. Rotationsschmerz und Druckdolenz des entsprechenden Kniegelenkspaltes sind typisch. Sportler klagen häufig über Tendoperiostoseschmerzen, mit Belastungsschmerz und Druckempfinden am Ansatz der Quadrizepssehne, des Lig. patellae und an der Patellaspitze sowie der Tuberositas tibiae, im Bereich der Beugesehne und des Pes anserinus.

Wachstumsschmerzen oder Beschwerden aufgrund von **Beinlängendifferenzen** müssen ebenfalls als Ursache mit einbezogen werden.

Fußschmerz

Fußschmerzen sind bei Kindern nicht ungewöhnlich. Die Diagnose von Fußschmerzen (Tab. 4.7) beginnt mit der Anamnese und körperlichen Untersuchung. Bei der Anamnese sollte man das Kind möglichst selbst befragen nach Art und Dau-

Tabelle 4.7 Differenzialdiagnose Fußschmerz

Fußfehlformen:
– kontrakter Knick- und/oder Plattfuß
– Hohlfuß
– Spitzfuß
– Spreizfuß
– Hallux valgus/rigidus
– Hammerzehe
Dorsaler Fußhöcker
Os tibiale externum
Fußwurzelknochenverschmelzungen (Coalitio)
Aseptische Knochennekrosen (Osteochondrosen):
– Apophysitis calcanei
  (Haglund-Exostose [Kalkaneusapophyse])
– Köhler I (Os naviculare)
– Freiberg-Köhler II (Metatarsalköpfchen II [III – IV])
– Iselin (Tuberositas metatarsale V)
– Osteonekrose der Ossa cuboideum et cuneiformia
– Osteonekrose der Talusrolle
Tumoren (besonders den Fuß betreffend):
– Synovialom
– Osteoidosteom
– Ewing-Sarkom
Entzündungen:
– bakteriell (unspezifisch) – Brodie-Abszess
– spezifisch (Gonorrhö, Tbc)
– juvenile rheumatoide Arthritis
– Zehennagelinfektion
Hautwarze auf der Fußsohle
Eingetretener Fremdkörper
„Schlecht sitzender Schuh"
„Fremdkörper im Schuh"
Verletzungen:
– Bänder-Muskel-Zerrungen (Sprunggelenksaußen-/-innenbänder)
– Achillodynie
– Frakturen (Ermüdungs- bzw. Stressfrakturen)

er der Beschwerden sowie ihrer Abhängigkeit von Bewegungen. Der junge Patient sollte angehalten werden, die Lokalisation des Schmerzes (Abb. 4.2) mit dem Finger zu zeigen und dessen Qualität genau zu beschreiben.
– Ist es ein dumpfer Schmerz?
– Sticht es, tut es bei Belastung weh, wird es in Ruhe besser, wie oft schmerzt es?

Es ist hilfreich zu wissen, ob der Schmerz das Kind in seiner normalen Beweglichkeit einschränkt. Gibt es irgendwelche Anzeichen für einen systemischen Prozess wie Fieber, Unwohlsein oder den Befall mehrerer Gelenke? Wichtig ist es, nach früheren Verletzungen zu fragen. Sportaktivitäten können wesentliche Anhaltspunkte geben, ebenso die Form und Art der Schuhe, die das Kind oder der Jugendliche trägt.

Beide Beine müssen im Vergleich betrachtet werden, um mögliche Achsenfehler, Kontrakturen von Hüft- und Kniegelenken als Gründe für Fußschmerzen herauszufiltern.

Die Form des Fußes, die Gewölbestrukturen, die Rückfußstellung, der Abrollvorgang und die Hautbeschaffenheit geben häufig schon die ersten Hinweise für die Diagnose.

Schlecht sitzende Schuhe tragen viel zu Fußschmerzen bei und müssen als Ursache in Erwägung gezogen werden. Auch ein kleines „Steinchen" in einem täglich getragenen Schuh kann schnell als Grund für Fußschmerzen gefunden werden.

Die meisten flexiblen Knick- oder Plattfüße des Jugendlichen sind nicht schmerzhaft. Gelegentlich entwickelt sich aus einem symptomlosen Knick-Plattfuß, besonders nach starker Belastung, ein **kontrakter Knick- oder Plattfuß** mit erheblichen Beschwerden. Ursachen können sein eine knöcherne Brücke zwischen zwei Knochen des Mittelfußes oder der Fußwurzel (Tarsalkoalition) oder ein Spasmus der Peronealsehnen.

Akzessorische Knochen, wie das Os tibiale externum, bereiten in der Regel keine Beschwerden. Es sei denn, sie sind stark vorspringend, was besonders bei ausgeprägtem Knick-Senkfuß zu finden ist (Schuhdruck).

Fersenschmerzen im Wachstumsalter müssen an eine Apophysitis calcanei, im späteren Adoleszentenalter an eine Haglung-Fersenexostose denken lassen. Davon sind besonders Kinder und Jugendliche betroffen, die nach langer und intensiver sportlicher Betätigung gelegentlich auch über Schmerzen entlang der Achillessehne klagen (Achillodynie). Bei **hohem Spann** und beim **dorsa-**

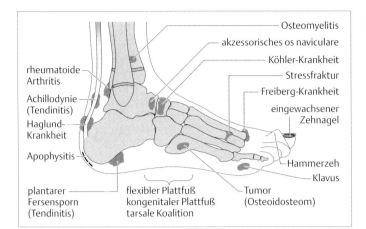

Abb. 4.**2** Fußerkrankungen und ihre Lokalisationen.

Osteomyelitis
akzessorisches os naviculare
Köhler-Krankheit
Stressfraktur
Freiberg-Krankheit
eingewachsener Zehnagel
Hammerzeh
Klavus
Tumor (Osteoidosteom)
rheumatoide Arthritis
Achillodynie (Tendinitis)
Haglund-Krankheit
Apophysitis
plantarer Fersensporn (Tendinitis)
flexibler Plattfuß kongenitaler Plattfuß tarsale Koalition

len **Fußhöcker** kommt es häufig durch Schuhdruck zu ausgeprägteren Beschwerden.

Mittel- und Vorfußschmerzen aufgrund einer **Osteonekrose,** wie die des Os naviculare (Köhler I), bereiten geringe Fußbeschwerden; die des Mittelfußköpfchens II und III (Köhler II) beginnen häufiger im Adoleszentenalter mit Spreizfuß- und Abrollbeschwerden.

Bei älteren Heranwachsenden können **Ermüdungsbrüche,** besonders des 2. und 3. Mittelfußknochens, auftreten, meist nach Extrem- oder Dauerbelastungen.

Bei schmerzhaften Prozessen im Bereich der Fußwurzel sind **entzündliche Erkrankungen** auszuschließen. Die rheumatoide Arthritis und die Osteomyelitis können schnell serologisch, röntgenologisch und szintigraphisch herausgefunden werden.

Das Osteoidosteom, Synovialom und Ewing-Sarkom als die häufigsten auch im Fußbereich zu findenden **Tumoren** müssen differenzialdiagnostisch mit in Erwägung gezogen werden. Ausstrahlende Schmerzen oder Bewegungseinschränkungen im oberen Sprunggelenk durch eine Osteochondritis dissecans des Sprungbeins oder eines Brodie-Abszesses in der distalen Tibia müssen abgegrenzt werden.

Kinder und Jugendliche, die über Schmerzen beim Stehen und Gehen klagen und häufig öffentliche Schwimmbäder besuchen, haben gelegentlich **Hautwarzen** auf der Fußsohle.

Zehennagelfalzinfektionen, vor allem der Großzehe, finden sich schon beim Säugling, bes. bei Bauchlage-Kindern, und allen weiteren Altersstufen und können erhebliche Beschwerden bereiten, meist bei einem eingewachsenen Zehennagel durch falsches Schneiden der Nägel.

Angeborene und erworbene **Fehlformen** des Fußes sind bei der Inspektion leicht zu erkennen und bereiten in der Differenzialdiagnose von Fußschmerzen keine Schwierigkeiten.

Versteckte **Knochenbrüche** oder **Muskel- und Sehnenzerrungen** bzw. Insertionsendopathien im gesamten Fußbereich finden sich häufiger bei älteren Heranwachsenden, die intensiv Sport treiben.

Kinder, die oft im Freien spielen und barfuß laufen, treten sich Fremdkörper in den Fuß, die zu Schmerzen führen.

Muskulär oder neurologisch bedingter Schmerz

Schmerzen, die sich Gelenken oder Knochen zuordnen lassen, können auch in muskulären oder neurologischen Veränderungen ihre Ursache haben (Tab. 4.**8**).

Schmerzhafte Schwellungen und Verhärtungen der Muskulatur lassen in erster Linie an ein **Hämatom** denken, insbesondere, wenn eine entsprechende Anamnese vorliegt.

Tumoren, eine Myositis ossificans oder gelegentlich ein tiefliegender Abszess kommen ebenfalls in Frage.

Das Auftreten von Muskelschmerzen unter Belastung und Krämpfen (z. B. in der Wade) kann ein Frühsymptom einer **Myopathie** sein (Muskeldystrophie).

Auch die verschiedensten Stoffwechselstörungen können u. U. Muskelschmerzen verursachen.

Einseitige oder beidseitige wechselnde neuralgiforme Schmerzen in den Extremitäten müssen an **Rückenmarkerkrankungen** (extramedullär

Tabelle 4.8   Differenzialdiagnose muskulär oder neurologisch bedingter Schmerz

Hämatome (traumatisch, „Kindesmisshandlung", C-Avitaminose)
Entzündung (Abszess)
Polymyositis acuta (Influenza B und Coxsackie-Virusinfektion)
Chronische Myositis (Kollagenasen, selten Schmerzen)
Myositis ossificans (traumatisch – angeboren)
Störungen des Kohlenhydratstoffwechsels (muskuläre Glykogenose McArdle)
Muskeldystrophien
Weichteiltumoren (Myo-, Fibro-, Liposarkome)
Extra- und intramedulläre intraspinale Prozesse
Arteria-spinalis-anterior-Syndrom
Pleuritis des Plexus brachialis (Schmerzen in Schulter und Arm)
Skalenussyndrom (Halsrippe)
Ischialgie (bandscheibenbedingt – Neuritis)

– intraspinal) denken lassen. Eine gezielte neurologische Untersuchung sollte hier veranlasst werden.

Das geschwollene und schmerzhafte Gelenk

Das geschwollene und schmerzhafte Gelenk bereitet erhebliche Schwierigkeiten in den differenzialdiagnostischen Überlegungen. Infektionen, Verletzungen, Blutungen, Tumoren und die rheumatoide Arthritis sind die häufigsten Gründe für Gelenkschwellungen im Kindesalter.

Nicht immer findet sich frühzeitig eine Vorgeschichte der Schwellungszustände. Vielfach bedeuten sie die ersten Symptome eines generellen Krankheitsbildes.

Kapselschwellung und Erguss, Spontan- oder Dauerschmerz, Zeichen der Überwärmung, Rötung und schmerzhafte Bewegungseinschränkung sind verdächtige Zeichen eines Infektionsgeschehens. Bei chronischen Prozessen finden sich zusätzlich Muskelatrophien, evtl. Fehlstellungen und Kontrakturen. Sind die unteren Extremitäten betroffen, so hinkt das Kind häufig.

Indirekte Zeichen, wie andauerndes Weinen, Trinkunlust, Schonhaltung oder deutliche Bewegungsminderung einer Extremität, Druckschmerz, subfibrile Temperaturen und mögliche entzündliche Blutbildveränderungen müssen bei einem Säugling an eine entzündliche Gelenkaffektion denken lassen. Jeder Hüftschmerz bei einem Säugling und Kleinkind muss so lange als ei-

ne septische Koxitis angesehen werden, bis das Gegenteil bewiesen ist.

Kinder mit entzündlichen Gelenken verändern sich häufig in ihrem Verhalten. Ihre Aktivitäten sind reduziert, sie wollen nicht laufen und klagen über Schmerzen, wenn das entsprechende Gelenk berührt oder bewegt wird.

Jede rezidivierend beginnende, besonders hypertrophierte und exsudative Kniegelenksschwellung (Synovitis) bei einem Kind muss an das Vorliegen eines **rheumatischen Geschehens** denken lassen. Nicht selten verbirgt sich hinter einer exsudativen rezidivierenden Gelenkschwellung das Krankheitsbild einer **Lyme-Borreliose**.

Bei chronischen schmerzhaften Gelenkschwellungen kann es sich auch um eine larvierte **bakterielle Arthritis** handeln. Deshalb ist es wichtig zu wissen, ob in der Vorgeschichte bakterielle oder virale Infektionen an anderen Stellen durchgemacht wurden.

An erster Stelle der Laboruntersuchungen steht die Bestimmung der Blutsenkungsgeschwindigkeit, des C-reaktiven Proteins (CRP) sowie des Blut- und Differenzialblutbildes; erweiternd die Serumeiweißelektrophorese und Rheumafaktoren (ggf. Harnsäure, Tuberkulin-, Wassermann-Test, Borreliose-Titer).

Die Rheumaserologie ist häufig negativ (seronegative juvenile Polyarthritiden) und bereitet trotz klinischer Verdachtsmomente erhebliche differenzialdiagnostische Schwierigkeiten.

Die Indikation zur Ergusspunktion eines betroffenen Gelenkes muss, da es sich um einen intraartikulären Eingriff handelt, kritisch gestellt werden.

Als absolute Indikation gelten
  – infektiöse Gelenkergüsse,
  – frische Blutergüsse nach Verletzungen,
wenn nicht eine sofortige Operation erfolgt.

Eine relative Indikation stellen langsam auftretende oder rezidivierende Ergüsse dar, die durch konservative Maßnahmen nicht zur Rückbildung gebracht werden können und sich auch bildgebend und laborchemisch nicht sicher beurteilen lassen.

Die Beurteilung des Punktats führt zusammen mit der Anamnese der klinischen Untersuchung und der Bildgebung (Röntgen, MRT) in der Regel zu einer Einordnung des zugrunde liegenden Krankheitsbildes. Normale Synovialflüssigkeit erscheint klar und farblos. Ein hämorrhagischer Erguss ist rot, später xanthochrom. Trübungen deuten meist auf ein entzündliches Geschehen hin.

Die histologische und bakteriell-kulturelle Untersuchung ergibt einen möglichen Erregernachweis.

Synovialzellbilder, kristallbestimmende sowie serologisch-immunologische Untersuchungen ergeben Hinweise auf ein rheumatologisches Krankheitsbild.

Geschwollene Gelenke im Rahmen einer Hämophilie oder Leukämie bereiten in der Diagnostik selten Schwierigkeiten, da die Krankheit meist bekannt ist, bevor Gelenkssymptome auftreten.

Multiple Schwellungen, meist mit äußeren Verletzungszeichen, finden sich auch bei dem **misshandelten Kind** (battered child).

Gelenknahe Tumoren entwickeln häufig sympathische Gelenkergüsse. Schwellungen von Gelenken ohne größere Weichteilmäntel, wie z.B. das Hand-, die Finger- und Fußgelenke, sind leicht festzustellen. Gelenke mit erheblichen Weichteilmänteln, wie das Hüft- und Schultergelenk, geben in der Palpationsdiagnostik mehr Probleme auf.

Langsam sich entwickelnde Schwellungszustände, mit oder ohne Ergüsse, können auch von einem synovialen Tumor, einem Synovialom und synovialen Hämangiom ausgehen. Gelenkeröffnungen (Arthrotomie) oder endoskopische Verfahren (Arthroskopie) ermöglichen dann die Diagnosestellung (Histologie).

Letztlich geben das Röntgenbild und die MRT Auskunft über Ursachen, die vom Knochen oder dem Gelenk selbst ausgehen, und verantwortlich sind für meist nicht entzündliche Schwellungszustände (Tumoren, freie Gelenkkörper, Osteochondritis dissecans usw.).

Chronisch-entzündliche Veränderungen (chronische Polyarthritis) zeigen auch in der Bildgebung (Röntgen, MRT) schon bei Kindern und Jugendlichen beginnende destruktive Knochenveränderungen.

Wichtig ist, dass auch Schwellungen nicht nur durch intraartikuläre Krankheitsprozesse zustande kommen können, sondern Ausdruck eines **extraartikulär liegenden Krankheitsgeschehens** sein können (z.B. Tumoren, Schleimbeutelentzündungen usw.).

Achsen- und Rotationsverhältnisse an den unteren Extremitäten

Wachstumsbedingte, anatomische Rotations-(Torsions-) und Achsenverhältnisse am Femur und an der Tibia, Gewohnheitshaltungen und einige, die untere Extremitäten betreffende angeborene und erworbene Erkrankungen führen zum Einwärtsgang oder Auswärtsgang.

Die Abgrenzung zu wachstumsunabhängigen Normvarianten, mit Persistieren dieser Rotations-(Torsions-)Anomalien über bestimmte Altersgrenzen hinaus und Rotations-(Torsions-)Anomalien aufgrund von Erkrankungen, kann unter Umständen differenzialdiagnostische Probleme aufwerfen und Therapieunsicherheiten nach sich ziehen.

Ätiologisch handelt es sich bei dem Ein- oder Auswärtsgang in der Regel um Normvarianten des Wachstums, die sich im Laufe der weiteren körperlichen Entwicklung spontan regulieren. Eine familiäre Inzidenz ist bei einigen persistierenden Torsionsvarianten gegeben. Dass bestimmte Schlaf- und Sitzgewohnheiten die Torsion von Femur und Tibia verschlechtern oder aber die Spontankorrektur behindern, wird in der Literatur eher als unwahrscheinlich beschrieben. Lähmungen, Hüft-, Knie- und/oder Fußerkrankungen führen aufgrund von Kontrakturen oder auch schmerzbedingt zu Rotationsfehlern, meist des ganzen Beines. Der Sitz der pathologischen Veränderung kann in dem Hüftgelenk, dem Oberschenkel, dem Unterschenkel oder dem Fuß liegen.

Der Einwärtsgang (Abb. 4.3b und 4.4) von Kleinkindern bereitet den Müttern oft große Sorgen. Beim Einwärtsgang wird zwischen dem „Kniebohrgang" („Kneeing-in") und dem Einwärtsgang der Füße („Toeing-in") unterschieden. Fetal entwickeln sich die Beine aus einer Außenrotations- zu einer Innenrotationsstellung. Die Rotation des Oberschenkels ist durch die Stellung des Schenkelhalses bestimmt. Der Schenkelhals

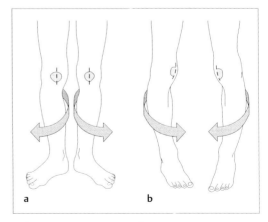

Abb. 4.**3** **a** Auswärtsgang bei einer Außenrotationsfehlstellung beider Unterschenkel,
b Einwärtsgang bei erhöhter Schenkelhalstorsion.

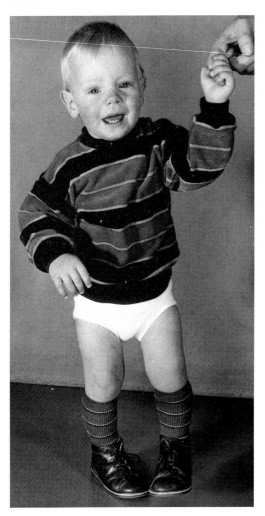

Abb. 4.**4**   2-jähriger Junge mit deutlichem Innengangbild bei vermehrter Tibia-Innendrehung.

ist bei der Geburt nach vorn gedreht, in Beziehung zur frontalen Femurkondylenachse (Antetorsion). Die Antetorsion beträgt etwa 40°, korrigiert sich bis zum Alter von 8–10 Jahren auf 15°. Die Rotationsfähigkeit der Hüfte ist indirekt ein Maß für die Antetorsion. Bei Ausbleiben der üblichen Spontankorrektur der Antetorsion mit 8–10 Jahren persistiert das Innengangbild.

Die Hüftpfanne (Azetabulum) zeigt bei Neugeborenen mehr nach vorn (Anteversion) als beim Erwachsenen. Diese Position der Pfanne fördert die Innendrehung. Persistiert das Innengangbild bei normaler Antetorsion, so kann die Ursache auch in einer pathologischen Anlage des Azetabulums ihren Grund haben.

Das Innengangbild kann sich außerdem als Folge eines Muskelungleichgewichts bei paralytischen Erkrankungen wie der Spina bifida, Zerebralparese und Polymyelitis entwickeln. Die mit Apparaten oder Gips behandelte angeborene Hüftluxation zeigt nach Behandlungsabschluss oft ebenfalls eine vermehrte Antetorsion des Schenkelhalses und ein entsprechend innenrotiertes Gangbild.

Eine weitere Ursache für ein Innengangbild ist eine **pathologische Torsion** des Unterschenkels.

Bei dem angeborenen Sichel- und Klumpfuß besteht ebenfalls ein Innengangbild („Toeing-in"). Die Innenrotation des Fußes ist hier nicht durch die Innentorsion des Unterschenkels bedingt, sondern durch die Fußstellung selber. Die Therapie muss sich daher allein auf die pathologischen, strukturellen Veränderungen des Fußes ausrichten.

Differenzialdiagnose des Einwärtsganges: erhöhte femorale Antetorsion; erhöhte Innentorsion der Tibia; Sichelfuß, Klumpfuß, Hallux varus congenitus; neurologische Erkrankungen, z. B. Zerebralparese.

Der vermehrte **Auswärtsgang** ist bei Kindern seltener. Gründe hierfür können in einer verminderten Antetorsion oder ausnahmsweise an einer Retrotorsion der Hüftgelenke liegen.

Eine Außenrotation der gesamten unteren Extremitäten ohne Torsionsfehler besteht bei einem Kleinkind als Folge einer angeborenen Hüftluxation oder durch eine Epiphysenlösung bei älteren Kindern.

Eine verstärkte Außendrehung des Unterschenkels in Relation zum Oberschenkel tritt kompensatorisch bei erhöhter Antetorsion des Hüftgelenkes auf oder als isolierte angeborene Deformität.

Schlafpositionen, wie die Bauchlagerung mit nach außen gedrehten Unterschenkeln oder die Rückenlage mit außenrotierten Beinen infolge einer Muskelschwäche (neurologische Erkrankungen), können zur Zunahme der Fehlstellung führen.

Fußfehlformen, wie der Knick-Senkfuß, der Knickhackenfuß und der Pes abductus, eine Fehlstellung des Azetabulums und Muskellähmungen können ebenfalls ein vermehrtes Auswärtsgangbild hervorrufen.

Das Laufen in starker Außendrehung erschwert das Gleichgewichtsverhalten bei diesen Kindern. Das Gehen beginnt hier häufig spät.

Apparate, Schienen und Bewegungsübungen bringen therapeutisch keinen Erfolg.

Mit einer Spontankorrektur der Unterschenkelaußentorsion ist nicht zu rechnen. Eine Tibiaaußentorsion von 40° oder mehr erfordert meist eine operative Korrektur (supramalleoläre Detorsionsosteotomie). Die Detorsionsosteotomie sollte im Alter von 8–10 Jahren oder aber später bei Auftreten von Beschwerden erfolgen. Auch die Korrektur einer erhöhten Antetorsion des Hüftgelenkes wirkt sich günstig auf die Unterschenkeltorsion aus. Im Gegensatz zur vermehrten Antetorsion des Schenkelhalses stellt die Retrotorsion eine Präarthrose dar. Die Korrektur der Retrotorsion sollte daher bei Auftreten von Beschwerden (meist erst im Erwachsenenalter) durch eine Rotationsosteotomie korrigiert werden.

Fußfehlstellungen, die zu einem Außenrotationsgangbild führen, sind entsprechend ihrer Pathologie zu behandeln.

Differenzialdiagnose des Auswärtsgangs: verminderte (Retrotorsion) Antetorsion des Hüftgelenkes; Außenrotationskontraktur des Hüftgelenkes; Außentorsion der Tibia; Knick-Senkfuß – angeborener Plattfuß; (Verkürzung des Triceps-surae-Muskels).

Gangstörungen

Gangstörungen können als normale Variation des sich entwickelnden Menschen angesehen werden, die im Laufe des Wachstums verschwinden. Sie können aber auch persistieren oder irgendwann im Leben auftreten, als Zeichen einer angeborenen oder erworbenen Fehlentwicklung. Das normale Gangbild wird von vielerlei statomotorischen und neuromuskulären Faktoren gesteuert. Basierend auf der Reifung des zentralen Nervensystems, entwickelt der Säugling immer differenziertere motorische Funktionen. Aus anfangs unkontrollierten fahrigen Massenbewegungen entwickeln sich willkürliche Bewegungsmuster mit der Möglichkeit des gezielten Greifens, Stehens und Gehens. Die meisten Kinder sind vor Beendigung des ersten Lebensjahres in der Lage, ohne Hilfe zu stehen. Sie fangen zwischen dem 11. und 15. Monat an, allein zu laufen (Abb. 4.**5**). Eine Verzögerung bis zum 18. Lebensmonat kann als noch im Bereich des Normalen angesehen werden. Auf jeden Fall aber sollte das Kind zu diesem Zeitpunkt stehen und sich mit Festhalten an Möbelstücken oder der Hand der Mutter fortbewegen können. Kinder, die keine dieser Fähigkeiten aufweisen, sind verdächtig, in physischer, neurologischer, emotionaler und intellektueller Hinsicht zurückgeblieben zu sein. Trotzdem entwickeln sich auch aus dieser Gruppe manche wiederum normal und erreichen ihre Selbstständigkeit später.

Eine Gangunsicherheit ist zu Beginn des Laufenlernens ein Zeichen der noch unvollkommenen Balance- und Koordinationsfähigkeit. Manche Kinder gehen gewohnheitsmäßig auf Zehenspitzen, ohne dass Hinweise auf eine Spastizität oder andere Krankheiten bestehen. Besonders das Frühgeborene neigt, bis es eine gewisse Reifung erreicht hat, zu diesem „Gangbild".

Die Beurteilung von Störungen des Gangbildes bei Kleinkindern muss unter der Berücksichtigung erfolgen, dass das Gangmuster noch nicht das des Erwachsenen erreicht hat. Die Kinder laufen breitbeinig mit leicht gebeugten Hüft- und Kniegelenken, die Arme werden abgespreizt und

Tabelle 4.9 Differenzialdiagnose des Hinkens

Altersgruppe	Verdachtsdiagnose
Kleinkind (1–6 Jahre)	septische Coxitis (Arthritis) Osteomyelitis rheumatoide Arthritis Coxitis fugax Hüftluxation Muskeldystrophie (Myopathie) Coxa vara Zerebralparese Morbus Perthes Apophysitis calcanei Diszitis Leukämie Tumoren (Osteoidosteom)
Kind (6–10 Jahre)	Morbus Perthes Beinverkürzung Kontrakturen Knie-/Hüftgelenk Scheibenmeniskus rheumatoide Arthritis Patellainstabilität Zerebralparese Myopathien Apophysitis calcanei
Jugendlicher (Adoleszenz) (10–16 Jahre)	Epiphysiolysis capitis femoris rheumatoide Arthritis Hüftdysplasie Osteochondrosis dissecans Patellainstabilität Chondrolyse Morbus Osgood-Schlatter, Köhler, Sinding-Larsen Kontraktur Hüft-/Kniegelenk Stressfraktur Achillodynie tarsale Koalitionen

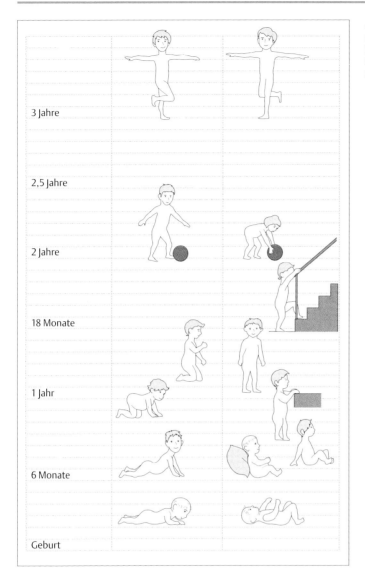

3 Jahre

2,5 Jahre

2 Jahre

18 Monate

1 Jahr

6 Monate

Geburt

Abb. 4.**5**   Zum einen gelangt das Kind über die Bauchlage, das Kriechen und den Vierfüßlergang, zum anderen über die Rückenlage und das Sitzen zum Stand.

in den Ellenbogen gestreckt gehalten. Ihre Bewegungen erscheinen unkoordiniert und hektisch. Erst mit weiterer Reifung werden die Bewegungen ruhiger, es kommt zu gegenseitigen Armschwingungen, Schrittlänge und Laufgeschwindigkeit erhöhen sich. Mit etwa 7 Jahren erreicht das Kind das Gangmuster eines Erwachsenen.

Kinder hinken (Tab. 4.**9**) schmerzbedingt oder aufgrund einer angeborenen Fehlentwicklung, wie z. B. einer Hüftluxation, Beinlängendifferenz oder Enzephalopathie. Erkrankungen, die das Hinken verursachen, lassen sich meist bestimm-

ten Altersstufen zuordnen: Kleinkinder im Alter von 1 – 6 Jahren, Kinder im Alter von 6 – 10 Jahren und Jugendliche im Alter von 10 – 16 Jahren. An die Erhebung der Anamnese und allgemeinen klinischen Untersuchung schließt sich die Beurteilung des Gangbildes an. Das Kind sollte bis auf die Unterhose entkleidet sein. Der Gang wird von vorn und hinten beurteilt. Dabei wird auf die Stellung der Füße im Stand, auf die Position der Kniegelenke in der Schwung- und Standphase, auf die Bewegungen des Beckens, Kontrakturen und die Beinachse geachtet.

Formen des Hinkens

Schonhinken

Ein Schonhinken aufgrund von Schmerzen ist sehr häufig. Das Bein wird beim Gehen möglichst wenig und jeweils nur kurzzeitig belastet (kurzzeitige Standphase). Ein schmerzhaftes oder insuffizientes Gelenk wird reflektorisch axial belastet, d. h., es wird unter den Körperschwerpunkt gebracht, das Kind neigt sich beim Gehen auf die kranke Seite.

Versteifungshinken

Ein Versteifungshinken findet sich reflektorisch bei Gelenkschmerzen oder aber auch bei angeborenen Gelenkveränderungen, die mit einer schmerzfreien Einsteifung des Gelenks einhergehen.

Trendelenburg-Gang

Der Trendelenburg-Gang ist ein Zeichen einer mechanischen Insuffizienz und einer Lähmung der Hüftabduktoren, vor allem des M. glutaeus medius. Das Becken sinkt in der Standphase zur Schwungbeinseite ab. Ein kompensatorisches Bewegen des Oberkörpers gegen die Standbeinseite wird als Duchenne-Hinken bezeichnet. Bei Kindern kann dieser Typ des Hinkens der einzige Hinweis auf eine Hüfterkrankung sein.

Verkürzungshinken

Beim Verkürzungshinken kommt es zu einer asymmetrischen Bewegung des Beckens. Das Kind läuft auf der verkürzten Seite im Spitzfußgang; im Stand wird das verlängerte Bein in einer Hüft- und Kniebeugung gehalten.

Spastischer Gang

Bei spastischen Lähmungen, z. B. einer milden Hemiplegie entwickelt sich eine Hyperaktivität des M. triceps surae. Hierdurch kommt es beim Gehen zu klonischen Kontraktionen, die den Fuß in Spitzfußstellung ziehen. Die Spitzfußstellung korrigiert sich in der Regel im Stand, solange noch keine Kontraktur des M. triceps vorliegt. Das Gehen erfolgt häufig in starker Überstreckung der Kniegelenke, jeweils in der Standphase.

Beim Auffordern des Kindes zu laufen, fallen dann oft weitere Veränderungen im Bereich der oberen Extremitäten auf, wie eine Beugepronationshaltung im Ellenbogen-Unterarm-Bereich, das Handgelenk wird plantar flektiert und die Hand in einer Fauststellung gehalten. Diese Veränderungen weisen dann auf eine doch ausgeprägtere zerebrale Schädigung hin. Ein funktioneller Spitzfuß muss von einem strukturellen unterschieden werden. Beim Gehen fällt in beiden Fällen Spitzfüßigkeit auf, doch lässt sich bei der funktionellen Form während der Untersuchung in Ruhe der Fuß, zumindest bei gebeugter Kniegelenkstellung, in Rechtwinkelstellung oder gar in Dorsalflexion bringen. Der strukturelle Spitzfuß lässt sich aufgrund einer Kontraktur des M. triceps aktiv und passiv nicht korrigieren.

Gangstörungen sind oftmals die ersten Zeichen einer progredienten **Muskeldystrophie.** Die Muskeldystrophie vom Duchenne-Typ befällt ausschließlich Jungen, manifestiert sich in der Regel in den ersten 5 Lebensjahren. Die Kinder haben ein „watschelndes Gangbild", zur Kompensation der Muskelschwäche laufen und stehen die Kinder in Spitzfußstellung mit weitgehend gestreckten Knie- und Hüftgelenken sowie in Hyperlordose der LWS. Die einzige Deformität, die dem Patienten funktionellen Nutzen bringt, ist der Spitzfuß. Die Patienten können sich mit der Zeit nicht mehr ohne Hilfe vom Boden aufrichten und klettern an sich selber hoch (Gowers-Zeichen).

Das hinkende Kleinkind

Von den drei genannten Altersgruppen zeigen die Kleinkinder wahrscheinlich in der Diagnostik die meisten Probleme, da eine zuverlässige Anamnese schwer zu erstellen und eine konstruktive Mitarbeit der Kinder noch nicht möglich ist.

Die **septische Koxitis** beginnt oft akut. Das Kind lehnt meist das Laufen ab, es besteht Fieber. Die lokale Untersuchung des Gelenkes zeigt eine Schwellung, Hautrötung und erhebliche schmerzhafte Bewegungseinschränkung. Radiologisch finden sich erst nach 7 – 10 Tagen Veränderungen, dann oft bereits deutliche Destruktionen des Gelenkes. Mit der Sonographie kann ein mit der Koxitis in der Regel einhergehender Gelenkerguss und eine Weichteilschwellung, u. U. gar eine Periostabhebung, frühzeitig diagnostiziert werden. Leukozyten, C-reaktives Protein und die Blutsenkung sind meistens erhöht. Blutkulturen ergeben bei 60 % der Patienten mit septischer Arthritis einen positiven Befund. Die häufigsten Krankheitserreger sind Staphylococcus aureus, Streptokokken der Gruppe B und Haemophilus influenza. Therapeutisch muss in der Regel ein sofortiges operatives Débridement erfolgen und eine Antibiotikatherapie eingeleitet werden.

Eine **transiente Synovitis** des Hüftgelenkes (Coxitis fugax) präsentiert sich auch in der Anfangsphase mit akuten Gelenkbeschwerden, mit Hinken und eingeschränkter Beweglichkeit des Gelenkes. Meist sind ältere Kinder zwischen 3 und 8 Jahren von diesem Krankheitsbild betroffen. Im Gegensatz zur septischen Arthritis haben die Kinder kein Fieber und keine systemischen Krankheitszeichen. Die Symptome bilden sich meist nach einigen Tagen (im Durchschnitt 10 Tage) zurück. In der akuten Phase ist die Abgrenzung von einer septischen Arthritis wichtig. In seltenen Fällen kann es zu einer vorübergehenden Leukozytose kommen, Blutsenkung und CRP sind meist normal. In der Sonographie zeigt sich eine leichte Erguss- und Synovialschwellung. Durch Reduzierung der Aktivität, Bettruhe, Entlastung und Gabe von nichtsteroidalen Antirheumatika erreicht man relativ schnell ein Abklingen der Symptome.

Beim Vorliegen einer **Diszitis** kommt es häufig zu Gangstörungen oder gar zum „Nicht mehr laufen wollen" der Kinder. Die Kinder erscheinen nicht immer als krank, in 80 % der Fälle ist die Senkung erhöht, Blutkulturen können positiv sein. Die Röntgenbilder zeigen in den ersten Wochen keine Pathologie. Späterhin kommt es zu einer Bandscheibenraumverschmälerung und zu Unregelmäßigkeiten in den Deck- und Bodenplatten. Die genaue Beurteilung von Ort und Aktivität der Diszitis ist letztendlich durch die Kernspintomographie möglich.

Eine vorübergehende systemische, späterhin länger andauernde orale Gabe von Antibiotika, Bettruhe und Schonung führt in der Regel zu einer Ausheilung der Infektion.

Die häufigste neurologische Störung, die bei kleinen Kindern zum Hinken führt, ist die milde Form einer **Zerebralparese**. Durch die Spastizität des M. triceps surae kommt es zum spitzfüßigen Gehen unterschiedlicher Stärke, je nach Ausdehnung der Zerebralparese. Eine neuropädiatrische bzw. neuroorthopädische Untersuchung hilft zur weiteren Differenzierung des Krankheitsbildes und Festlegung der Therapie.

Die Kinder laufen in der Regel mit etwa 12 Monaten, ein früherer oder auch späterer Laufbeginn, bis zu 18 Monaten, ist noch als normal anzusehen. Ein verzögertes Laufenlernen oder Abnormitäten im Gangbild könnten aber auf eine **neurologische Erkrankung** hinweisen. Eine genaue Anamnese, prä-, peri- und postnatal, helfen bei der Diagnosefindung.

Muskeldystrophien können bei Kindern zwischen 2 und 5 Jahren zu Gangstörungen führen. Insbesondere die Muskeldystrophie vom Du-

chenne-Typ, die ausschließlich Jungen befällt, manifestiert sich als Muskelschwäche in der Regel in den ersten 5 Lebensjahren. Auffallend ist ein abnormer Gang (ein „Watscheln" in Hyperlordose der LWS, als Kompensation für die bereits bestehende Muskelschwäche) und ein häufiges Fallen der Kinder. Die Kinder können sich mit der Zeit nicht mehr problemlos vom Boden aufrichten, sie klettern sozusagen an sich selber hoch (Gowers-Zeichen).

Laboruntersuchungen zeigen eine starke Erhöhung der Kreatininkinase. Die Muskelbiopsie ist maßgebend für die Diagnose.

Eine einseitige **Hüftluxation** führt zu einem meist schmerzfreien Verkürzungshinken auf der betroffenen Seite. Es zeigt sich ein angedeuteter Trendelenburg-Gang.

Bei einer doppelseitigen Hüftluxation findet sich ein „watschelndes" Gangbild (Duchenne-Hinken), das Becken wird jeweils in der Schwungbeinphase nach vorn gedreht, das Becken ist aufgerichtet und die Wirbelsäule stark lordosiert. Bei der Untersuchung in der Rückenlage fällt bei einseitiger Hüftluxation meist eine Abspreizhemmung im Seitenvergleich auf. Bei doppelseitigem Befall ist die seitengleiche Abspreizhemmung nicht immer gleich als pathologisches Substrat zu erkennen. Je nach Alter verhilft die Sonographie, das Röntgenbild und ggf. Kernspintomographie zur genauen Diagnosestellung.

Bei einer einseitigen **Coxa vara** kommt es im Wachstum zu einer zunehmenden Beinlängendifferenz und wegen der Insuffizienz der Abduktoren zum Trendelenburg-Hinken. Eine zusätzliche Flexionskontraktur der Hüfte und lumbale Hyperlordose verschlechtert das Gangbild.

Ein Röntgenbild des Beckens reicht aus, um die Diagnose einer Coxa vara zu stellen.

Die akute **Leukämie** ist die häufigste maligne Erkrankung beim Kind. Sie kommt bei Kindern unter 16 Jahren, meist im Alter zwischen 2 und 5 Jahren, vor. Bei 20 % der Kinder bestehen diffuse Skelettschmerzen und Arthralgien. Beim Kleinkind äußert sich das Beschwerdebild häufig als Gehverweigerung. Neben allgemeinen klinischen Zeichen, wie Müdigkeit, Anorexie, Blutungen, Gewichtsabnahme, Hepatosplenomegalie usw., finden sich im späteren Stadium typische radiologische Skelettveränderungen mit metaphysären Aufhellungen, Osteolysen und Osteoporose. Das Labor zeigt eine Anämie, Neutropenie und Trombozytopenie, im Knochenmark findet sich in der Regel eine praktisch vollständige Durchsetzung mit blastären Zellen.

Das **Osteoidosteom** ist ein häufiger, gutartiger Tumor der Adoleszenz, kommt aber selten bei Kindern unter 5 Jahren vor. Typisch ist die meist diaphysäre oder meta-diaphysäre Lokalisation, intrakortikal in den Röhrenknochen. Bei einem schmerzbedingten Schonhinken muss differenzialdiagnostisch u. a. ein Osteoidosteom ausgeschlossen werden. Radiologisch und szintigraphisch lässt sich ein derartiger Tumor sicher beurteilen. Ansonsten sind Knochentumoren selten für Gangstörungen verantwortlich.

Das hinkende Kind

Ältere können besser als Kleinkinder über ihre Beschwerden Auskunft geben und sind kooperativer bei der Untersuchung. Es bestehen ausgereifte Gangmuster: Die Coxitis fugax ist die häufigste Hüftaffektion im Wachstumsalter mit einem Häufigkeitsgipfel um das 5.–6. Lebensjahr. Ein Gelenkerguss verursacht Schmerzen, die sich im Hinken und einer Bewegungseinschränkung des Hüftgelenkes äußern.

Beim **Morbus Perthes** handelt es sich um eine bei jüngeren Kindern auftretende Krankheit der Hüfte, aufgrund einer Durchblutungsstörung des Femurkopfes. Betroffen sind vornehmlich Kinder im Alter zwischen 4 und 8 Jahren, aber auch jüngere und ältere Kinder können erkranken. Jungen sind 4-mal häufiger betroffen als Mädchen. Kinder mit einem Morbus-Perthes-Hinken klagen initial über leichte bis mäßige Hüftschmerzen. Dieser Zustand kann mehrere Wochen andauern. Bei der klinischen Untersuchung kann meist ein leichtes Schon- und Versteifungshinken festgestellt werden. Die Beweglichkeit der betroffenen Hüfte ist in der Regel deutlich eingeschränkt, wobei vor allem die Abduktion- und Innenrotation vermindert sind. Erste Zeichen auf dem Röntgenbild sind eine leichte Abflachung des Femurkopfes, eine geringgradige Verdichtung der Knochenstruktur sowie eine Verbreiterung des Gelenkspaltes. Späterhin kommt des dann zu den typischen nekrotischen Epiphysenveränderungen.

Beim **Scheibenmeniskus** liegt eine fehlerhafte Ausbildung des lateralen Meniskus vor, der scheibenförmig statt hufeisenförmig angelegt ist. Erste Symptome treten in der Regel bei Kinder im Alter von 5–8 Jahren auf. Die Kinder zeigen oft ein leichtes Hinken und klagen über Knieschmerzen und ein „Schnappen" im Gelenk. Radiologisch findet man gelegentlich eine leichte Erweiterung des lateralen Kniegelenkspaltes, falls der Meniskus sehr dick ist. Ansonsten ist das Röntgenbild unergiebig. Im MRT lässt sich ein Scheibenmeniskus darstellen, allerdings ist auch diese Untersuchung nicht zuverlässig.

Eine fortschreitende **Beinlängendifferenz** kommt in dieser Altersgruppe oft erst sichtbar zum Tragen. Eine geringgradige fibuläre Hemimelie, epiphysiale Erkrankungen oder ein angeborener kurzer Femur können u. a. für die dann diagnostizierte Beinverkürzung verantwortlich sein.

Der hinkende Jugendliche

Ein Jugendlicher, der hinkt, kann meistens sehr kooperativ bei der Beschreibung seiner Probleme mitarbeiten. Die in den jüngeren Altersgruppen beschriebenen Krankheitsbilder müssen immer auch noch für den Jugendlichen in Betracht gezogen werden. Zusätzlich kommen andere Störungen hinzu, die für diese Altersgruppe typisch sind.

Bei der **Epiphyseolysis capitis femoris** handelt es sich um eine nicht traumatische Epiphysenlösung in der Schenkelhalsepiphysenfuge mit Dislokation der Femurkopfepiphyse während des pubertären Wachstumsschubes. Gehäuft findet sich die Epiphyseolysenlösung bei Mädchen im Alter von 11–15 Jahren, bei Jungen von 13–17 Jahren. Es handelt sich meist um übergewichtige Jugendliche. Die Dauer der Schmerzen kann sich über Monate entwickeln, sie können aber auch akut entstehen. Es besteht oft ein Schmerzhinken, die Hüftgelenksbeweglichkeit ist eingeschränkt, insbesondere in der Innenrotation (positives Drehmann-Zeichen). Manchmal findet sich auch eine verminderte Abduktionsfähigkeit. Nicht selten werden auch Schmerzen über der Innenseite des Kniegelenkes angegeben, die ihre eigentliche Ursache aber im Hüftgelenk haben. Röntgenaufnahmen der Hüftgelenke in 2 Ebenen zeigen den Grad der Epiphysenlösung.

Eine ausgeprägte **Hüftdysplasie** führt im Jugendalter nach stärkerer Belastung zu Schmerzen im Hüftgelenk mit dem typischen Bild eines Schmerzhinkens. Die Beschwerden werden von den Jugendlichen in der Leistenregion und Lateralseite des proximalen Oberschenkels angegeben. Die klinische Untersuchung zeigt meist eine freie Hüftgelenksbeweglichkeit ohne Bewegungsschmerzen. Durch eine Röntgenaufnahme des Beckens lässt sich die Hüftdysplasie objektivieren.

Die **Chondrolyse** ist eine seltene Störung des Hüftgelenkes mit Verlust des Gelenkknorpels. Bis zu 8 % findet sich dieses Krankheitsbild im Rahmen einer Epiphysiolysis capitis femoris. Mädchen sind 5-mal häufiger betroffen als Jungen, mit einem Häufigkeitsgipfel zwischen dem 12. und 14. Lebensjahr. Es entwickeln sich Schmerzen im Hüftgelenk mit einer zunehmenden, einschränkenden Beweglichkeit und einem Schmerzhinken. Radiologisch findet sich eine Osteopenie und zunehmende Verschmälerung des Gelenkspaltes sowie subchondrale Aufhellungszonen.

Sportlich aktive Jugendliche klagen gehäuft über **anstrengungsabhängige Schmerzen** im Bereich des Kniegelenkes. Aseptische Knochennekrosen im Bereich der Tibia (Morbus Osgood-Schlatter) und der Patellaspitze (Morbus Sinding-Larsen) sind für die Altersgruppe typische Krankheitsbilder. Die Jugendlichen hinken und schonen das betroffene Bein. Bei der klinischen Untersuchung findet man einen Druckschmerz über der Tuberositas tibiae bzw. der Patellaspitze, gelegentlich auch eine Schwellung in diesen Bereichen. Radiologisch zeigen sich beim Morbus Osgood-Schlatter meist Fragmentierungen in der Apophyse der Tuberositas tibiae, beim Morbus Sinding-Larsen eine Aufhellungszone (Nekrose) in der Patellaspitze.

Bei der **Osteochondrosis dissecans** handelt es sich um einen umschriebenen nekrotischen Herd im Bereich des medialen Femurkondylus. Vornehmlich sind Jugendliche im Alter von 13 – 15 Jahren betroffen. Es bestehen meist belastungsabhängige Schmerzen mit einem Schmerzhinken. Es werden Gelenkergussbildungen und Gelenkblockaden beobachtet. Neben Röntgenbildern in 2 Ebenen sind eine sogenannte Tunnelaufnahme nach Frick und eine MRT zur weiteren Diagnostik hilfreich.

Bei den **tarsalen Koalitionen** handelt es sich um knöcherne oder bindegewebige Brücken zwischen 2 Knochen des Rück- und/oder Mittelfußes. Kalkaneonavikulare Koalitionen verursachen meist im Alter von 8 – 12 Jahren, talokalkaneare Koalitionen erst während der Adoleszenz Beschwerden. Die Jugendlichen hinken nach längerer Belastung und klagen über Schmerzen in der Fußwurzel. Häufig entwickelt sich ein rigider ausgeprägter Knick-Senk-Fuß oder Knick-Platt-Fuß. Röntgenschrägaufnahmen der Fußwurzel, ein MRT oder CT sind für die Diagnosestellung notwendig.

Normalhaltung – Haltungsschwäche – Haltungsverfall

Haltungsschäden bei Kindern und Jugendlichen stellen ein besonderes Problem dar.

Was ist Haltung?

Die aufrechte Körperhaltung ist das Ergebnis aktiver Muskelarbeit, die der Schwerkraft entgegenwirkt. Wagenhäuser bezeichnet die Haltung als das Ergebnis einer artspezifischen Anpassung des Menschen an die funktionellen Anforderungen, welche durch den aufrechten Stand und Gang gegeben sind.

In der Aufrichtung seiner Körperhaltung steht der Mensch unter allen Lebewesen einzig dar, er allein ist fähig, dauernd auf zwei Beinen aufrecht zu stehen oder zu gehen. Einzigartig ist auch, dass der Mensch die artgemäße Haltung im Gegensatz zu allen Säugetieren erst längere Zeit nach der Geburt selbst ausbilden muss. Die Haltung ist stets eine aktive Leistung, nicht nur beeinflusst durch den anatomischen Aufbau des Muskelskelettsystems, sondern seelische Zustandsformen sind mit vielen weiteren Faktoren von Bedeutung.

Treffend definiert Schede die Haltung, indem er sagt, sie sei Ausdruck der seelisch-körperlichen Ganzheit der Persönlichkeit und ein Maßstab ihrer Kraft. Es gibt demnach nicht nur eine bestimmte Haltung, sondern zahlreiche Haltungsmöglichkeiten ein und desselben Körpers in verschiedenen Bewegungsphasen. Die Abgrenzung der Normalhaltung von der eines Haltungsschadens bis hin zum Haltungsverfall und Formfehler ist wichtig. Spätere Schäden der Wirbelsäule können durch das Früherkennen eines Haltungsfehlers weitestgehend vermieden werden.

Infolge ihrer s-förmigen Krümmung überträgt die Wirbelsäule die auf sie einwirkenden Kräfte in Druck- und Biegebelastungen. Das Becken bildet die Basis der Wirbelsäule, und von hier aus werden die Kräfte auf die unteren Extremitäten übertragen.

Die endgültige s-förmige Form der Wirbelsäule ist den Menschen nicht von Anfang an gegeben. Die mehrfache Formung der Wirbelsäule wird erst im Verlauf der ersten Lebensjahre und in Abhängigkeit von der Beanspruchung und ihrer Funktion ausgebildet.

Bei Geburt ist die Wirbelsäule nahezu gestreckt mit leichter Brustkyphose. Erst aus der Bauchlage des Neugeborenen und mit den ersten Fortbewegungsversuchen durch Krabbeln sowie des Anhebens des Kopfes beginnt die Halswirbelsäulenlordose sich auszubilden. Nach dem Erlernen des Sitzens und den ersten Steh- und Gehversuchen kommt es zur zunehmenden Streckung in den Hüftgelenken und Aufrichtung des Beckens. Es entwickeln sich dann über die Lendenlordose allmählich die physiologischen Krümmungen (Abb. 4.**6**).

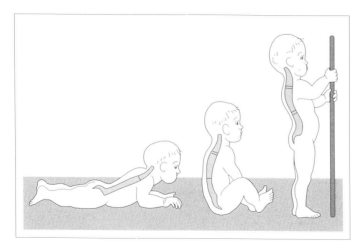

Abb. 4.**6** Ontogenetische Entwicklung der typischen Wirbelsäulenform beim Kleinkind (Tittel 1976).

Der Wandel in Haltung und Bewegungsablauf ist im weiteren Lebensalter dann besonders vom Wachstum abhängig. Zwischen dem 5. und 7. Lebensjahr kommt es infolge des beschleunigten Wachstums der Gliedmaßen und des knöchernen Rumpfes zur endgültigen Ausbildung der normalen Wirbelsäulenkrümmungen.

Im Schulkindalter entwickelt sich häufig ein überschüssiger Bewegungsdrang als Antwort auf den Zwang des längeren Ruhigsitzens. Besonders im Pubertätsalter gibt es Haltungsprobleme und funktionelle Fehlhaltungen. Hier ist die definitive Formgestaltung der Wirbelsäule beeinflussbar. Neben den körperlichen treten seelische Probleme hinzu. Das schnelle Wachstum des Körpers in den pubertären Phasen führt häufig zu einem Missverhältnis zwischen Skelettwachstum und muskulärer Entwicklung. Schlechte Haltung mit nachlässig gehaltenem Kopf, mit nach vorn fallenden Schultern und schlaksigen Bewegungen führt häufig zu der von Eltern ausgesprochenen Mahnung „halte dich gerade".

Meist führen allerdings diese wiederholten Ermahnungen zu einem inneren Widerstand, da jede Kritik an der Haltung auch als Kritik an der Persönlichkeit ausgelegt wird. Persönliche Konflikte, typische pubertäre Verstimmungsphasen, die sog. lässige Haltung des heutigen Jugendlichen und das rasche und gesteigerte körperliche Wachstum in dieser Entwicklungsphase ergeben häufig das Bild einer Haltungsschwäche oder eines Haltungsschadens.

Die Haltung wird nicht allein durch die Stellung der Wirbelsäule bzw. des Rumpfes bestimmt, sondern auch Fußfehlformen und Beinachsenfehler können Einfluss auf die Haltung haben. Das allgemeine Leistungsvermögen seitens des Herz-Kreislauf-Systems, Umwelteinflüsse, das geistige Leistungsvermögen, evtl. Hör- und Sehstörungen können ebenfalls Ursache von Haltungsschäden sein.

Wir unterscheiden zwischen der **aufrechten Haltung** und der **Ruhehaltung**. Die aufrechte Haltung ist gespannte Haltung, ist Bereitschafts- oder Erwartungshaltung mit ausgewogenem Kräftespiel der Muskulatur. Ruhehaltung ist entspannte Haltung, ist Erholungshaltung. Die Ruhehaltung bedeutet meist eine Gewohnheitshaltung oder entspricht der individuellen Haltung und ist weitgehend vom anatomischen Bau der Wirbelsäule und des Beckens abhängig.

Unter **Haltungsschwäche** verstehen wir eine nur mühsam durchgeführte und vorübergehende Aufrichtung in die gespannte Haltung. Es gelingt nicht mehr oder nur vorübergehend aus der Ruhehaltung heraus in die aufrechte Haltung überzugehen. Hält die schlaffe Haltung über längere Zeit an, kann es zu einem **Haltungsverfall** kommen, der in eine Fehlform mündet. Die Schultern fallen bei vermehrtem Rundrücken nach vorne. Es kommt zu Verkürzungen (Kontrakturen) der Mm. pectorales.

Zwischen der Haltungsschwäche und dem Haltungsverfall gibt es alle Übergänge, wobei es gilt, die haltungsgefährdeten Kinder und Jugendlichen frühzeitig herauszufinden, um sie vor den krankhaften Stadien des Haltungsverfalls zu schützen. Die Wachstumszeit ist besonders geeignet für die Entstehung von Haltungsfehlern, da die noch nicht voll entwickelte Muskulatur in dieser Zeit besonders beansprucht wird. Im Kampf um die Eigenhaltung der Wirbelsäule gegen die Einwirkung der Schwerkraft ist die Muskulatur

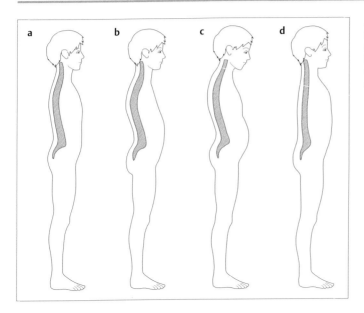

Abb. 4.**7**   Rückentypen nach Staffel:
a Normalrücken
b Rundrücken
c Hohlrundrücken
d Flachrücken

noch nicht voll fähig, ihre Aufgabe zu übernehmen. Versagen die aktiven Kräfte, so resultiert daraus eine schlechte und schlaffe Haltung.

Aus dieser Erschöpfungslage der Muskulatur können sich beim Jugendlichen schmerzhafte Reaktionen seitens der Muskulatur entwickeln (tendomyotische Schmerzen). Die thorakale Kyphose nimmt zu, die Lendenlordose vertieft sich, die Kippung des Beckens nach vorn verstärkt sich, und somit kommt es auch zu einer verstärkten Anspannung der ischiokruralen Muskulatur.

Die Haltung ist neben der Suffizienz der Muskulatur abhängig von den vorgegebenen anatomischen Strukturen. Verschiedene funktionell bedingte Abweichungen von den physiologischen Krümmungen werden beschrieben. Sie bedeuten nach Wagenhäuser (fehlerhafte) Formvarianten einer normalen Haltungsgestaltung (Abb. 4.7).
– unsichere Haltung,
– Rundrücken (total rund, hoch rund),
– Hohlrundrücken,
– Flachrücken,
– seitliche Fehlhaltungen.

Diese verschiedenen Formvarianten sind zunächst ausgleichbar, zeigen aber eine Tendenz zum Übergang in die Fehlformen. Mit einer entsprechenden Therapie sind sie noch gut zu beeinflussen. Klinisch zeigen sie aber eine verminderte Belastungs- und Leistungsfähigkeit.

Unsichere Haltung: Die unsichere Haltung wird nur im Kindes- und Schulalter festgestellt und ist Ausdruck eines mangelnden und noch nicht ausdifferenzierten Haltungsgefühls.

Totaler Rundrücken: Der Scheitelwirbel der Dorsalkyphose ist beim Rundrücken nach kranial verlagert. Dadurch scheint der Hals verkürzt und der Kopf wie eingezogen. Es kommt zur Verstärkung der Halslordose und Brustkyphose mit der Gefahr der Pektoraliskontraktur und Ausbildung eines fixierten Haltungsfehlers. – Der Rundrücken in üblicher Höhe findet sich am häufigsten besonders pubertär als vorübergehende Haltungsschwäche.

Hohlrunder Rücken: Starke Dorsalkyphose mit kompensatorischer vermehrter Lendenlordose. Zunächst aktiv ausgleichbar, neigt aber schnell bei muskulärer Haltungsschwäche zu einem Haltungsfehler bzw. -verfall.

Hohlkreuz – Hohlrücken: Entsteht durch eine starke winkelige Abknickung des Kreuzbeines gegenüber dem 5. Lendenwirbelkörper. Frühzeitige Veränderungen der unteren kleinen Wirbelgelenke mit Verschleißerscheinungen sind zu erwarten. Bei zusätzlichen Haltungsveränderungen, wie dem hohlrunden Rücken, kommt es bei leistungsschwacher Muskulatur schnell zum Haltungsverfall. Ein höhergradiger Rund- oder Hohlrundrücken kann natürlich auch Hinweis auf einen Morbus Scheuermann sein und muss dementsprechend abgeklärt werden.

Tabelle 4.**10**   Haltungsstörungen

Normalhaltung	Funktionelle Abweichungen der physiologischen Gegebenheiten mit reversiblen Störungen (Rundrücken, Hohlrundrücken, Flachrücken, seitl. Fehlhaltungen) Diffuse funktionelle Störung des äußeren Gleichgewichts des muskulären Systems (Haltungsschwäche)	Haltungsverfall	Segmentäre Fixierung einzelner Wirbelsäulenabschnitte (z. B. Kyphose) Muskelkontrakturen (z. B. Mm. pectorales)
	Organische Störungen	Haltungsverfall	Morbus Scheuermann Spondylolisthese Skoliose angeborene Wirbelsäulenanomalien Beinlängendifferenz neurologische Störungen

Flachrücken: Die Brustkyphose ist nicht stark ausgebildet. Da die Brustwirbelsäule die darüber oder darunter liegende Krümmung bestimmt, passen sich Lenden- und Halsabschnitt dieser Fehlhaltung an. Belastungen werden nicht so weitergegeben wie bei den physiologischen Schwingungen, und es kommt infolge erhöhter Bandscheibenbelastung zu einem möglicherweise frühzeitigeren Verschleiß. Ein Flachrücken kann auch durch eine dorsolumbale oder lumbale Kyphose entstehen. Im äußeren Aspekt werden diese Veränderungen dann häufig übersehen (tasten!). Bei Flachrücken ist bei guten Muskelverhältnissen ein Haltungsverfall nicht so schnell zu erwarten. Er kann auch mögliches Vorstadium einer idiopathischen Skoliose sein.

Seitliche Fehlhaltungen: Diese sind selten haltungsgefährdet. Beinlängendifferenzen müssen ausgeschlossen werden. Es handelt sich häufig um physiologische Varianten, und es kommt beim Wachstumsabschluss zum Ausgleich.

Klinik/Diagnostik: Differenzialdiagnostisch müssen funktionelle Haltungsschwächen bzw. -störungen (Tab. 4.**10**) von organischen Wirbelsäulenerkrankungen abgegrenzt werden. Objektive Kriterien, die mit Hilfe exakter technischer Methoden die Rückenform einerseits und den Haltungstyp andererseits feststellen, werden in der Literatur verschiedentlich angegeben. Fotogrammetrische Formbestimmungen und haltungspezifische Untersuchungen sind standardisiert möglich, erfordern aber einen großen apparativen Aufwand.

Eine genaue klinische Untersuchung mit Funktionsprüfungen erlaubt frühzeitig die Abgrenzung zwischen einer Haltungsschwäche, einem Formfehler oder idiopathischen Krankheitsbildern. Besonders eine Skoliose, Kyphose (Typ Morbus Scheuermann), eine Spondylolisthesis müssen abgegrenzt werden, des Weiteren die Formvarianten, wie der Flachrücken, Rundrücken, Hohlrundrücken. Die Haltungsleistung, d.h. die Möglichkeit zur Feststellung der Leistungsfähigkeit der Muskulatur, erlaubt der **Haltungstest nach Matthias.** Durch diesen Test können bei Kindern und Jugendlichen muskulär bedingte Haltungsfehler festgestellt werden. Die zu Untersuchenden lassen innerhalb von 30 Sekunden beim Armvorhalten in ihrer Haltung nach. Der Oberkörper neigt sich nach hinten, gleichzeitig rutscht der Schultergürtel nach vorn, der Bauch wölbt sich vor durch Vermehrung der Lendenlordose und Kippung des Beckens. Bei einer Haltungsschwäche ist eine aktive Ausgleichbarkeit meist noch vorhanden. Ist ein Kind überhaupt nicht in der Lage, sich aus der tiefen Ruhehaltung in die aktive Haltung aufzurichten, so handelt es sich um einen Haltungsverfall.

Matthias teilt die Haltungsschwäche in 2 Grade ein: Volles muskuläres Leistungsvermögen spricht für eine gute Haltungsleistungsfähigkeit mit voller Aufrichtung und fehlender Rückverlagerung des Rumpfes beim Armvorhaltetest.

Bei der **Haltungsschwäche I. Grades** können sich die Kinder zwar aktiv aufrichten, kommen aber dann während 30 Sekunden in Rumpf-Rückenlage (Abb. 4.**10**). **Haltungsschwäche II. Grades** findet sich dann, wenn das Kind sich nicht mehr voll aufrichten kann und schon im Beginn der Armvorhalte sich mehr oder weniger weit zurücklegt.

Dem Haltungstest schließt sich eine neurologische Untersuchung an. Geprüft wird weiterhin die Aufrichtbarkeit aus der Bauch- und Rückenlage sowie die Flexibilität der Wirbelsäule. Im Vierfüßlerstand wird das Kind aufgefordert durchzuhängen, dann den Katzenbuckel zu machen und schließlich in die Rutschhalte zu gehen. Rückenmessgeräte wie das Kyphometer erlauben, die Kyphose winkelmäßig zu bestimmen und aus dem Verlauf in etwa eine Progredienz zu beurteilen und therapeutische Konsequenzen festzulegen. Schließlich kann die Röntgenuntersuchung Auskunft geben über organisch bedingte Formfehler der Wirbelsäule (Skoliose, Spondylolisthese,

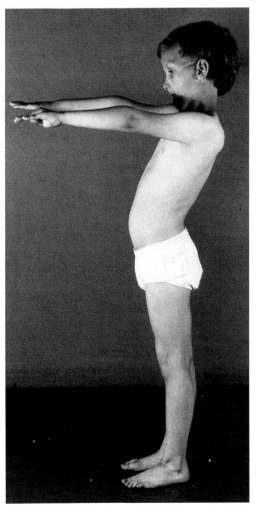

Abb. 4.**8** 8-jähriger Junge mit Haltungsschwäche 1. Grades, der sich zwar aktiv aufrichten kann, aber dann während 30 Sekunden in Rumpf-Rückenlage fällt.

Morbus Scheuermann, Fehlbildungen der Wirbelkörper etc.), aber auch funktionell Aussagen machen über ihre Flexibilität.

Therapie: Nach Matthias findet die Haltungsschwäche I. Grades ihren Häufigkeitsgipfel besonders in der ersten Pubertätsphase. Dann kommt es allerdings sehr rasch mit fortschreitender Reifung zu einem Abfall. Es handelt sich hier eindeutig um eine durch die Entwicklungsphasen bedingte Haltungsschwäche und nicht um einen krankhaften Befund. Eine spezifische Therapie ist nicht erforderlich. Diese Kinder sollten am Sport teilnehmen mit vielseitigem Trainieren der Muskulatur. Sie werden sich dann harmonisch entfalten und zu einer guten Haltung kommen.

Bei Kindern mit Haltungsschwäche II. Grades muss etwas mehr aufgepasst werden. Hier ist die Indikation zur orthopädischen Krankengymnastik gegeben. Aufgrund der Haltungsgefährdung, besonders in der puberalen Wachstumsphase, sollten in kurzen Abständen klinische Kontrollen erfolgen.

Eine besonders ausgeprägte Haltungsschwäche bei Kindern erfordert in Ausnahmefällen eine vorübergehende Korsettbehandlung. Schon fixierte Veränderungen sind therapeutisch schwierig zu beeinflussen.

So wichtig der Sport und die Bewegungsübungen sind, ein entscheidender Einfluss für die schlechte Haltung liegt auch in der psychologischen Führung der Kinder, d. h. es ist wichtig, dem Kind Freude an seinem Antrieb zu lassen, ihm die Freiheit zu geben, die es zu seiner Verselbstständigung und Persönlichkeitsentwicklung braucht. Wir müssen Kindern Selbstvertrauen durch Vertrauen geben. Anregung und Lob nach vollbrachter Leistung verhilft gesunden Kindern zu einer geistig und physisch aufrechten Haltung.

Nur wenn ernste organische Krankheiten vorliegen, sollten Haltungsschwache vom Schulsport befreit werden.

Prophylaktische Maßnahmen, wie körpergerechte Schulmöbel (Schrägstellung der Tischplatte), die tägliche Turnstunde (kein Leistungssport) sowie die Förderung der geistigen und körperlichen Entwicklung des Kindes schützen hier vor Haltungsschäden.

Schon im Säuglingsalter kann sich ein Haltungsschaden manifestieren oder seinen Ausgang nehmen.

Die sachgerechte **Säuglingslagerung** wird aus orthopädischer Sicht immer wieder verschieden beurteilt.

Die Rückenlage ermöglicht eine größtmögliche Bewegungsfreiheit der Extremitäten, fördert aber Schräglagedeformitäten mit Rückenfehlformen.

Durch die Bauchlagerung kommt es durch die frühzeitige aktive Kopfhebung zu einem reflektorisch induzierten Muskeltraining der Rückenmuskulatur und somit zur vorteilhaften Ausbildung der physiologischen Wirbelsäulenkrümmung. Die eingeschränkte Bewegungsfreiheit von Armen und Beinen könnte allerdings zu einer motorischen Entwicklungsstörung führen. Es kann im Weiteren zu Außenrotationsfehlstellungen der Beine kommen mit Ausbildung eines Sichelfußes und Verschlechterung einer evtl. Hüftdysplasie. Durch die Bauchlagerung wird die physiologische Beugehaltung der Hüftgelenke frühzeitig gestreckt und damit die Hüftreifung gestört.

Das alleinige Seitlagern des Säuglings ist ebenfalls nicht zu empfehlen, da es hier zu möglichen Thoraxdeformitäten, Gesichtsasymmetrien und Hüftveränderungen kommen kann.

Falls das Kind selbst eine einseitige Lage bevorzugt, kann z.B. durch Umstellen des Bettes Einfluss auf das Verhalten des Kindes genommen werden. Auf keinen Fall sind Kleinkinder aufzusetzen oder gar auf die Beine zu stellen, bevor sie es nicht selbst machen. Die Kriechphase ist besonders günstig für die Muskel-Skelett-Entwicklung des Kindes.

Beim Vorschulkind gilt es, den Bewegungsdrang nicht zu hemmen. Denn sobald die Schule beginnt, kommt es zu einer zunehmenden Bewegungsarmut. Hier sollte die tägliche Turnstunde und das Sporttreiben außerhalb der Schule gefördert werden.

Jugendliche in der pubertären Phase mit gewisser Haltungsschwäche sollte man nicht durch ständiges Mahnen kritisieren und ihren Widerstand hevorrufen. Verständnis für häufig in dieser Entwicklungphase auftretende seelische Probleme und eine Sportförderung sind angezeigt.

Haltungsfehler aufgrund physiologischer vorübergehender oder aber auch organisch bedingter Formfehler und Achsenfehler der unteren Extremitäten (X-Bein, Knick-Senkfuß usw.) sind in den entsprechenden Kapiteln besprochen.

Schulranzen – Heben und Tragen im Kindesalter

Die gesunde Entwicklung des kindlichen Haltungs- und Bewegungsapparates ist von einer physiologischen Bewegung abhängig. Frühzeitige und langanhaltende einseitige Belastungen führen zu einer Fehlentwicklung des heranwachsenden Muskel- und Skelettsystems. Erste erhebliche Belastungen des heranwachsenden Skelettsystems sind durch das Tragen der Schultornister bedingt. Aktuelle Untersuchungen an über 40 000 Grundschülern zeigten, dass etwa $^{3}/_{4}$ der Kinder zu schwere Schulranzen tragen. Das Tragen zu schwerer Schultaschen sowie unphysiologisches und lang andauerndes Sitzen kann die Grundlage für Spätschäden im Erwachsenenalter legen. Mit etwa 17 % liegen Wirbelsäulenerkrankungen mit Abstand an erster Stelle des krankheitsbedingten Arbeitsausfalls im Erwachsenenalter. Etwa 50 % aller notwendigen Rehabilitationsmaßnahmen und Frühberentungen sind auf Erkrankungen des

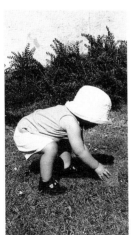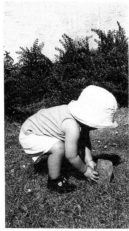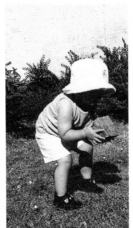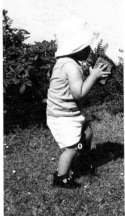

Abb. 4.**9**   Ein Kind mit 2 Jahren hebt Gegenstände noch „physiologisch rückengerecht".

Skelettsystems zurückzuführen. Bereits im Jahre 1993 berichtete die „Süddeutsche Zeitung", dass die Folgekosten durch diese Volkskrankheit auf etwa 35–40 Milliarden DM pro Jahr angestiegen waren. Natürlich führen zahlreiche Faktoren im Erwachsenenalter aus dem privaten und beruflichen Bereich zu einer Entwicklung degenerativer Rückenleiden. Es ist jedoch unbestritten, dass lang andauernde Fehlhaltungen und Fehlbelastungen im Kindesalter zu einer Fehlentwicklung führen und somit eine Grundlage für die Entwicklung zahlreicher Erkrankungen des Skelettsystems im Erwachsenenalter bilden.

Kleinkinder heben und tragen von Natur aus „rückengerecht". Beobachtet man Kinder bis zum Alter von etwa 3 Jahren beim Heben von Gegenständen, so zeigt sich, dass diese die Knie beugen, in die Hocke gehen und den Rücken beim Aufheben von Gegenständen gerade halten (Abb. 4.**9**). Diese Fähigkeit des physiologischen Hebens geht bei der überwiegenden Anzahl der Grundschulkinder verloren. Schon im Schulalter lässt sich bei vielen Kindern beobachten, dass sie zum Aufheben von Gegenständen die Knie immer weniger beugen und den Oberkörper mit gekrümmter Wirbelsäule nach vorn neigen. Mögliche Ursachen für den „Verlust rückenfreundlichen Bewegens" sind in unserer Kultur und damit verbundenen Lernprozessen verankert. Bei Naturvölkern ist auch im Erwachsenenalter eine Persistenz dieses „rückenfreundlichen" Verhaltens zu beobachten.

Wichtige Grundvoraussetzung ist, um langfristig Erkrankungen des Stütz- und Bewegungsapparates, insbesondere der Wirbelsäule, entgegenzuwirken, präventiv tätig zu sein. Ein wichtiges Instrument diesbezüglich ist die Rückenschule. Bereits in der Primarstufe können spielerisch Inhalte der Rückenschule vermittelt werden und unterrichtsbegleitend auch in der Sekundarstufe in den Sport-, Biologie- und Physikunterricht einfließen.

Da Kinder bis zur Beendigung der Schulzeit praktisch Tag für Tag auf Schultaschen angewiesen sind, kommt diesen eine besondere Bedeutung zu. Wie oben erwähnt, trägt der überwiegende Teil der Schulkinder in Deutschland für ihren Entwicklungsstand zu schwere Schultaschen. Trotz Weiterentwicklungen der Industrie wiegen auf dem Markt erhältliche Schulranzen mindestens 1000 Gramm. Das Gesamtgewicht des Schulranzens sollte nicht mehr als 10 % des Körpergewichts ausmachen. Insbesondere für die Primarstufe sollten unbedingt Schulranzen oder Rucksä-

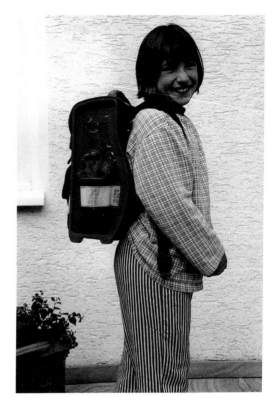

Abb. 4.**10** 8-jähriges Mädchen mit regelgerecht getragenem Schulranzen.

cke benutzt werden, die auf dem Rücken zu tragen sind. Taschen, die an einer Hand getragen werden, wirken sich sehr ungünstig auf die Skelettsymmetrie aus. Entweder wird der Oberkörper kompensatorisch zur Gegenseite geneigt oder hängt bei Ermüdung die gleichseitige Schulter herab. Dieses führt zu einer Schwerpunktverlagerung und unphysiologischen asymmetrischen Belastung des gesamten Muskel- und Skelettsystems. Zumindest bis zum 12. Lebensjahr ist zu fordern, eine Schultasche auf dem Rücken zu tragen (Abb. 4.**10**). Weitere orthopädische bzw. kinderärztliche Anforderungen an einen Schulranzen sind

– Schulranzeneigengewicht $< 1500\,g$ (innerhalb der ersten beiden Schuljahre möglichst unter 1200 g),
– möglichst nicht bzw. nur geringgradig breiter als der Schultergürtel des Kindes,
– ein körpergerecht geformtes Rückenpolster,
– mindestens 4 cm breite und gepolsterte, verstellbare Tornistergurte,
– die Schultornisteroberkante soll mit der Schulterhöhe abschließen,

– nach DIN 58 124 bezüglich Verkehrssicherheit wird gefordert, dass an Vorder- und Seitenteilen des Tornisters mindestens 10 % reflektierende und 20 % organgerote, fluoreszierende Fläche vorhanden sein soll.

Nicht nur bei Jugendlichen, sondern auch bei Kindern spielen modische Aspekte auch bei der Schultasche eine wichtige Rolle. Glücklicherweise ist das Tragen einer Schulmappe an der Hand im kindes- und jugendlichen Alter wieder „out". Innerhalb der letzten Jahre ist das Tragen von Rucksäcken besonders bei Jugendlichen weit verbreitet. Aus orthopädischer Sicht als sehr unglücklich hat sich das einseitige Tragen beider Rucksackgurte über eine Schulter leider als besonders „cool" bei Jugendlichen herausgestellt. Neuerdings hat die Sport- und Rucksackindustrie Rucksäcke (Schultertaschen) auf den Markt gebracht, die mit Hilfe eines einzigen breiten Gurtes diagonal über eine Schulter auf dem Rücken getragen werden können + Handytasche. Obwohl hier ebenfalls eine asymmetrische und einseitige Mehrbelastung einer Schulter vorliegt, ist dieses jedoch im Vergleich zum auf einer Schulter getragenen Rucksack das „kleinere Übel".

Mit zunehmendem Lebensalter wird der physiologische Bewegungsdrang der Kinder zunehmend eingeschränkt. Überwiegen im Kindergarten noch spielerische Aspekte, so findet mit der Einschulung eine deutliche Zäsur und Einschränkung des natürlichen Bewegungsdranges statt. Ein natürlicher Bewegungsdrang im Kindesalter führt zu einer physiologischen Reifung des Skelettsystems. Eine frühzeitige Einschränkung des physiologischen Bewegungsdranges und einseitige Belastung kann zu Frühschäden des Skelettsystems führen. Eine erste erhebliche vom Staat geforderte Einschränkung des physiologischen Bewegungsdranges ist die Einschulung. Wurde noch vor wenigen Jahren an Schulen von Erstklässlern langes und bis dahin ungewohntes Stillsitzen gefordert, so erfolgt heutzutage in vielen Schulen eine langsame Heranführung zu längerem Stillsitzen durch Unterbrechung mit spielerischen Pausen.

Schulmöbel – Tische und Stühle

Die Folge von falschem Sitzverhalten und unpassenden Schulmöbeln ist eine Überlastung des Halteapparates und eine mangelnde bzw. schnell abnehmende Konzentration der Kinder. Grundvoraussetzung für die Prävention von Spätschäden ist die Bereitstellung geeigneter Schulmöbel. In Deutschland wird die Zuordnung und Anpassung der Schulmöbel durch DIN-ISO-Norm 5970 definiert. Die DIN-5970 klassifiziert Schulmöbel vom Vorschulalter sowie zwischen dem 5. und 18. Lebensjahr. Hierin wird zutreffend beschrieben, dass durch falsch konstruierte und nicht angepasste Stühle und Tische Haltungsschäden bei Schülern entstehen können und diese durch richtig konstruierte und angepasste Schulmöbel vermieden werden können. Weiterhin wird eine gleichzeitige Sitzerziehung und sportliche Betätigung als Ausgleich für lang andauerndes Sitzen gefordert sowie die Bereitstellung von auf die Körpermaße der Schüler abgestimmten Tischen und Stühlen. Außerdem sollte eine Reserve an Stühlen und Tischen in unterschiedlichen Größen an jeder Schule vorhanden sein, um dem Bedarf regelgerecht entsprechen zu können. Durch die Europäische Gemeinschaft wurde zwischenzeitlich eine europaweite Norm (CEN) erarbeitet, die eine der DIN-ISO 5970 weitgehend entsprechende Normierung darstellt. Leider besteht in der Bereitstellung geeigneter Schulmöbel in Deutschland noch ein erhebliches Defizit. Die Umsetzung der aktuellen DIN-ISO 5970 hat in den überwiegenden Klassenzimmern noch nicht stattgefunden. In der Zukunft muss eine weitere Sensibilisierung der verantwortlichen Schulämter, Schulleiter und Pädagogen diesbezüglich stattfinden, um veraltete, teilweise auch schädliche Schulmöbel gegen neue, die den Mindestanforderungen an Tisch und Stuhl entsprechen, auszutauschen. Die heutigen Stuhlgrößen tragen unterschiedliche farbliche Markierungen, die unmissverständlich die jeweilige Stuhlgröße kennzeichnen. Durch die Schulmöbelindustrie werden begleitend Körpergrößenmaßbänder zur Ermittlung des richtigen Schulgestühls zur Verfügung gestellt. Mit Hilfe dieser Messstäbe kann im Klassenzimmer unkompliziert bestimmt werden, welches Schulgestühl dem jeweiligen Kind zugeordnet werden sollte. Einer Körpergröße von z.B. 1,43 m bis 1,57 m ist nach DIN-ISO 5970 die Kennfarbe rot mit einer Tischhöhe von 64 cm und einer Sitzhöhe von 38 cm zugeordnet. Eine regelmäßige Überprüfung mit dem Körpergrößenmessband sollte zumindest halbjährlich erfolgen. Bei der individuellen Anpassung der Schulmöbel kommt es nicht allein auf die Körpergröße an. Die Berücksichtigung von Körperproportionen ist ebenfalls wichtig. Kinder mit zu kurzem Oberkörper und zu langen Beinen brauchen andere Tisch- und Stuhlgrößen als Kinder mit kurzen Beinen und einem langen Oberkörper. Glücklicherweise ist ein

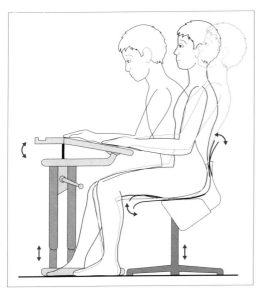

Abb. 4.**11**   Abgebildet ist ein individuell anzupassender Schultisch und -stuhl.

wachsendes Interesse der Pädagogen an dieser Problematik zu beobachten. Weitere Mindestanforderungen an Schultische und -stühle sind in der Abb. 4.11 aufgeführt.

Folgende Mindestanforderungen an geeignete Schulmöbel sind zu stellen:

– Die Füße müssen vollen Bodenkontakt haben.
– Der Oberschenkel sollte nur bei leicht schräg nach vorn gestellten Unterschenkel die Vorderkante des Sitzes berühren.
– Die Lehne soll in Zuhörhaltung (hintere Sitzhaltung) den Rücken unterhalb der Schulterblätter abstützen; in Schreibhaltung (vordere Sitzhaltung) am Beckenrand abstützen. Die Abstützung am Beckenrand sollte nicht federnd sein.
– Der Ellbogen des Schülers soll sich in Höhe der Tischplatte bzw. eventuell etwas darunter befinden.
– Eine ausreichende Mindestbeinfreiheit muss vorhanden sein. Freies Ausstrecken der Beine nach vorn bzw. Anheben der Oberschenkel unter dem Tisch muss möglich sein.
– Eine Schrägstellung der Tischplatte um 16° hat sich aus augenärztlicher und orthopädischer Sicht als vorteilhaft erwiesen.
– Die Arbeitsplatte soll spiegelfrei sein.
– Die Anordnung der Schultische im Klassenzimmer sollte auf die Unterrichtsform abgestimmt sein und kontinuierliche, lang anhal-

tende Verdrehungen der Halswirbelsäule und des Oberkörpers bei Kindern vermeiden (d. h. möglichst wenig Frontalunterricht in Positionierung der Tische und Stühle zum Gruppenunterricht).

Die oben genannten Mindestanforderungen an die Schulmöbel ermöglichen Schülern ein so genanntes „dynamisches Sitzen". Dies bedeutet, dass die Sitzposition häufiger gewechselt werden sollte, um so eine Ermüdung bzw. einem Konzentrationsverlust mit begleitender muskulärer Ermüdung entgegenzuwirken.

Kleinwuchs – Großwuchs

Die individuelle Größe des Einzelnen wird durch die verschiedensten Faktoren bestimmt. Eine

Tabelle 4.**11**   Differenzialdiagnose Minderwuchs

familiäre Mindergröße (keine Wachstumsstörung, normale Körperproportion, Eltern und nahe Verwandte ebenfalls klein)
konstitutionelle Verzögerung des Wachstums (verzögerte Pubertätsentwicklung, Kinder meist kleiner als die Eltern)
osteochondro-dysplastischer (unproportionierter) Minderwuchs (Gruppe von Wachstumsstörungen aufgrund von Hemmstörungen, Entwicklung knorpeliger Vorstufen knöcherner Organe, aus denen Skelettveränderungen resultieren)
Chondrodystrophie (Achondroplasie)
diastrophischer Zwergwuchs
metatrophischer Zwergwuchs
Dysplasia epiphysaria multiplex
Osteochondrodystrophia deformans
Stoffwechselstörungen
Vitamin-D-resistente Rachitis (renale Erkrankung)
Mukosaccharidosen
Glykogenspeicherkrankheiten
hormonelle Störungen
hypophysärer Kleinwuchs (Mangel an hypophysärem Wachstumshormon, Somatotropin, Keimdrüsen-, Schilddrüsen-, Nebennierenrindenhormonstörung)
hypothyreogener Kleinwuchs (Störung der Skelettentwicklung und der Knochenreifung bis hin zum Kretinismus)
parathyreogener Kleinwuchs
adrenokortikaler Kleinwuchs (verfrühtes Schließen der Epiphysenfugen)
primordialer Minderwuchs (Minderwuchs bei intrauterinen Infektionen, z. B. Röteln)
Embryopathie mit Minderwuchs (z. B. Alkoholembryopathie)
Minderwuchs bei der chronischen juvenilen Arthritis
psychosozialer Kleinwuchs

Normgröße gibt es nicht, wenngleich für bestimmte Gruppen (Rassen) und Gebiete Durchschnittswerte bestehen.

Es wird zwischen Kleinwuchs und Großwuchs unterschieden, wobei die Extremgrößen als Zwergen- oder Riesenwuchs bezeichnet werden. Bei einseitigem Mehr- oder Minderwuchs sprechen wir von einer partiellen Veränderung. Abhängig vom Lebensalter werden z.B. Größe und Gewicht als wichtige Parameter, entweder absolut oder in Änderung pro Zeiteinheit, in sog. perzentilen Kurven ausgedrückt. In den Perzentilenkurven sind jeweils die Mittelwerte des Normkollektivs als Gipfel der Gaußschen Verteilung angegeben (50. Perzentile), außerdem die einfache Standardabweichung (1-Sigma-Grenze bzw. 25. und 75. Perzentile) sowie die Normgrenzen mit der 3. und 97. Perzentile (entsprechend den 2-Sigma-Grenzen). So ist beispielsweise leicht festzustellen, welchen Prozentrang ein Kind im Vergleich zu seinen Altersgenossen einnimmt: Entsprechen seine Maße der 60. Perzentile, bedeutet dies, dass 40 % der Kinder gleichen Alters größer, 60 % gleich groß bzw. kleiner sind.

Wichtige Aussagen gibt die Perzentilenkurve im Entwicklungsverlauf: Unzureichendes Wachstum wird signalisiert, wenn die individuelle Kurve den Perzentilenverlauf nach unten hin kreuzt, d. h., der Wert zunächst im Bereich der 50., später auf der 25., schließlich unter der 3. Perzentile liegt. Definitionsgemäß spricht man von Kleinwuchs, wenn die Körpergröße einen geringeren Wert hat, als die 2-Sigma-Grenze bzw. der 3. Perzentile entspricht. Dabei ist zu berücksichtigen, dass es sich nicht immer um einen krankhaften Befund handeln muss, da ja 6 % der Normalpopulation außerhalb der definierten Grenzen gelegen sind und die Normwerte nur für das Kollektiv gelten, bei dem sie ermittelt wurden. So sind z.B. bei türkischen Kindern andere Perzentilenkurven zu verwenden als bei deutschen.

Liegt die Körpergröße eines Kindes unterhalb der 3. Perzentile der Norm, sprechen wir von einem Kleinwuchs. Diese Definition muss relativiert werden, da z.B. beim genetisch bedingten Kleinwuchs (kleine Kinder – kleine Eltern) kein pathologischer Zustand vorliegt. Liegt die Größe stark wachsender Kinder über der 97er-Perzentile, spricht man von Großwuchs. Riesenwuchs nennt man eine mehr als fünffache Standardabweichung. Auch hier muss wie beim Kleinwuchs die Definition relativiert werden, da 3 % größer sind als die 97er-Perzentile. Es handelt sich hier um große Kinder großer Eltern. Der Zustand ist

somit normal und nicht als pathologisch zu werten.

Erst der Ausschluss eines familiär bedingten Kleinwuchses oder eines verzögerten Reifungsverlaufs bedeutet einen Minderwuchs als Krankheit. Auch die Übergröße kann familiär oder durch einen verzögerten Wachstumsabschluss bedingt sein. Genaue Untersuchungen sind notwendig, um die Ursachen dieser Wachstumsveränderungen zu beurteilen. Skelettalterberechnungen geben Auskunft über den momentanen Stand der Skelettreifung in Beziehung zum chronologischen Alter. Zwischen Skelettalter, Länge und chronologischem Alter bestehen bei bestimmten Formen des Klein- und Riesenwuchses charakteristische Beziehungen.

In der Orthopädie stellt sich in diesem Zusammenhang häufig die Frage einer operativen Korrektur des Fehlwachstums. Neben einer hormonellen Therapie stehen heute eine Reihe von Ope-

Tabelle 4.12 Differenzialdiagnose partieller Minderwuchs

angeborene Hypoplasie (Femur, Humerus)
erworben: traumatisch entzündliche Schädigung der Wachstumszonen
Lähmungen (Polio, Dystrophie, ischämische Kontraktur Volkmann), (s. auch Beinlängendifferenz)

Tabelle 4.13 Differenzialdiagnose Hochwuchs

familiärer Hochwuchs (Eltern, nahe Verwandte ebenfalls groß)
hypophysärer Hoch- und Riesenwuchs (Akromegalie), (pathologische Wachstumsstimulierung mit einer Reifungshemmung; Wachstum sowie die Reifung der verschiedenen Skelettpartien erfolgen unterschiedlich)
Marfan-Syndrom (Homozystinurie)
hypogonadaler Hochwuchs (Eunuchoid), (Gonadenhormonstörung – lange Extremitäten, dadurch verspäteter Abschluss der Wachstumsperiode)

Tabelle 4.14 Differenzialdiagnose partieller Riesenwuchs

Riesenwuchs; kann einzelne Finger, ganze Gliedmaßen oder eine gesamte Körperhälfte befallen
Klippel-Trenaunay-Syndrom
Sturge-Weber-Syndrom
Elephantiasis

rationsverfahren zur Verfügung, mit denen man das Wachstum in eine Richtung lenken kann.

Die Epiphyseodese (Verödung der Wachstumszone) ermöglicht es, das Wachstum z. B. einer Extremität zu stoppen. Sog. Verlängerungsosteotomien der großen Röhrenknochen in Schaftmitte oder in der Wachstumszone selbst lassen Extremitätenverlängerungen zu, die bei den unteren Extremitäten bis zu 25 cm in mehreren Schnitten ermöglichen.

Spezieller Teil: Allgemeine Erkrankungen und Deformitäten

5   Wirbelsäule und Hals

Idiopathische Skoliosen

Definition

Fixierte seitliche Verbiegung der Wirbelsäule > 10° mit Torsion der Wirbelkörper unbekannter Ursache.

Tabelle 5.1   Ursachen der Skoliose (Niethard 1997)

Idiopathisch

Kongenital:
- Wirbelfehlbildungen

Neurogen:
zentral:
- infantile Zerebralparese
- Charcot-Marie-Tooth-Syndrom
- spinozerebrale Degeneration
- Friedreich-Ataxie
- Syringomyelie

motorisches Neuron:
- Poliomyelitis
- spinale Muskelatrophie
- Myelomeningozele

Myogen:
- Duchenne-Muskeldystrophie
- kongenitale Muskeldystrophie
- Muskelatrophie

Bei Systemerkrankungen:
- Neurofibromatose
- Osteogenesis imperfecta
- Marfan-Syndrom
- Mukopolysaccharidosen
- Achondroplasie
- spondyloepiphysäre Dysplasie

Radiogen:
- Bestrahlung der Wirbelkörperwachstumsfugen (z. B. Wilms-Tumor)

Statisch:
- Beinlängendifferenz

Sonstiges:
- hysterisch
- posttraumatisch
- neoplastisch

Nicht fixierte Seitverbiegungen werden als skoliotische Fehlhaltungen bezeichnet (Schmerzfehlhaltung als Ausdruck von Beinlängendifferenzen u. a. bei Hüft- oder Kniebeugekontrakturen). Bei einer Beseitigung der Ursache, z. B. nach Ausgleich einer bestehenden Beinlängendifferenz, ist die Seitabweichung der Wirbelsäule nicht mehr vorhanden.

Ätiologie

Wenngleich die Ursache der idiopathischen Skoliose weitgehend unbekannt ist, so stellen ätiologisch wahrscheinlich neurogene Faktoren einen Teilfaktor in der Entwicklung dar.

MRT-Untersuchungen zeigten, dass bei den idiopathischen Skoliosen vermehrt intraspinale Anomalien (z. B. intraspinale Syrinx) nachweisbar waren.

Bei der Adoleszentenskoliose werden auch Wachstumsstörungen zwischen den dorsalen und ventralen Wirbelkörperanteilen verantwortlich gemacht.

Idiopathische Skoliosen werden nach dem Alter ihres Auftretens eingeteilt:
- infantile Skoliosen: 0 – 3 Jahre
- juvenile Skoliosen: 4 – 10 Jahre
- adoleszente Skoliosen: ab dem 11. Lebensjahr

Die sogenannte „Säuglingsskoliose" zählt nicht zu den idiopathischen Skoliosen. Hier handelt es sich um eine Sonderform einer skoliotischen Haltung.

Säuglingsskoliose

Jungen sind häufiger betroffen als Mädchen. Durch die häufige Anwendung der Bauchlage ist die Säuglingsskoliose deutlich seltener geworden. Es findet sich ein langgestreckter, meist linkskonvexer, thorakolumbaler C-förmiger Bogen mit wenig Rotation. Die Prognose ist gut. In über 95 % der Fälle tritt eine Spontanheilung ein. In einzelnen Fällen kann es jedoch auch zu einer Zunahme der Deformität mit Übergang in eine infantile idiopathische Skoliose kommen.

Infantile Skoliose

Jungen sind etwa 1,5-mal häufiger betroffen als Mädchen. Die meist linkskonvexe, thorakal lokalisierte Skoliose ist oft mit einer Kyphose vergesellschaftet. Insgesamt ist die Prognose der infantilen Skoliose ungünstig. Auch unter Ausschöpfung sämtlicher konservativer Behandlungsmaßnahmen kommt es häufig zu einer deutlichen Progredienz mit nicht selten erforderlicher Operation schon in frühem Lebensalter.

Juvenile Skoliose

In einigen Fällen sind geringe Seitverbiegungen von den infantilen Veränderungen übrig geblieben oder es handelt sich um eine spät entdeckte, progressive infantile Skoliose. Die Skoliosen sind meist rechtskonvex, thorakal und mit einer Kyphose assoziiert. Sie kommen aber auch als lumbale und S-förmige Krümmungen vor. Jungen und Mädchen sind etwa gleich häufig betroffen. Die lange Zeitspanne zwischen dem Auftreten der Krümmung und dem Wachstumsabschluss ergibt in der Behandlungsprognose schlechtere Ergebnisse. Nur etwa 5 % der juvenilen Skoliosen zeigen sich im zeitlichen Verlauf der Skelettentwicklung nicht progredient. Die übrigen nehmen bis zum Erreichen des 10. Lebensjahres jährlich um etwa 1 – 5°, nach Abschluss des 10. Lebensjahres, während des pubertären Wachstumsschubes um 5 – 10° pro Jahr zu.

Adoleszente Skoliose

Es handelt sich um die häufigste Skoliose mit überwiegend rechtskonvexer Thorakalverkrümmung. Sie weist immer eine Rotation auf und ist zusätzlich in der Regel mit einer relativen Lordose assoziiert. Betroffen sind hauptsächlich Mädchen. Die Abweichungen beginnen häufig früh, im Alter von 10 – 11 Jahren. Im Rahmen des pubertären Wachstumsschubes können sich geringbogige Kurven mit rascher Progredienz verschlechtern.

Kongenitale (angeborene) Skoliose

Bei den meisten angeborenen Fehlbildungen wird als Ursache eine toxische Schädigung während der Schwangerschaft (vorwiegend während der 5. und 6. Schwangerschaftswoche) angenommen. Nur bei 1 % der Fälle handelt es sich um ein familiäres Auftreten.

Bei angeborenen Skoliosen liegt immer eine knöcherne Fehlbildung der Wirbel vor. Halbwirbel, Keilwirbel, Blockwirbel, Knochenspangen zwischen den Rippen und der Quer- und Gelenk-

fortsätzen führen schon frühzeitig zu strukturellen Veränderungen (Abb. 5.1). Klinisch fällt oft ein kurzer Rumpf mit unregelmäßiger, teils starker Kurvenverteilung auf. Die Beweglichkeit der Wirbelsäule ist wesentlich mehr eingeschränkt als bei idiopathischen Skoliosen.

Häufig sind andere Fehlbildungen wie Urogenital-, Herzdefekte, Fußfehlformen, Lippen-Kiefer-Gaumen-Spalten, eine Extremitätenverkürzung oder Sprunggelenksdeformität vorhanden. Einseitige Segmentationsstörungen sind prognostisch ungünstig, da durch sie die Wirbelsäule nur auf der Gegenseite wächst. Es kommt oft schon bei Kindern zu progredienten Skoliosen mit Rumpfüberhang und kompensatorischem Beckenschiefstand. Keilwirbel im mittleren und unteren Thorakalbereich sind prognostisch günstiger als Formationsstörungen im zervikothorakalen oder lumbosakralen Bereich. Auch Keilwirbel mit dorsolateraler Basis und resultierender Entwicklung einer Kyphoskoliose zeigen sich prognostisch ungünstig.

Die Mehrzahl der kongenitalen Skoliosen sind behandlungsbedürftig. Oft müssen bereits im

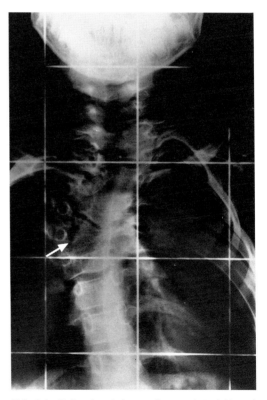

Abb. 5.**1** Hohe thorakale angeborene (Missbildungs) Skoliose bei Keilwirbelbildung.

Kindesalter zur Wachstumskorrektur oder Verhütung neurologischer Störungen operative Maßnahmen erfolgen.

Neurogene Skoliose

Es gibt eine große Zahl von neurologischen Erkrankungen, die eine Wirbelsäulendeformität verursachen. Jede neuromuskuläre Erkrankung im Wachstumsalter kann bei Kindern Wirbelsäulendeformitäten hervorrufen. Die neuromuskulären Wirbelsäulendeformitäten unterscheiden sich deutlich von den idiopathischen. Die meisten Kurven sind langbogig, Sekundärkrümmungen fehlen häufig. Die neuromuskulären Deformitäten erfordern häufig eine operative Intervention, da sie durch konservative Maßnahmen in der Regel schlecht zu behandeln sind.

Neuromuskuläre Wirbelsäulendeformitäten sind vor allem mit folgenden neurogenen Krankheitsbildern assoziiert:
- infantile Zerebralparese (spastische Bewegungsstörung)
- Charcot-Marie-Tooth-Syndrom
- spinozerebrale Degeneration
- Friedreich-Ataxie
- Syringomyelie
- Poliomyelitis
- spinale Muskelatrophie
- Myeolomeningozele

Bestimmte Systemerkrankungen sind häufig mit Skoliosen vergesellschaftet.

Neurofibromatose

Die autosomal dominant vererbliche Krankheit ist häufig mit Skoliosen assoziiert. Die klassischen Neurofibromatose-Kurven sind kurzbogig und zeigen scharfe Krümmungen, häufig mit kyphotischem Knick. Café-au-lait-Flecken und Neurofibrome an den verschiedensten Körperstellen deuten auf eine Fibromatoseskoliose hin. Die Neurofibromatoseskoliosen zeigen auch nach Wachstumsabschluss die Tendenz zu weiteren Verschlechterungen.

Marfan-Syndrom

Es handelt sich um eine autosomal dominant vererbliche Erkrankung mit Störung des Kollagenstoffwechsels und daraus resultierender allgemeiner Bandlaxizität. Die Skoliosen zeigen sich häufig mit einer thorakalen lordotischen Verkrümmung und einer Kyphose im lumbalen Abschnitt. Die Lordoskoliose führt zu einer deutlichen Einschränkung der Lungenfunktion und erschwert häufig konservative Behandlungsregime.

Osteogenesis imperfecta

Diese Erkrankung geht mit einer abnormen Knochenbrüchigkeit einher. An der Wirbelsäule können charakteristische bikonkave Wirbelkörper auftreten. Wirbelsäulendeformitäten werden in 40–70 % der Patienten mit bestehender Osteogenesis imperfecta beobachtet. Die Skoliosen treten in der Regel eher bei Kindern nach dem 12. Lebensjahr auf.

Mukopolysaccharidosen

Hierbei handelt es sich um Krankheitsbilder, bei denen der Mukopolysaccharidstoffwechsel gestört ist. Charakteristischerweise finden sich Veränderungen der Wirbelsäule im Sinne einer Abflachung der Wirbelkörper, wobei der zentrale Teil zangenförmig nach ventral vorsteht.

Achondroplasie

Autosomal dominant vererbliche Krankheit, welche mit Zwergwuchs und einer Störung der enchondralen Ossifikation einhergeht. Meist besteht eine langgezogene, bis in die LWS reichende Kyphose mit spitzwinkliger, darunter liegender Lordose.

Spondyloepiphysäre Dysplasie

Es handelt sich um eine vererbliche Krankheit mit dysproportioniertem Zwergwuchs. Im Bereich der Wirbelsäule findet sich oft eine Abflachung der Wirbelkörper mit subchondralen Unregelmäßigkeiten ähnlich den bei Mukopolysaccharidosen auftretenden Veränderungen.

Klinik, Verlauf und Therapie der Skoliosen

Klinik und Diagnostik

Die Skoliose entwickelt sich meist langsam, ohne zunächst von dem Betroffenen und seiner Umgebung bemerkt zu werden. Erst die schwere Skoliose ist leicht zu erkennen. Insbesondere bei den idiopathischen Skoliosen sind oft Kinder und Jugendliche betroffen, die sonst keine äußerlichen Zeichen einer anderen Erkrankung aufweisen oder über Beschwerden klagen. Daher kommt nach dem Haus-, Kinder- und Schularzt besonders den Eltern, später zusätzlich den Betreuern in Kindergärten sowie den Sportlehrern die Aufgabe zu, die Kinder zu beobachten und evtl. Fehlformen der Wirbelsäule weiterzumelden.

Anamnese und Untersuchung – was ist wichtig zu wissen?

– Der Schwangerschaftsverlauf (evtl. die Geburtsanamnese).
– Vorkommen von Skoliosen in der Familie, besonders bei Eltern und Geschwistern.
– Bei Mädchen ist der Zeitpunkt der Menarche wichtig. (Mit Beginn der Entwicklung des Brustwachstums und der Schambehaarung setzt der präpubertäre Wachstumsschub ein. In dieser Zeit ist mit einer besonders raschen Verschlechterung der Skoliose zu rechnen. Zum Zeitpunkt der ersten Regelblutung geht der Wachstumsschub langsamer vor sich, eine Verschlechterung ist jedoch auch dann noch zu erwarten.) Bei Jungen gibt es keinen vergleichbaren Zeitpunkt der sexuellen Reifung wie bei Mädchen die Menarche.
– Bei der klinischen Untersuchung kommt dem Vorneigtest eine besondere Bedeutung zu (Abb. 5.**2** und 5.**3**). Hierbei wird der Patient/die Patientin aufgefordert, sich nach vorn zu beugen. Eventuelle Beinlängenunterschiede sind vor der Untersuchung auszugleichen. Der hinter dem Patienten/der Patientin sitzende Untersucher beobachtet nun das Auftreten des Rippenbuckels sowie im Lendenbereich den unilateral auftretenden Lendenwulst.

– Von klinischer Relevanz ist ein Rippenbuckel bzw. eine Lendenwulst ab einem Skoliosewinkel von 5°.
– Die weitere klinische Untersuchung beinhaltet eine Beurteilung der Taillendreiecke. Bei der Skoliose zeigt sich das Taillendreieck auf der Seite der Konvexität abgeflacht.
– Auf den Verlauf der Dornfortsatzreihe ist ebenso zu achten. Das Lot muss, ausgehend von der Vertebra prominens, genau in die Rima ani fallen, andernfalls besteht eine Dekompensation.
– Überprüfen des Beckengeradstandes: Das Auflegen der Hand von dorsal auf den konvexseitigen Beckenrand bereitet oft Schwierigkeiten bei adipösen Kindern. Die Beurteilung über die vorderen oberen Spinae erscheint dann zuverlässiger. Das scheinbar konvexseitig hochgezogene Becken, besonders bei starken Lumbalskoliosen, muss abgegrenzt werden von einem Beckenschiefstand aufgrund einer Beinlängendifferenz, eines Sakrum- und Ileumschiefstands oder Ab- und Adduktionskonturen im Hüftgelenk.
– Durch eine Bewegungsprüfung (Rück-, Vor- und Seitneigung der Wirbelsäule) wird die Beweglichkeit und Flexibiltät der Fehlstellung geprüft. Zusätzlich muss festgestellt werden,

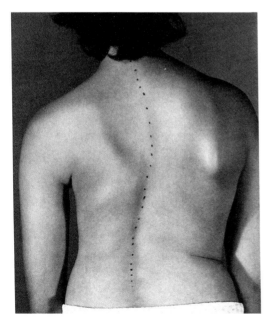

Abb. 5.**2**   12-jähriges Mädchen mit einer rechtskonvexen Thorakalskoliose. Die Taillendreiecke sind verstrichen. Der Rumpf fällt leicht aus dem Lot.

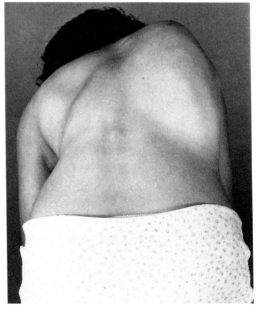

Abb. 5.**3**   Das Mädchen in Abb. 5.**2** von hinten gesehen beim Vornüberneigen. Der Rippenbuckel auf der konvexen Seite wird deutlicher sichtbar.

ob weitere Veränderungen, wie Kyphosen und Lordosen, bestehen. Bei Kindern mit Lähmungen erfolgt die Beurteilung der Wirbelsäulenflexibilität im Sitzen und durch passives Extendieren der Wirbelsäule, z. B. durch Hochziehen des Kopfes.

– Neurologisch muss abgeklärt werden, ob neuromuskuläre Erkrankungen Ursache des diagnostizierten Formfehlers sein können. Skoliosen, Kyphosen und Lordosen sind oft Symptome von anderen zugrunde liegenden Erkrankungen (s. S. 64).

– Eine Behaarung, Lipome, Hämangiome und Naevi über der unteren LWS deuten auf eine Bogenschlussstörung hin. Milchkaffeeartige Flecken (Café-au-lait) und subkutane Knötchen (Fibrome) lassen eine Neurofibromatose vermuten. Eine Hyperelastizität oder Laxizität (Daumen-Unterarm-Test) finden sich beim Ehlers-Danlos- oder Marfan-Syndrom. Klauenstellung der Finger (Syringomyelie), Hüftkontrakturen, Fußfehlstellungen und Gangbildstörungen sind mögliche weitere Befunde neuromuskulärer Erkrankungen.

Röntgenaufnahmen: Wirbelsäulen-Ganzaufnahmen im Stehen, von vorn und von der Seite (zur Beurteilung auch kombinierter Formfehler, wie z. B. einer Kyphoskoliose), (Abb. 5.**2**). Beinlängendifferenzen sind zuvor auszugleichen (Brettchenunterlage).

Im Liegen anzufertigende Seitbeugeaufnahmen (Bending); durch die Neigung nach rechts wird die rechtskonvexe, durch die Neigung nach links die linkskonvexe Ausbiegung so weit wie möglich korrigiert. Hierdurch erhält man ein Maß für die Flexibilität der Skoliose. Die Aufnahmen sind besonders präoperativ von Bedeutung. Korrigiert man operativ die Wirbelsäule über das in den Bending-Aufnahmen gezeigte Maß der Korrektur hinaus, so besteht die Gefahr von Lähmungserscheinungen.

Folgende Messungen können auf den angefertigten Röntgenaufnahmen durchgeführt werden:

Das Ausmaß der skoliotischen Hauptkrümmung sowie das der kompensatorischen Nebenkrümmung kann am besten auf den a.-p. Aufnahmen durch die von Cobb angegebene Methode (Cobb-Winkel) bestimmt werden.

Durch die Richtung der Lote auf die Deck- bzw. Bodenplatten der beiden am oberen und unteren Ende der Krümmung liegenden Neutralwirbel (Umschlagpunkt Konvexität/Konkavität) wird die Abweichung ermittelt. Der Scheitel ist der

Wirbel mit der stärksten Rotation. Der Schnittpunkt der sich treffenden Senkrechten bildet den Winkel der Kurven (Abb. 5.**4**). Alle Haupt- und Nebenkrümmungen sind zu messen. Es muss darauf geachtet werden, dass die Winkelberechnung immer von denselben Wirbelkörpern ausgeht. Nur so ist eine Vergleichsmessung möglich. Bei Kindern, die nicht frei stehen können (Lähmungen/Kontrakturen), sollten die Bilder im Sitzen oder Liegen angefertigt werden.

Die Rotation der Wirbelkörper wird durch die Schätzmethode nach Nash und Moe beurteilt (Abb. 5.**5** und 5.**6**). Hierbei wird auf dem a.-p. Bild der Scheitelwirbel in 6 Abschnitte eingeteilt. Je nach Lage des Pedikelschattens kann man den Schweregrad der Rotation abschätzen. Der Grad der Fehlrotation ist entscheidend für die Verformung der Wirbelsäule, die Prognose und die Art der Behandlung.

Auf den Seitbildern kann das Ausmaß der thorakalen Kyphose ebenfalls auf ähnliche Weise gemessen werden.

Röntgenaufnahmen der Wirbelsäule in Verbindung mit denen des Beckens erlauben eine Abschätzung der Wachstumspotenz durch Beurteilung der Beckenkammapophysen (Risser-Zeichen) und der Ringapophysen der Wirbelkörper.

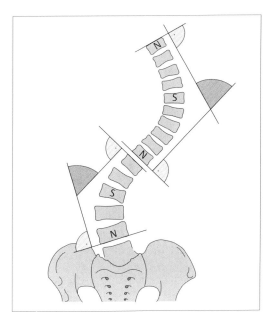

Abb. 5.**4** Bestimmung des Skoliosewinkels nach Cobb: S = Scheitelwirbel N = Neutralwirbel. Der Winkel zwischen dem Lot auf die Deckplatten der Neutralwirbel ist der Skoliosewinkel.

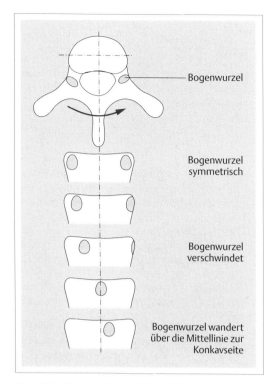

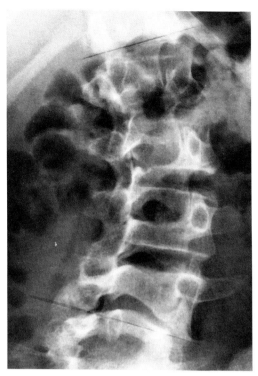

Abb. 5.**5** Die Rotation der Wirbelkörper lässt sich nach der Rotationsmessung von Nash und Moe bestimmen. Durch die Drehung der Wirbelkörper verschieben sich die Bogenwurzeln und Dornfortsätze zur Seite hin. Der Wirbelkörper wird in 6 Teile aufgeteilt, wobei das Drehen der Bogenwurzel um ein Teil ca. 15° ausmacht.

Abb. 5.**6** Röntgenbild einer Skoliose mit Verschiebung der Bogenwurzeln und Dornfortsätze zur Seite hin.

Risser hat die Reifung in 5 Stadien eingeteilt (Abb. 5.**7** und 5.**8**). Die Beckenkammapophyse verknöchert von lateral. Der Beginn der Verknöcherung (Risser I) fällt zeitlich etwa mit der Menarche und dem Höhepunkt des pubertären Wachstumsschubes zusammen. Von diesem Zeitpunkt an muss noch mit ca. 2 Jahre anhaltendem, relativ starkem Wachstum gerechnet werden (5 – 10 cm im Jahr). Im Stadium IV ist der Wachstumsschub beendet, bis zur definitiven Verknöcherung findet nur noch ein minimales Wachstum statt. Das Wachstum betrifft allerdings hauptsächlich die Wirbelsäule, während die Epiphysenfugen der Extremitäten völlig verschlossen sind. Die Wirbelsäule kann bis zum 25. Lebensjahr weiter wachsen, wobei der Längengewinn aber nur noch 1 – 2 cm beträgt. Nach Schluss der Epiphysen können Prognosen über die weitere Skelettentwicklung gemacht werden. Die Bestimmung des Skelettalters anhand der Röntgen-aufnahmen des linken Handgelenkes und des Atlas von Greulich u. Pyle ermöglichen weitere Aussagen über den Wachstumsverlauf.

Photogrammetrische Methoden, wie Moiré-Topographie und das Optimetricverfahren, können zur Verlaufsbeobachtung und zur Reihenuntersuchung mit eingesetzt werden. Eine Strahlenbelastung ist bei diesen Verfahren nicht gegeben.

Der Grad der Skoliose und der momentane Wachstumsstand sind entscheidend für die einzuschlagende Therapie (Krankengymnastik, Orthese, Elektrostimulation, Operation).

Verlauf und Prognose

Bei jeder Skoliose muss mit einer Verschlimmerung bis zum Wachstumsabschluss gerechnet werden. Als Faustregel gilt, dass die Prognose der Verkrümmung um so schlechter ist, je früher die Skoliose auftritt. Persistiert eine Skoliose von > 20° nach dem Säuglingsalter, so ist in jedem Fall

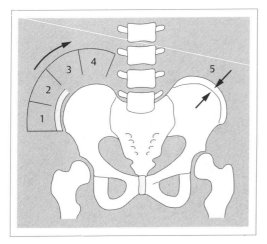

Abb. 5.**7** Das Risser-Zeichen. Die zunächst knorpelige Beckenkammapophyse verknöchert z.Z. des pubertären Wachstumsschubes von ventral (Spina iliaca anterior) nach dorsal (Spina iliaca posterior), verschmilzt dann knöchern mit dem Becken und gibt Hinweise auf das Knochenalter. Vom Erscheinen der Apophyse (Stadium 1) bis hin zum Verschmelzen der Beckenkammapophyse mit dem Becken (Stadium 5) vergehen ca. 3 Jahre.

mit einer Progredienz zu rechnen. Die stärkste Zunahme der Seitverbiegung erfolgt im pubertären Wachstumsschub.

Folgende Faktoren sind für die Prognose der Skolioseentwicklung von besonderer Bedeutung:
- Cobb-Winkel
- Alter
- Risser-Stadium
- Menarche

Tabelle 5.**2** Progredienz der idiopathischen Skoliose im Wachstumsalter – prognostisch ungünstige Faktoren

Mädchen > Jungen
prämenstruelle Phase
Risser-Zeichen 0
Doppelschwingungen > Einzelschwingung
thorakale Schwingung > lumbale Schwingung

Nach Abschluss des Wirbelsäulenwachstums ist die Verschlechterungsneigung eher gering, besteht jedoch weiter. Insbesondere bei thorakalen Skoliosen mit einem Cobb-Winkel von über 50° bei Wachstumsabschluss muss mit einem allmählichen Fortschreiten der Skoliose (0,5 – 1° jährlich) gerechnet werden (Tab. 5.2). Regelmäßige klinische und röntgenologische Kontrollen in Abständen von 3 – 6 Monaten sind notwendig, um die Behandlung gezielt zu lenken und eventuelle Verschlechterungen frühzeitig zu erkennen.

Folgeschäden der Skoliose: In schweren Fällen, insbesondere bei ausgeprägten thorakalen Skoliosen, kann es zu einer Verminderung der Herz-Lungen-Funktion mit Einschränkungen der Lebenserwartung kommen.

Darüber hinaus ergeben sich insbesondere durch die Entwicklung eines Rippenbuckels und Lendenwulstes kosmetische Beeinträchtigungen. Rückenschmerzen treten im Wesentlichen bei Patienten mit lumbalen und thorakolumbalen Skoliosen sowie bei dekompensierten Skoliosen auf. Bei Patienten mit thorakalen Skoliosen besteht meist keine oder aber eine geringgradig ausgeprägte Schmerzsymptomatik.

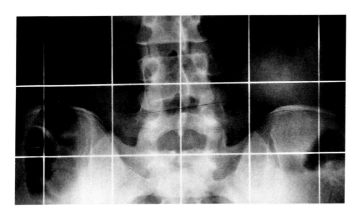

Abb. 5.**8** Röntgenbild der Beckenkämme bei einer Skoliosepatientin mit Risser-Stadium III – IV.

Mit dem Auftreten von Lähmungen ist bei idiopathischen Skoliosen nicht zu rechnen. Lähmungen treten in der Regel nur bei kongenitalen Skoliosen oder bei sekundären Skoliosen infolge eines Tumors auf.

Therapie der Skoliose

Zur Therapie der Skoliose (Tab. 5.**3**) stehen 4 Behandlungsarten zur Verfügung:
- Physiotherapie
- Korsettbehandlung
- Elektrostimulation
- Operation

Ziel der Behandlung ist es, eine Verschlechterung bis zum Wachstumsabschluss aufzuhalten, bestehende Krümmungen zu korrigieren und die erreichten Korrekturen aufrechtzuerhalten.

Der Früherkennung der Skoliose kommt eine herausragende Bedeutung zu, da sich die Mehrzahl der unbehandelten Skoliosen verschlechtert.

Die Behandlungsart der Skoliose richtet sich nach dem Alter und dem Grad der Verkrümmung.

Physiotherapie (Krümmungswinkel bis 25°): *Krankengymnastische Übungsbehandlung:* Solange der Krümmungswinkel unter 25° liegt, sind in der Regel klinische Kontrollen vor der Pubertät in jährlichem Rhythmus ausreichend. Während des pubertären Wachstumsschubes sollten die klinischen Kontrollen halbjährlich erfolgen. Bei klinischem Verdacht einer Progredienz ist die Anfertigung einer Röntgenkontrolle zu empfehlen.

Durch die Physiotherapie soll die allgemeine Haltung verbessert, die Flexibilität erhalten, die Wirbelsäulen-stabilisierende Muskulatur gekräftigt und eine Entlordosierung erreicht werden. Darüber hinaus wird eine Verbesserung der Herz- und Lungenfunktion angestrebt.

Tabelle 5.3 Therapieschema idiopathische Skoliose – Wachstumsalter

Cobb-Winkel < 25°	krankengymnastische Therapie (Vojta), Elektrostimulation (80 % nicht progredient)
Cobb-Winkel 25 – 50°	Korsettbehandlung, Krankengymnastik
Cobb-Winkel > 50° thorakale Skoliosen mit kardiopulmonaler Beeinträchtigung > 40°	Indikation zur Operation

Eine Verschlechterung der skoliotischen Seitverbiegung kann durch die Krankengymnastik allein nicht aufgehalten werden.

Korsettbehandlung (Skoliosen von 25 – 40° thorakal/50° lumbal): Bei nachgewiesener Progredienz von über 5° sowie Zunahme der strukturellen Veränderungen, wie Rotation und Torsion, ist eine Korsettbehandlung in der Regel indiziert. Die Korsettbehandlung verlangt immer eine krankengymnastisch begleitende Therapie. Sie kann die Nebenkrümmungen mobilisieren, schmerzhafte Kontrakturen lösen und die Haltung bzw. das Handling mit dem Korsett trainieren und verbessern.

Das Ziel der Korsettbehandlung ist es, die bestehende Verkrümmung so weit als möglich zu korrigieren und die erreichte Korrektur zu halten.

Folgende Wirkprinzipien liegen der Skoliosebehandlung durch Korsett zugrunde:
- Aktive oder passive Extension mittels Halsring und Redression durch seitliche Pelotten (Milwaukee-Korsett),
- Redression durch seitlichen Druck nach dem Dreipunkteprinzip (Boston-Korsett, Chêneau-Korsett), (Abb. 5.**9**).

Die Korrektur erfolgt über eingelegte, speziell angeordnete Pelotten, die jeweils am Scheitel der Kurven angreifen und korrigieren. Aufgrund einer besseren Pelottenwirkung lassen sich die lumbalen und thorakalen Skoliosen orthopädietechnisch am besten versorgen und damit am günstigsten beeinflussen. Die meisten Orthesen werden nach Gipsabdruck angefertigt. Die Zusammenarbeit zwischen Arzt und Orthopädietechniker ist in der Orthesenbehandlung besonders wichtig. Zur Überprüfung des Korrekturergebnisses muss eine Röntgenkontrolle mit angelegtem Korsett erfolgen.

Das Milwaukee-Korsett wird nur noch selten verwendet, da das Aufrichtungsprinzip im Bereich der Skoliosebehandlung gerade bei einem Krümmungswinkel von 25 – 40° keine wesentliche Bedeutung hat. Vielmehr ist die Extension bzw. die damit zusammenhängende Lordosierung nicht erwünscht, da die Skoliose primär eine Rotationslordose ist.

Je nach Skolioseform setzen wir heute in unserer Klinik überwiegend bei lumbalen Skoliosen bis Scheitelwirbel BWK 12 das Boston-Korsett oder Chêneau-Korsett ein. Eine Skoliose mit Scheitelwirbel der Hauptkrümmung zwischen

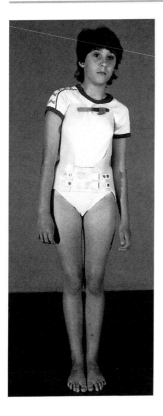

Abb. 5.**9**
Versorgung einer
S-förmigen Thorako-
lumbalskoliose
durch ein Chêneau-
Korsett.

BWK 6 und 12 versorgen wir ebenfalls mit einem hochgezogenen Boston-Korsett oder der Rotationsorthese nach Chêneau. Bei thorakalen Skoliosen mit Scheitelwinkel oberhalb des BWK 6 setzen wir das Chêneau-Korsett ein.

Besonderheiten der Korsettbehandlung: Bei der Orthesenbehandlung muss ständig die gute Passform und Positionierung bzw. Druckausrichtung der Pelotten nachgeprüft werden. Klinische Kontrollen in 3-monatigen sowie röntgenologische Kontrollen in 6-monatigen Abständen sind in der Anfangsphase der Skoliosebehandlung notwendig, um eventuelle Verschlechterungen zu erkennen. Die Progredienzbestimmung ist abhängig von dem Skoliosewinkel, der Flexibilität der Skoliosekrümmung sowie der Wachstumsprognose des Skelettsystems (Berücksichtigung des Risser-Zeichens).

Die Korsettbehandlung kann beendet werden, wenn die Wirbelsäule stabilisiert, d. h. wenn die Skolioseentwicklung abgeschlossen ist und mit einer wesentlichen Verschlechterung nicht mehr gerechnet werden muss.

Das Ablegen des Korsetts (Abschulen) erfolgt in mehreren Schritten. Zunächst wird die Orthese über Stunden, dann nach mehreren Wochen tagsüber abgelegt und nur noch nachts getragen. Ergeben die weiteren Kontrollen keine Verschlechterung mehr, wird die Orthese ganz abgelegt. Die Abschulung muss individuell erfolgen und kann gelegentlich einige Jahre dauern.

Die Korsettbehandlung kann die Progredienz aufhalten, die Skoliose jedoch auf Dauer nicht korrigieren. Voraussetzung für den Erfolg der Korsettbehandlung ist, dass das Korsett 23 Stunden am Tag tatsächlich getragen wird. Nur dann besteht die Sicherheit, dass die Skoliose so bleibt, wie sie ist. Das Korsett darf nur zur Körperhygiene, für sportliche Aktivitäten oder während der Krankengymnastik ausgezogen werden.

Dem Beginn der Behandlung sollte deshalb ein eingehendes Gespräch mit dem jugendlichen Patienten und den Eltern vorausgehen. Es muss ein dauernder ärztlicher Kontakt mit dem Patienten und den Eltern in Form von regelmäßigen Kontrollen vorhanden sein. Die Jugendlichen sollen ermutigt werden, so aktiv wie möglich zu bleiben. Man muss dafür sorgen, dass sie nicht zu Außenseitern werden, Schul- und Sportaktivitäten sollten fortgesetzt werden.

Mieder-Hormon-Therapie: In Verbindung mit der Orthese empfiehlt sich u. U. die hormonelle Wachstumsbremsung bei progressiven, idiopathischen Skoliosen. Durch die Verkürzung der Wachstumsphase, in der sich die Skoliosen besonders verschlechtern, erreicht man eine Verminderung des zu erwartenden Skoliosewinkels. Die Indikationsvoraussetzungen sind stark progrediente Skoliosen über 25° bei Kindern zwischen 10 und 14 Jahren.

Elektrostimulation: Die elektrische Stimulation der konvexseitigen Muskelgruppen soll zu deren Kontraktion führen, wodurch es zu einer Aufrichtung der Verkrümmung kommen soll.

Die Stimulation erfolgt nachts mit implantierten oder oberflächlichen Elektroden (Abb. 5.**10**). Für eine Elektrostimulation ist die Indikation und Auswahl der Patienten von besonderer Bedeutung. Es sollte sich um eine idiopathische Skoliose zwischen 15 und 25° handeln (nicht jedoch um Lähmungs- oder Missbildungsskoliosen). Der Patient muss mindestens noch ein Jahr Knochenwachstum vor sich haben und die Skoliosen müssen eine gewisse Progredienz zeigen. Neuere Untersuchungen zeigen allerdings, dass im Gegensatz zur Korsettbehandlung die Elektrostimulation den Spontanverlauf nicht wesentlich beeinflusst.

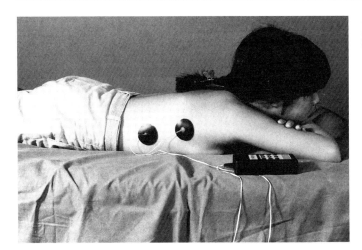

Abb. 5.**10**   12-jähriges Mädchen mit einer Skoliose von 25°, die durch Elektrostimulation behandelt wird.

Operative Korrektur (Tab. 5.4 und 5.**5**): Indikation zur operativen Korrektur bei Skoliosen über 50° nach Cobb. Die Grenze von 50° Krümmungswinkel nach Cobb ist keineswegs starr. Bei nachgewiesener Progression und in der Regel bei thorakalen Skoliosen kann auch in Fällen von 40 – 50° die Operation einer weiteren Korsettbehandlung vorgezogen werden.

Das Operationsalter sollte zwischen dem 12. und 16. Lebensjahr gewählt werden. In diesem Alter ist das Wachstum der Wirbelsäule schon weit fortgeschritten bzw. steht vor dem Abschluss. Auch die Rigidität der Kurven ist nicht so stark ausgeprägt wie zu einem späteren Zeitpunkt und

Tabelle 5.**4**   Differenzierte Operationsindikation bei kongenitalen und neuromuskulären Skoliosen

Kongenitale Skoliosen:
Frühzeitige Operation der prognostisch zweifelhaften Fälle, regelmäßige 3-monatige Kontrolle

Spina bifida:
Frühzeitige Operation bei überdurchschnittlicher Krümmungsprogredienz

Duchenne-Muskeldystrophie:
Operation bei Krümmungsprogredienz ab einem Winkel von 20° und einer Vitalkapazität über 35 % (Rollstuhlphase)

Spinale Muskelatrophie:
Operation bei Krümmungsprogredienz ab einem Winkel von 20° und einer Vitalkapazität über 35 % (Typ II) bzw. nach Verlust der Gehfähigkeit (Typ III)

Neurofibromatosis Recklinghausen:
Frühzeitige Operation bei kurzstreckigen Skoliosen mit kyphotischer Komponente

Tabelle 5.**5**   Indikationen zur operativen Therapie der idiopathischen Skoliose nach Wachstumsabschluss

Cobb-Winkel > 60°

kardiopulmonale Beeinträchtigung

konservativ therapieresistente Beschwerden

(kosmetische Aspekte [Rippenbuckel])

damit der mögliche operative Korrektureffekt größer.

Zur operativen Skoliosebehandlung sind verschiedene Operationstechniken gebräuchlich: Bei der Methode von Harrington erfolgt die Wirbelfusion von dorsal. Konkavseitig wird durch die Implantation eines entsprechenden Stabes eine Distraktion, konvexseitig eine Kompression durchgeführt (Abb. 5.**11**).

Bei der Operation nach Luque wird ein Metallstab entsprechend der gewünschten Korrektur der Skoliose und Kyphose bzw. Lordose gebogen, konvex- und konkavseitig der Wirbelsäule angelegt und auf Höhe eines jeden Segmentes durch je eine Metallschlinge über den Wirbelbogen gespannt und fixiert. Bei einer derart erreichten Fixation der Wirbelsäule ist eine postoperative äußere Schienung nicht mehr notwendig. Der Vorteil dieser Methode liegt darin, dass die damit zu erzielende ausgezeichnete Fixation der Wirbelsäule bei jüngeren, noch wachsenden Kindern ausreicht und eine Versteifungsoperation in der Regel nicht mehr notwendig ist. Damit werden auch schwer progrediente infantile und juvenile Skoliosen bereits vor dem 10. Lebensjahr der Operation zugänglich gemacht. Wegen hoher neuro-

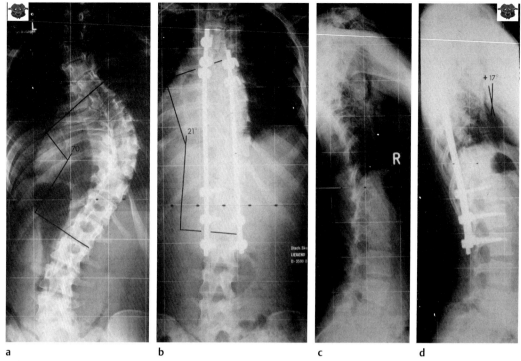

a   b   c   d

Abb. 5.**11 a – d**   Starre, idiopathische, rechtskonvexe thorakale Skoliose (King 3 *, 15 Jahre). Z. n. Korsetttherapie mit bereits starken strukturellen Veränderungen konkavseitig. Korrektur der Skoliose durch dorsale Distraktions- spondylodese mit konkavseitiger Thorakoplastik (DDS CTP). Hierdurch nahezu komplette Korrektur der Krümmung. Horizontalisierung der Endvertebra. Wiederherstellung des physiologischen Profils in der Seitansicht.

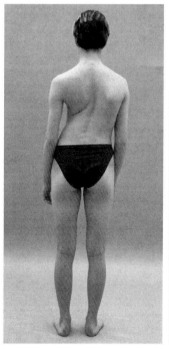

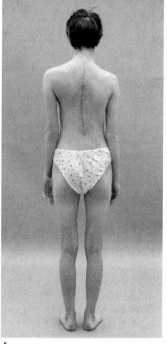

Abb. 5.**11 e – f**   Die klinischen Fotos der Patientin am 6. postoperativen Tag ergeben einen kompletten Ausgleich des konkavseitigen Rippentals und eine Wiederherstellung der normalen Körperproportionen. Der geringe Hochstand der linken Schulter entsteht durch die massive Korrektur. Es kommt zu einer kompletten spontanen Normalisierung der Schulter 14 Tage nach der Operation (S. XI, Dr. Metz-Stavenhagen).

* Die King-Klassifikation teilt die thorakalen Skoliosen in 5 Kurventypen ein und eignet sich zur Festlegung des operativen Vorgehens.

e   f

logischer Komplikationen wird dieses Verfahren in den letzten Jahren nur selten angewendet (Paraplegiker).

Es gibt eine Reihe von Skolioseformen, die vom üblichen dorsalen Zugang aus nicht korrigiert werden können. Hier bietet sich der zusätzliche vordere Zugang zur Wirbelsäule an. Die verschiedensten Verfahren wurden besonders von Dwyer und Zielke beschrieben. Der Vorteil der ventralen Verfahren beruht in der effizienteren Korrektur und kürzeren Versteifungsstrecke. Auch der Skoliosewinkel, die Kyphose, Lordose und Rotation können besser beeinflusst werden. Im Vergleich zur Harrington-Methode kann die postoperative Fixation wegen des rascheren Durchbaus der intervertebralen Versteifung kürzer gehalten werden.

Anfang der 80er-Jahre wurde von Cotrell und Dubousset ein Instrumentarium entwickelt, das neue Elemente in die operative Behandlung von Skoliosen einbrachte. Auch dieses Korrekturverfahren wird von dorsal, ähnlich der Harrington-Methode, durchgeführt. Wie bei der vorderen Versteifungsoperation wird eine gute Korrektur der Skoliose, Kyphose, Lordose und Rotation erreicht. Das System erlaubt eine dreidimensionale Krümmungskorrektur und eine stabile Fixation durch eine Rahmenkonstruktion.

Ein ventrales Verfahren muss gewählt werden, wenn Defekte der dorsalen Wirbelelemente vorliegen (Meningomyelozele, Zustand nach Laminektomie). Eine Erhöhung der Stabilität ist zu erreichen, wenn man ventrale und dorsale Operationsverfahren kombiniert. Dies bietet sich insbesondere bei Lähmungsskoliosen an.

Nachbehandlung: Zunächst erfolgt die Nachbehandlung meist durch eine Gipsruhigstellung. Nach einigen Tagen wird ein Gipskorsett angelegt, bei angelegtem Korsett wird der Patient mobilisiert. Nach 6–8 Wochen schließt sich dann eine Orthesenbehandlung für mindestens ein Jahr an.

Komplikationen der Skolioseoperationen
Frühkomplikationen:
– Neurologische Schäden sind bei idiopathischen Skoliosen selten. Zur Vermeidung neurologischer Komplikationen ist ein intraoperatives Monitoring wichtig. Während der Operation sollte die Ableitung von sensomotorischen und motorischen Potentialen erfolgen. Alternativ, z.T. zusätzlich wird ein intraoperativer Aufwachtest durchgeführt.

– Lokale oder generalisierte Infektionen liegen im Rahmen der bei großen Operationen statistisch festgestellten Wahrscheinlichkeit.
– Pneumothorax oder Thoraxerguss kommen häufiger nach ventralen Operationen und Rippenbuckelresektionen vor.

Spätkomplikationen:
– Bei gestörter knöcherner Konsolidierung der versteiften Wirbelsäulenabschnitte (Pseudarthrose) kann es zu einem starken Korrekturverlust kommen. Nicht selten führt dies zu einem Materialbruch (Stabbruch). Trotz verbesserten Materials und optimierten Operationsverfahren ist ein Korrekturverlust in den ersten Jahren eine häufige, meist tolerable Komplikation.
– Die postoperative Dekompensation der Wirbelsäule, vermutlich durch Verstärkung der lumbalen Gegenkrümmung beim Durchführen des Derotationsmanövers im BWS-Bereich, stellt ein besonderes Problem dar.
– Der Verlust der lumbalen Lordose, insbesondere bei ventralen Verfahren, ist ebenfalls eine technische Komplikation.
– Ein sogenanntes „Crankshaft-Phänomen" kann im Anschluss an eine Operation von jungen Patienten auftreten, bei denen eine Fusion vor dem Erscheinen der Beckenkammapophyse (Risser 1) durchgeführt wurde. Hier kommt es aufgrund des weiteren Wachstums der Wirbelkörper zu einer zunehmenden Rotation mit begleitendem Korrekturverlust. Bei einer Operation vor dem Erscheinen der Beckenkammapophyse sollte deshalb immer eine ventrale mit einer dorsalen Spondylodese kombiniert werden.
– Skolioseoperationen tiefer als L3 entwickeln nicht selten Rückenschmerzen. Patienten mit tiefer lumbaler Skoliose ohne Operation haben allerdings ebenfalls ein erhöhtes Risiko für spätere Rückenbeschwerden. Kongenitale und neurogen bedingte Skoliosen sowie Skoliosen aufgrund von Systemerkrankungen erfordern einen operativen Eingriff meist schon im frühen Kindesalter. Eine besondere Problematik dieser Skolioseformen ist darin zu sehen, dass eine Verschlechterung durch eine Korsettbehandlung nicht aufgehalten werden kann. Darüber hinaus sind operative Korrekturmaßnahmen nach Wachstumsabschluss mit einem höheren neurologischen Risiko verbunden. Das erreichbare Korrekturergeb-

nis ist vor allem im Vergleich mit idiopathischen Skoliosen unbefriedigend. Bei der operativen Korrektur einer kongenitalen Skoliose muss eine Diastematomyelie und Syringomyelie (Spornbildung im Rückenmark) ausgeschlossen werden. Zur Verbesserung des Korrekturergebnisses und zur Verminderung der Gefahr einer intraoperativen neurologischen Schädigung ist eine präoperative Streckung der Wirbelsäule angezeigt. Bei rigiden Kurven über 80° kann dadurch eine gewisse Mobilität der Skoliosen erreicht werden. Hierzu bieten sich Streckverfahren nach Cotrell, die Halo-Schwerkraft-Methode oder das Halo-Pelvic-System an.

Sportliche Belastungsfähigkeit bei Skoliosen: Die Sportbelastungsfähigkeit hängt von der Ursache sowie dem Ausmaß der Seitverbiegung und dadurch eventuell bedingter Einschränkungen in der Leistungsfunktion ab. Besonders in der Präpubertät, in der sich die Skoliosen stark verschlechtern können (im Alter zwischen 12 und 15 Jahren) verbietet sich jeglicher Leistungssport, insbesondere Sportarten wie Kunstturnen, Trampolin, Delphinschwimmen, Ringen, Rennradfahren. Es ist wichtig, dass Übungen, die eine Stauchung auf die Wirbelsäule ausüben, unterbleiben. Sportarten, die die Koordination fördern, wie (Rücken)-Schwimmen und gewisse Gymnastikübungen, sind zu empfehlen. Das Dressurreiten ist als Koordinationsschulung günstig. Wenn möglich, sollte jedoch die sportliche Betätigung ohne Korsett betrieben werden.

Die sportliche Belastungsfähigkeit im Anschluss an eine operative Skoliosetherapie ist vom Ausmaß der Versteifung abhängig. Insbesondere ist die Sportfähigkeit bzw. die Leistung gemindert, wenn die Versteifung unterhalb des 3. Lendenwirbelkörpers durchgeführt wurde und die Wirbelsäule in diesem Bezirk nicht horizontal eingestellt ist. Alle oberhalb davon liegenden Versteifungen erlauben Sportarten, die nicht mit einer zu starken axialen Belastung einhergehen bzw. stark verletzungsgefährdend sind.

Bandscheibenverkalkungen

Ätiologisch handelt es sich um eine spontan oder als Unfallfolge auftretende Verkalkung der Bandscheibe. Zu 90 % sind diese Veränderungen in der Halswirbelsäule zu finden.

Klinik: Symptome wie Muskelverhärtungen, Schiefhals, lokaler Schmerz und leicht erhöhtes Fieber treten vorübergehend auf. Laborveränderungen zeigen sich in der Regel nicht.

Röntgen: Röntgenologisch findet sich eine flockenartige Verkalkung innerhalb der Bandscheibe. Diese Veränderungen verschwinden meist innerhalb von 2 – 3 Monaten.

Therapie: Milde Schmerzmittel und ggf. die Verordnung einer Halskrawatte führen schnell zu einer Besserung der Beschwerden.

Vertebra plana (Calvé)

Definition: Bei der Vertebra plana handelt es sich um einen totalen Zusammenbruch eines oder mehrerer Wirbelkörper. Der Wirbelbogen und die Wirbelfortsätze sind nicht betroffen. Ätiologisch wird eine aseptische Nekrose analog dem Morbus Perthes angenommen. Aber auch das alleinige Vorkommen der Vertebra plana in Verbindung mit einem eosinophilen Granulom wird gelegentlich gesehen.

Klinik: Belastungsschmerz, frühe Ermüdbarkeit und Haltungsschwäche sind die ersten Zeichen der Vertebra plana. Späterhin kommen lokaler Druck- und Klopfschmerz sowie gelegentlich eine Gibbusbildung hinzu.

Röntgen: Im Anfangsstadium ist eine Sklerosierung des Knochenkerns erkennbar, dann kommt es zum Zusammenbruch des Wirbelkörpers, darauf folgt in den meisten Fällen ein Wiederaufbau des Wirbelkörpers in anatomisch normaler Form (typischer phasenhafter Verlauf der aseptischen Knochennekrose).

Therapie: Das Ziel der Behandlung ist es, eine ausgeprägtere Gibbusbildung der Wirbelsäule zu vermeiden. Durch eine Ruhigstellung im Gips oder durch ein Korsett kommt es in der Regel zum Wiederaufbau des Wirbelkörpers ohne statische und funktionelle Probleme.

Differenzialdiagnosen: Spondylitis tuberculosa, eosinophiles Granulom, Morbus Scheuermann, Ewing-Sarkom, Kompressionsfraktur, Osteoidosteom, leukämische Knocheninfiltration.

Schiefhals (Tortikollis)

Definition: Unter einem Schiefhals versteht man jede konstante Seitneigung und Fehlrotation des Kopfes und des Halses aufgrund angeborener oder erworbener Störungen (Tab. 5.**6**).

Der Schiefhals ist ein häufiges klinisches Symptom, welches bei den verschiedensten Erkrankungen auftritt. Bei einem Schiefhals, der nach der Geburt auffällt, handelt es sich meist um einen muskulär bedingten Schiefhals (DD sogenanntes KISS-Syndrom). Bei den Kopfgelenk-induzierten Symmetrie-Störungen (KISS) handelt es sich um schmerzhafte Verspannungen des oberen Halses bei Kleinkindern. Durch spezielle Maßnahmen soll die Beweglichkeit der einzelnen Segmente der (Hals-)Wirbelsäule verbessert werden. Wo vorher keine oder keine ausreichende Bewegung möglich war, z.B. bei nicht organisch bedingter Schiefhalsstellung, soll nach solch einer Manualtherapie der volle und symmetrische Umfang der Bewegung wiedergegeben werden. Durch die dann wiedergewonnene Harmoniebewegung soll die Haltung entspannter und weicher werden.

Muskulärer Schiefhals

Definition: Einseitige Verkürzung des M. sternocleidomastoideus, die zu einer Neigung des Kopfes zur erkrankten Seite und Rotation zur Gegenseite führt (Abb. 5.**12**).

Ätiologie: Als Ursache werden geburtstraumatische, okuläre (Strabismus), intrauterine Fehllagerungen, genetische Einflüsse und exogene Faktoren diskutiert. Ein multifaktorielles Geschehen ist wahrscheinlich. Der muskuläre Schiefhals ist häufig mit einer Steißlage assoziiert. Mikroskopisch zeigt sich eine Fibrose der Muskulatur, wie sie nach einer Nekrose auftreten kann. Ein Schiefhals tritt häufig mit anderen kongenitalen Anomalien auf, beispielsweise der kongenitalen Hüftdysplasie oder dem Klumpfuß.

Klinik: Bei 3 von 4 Kindern findet sich die Läsion auf der rechten Seite, bei 20% zeigt sich zusätzlich eine angeborene Hüftdysplasie. Anfänglich ist ein Muskelknoten im Sternokleidomastoideus-Verlauf oberhalb des Schlüsselbeines zu tasten, der nach einigen Wochen verschwindet (Kopfnicker-

Angeboren:	Neurologisch (lähmungsbedingt):	Tabelle 5.**6** Differenzialdiagnose des Schiefhalses
muskulär	Augendysfunktionen	
Klippel-Feil-Syndrom	Syringomyelie	
Basilar-Impression	Rückenmark- und Kleinhirntumoren	
Atlantookzipitalfusion	infantile Zerebralparese	
Pterygium colli	Poliomyelitis	
Densanomalien		
angeborene Fehlbildungen von Wirbelkörpern		
Entzündlich:	**Traumatisch:**	
Lymphadenitis	Frakturen	
rheumatoide juvenile Arthritis (Morbus Bechterew)	Luxationen	
Retropharyngealabszess	Wirbelgelenksblockierungen	
Grisel-Syndrom	Zervikalsyndrom	
Wirbelkörperosteomyelitis		
Diszitis		

Sonstiges:
Tumoren, Bandscheibenverkalkungen, Narben (Verbrennungen, Verbrühungen)
Myositis ossificans
Schräglage-Deformität
Abszess
hysterisch
Meningitis, Enzephalitis
Meningismus (in Verbindung mit Infektionskrankheiten im Kindesalter, wie Pneumonie, Otitis media, Tonsillitis, Mumps etc.)
intrakranielle Blutung

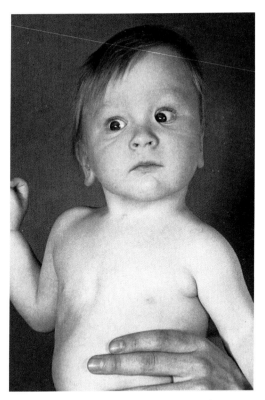

Abb. 5.**12** Muskulärer Schiefhals rechts im Alter von 2 Jahren mit Gesichtsasymmetrie.

hämatom). Danach ist nur noch die strangartige Verhärtung des Muskels zu finden. Der Kopf des Kindes ist zur Seite des verkürzten Muskels geneigt und zur Gegenseite rotiert. Es entwickelt sich zusätzlich eine mehr oder weniger starke Asymmetrie des Gesichtes.

Röntgen: Um eine knöchern bedingte Schiefhalsstellung auszuschließen, sollte eine a.-p. und seitliche Röntgenaufnahme der HWS, mit besonderer Beachtung der Atlantookzipital- und Atlantoaxialregion angefertigt werden. Da wegen der Schiefhalsstellung des Kopfes die ossären Strukturen von der Standortebene oft nicht optimal zu beurteilen sind, ist ggf. zur genaueren Beurteilung einer knöchern bedingten Fehlhaltung eine Tomographie oder Kernspintomographie zusätzlich erforderlich.

Therapie: Generell kommt folgendes Therapieregime des muskulären Schiefhalses in Frage:
- Physiotherapie
- Orthesen

- Gipsfixation
- operative distale und/oder proximale Tenotomie des M. sternocleidomastoideus

Wichtig ist bei muskulär bedingter Schiefhalsstellung die krankengymnastische Vorbehandlung auf neurophysiologischer Basis (Vojta). Der Kopf wird zur Gegenseitenrichtung der Schulter geneigt, das Kind zur kranken Seite gedreht. Die Übungen sollten sanft und mehrmals am Tag durchgeführt werden. Als weitere Möglichkeiten bieten sich an, das Kinderbett bzw. die Spielsachen so zu stellen, dass beim Erreichen dieser Dinge oder beim Blick zur Mutter der Kopf zur gesunden Seite bewegt werden muss.

Falls eine ausreichende Korrektur bis zum Ende des 1. Lebensjahres nicht erreicht wird, ist ein chirurgisches Vorgehen in Betracht zu ziehen. Gewöhnlich wird die Sehne des M. sternocleidomastoideus offen am Ursprung und Ansatzbereich (hinter dem Warzenfortsatz und am Schlüssel- und Brustbein) durchtrennt. Bei schweren Fällen empfiehlt sich zusätzlich die Halsfaszie mit einzukerben. Postoperativ wird mit einer speziellen Halskrawatte ein frühfunktionelles Übungsprogramm eingeleitet.

Komplikationen: Sehr selten kann es zu Schädigungen des N. facialis und/oder des N. accessorius oder Gefäßverletzungen kommen.

Prognose: Falls die Deformität nicht frühzeitig behandelt wird, kommt es zu zunehmenden Kontrakturen, nicht nur im Bereich des M. sternocleidomastoideus, sondern auch der umgebenden Weichteile, und zur Entwicklung einer Gesichtsasymmetrie, der sogenannten Gesichtsskoliose. Kompensatorisch entwickelt sich zusätzlich eine skoliotische Gegenkrümmung der Brustwirbelsäule.

Je früher die Aufdehnung bzw. operative Korrektur vollzogen wird, um so größer ist die Wahrscheinlichkeit, dass sich die Asymmetrie im Gesichtsbereich zurückentwickelt. Die Skoliosen der Hals- und Brustwirbelsäule bessern sich meist nach durchgeführter Schiefhalskorrektur.

Akuter Schiefhals bei Zervikalsyndrom

Differenzialdiagnosen: Ein akuter Schiefhals (sekundärer Schiefhals) kann, vorwiegend bei Jugendlichen und jüngeren Erwachsenen, durch ein Zervikalsyndrom verursacht sein. Bei noch großer Mobilität der Halswirbelsäule führen Bandscheibengewebeverschiebungen zu Nervenirritationen im hinteren Längsband. Reflektorisch kommt es dann zur Schiefhalsstellung und Bewegungseinschränkung.

Anamnestisch sind die Angaben meist uncharakteristisch. Durch unkoordinierte oder ruckartige Drehbewegungen beim Herumtoben oder während des Sports kann es zur plötzlichen Schiefhalsstellung kommen. Gelegentlich findet sich aber auch morgens beim Aufstehen ein akuter Schiefhals.

Klinisch findet sich oft eine einseitige Schiefhalsstellung mit Anspannung der Nacken-Schulter-Muskulatur und deutlicher Bewegungseinschränkung. Schmerzen sind kaum vorhanden. Neurologische Symptome fehlen. Röntgenologisch sind pathologische Veränderungen nicht zu objektivieren.

Therapie: Durch Extension der Halswirbelsäule in Richtung der Schonhaltung ist oft schon eine Besserung der Symptome und auch differenzialdiagnostische Abklärung gegenüber den anderen Schiefhalsstellungen zu erreichen. Die meisten akuten Fälle lassen sich mit Wärme, schmerzstillenden und muskelentspannenden Medikamenten und einer vorübergehenden Ruhigstellung der Halswirbelsäule durch eine Halskrawatte schnell bessern. Bei Blockierungen bietet sich evtl. auch ein manualtherapeutisches Vorgehen an.

Unfallbedingter Schiefhals

Der unfallbedingte Schiefhals ist wesentlich seltener. Durch Unfälle und Sportverletzungen kann es zu Frakturen und Luxationen (Subluxationen) besonders der oberen Halswirbelsäule mit nachfolgender Schiefhalsstellung kommen.

Röntgen: Röntgenübersichtsaufnahmen der Halswirbelsäule in 2 Ebenen, ggf. Spezialaufnahme des Dens, Kernspintomographie und Computertomographie.

Therapie: Je nach Verletzung ist eine Extensionsbehandlung, Gipsruhigstellung und/oder ein operatives Vorgehen erforderlich.

Schiefhals als Begleitphänomen

Bei einer bakteriellen oder viralen Infektion des oberen Respirationstraktes, nach einer Mittelohrentzündung, geschwollenen Halslymphknoten, einer Otitis interna oder externa sowie einer Pharyngitis kann begleitend eine schmerzhafte Schiefhalsstellung auftreten.

Wird der Entzündungsprozess auf lymphatischen Wegen fortgeleitet, kann es zur Erweichung und Lockerung der Kapsel-Band-Strukturen im Bereich der beiden oberen Halswirbelkörper (Atlas, Axis) kommen. Daraus kann sich eine Atlantoaxialdislokation mit Verdrehung und Verkippung der Wirbelkörper zueinander (Grisel-Syndrom) entwickeln. Meist sind Kinder betroffen, die jünger als 13 Jahre sind.

Schiefhals bei rheumatischen Erkrankungen

Bei etwa 25 % aller Kinder mit juveniler rheumatoider Arthritis oder HLA-B27-positiver Spondylarthritis zeigt sich als Erstmanifestation eine Beteiligung der Halswirbelsäule. Schiefhals und Bewegungseinschränkungen der Halswirbelsäule sind zunächst die einzigen Zeichen. Besonders wenn andere Hinweise auf eine juvenile rheumatoide Arthritis fehlen, wie z. B. ein peripherer Gelenkbefall, besteht die Gefahr, dies zu übersehen und eventuell falsche therapeutische Wege zu bestreiten. Auch hier kommt es aufgrund der entzündlichen Prozesse zu einer Lockerung der Atlanto-Axial-Region mit Zerstörung des Lig. transversum, welches das Halteband des Dens axis darstellt.

Röntgen: Röntgenologisch lässt sich die obere Halswirbelsäule am besten durch ein Computertomogramm beurteilen, da die röntgenologischen Veränderungen gerade in der Anfangsphase sehr diskret und schwer beurteilbar sind. Eine Lockerung lässt sich durch vorsichtig ausgeführte Funktionsaufnahmen zeigen. Im Röntgenseitbild fällt meist eine erhöhte atlantodentale Distanz auf.

Therapie: Die Behandlung der Schiefhalsstellung erfolgt im Rahmen der allgemeinen Therapie der juvenilen Arthritis, kombiniert medikamentös und rehabilitativ. Eine vorübergehende Ruhigstellung der Halswirbelsäule durch eine Orthese ist oft zur Schmerzreduzierung angezeigt. Bei zunehmender Instabilität der oberen Halswirbelsäule sind operative Maßnahmen notwendig.

Schiefhals bei angeborenen Fehlentwicklungen

Der Schiefhals durch eine angeborene Fehlentwicklung ist ebenfalls eine wichtige Differenzialdiagnose. Asymmetrische Wirbelkörperverschmelzungen, eine einseitige Dysplasie der Gelenkflächen des Axis, zervikale Spaltwirbelbildungen und Anomalien des atlanto-axialen Übergangsbereiches führten hier zu einem knöchern fixierten Schiefhals.

Hypo- oder Aplasien der hinteren Bögen rufen atlantoaxiale Instabilitäten hervor mit Muskelschwächen oder gar Paraplegien, ähnlich wie bei der progredienten Kyphoskoliose.

Klinik: Neben der bestehenden Schiefhalsstellung zeigt sich häufig ein Hinterhauptkopfschmerz, seltener finden sich Schwindelanfälle, Migräne und Lähmungserscheinungen.

Bildgebende Diagnostik: Röntgenaufnahme der HWS, Kernspintomographie, Computertomographie.

Therapie: Die Behandlung dieser Fehlentwicklungen ist schwierig. Oft sind operative Maßnahmen, gelegentlich auch eine okzipitozervikale Arthrodese notwendig, um einer Verschlechterung vorzubeugen.

Weitere Schiefhalsursachen

Weitere Ursachen für Schiefhalsstellungen sind Augenerkrankungen mit Teillähmungen der Augenmuskeln sowie entzündliche Erkrankungen der Ohren mit reflektorischer Schiefhalsstellung des Kopfes zur Schmerzseite hin, ein Tumor im Bereich der HWS und eine einseitige Schwerhörigkeit (Tab. 5.6).

Erkrankungen der Atlantookzipitalregion

Erkrankungen der Atlantookzipitalregion lassen sich in stabile und instabile Veränderungen trennen, wobei die Letzteren die Gefahr von Rückenmarksverletzungen in sich bergen.

Ätiologie: Eine Hypoplasie oder Aplasie des hinteren Atlasbogens und eine angeborene Verschmelzung des Atlantookzipital- und Atlantoaxialgelenkes führen zu einer Einschränkung der Rotationsbewegung. Eine partielle oder komplette Fusion des Atlasses zur Basis des Okziputs wird als Okzipitalisation bezeichnet.

Instabilitäten der oberen Halswirbelsäule können auch durch angeborene Veränderungen des Dens axis bedingt sein. Der Dens kann hypoplastisch sein oder gar fehlen. Beim Zwergwuchs, bei Mukopolysaccharidosen sowie Spondyloepiphysialdysplasien ist mit einer hohen Inzidenz von Densanomalien zu rechnen.

Atlantookzipitalsubluxationen können auch durch fortgeleitete Infektionen im oberen Respirationstrakt entstehen.

Beim Down-Syndrom findet sich in etwa 20 % eine ausgeprägtere Instabilität der ersten beiden Halswirbelkörper (HWK) – Atlas und Axis.

Klinik: Bei der partiellen Fusion der Atlantookzipitalregion zeigen die betroffenen Patienten einen Schiefhals, kurzen Nacken mit tiefer Haargrenze und eine eingeschränkte Beweglichkeit, ähnlich wie beim Klippel-Feil-Syndrom. Die Fusion zur Schädelbasis verursacht eine vermehrte Belastung im Bereich der HWK 1 und 2 sowie eine potentielle Instabilität, insbesondere wenn zusätzlich noch eine Fusion von HWK 2 und HWK 3 besteht. Der Dens axis kann nach vorne in das Rückenmark eintreten, oder der hintere Ring von HWK 1 bewegt sich nach ventral und führt ebenfalls zu Rückenmarksverletzungen. Unspezifische Symptome, wie Müdigkeit, Kopfschmerz, Schwindel, häufiges Fallen und Nichtlaufenwollen, deuten auf eine zunehmende neurologische Symptomatik durch Beeinträchtigung der vorderen und hinteren Rückenmarkstrukturen bei Instabilität der oberen Halswirbelsäulensegmente hin.

Röntgen: Wachstumsbedingt muss berücksichtigt werden, dass bei allen Kindern unter 2 Jahren der Dens durch ein breites, knorpeliges Band vom Körper des Axis getrennt ist (rudimentäre Bandscheibe). Eine komplette Fusion ist erst nach dem 5. Lebensjahr zu erwarten. Zur radiologischen Diagnostik sollte eine a.-p. und seitliche Röntgenaufnahme mit besonderer Beachtung der Atlantookzipital- und Atlantoaxialregion angefertigt werden. Zur genauen Beurteilung einer knöchern bedingten Fehlhaltung ist eine Kernspin- und ggf. Computertomographie angezeigt.

Therapie: Bei Fehlentwicklungen der oberen Halswirbelsäule mit Instabilität ist immer eine chirurgische Fusion zu erwägen, auch wenn noch keine neurologischen Symptome vorliegen. Bei der Diagnose Subluxation der oberen Halswirbelkörper ist zu berücksichtigen, dass im Kindesalter in diesem Bereich eine gewisse physiologische Instabilität vorherrscht. Infolge lockerer intervertebraler

Ligamente, erhöhter Band- sowie Bandscheiben-elastizität und der relativ horizontal stehenden Wirbelgelenkflächen besteht bei Kindern eine Hypermobilität der Halswirbelsäule. Es handelt sich um eine sogenannte Pseudosubluxation, besonders der Segmente C1 bis C4. Die Hinterkantenverschiebung kann bis 5 mm betragen. Sie bildet sich bei Dorsalflexion zurück. Etwa 50 % aller Kinder unter 8 Jahren zeigen dieses Bild. Zum Wachstumsende hin lassen sich die Veränderungen nicht mehr nachweisen.

Klippel-Feil-Syndrom

Definition

Das Klippel-Feil-Syndrom entwickelt sich aus Segmentationsstörungen der Halswirbelsäule während der Embryonalentwicklung. Einzelne Wirbel sind teilweise oder ganz verschmolzen (Blockwirbel). Begleitmissbildungen des Skeletts sind häufig: Schulterblatthochstand, Halsrippen, Schädelbasisanomalien und Bogenschlussstörungen. Es finden sich auch Veränderungen des Urogenitaltraktes, des kardiopulmonalen und nervösen Systems (Arnold-Chiari-Syndrom).

Klinik und Diagnostik

Tiefer Haaransatz, kurzer Nacken und erhebliche Bewegungseinschränkungen der Halswirbelsäule mit Schiefhalsstellung bei asymmetrischer Wirbelkörperverschmelzung, sind die klassischen Zeichen. – Spätkomplikationen sind Kyphosen und thorakozervikale Skoliosen distal der Wirbelsynostosen und Lähmungen (spastische Lähmungen, Syringomyelie).

Für die genaue Diagnose ist das **Röntgenbild(er)** wichtig. Das symmetrische oder asymmetrische Verschmelzen zweier oder mehrerer Wirbelkörper, eventuelle Bogenschlussstörungen, Hochstand des oder der Schulterblätter und Halsrippen sind die häufigsten Röntgenbefunde.

Therapie

Eine kausale Therapie ist nicht möglich. Zusätzliche Deformitäten und Missbildungen des Skelettsystems, wie Kontrakturen, Skoliosen, Kyphosen und Schulterblatthochstand, sollten, wenn notwendig, operativ behandelt werden.

Spondylolyse und Spondylolisthesis

Definition

Als Spondylolyse bezeichnet man eine Spaltbildung der Pars interarticularis am Wirbelbogen (Vorstufe, die das Ventralgleiten des Wirbelkörpers begünstigt). Unter einer Spondylolisthese (Tab. 5.**7** und 5.**8**) versteht man das Abgleiten eines Wirbelkörpers auf dem darunter liegenden nach vorn, mit eventueller zusätzlicher Verkippung im Sinne einer Kyphose (Abb. 5.**13**).

Ätiologie

Hier sind folgende Faktoren von Bedeutung
- mechanische Überbeanspruchung
- genetische Determination

Mit Ausnahme einiger weniger Fälle im unteren Halswirbelsäulenbereich sind Spondylolysen und Spondylolisthesen ausschließlich Veränderungen der LWS. Bei Kindern und Jugendlichen besteht eine Bevorzugung des 5. Lendenwirbels. Nach Brocher ist eine angeborene Bogendysplasie pathogenetisch für eine Spondylolyse. Betroffen sind besonders die Zwischengelenkstücke des Wirbelbogens mit Verschmälerung, Ausziehung und Strukturveränderungen, die fakultativ zu Spaltbildungen führen können.

Tabelle 5.**7** Klassifikation der Spondylolisthese

Dysplastisch:	Kongenitale Fehlbildungen der Sakrumoberfläche (S-Form) und/oder der Bodenplatte LWK 5 (Trapezform). Ein Defekt der Pars interarticularis liegt nicht vor.
Isthmisch:	Defekt im Bereich der Pars interarticularis. 3 Formen werden unterschieden: – Stressfraktur der Pars interarticularis – Elongation der Pars interarticularis – akute Fraktur der Pars interarticularis
Degenerativ:	Verschleißbedingte intersegmentale Instabilität.
Traumatisch:	Frakturen im Bereich des Wirbelbogens.
Pathologisch:	Generalisierte oder lokalisierte Knochenerkrankungen mit struktureller Schwächung der Knochensubstanz.

Tabelle 5.8   Spondylolisthese – prognostisch ungünstige Faktoren

Klinisch:
Hauptwachtumsphasen (Lebensalter 9 – 15 Jahre)
Mädchen > Jungen

Radiologisch:
dysplastische Form der Spondylolisthese
kuppelförmiges Sakralplateau
trapezförmiger LWK 5 (nach dorsal eingedellte
   Bodenplatte)
Grad III und IV nach Meyerding
Instabilität (Funktionsaufnahmen)

Neben einer mechanischen Überbeanspruchung mit lumbaler Hyperextension (z. B. beim Kunstturnen im Wachstumsalter) spielen auch genetische Faktoren eine wesentliche Rolle. Bei Eskimos findet man zum Beispiel eine erhöhte Prävalenz (mehr als 50% gegenüber der weißen Bevölkerung von 6,4%).

Klinik

Nach Zippel sind nur 3 – 10% aller Spondylolysen klinisch relevant. Nur wenige Patienten mit einer Spondylolyse werden in der Regel symptomatisch. Bei bestehender Spondylolisthesis kann der Gleitprozess bis zum frühen Erwachsenenalter symptomlos fortschreiten. Im Extremfall kippt der 5. Lendenwirbel über die Vorderkante des Kreuzbeines in das kleine Becken ab (Spondyloptose).

Ein Drittel der klinisch und röntgenologisch manifesten Spondylolisthesen findet sich im Alter unter 20 Jahren. Vor dem 6. Lebensjahr treten in der Regel keine Beschwerden auf. Die Spondylolyse ist vor diesem Alter meist ein Zufallsbefund. Eine Haltungsschwäche und frühe Ermüdungserscheinungen nach Belastung sowie eine auffällige Lordosierung der Lendenwirbelsäule deuten auf eine mögliche Spondylolyse bzw. Spondylolisthese hin. Darüber hinaus klagen die Patienten meist über lumbale Rückenschmerzen, welche überwiegend tagsüber sowie nach langem Sitzen oder Stehen auftreten und sich typischerweise bewegungsabhängig äußern (insbesondere Reklinationsbewegungen werden als schmerzhaft empfunden).

Klinische Zeichen bei Spondylolyse und Spondylolisthesis:
- hohlrunder Rücken
- verspannte Rückenmuskulatur
- Stufe in der Dornfortsatzreihe (Sprungschanzen-Phänomen)

- radikuläre Schmerzen im Bein (selten)
- Hüft-Lenden-Strecksteife (bei Kindern)

Bei fixierter Lendenlordose ist der Gang kleinschrittig und steif mit gebeugten Kniegelenken. Bei ausstrahlenden Schmerzen in beide Hüften müssen differenzialdiagnostisch Hüftgelenkserkrankungen ausgeschlossen werden (Koxitis, Hüpftdysplasie, Morbus Perthes).

Röntgen: Eine Sicherung der Diagnose ist nur durch eine Röntgenuntersuchung möglich. Neben der Aufnahme im a.-p. und seitlichen Strahlengang sind Schrägaufnahmen notwendig, die die Interartikularportion eindeutig beurteilen lassen. Zusätzlich sind Funktionsaufnahmen zur differenzialdiagnostischen Abklärung einer Instabilität, bei nicht ganz klaren Befunden eine Kernspintomographie und selten eine Myelographie erforderlich. In mehr als 95% liegt eine so genannte isthmische Spondylolyse des Segments L5 vor. In der Folge kann es hier zu einem Wirbelgleiten zwischen L5 und S1 kommen. Die im späteren Erwachsenenalter vorkommende degenerative Spondylolisthesis hingegen betrifft meist das Segment L4/L5.

Einteilung: Meyerding hat der Länge des Gleitweges 4 Stadien des Abrutsches zugeordnet, wobei das 4. Stadium der Spondyloptose entspricht (Abb. 5.13).

Spontanverlauf: Meist bleiben Spondylolysen zeitlebens asymptomatisch. Je später die Veränderung im Wachstumsalter auftritt, desto geringer ist die zu erwartende Verschiebung nach dem Wachstumsabschluss. Nach Abschluss des Wachstums ist mit einer Zunahme des Gleitprozesses immer weniger zu rechnen. Als Folge der Spondylolyse entwickelt sich gelegentlich eine (meist lumbale) Skoliose.

Mögliche *Begleiterkrankungen* bei Spondylolyse und Spondylolisthesis: Selten finden sich Begleitveränderungen angeborener Skelettanomalien wie beispielsweise Luxationshüften, Coxa vara, Klumpfüße, Osteogenesis imperfecta, Marfan-Syndrom oder recht häufig assoziierte Wirbelbogenspalten (Bogenschlussstörungen).

Therapie (Tab. 5.9)

Bei symptomatischen Patienten stehen folgende therapeutische Möglichkeiten zur Verfügung:
- konservative Therapie (Physiotherapie)
- Korsett- bzw. Gipsbehandlung
- Operation

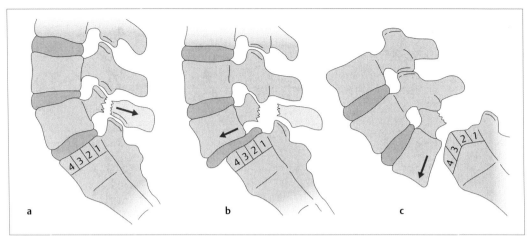

Abb. 5.13 Wirbelgleiten (Einleitung nach Meyerding in 4 Stadien):
a Spondylolyse: Meist am 5. Lendenwirbelkörper zeigt sich dieser Wirbelbogendefekt in der Interartikularportion symptomlos, häufig ein Zufallsbefund.

b Spondylolisthesis: Ein Wirbelkörper ist abgeglitten, hinterer Bogenanteil und Dornfortsatz bleiben zurück.
c Spondyloptose: Die Wirbelsäule ist vom Sakrum abgeglitten, dieser Vorgang kommt wieder zum Stillstand und stabilisiert sich meistens.

Bei symptomatischen Patienten steht an erster Stelle der Behandlung ein intensives physiotherapeutisches Therapieregime mit gezielter Krankengymnastik (isometrisches Training der Bauch- und Rückenmuskulatur mit dem Ziel der Entlordosierung). Begleitend kann eine Gipsbehandlung oder die Anwendung eines Stützkorsettes mit dem Ziel der Stabilisierung und der damit verbundenen Schmerzreduktion sinnvoll sein. Das Korsett soll geringgradig entlordosierend wirken.

Operative Behandlung: Aufgrund des häufig asymptomatischen Verlaufes der Spondylolyse ist die Operationsindikation zurückhaltend zu stellen (Tab. 5.9).

Wenn trotz langzeitiger konservativer Therapie weiterhin hartnäckige belastungsabhängige Schmerzen bestehen, eine Progredienz des Wirbelgleitens mit Instabilität beobachtet wird oder eine radikuläre Schmerzsymptomatik auftritt, ist eine operative Behandlung auch bereits im Kindes- oder Jugendalter indiziert.

Das Ziel der Operation ist eine Versteifung des instabilen Segmentes mit Entlastung (Dekompression) der neuralen Strukturen, evtl. mit Teilreposition.

Bei der *Spondylolyse* stehen folgende operative Behandlungsmöglichkeiten zur Verfügung:
– Direktverschraubung
– Spondylodese (posterolateral oder ventral)

Tabelle 5.9 Therapieschema der Spondylolyse und Spondylolisthesis

Spondylolyse/Spondylolisthesis ohne Beschwerden	Meyerding Grad bis 2	Keine Therapie, Vermeidung von WS-belastenden Sportarten (Leistungsturnen), jährliche Kontrolle
Spondylolyse/Spondylolisthesis mit Beschwerden	Meyerding Grad bis 2	Physiotherapie; < 6 Monate Persistenz der Beschwerden Korsett; ggf. Verschraubung der Spondylolyse (Reposition in der Regel nicht notwendig)
Spondylolyse/Spondylolisthesis	Meyerding Grad bis 2 fortschreitend	Verschraubung der Spondylolyse (Reposition in der Regel nicht notwendig)
Spondylolisthesis ohne Kyphose	Meyerding Grad 3	Spondylodese in situ (Teilreposition)
Spondylolisthesis	Meyerding Grad 3–4	Spondylodese (ventral/dorsal) mit (Teil-)Reposition

Zur operativen Behandlung der *Spondylolisthesis* stehen folgende Verfahren zur Verfügung:
- Dekompression und Teilreposition des abgeglittenen Wirbelkörpers mit dorsaler Instrumentierung
- Fusion in situ

Operative Behandlung der symptomatischen, konservativ therapieresistenten Spondylolyse/Spondylolisthesis Grad 1 und Grad 2 nach Meyerding: Zur operativen Therapie eignet sich hier die Direktverschraubung der Spondylolyse nach Auffüllung derselben mit Spongiosa durch eine Hakenschraube. Eine derartige Operation führt nicht zur Versteifung des entsprechenden Wirbelsäulensegmentes.

Operative Behandlung der Spondylolisthesis Meyerding Grad 3 oder 4: Besteht außer der bereits vorangeschrittenen Spondylolisthesis bereits eine begleitende Kyphosierung der Wirbelsäule, so ist neben der Reposition des gleitenden Wirbelkörpers vor allem die Wiederherstellung der Lendenlordose für deren Funktion von Bedeutung. Bei der Reposition des vorgeglittenen Wirbelkörpers nach hinten ist eine Reposition um etwa 50° ausreichend, da bei einer stärkeren Translation die Gefahr einer Nervenwurzelverletzung durch die Dorsalverschiebung des Wirbelkörpers erhöht ist. Die Ventralverlagerung des Oberkörperschwerpunktes wird weitaus stärker durch die oft vorhandene begleitende Kyphosierung der Lendenwirbelsäule bedingt. Für die Funktion der Wirbelsäule ist daher die Korrektur der Lendenkyphose (falls vorhanden) vordringlicher als die anatomiegerechte Reposition des abgeglittenen Wirbelkörpers.

Die Reposition und Versteifung kann hierbei von ventral, dorsal oder kombiniert von ventral und dorsal vorgenommen werden. Nach Ausräumen der Bandscheibe im betroffenen Segment und Auffüllung des Bandscheibenfaches mit Eigenknochen erfolgt in der Regel die Reposition des abgeglittenen Wirbelkörpers mit gleichzeitiger Lordosierung. Die Fixierung wird dann entweder mittels von ventral, von dorsal oder kombiniert implantiertem Fixateur intern vorgenommen.

Allgemeine Empfehlungen zur Spondylolyse/Spondylolisthesis: Im Kindes- und Jugendalter kann eine progrediente Spondylolisthese durch bestimmte leistungsmäßig betriebene Sportarten auftreten und klinisch relevant werden (z. B. Turnen).

Eine Spondylolyse oder -listhese ohne Beschwerden bedarf keiner Freistellung vom Schulsport, solange dieser in Umfang und Anforderung keine Höchstleistungen fordert. Bei bestimmten Sportarten mit extremer Belastung des morphologisch veränderten und oft instabilen betroffenen Wirbelsäulenabschnittes (meist Lendenwirbelsäulen-Kreuzbein-Region) zeigt sich eine Häufung von Spondylolysen bzw. -listhesen. Je nach technischer Ausführung und abhängig vom Leistungsgrad sind in Sportarten wie Hoch- und Weitsprung, Speerwerfen, Ringen, Gewichtheben, Wasserski, Delphinschwimmen, Golf, Eishockey und Kunstturnen potentiell Spondylolisthese-gefährdend. Reiten, besonders Dressur, hat einen positiven Effekt durch Kräftigung der Rücken- und Bauchmuskulatur mit Stabilisierung der Wirbelsäule. Besonders ungünstig sind starke sportliche Belastungen auf Wirbelsäulen, die zusätzlich Übergangsstörungen im lumbosakralen Übergang zeigen, wie Assimilationsstörungen oder eine Spina bifida.

Kyphosen und Lordosen

Physiologisch besteht beim Säugling anfangs eine totale Kyphose. Erst bei Persistenz über das 1. Lebensjahr kann von einer Krankheit gesprochen werden.

Mit dem aufrechten Gang bilden sich die für die Wirbelsäule physiologischen Krümmungen aus (Halslordose, Brustkyphose, Lendenlordose).

Das volle Ausmaß der Brustkyphose wird etwa mit dem 6. Lebensjahr erreicht.

Pathologische Kyphosen treten bei verschiedenen Wirbelsäulenerkrankungen auf. Hierbei kann es sich um langbogige (arkuäre) Kyphosen oder kurzbogige (anguläre) Kyphosen handeln.

Arkuäre Kyphosen treten auf bei:
- Morbus Scheuermann
- Morbus Bechterew
- Altersosteoporose
- Haltungsinsuffizienz

Anguläre Kyphosen treten auf bei:
- Spondylitis
- Wirbelkörperkompressionsfraktur
- pathologischer Wirbelkörperfraktur (Tumor)
- angeborenen Wirbelkörperfehlbildungen (Keilwirbel)

Fixierte Lordosen sind wesentlich seltener als Kyphosen. Als angeborene Form finden sie sich als sogenanntes Sacrum arcuatum, bei Spondylolisthesen sowie schlaffen und spastischen Lähmungen. Kompensatorisch können wir fixierte Lordosen auch bei starken Thorakalkyphosen und vor allem bei Beugekontrakturen der Hüftgelenke (Hüftluxation, Hüftkopfnekrose, Lähmungen) feststellen.

Die oben beschriebenen Krankheitsbilder sind bis auf den Morbus Scheuermann sowie die kompensatorische Lordose bei Kindern selten.

Morbus Scheuermann

Definition

Teilfixierte Formabweichung der Wirbelsäule im Wachstumsalter mit Verschmälerung der Bandscheiben, Keilwirbelbildung, Deckplatteneinbrüchen sowie teilfixierter Kyphose im betroffenen Bereich. Die Erkrankung kann thorakal, thorakolumbal oder lumbal gelegen sein.

Ätiologie

Ätiologisch scheinen folgende Faktoren von Bedeutung zu sein:
- mechanische Faktoren
- ausgeprägtes, zügiges Längenwachstum im Jugendalter
- Leistungssportler (Speerwerfer, Ruderer, Radrennfahrer)
- erbliche Disposition

Körperhaltung: Hyperkyphotische Fehlhaltungen können durch Entstehung eines erhöhten Druckes im Bereich der ventralen Anteile der Wirbelsäule die Entstehung eines Morbus Scheuermann begünstigen.

Pathogenese

Jeder Wirbelkörper wächst über 2 Wachstumsbereiche, den sogenannten Deck- und Grundplatten, in die Höhe (Ringapophyse). Die knorpeligen Ringapophysen der Grund- und Deckplatten der Wirbelkörper sind die eigentlichen Wachstumszonen. Kommt es während des pubertären Wachstumsschubes zu einer Verminderung der mechanischen Belastbarkeit der Ringapophysen, so kann durch den hohen Innendruck des Nucleus pulposus der Bandscheiben Bandscheibengewebe durch die knorpelige Apophyse in den Wirbelkörper durchbrechen. Auf diese Weise entstehen diese für den Morbus Scheuermann typischen Schmorl-Knötchen bzw. ein Deckplatteneinbruch. Durch das so ausgetretene Bandscheibengewebe erscheint die Bandscheibe auf dem Röntgenbild verschmälert. Insgesamt ist das Wachstum des knorpeligen Apophysenringes in den vorderen Wachstumszonen durch den ventralen Dauerdruck gestört. Hieraus resultiert ein vermehrtes Wachstum der hinteren Wachstumsbereiche. Aufgrund der Wachstumsstörung der vorderen Wirbelkörperanteile kommt es zu einer trapezoiden Keilform der Wirbel, die dann das Ausmaß der Kyphose bestimmt. Durch die zunehmende Kyphose wird der mechanische Druck auf die ventralen Wirbelkörperabschnitte immer größer, und damit nimmt die Wachstumsstörung des ventralen Apophysenrings weiter zu. Es kommt zur Progredienz der Kyphose.

Die Veränderungen finden meist im mittleren Thorakal-, selten im Lumbalbereich statt. Der ventrale Dauerdruck lässt sich durch eine adäquate Korsettversorgung deutlich reduzieren. Hierdurch können dann die Deck- und Abschlussplatten nachwachsen und zu einer dauerhaften und stabilen Korrektur führen.

Anfänglich besteht das Bild einer Haltungsschwäche mit zunächst freier Beweglichkeit der Wirbelsäule. Im pubertären Wachtumsschub bis zum Wachstumsende kann es zur Progredienz mit zunehmender Versteifung der großbogigen, meist schmerzfreien Krümmung kommen. Aufgrund der Schmerzfreiheit und der anfänglich ungestörten Funktion wird die Erkrankung oft erst in einem fortgeschrittenen Stadium erkannt.

Klinik

Der typische Patient ist zwischen 12 und 15 Jahre alt. Generell besteht eine leichte Ermüdbarkeit der Rückenmuskulatur. Insgesamt sind die klinischen Symptome stark von der Lokalisation der Erkrankung abhängig. Nur etwa 20 % der betroffenen klagen über Schmerzen. Die thorakalen Kyphosen verursachen neben der meist sichtbaren Deformität kaum Beschwerden. Manifestiert sich der Morbus Scheuermann jedoch im thorakolumbalen oder lumbalen Bereich, werden die Patienten meist früh symptomatisch. Inspektorisch imponiert meist ein Flachrücken.

Differenzialdiagnostisch ist es manchmal schwierig, einen Morbus Scheuermann von einer haltungsbedingten Rundrückenbildung abzugrenzen.

Bei der klinischen Untersuchung ist insbesondere auf eine Fixation der Kyphose zu achten (Abb. 5.**14**). Dem Patienten mit einem Morbus Scheuermann ist es nicht möglich, eine Korrektur der Wirbelsäulendeformität im Stehen und Liegen vorzunehmen. Verschiedene Tests ermöglichen eine objektive Bestimmung der Kyphose, wie der Vierfüßlerstand und die mangelnde Auf-

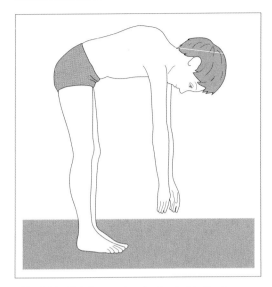

Abb. 5.**14**   Sichtbarwerden der Brustwirbelkyphose beim Vorneigen.

richtbarkeit der BWS, bei maximal passiver Streckung in der Rutschhaltung (der Betroffene kniet auf dem Boden und wird angehalten, beide Hände möglichst weit nach vorn auf den Boden aufzulegen und sich mit den Schultern dem Boden zu nähern). Eine normale Brustwirbelsäule zeigt sich geradlinig oder leicht konkav, bei einer beginnenden Scheuermann-Kyphose zeigt sich an typischer Stelle eine Konvexität. Beim Vorwärtsbeugen verstärkt sich die Kyphose, die Rippen fallen steil nach vorn. Der M. pectoralis wirkt bei Rücknahme der Schultern kontrakt.

Röntgen: Letztendlich entscheidet das Röntgenbild über die Diagnose eines Morbus Scheuermann. Das seitliche und auch a.-p. Röntgenbild der ganzen Wirbelsäule ermöglicht die Beurteilung, gibt Auskunft über die Ausdehnung und Lokalisation der Kyphose (Abb. 5.**15** und 5.**16**).

Auf dem seitlichen Röntgenbild der BWS bzw. LWS sind beim Morbus Scheuermann folgende typische Röntgenveränderungen nachweisbar:
– Schmorl-Knötchen
– Randleistenhernien
– Keilwirbel
– Bandscheibenverschmälerungen

Den Kyphose- bzw. Lordosewinkel misst man nach der Methode von Cobb. Ein Kyphosewinkel von mehr als 45° gilt als pathologisch.

Zur weiteren Objektivierung der Kyphose stehen verschiedene Methoden zur Verfügung, wie das Kyphometer nach Debrunner, der Rückenindex nach Neugebauer und andere. Auch metrische Verfahren, wie das Moirè-Verfahren und das Verfahren nach Optimetric, erlauben eine Beurteilung der kyphotischen Veränderungen.

Differenzialdiagnosen

Bandscheibenverschmälerungen und Deckplattenunregelmäßigkeiten allein reichen für die Diagnose eines Morbus Scheuermann nicht aus. Im thorakalen Bereich entscheiden der Gesamtkyphosewinkel und die Klinik. Radiologisch auffällige Keilwirbel könnten auch durch stattgehabte Kompressionsfrakturen verursacht worden

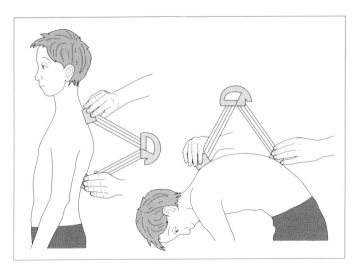

Abb. 5.**15**   Messung der Kyphose mit dem Kyphometer: links in habitueller Haltung, rechts in maximaler Beugung.

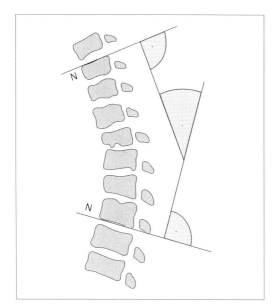

Abb. 5.**16** Kyphosenmessung. An die oberen Deckplatten des kranialen und unteren kaudalen Neutralwirbels (N) werden Tangenten angelegt, deren Lote in ihrem Treffpunkt den Kyphosewinkel angeben.

sein. Differenzialdiagnostisch sprechen, bezogen auf den Röntgenbefund, folgende Faktoren für das Vorliegen einer Kompressionsfraktur:
– Knöcherne Unregelmäßigkeiten im Bereich der Wirbelkörpervorderkante.
– Eine Bandscheibenverschmälerung oberhalb des Keilwirbels lässt sich meist nicht nachweisen.
– Die obere Deckplatte des deformierten Wirbelkörpers weist meist eine glatte Begrenzung auf.

Generell kann die Diagnose eines thorakalen Morbus Scheuermann bei einem Gesamtkyphosewinkel > 50° mit klinischer Fixation, unabhängig von weiteren Röntgenveränderungen gestellt werden. Zeigen sich auf dem Röntgenbild 2 oder mehr Keilwirbel > 5° oder Schmorl-Knötchen bzw. Randleistenhernien, so kann die Diagnose eines Morbus Scheuermann auch bei einem Kyphosewinkel von weniger als 50° gestellt werden. Im thorakolumbalen und lumbalen Bereich ist ein Morbus Scheuermann bereits bei einem Keilwirbel > 5° oder radiologisch bestehenden Schmorl-Knötchen bzw. Randleistenhernien diagnostizierbar. Der gemessene Kyphosewinkel hat hier für die Diagnosestellung keine Bedeutung.

Begleiterkrankungen: An Morbus Scheuermann erkrankte Patienten haben in etwa 50% der Fälle eine mehr oder weniger stark ausgeprägte Begleitskoliose. Die Skoliose hat eine günstige Prognose und ist aus therapeutischer Sicht bedeutungslos. Neben der Begleitskoliose findet sich häufig beim thorakalen Morbus Scheuermann eine erhöhte Inzidenz einer Spondylolyse. Die thorakale Kyphose wird durch die Ausbildung einer Hyperlordose im Lendenwirbelsäulenbereich kompensiert. Hierdurch kommt es zu einer gesteigerten mechanischen Belastung der Interartikularportion L5.

Therapie

Die Therapie des Morbus Scheuermann ruht auf 3 Säulen:
– Physiotherapie
– Korsettbehandlung
– operative Maßnahmen (selten)

Physiotherapie: Fixierte und teilfixierte Kyphosen lassen sich noch erfolgreich krankengymnastisch therapieren. Die Behandlung muss früh einsetzen und langjährig durchgeführt werden. Aufrichtungsübungen und gezieltes Muskeltraining ermöglichen die Kyphose aufzudehnen. Wichtig ist, dass die Reklinationsübungen bei weitgehender Lendenwirbelsäulenfixation durchgeführt werden, z.B. im Fersensitz. Auch bei Übungen unter Extension der Wirbelsäule, wie an der Sprossenwand, auf dem Strecktisch oder in einer Streckbandage, kann die sogenannte lumbale Entlastungshaltung eingenommen werden. Wichtig ist die Aufdehnung der ischiokruralen Muskulatur, besonders des M. psoas, zur Aufrichtung des Beckens und günstigen Beeinflussung der Lendenlordose.

Korsettbehandlung: Bei Kyphosen über 50° und bei noch nicht abgeschlossenem Wachstum ist eine Korsettversorgung zu erwägen. Aufrichtende Stützkorsette mit 3-Punkte-Wirkung wie das von Stagnara, Geschwend und die Münstersche Kyphoseorthese kommen zur Behandlung in Frage, alternativ extendierende Korsetts mit Halsring wie z.B. das Milwaukee-Korsett. Mit der Korsettbehandlung ist eine Kyphose bei noch genügendem Wachstumspotential nicht nur stabilisierbar, sondern auch korrigierbar.

Es kommt je nach Flexibilität und Wachstumspotenz zur Aufrichtung der Keilwirbel durch kompensatorisches Wachstum der ventralen Anteile. Beim thorakolumbalen und beim lumbalen Morbus Scheuermann kann ein lordosierendes 3-Punkte-Korsett eingesetzt werden.

Die pathologische Fehlstellung der Wirbelsäule wird durch eine Endlordosierung der Lendenwirbelsäule und Reklination des Oberkörpers korrigiert. Die Endlordosierung wird durch eine zirkuläre Orthesenfassung mit starkem abdominalem Druck erreicht. Die Reklination erfolgt über Pelotten, die dorsal unterhalb des Kyphosescheitels ansetzen.

Das Korsett wird tags und nachts, später in der Abschulungsphase nur nachts getragen. Besonders nachts ist bei guter Entspannung der Muskulatur die Aufrichtung günstig beeinflussbar.

Vor der Verordnung einer Korrekturorthese sollte durch einen Rumpfgips eine Vorbehandlung stattfinden; dies hat sich besonders bei kontrakten Kyphosen bewährt. Eine kombinierte Übungsbehandlung hat zusätzlich zu erfolgen. Das Korsett muss im Gegensatz zur Skoliosebehandlung nicht bis zum Wachstumsabschluss, sondern nur bis zur Aufrichtung der Kyphose getragen werden. Anhand von Röntgenbildern der ganzen Wirbelsäule lässt sich der Zeitpunkt der Korsettabschulung festlegen.

Operative Maßnahmen: Eine operative Behandlung des Morbus Scheuermann ist nur selten notwendig. Sie ist nur dann indiziert, wenn nach Abschluss des Wachstums starke Kyphosen über 70° vorliegen und chronische Schmerzen bestehen, die im Wesentlichen durch die starken kompensatorischen, angrenzenden Hals- und Lendenwirbellordosen hervorgerufen werden. Selten sind auch kosmetische Gründe der Anlass zu einer Operation.

Verschiedene operative Verfahren werden angegeben: Götze empfiehlt ein zweizeitiges Vorgehen, zunächst mit der ventralen Bandscheibenausräumung und Anfrischen der Deck- und Bodenplatten sowie Einbringen von spongiösem oder kortikospongiösem Spänen. In der 2. Sitzung wird dann die Teilresektion der hyperplastischen Bogen- und Gelenkfortsätze vorgenommen. Dorsale Verfahren mit Kompression nach dem Zuggurtungsprinzip schließen sich an.

Die kyphotische Veränderung des thorakolumbalen Überganges ist statisch ungünstiger. Hier sollte schon frühzeitiger die Indikation zur Operation und natürlich auch zur Orthesenversorgung gestellt werden.

Bei der operativen Behandlung des Morbus Scheuermann ergeben sich ähnliche Komplikationsmöglichkeiten wie bei der operativen Skoliosebehandlung. Bei ausgedehnten Kyphosen kann es nach operativer Aufrichtung im unteren Bereich der Brustwirbelsäule zu einer Hyperkyphose im oberen Anteil der Brustwirbelsäule kommen.

Schulsport sollte nur in besonderen Ausnahmefällen und bei erheblichen Beschwerden reduziert werden. Sonst ist in jeder Phase der Scheuermann-Erkrankung die Ausübung von Sport möglich und sogar in therapeutischem Sinne empfehlenswert. Sportarten, die die Rumpfmuskulatur kräftigen, die Ausdauer und Koordination verbessern, haben einen günstigen Effekt auf die Fehlhaltung.

Ungeeignete Sportarten sind lediglich Rudern, Fahrradfahren mit Rennlenkern und Gewichtheben.

Prognose

Thorakolumbale und lumbale Formen des Morbus Scheuermann sind prognostisch ungünstig und sind oft im Jugendalter schon schmerzhaft.

Die Prognose der thorakalen Form des Morbus Scheuermann ist grundsätzlich als günstig einzustufen. Fixierte thorakale Kyphosen unter 50° bleiben im Erwachsenenalter meist symptomlos. Eine psychologische Beeinträchtigung kann aufgrund der sichtbaren Deformität auftreten. Fixierte, thorakale Kyphosen über 50° können allerdings im Erwachsenenalter mit intensiven Rückenschmerzen einhergehen. Bei Kyphosen von mehr als 70° kann sich auch im Erwachsenenalter eine Progredienz abzeichnen.

Lumbaler Bandscheibenvorfall

Lumbale Bandscheibenvorfälle finden sich bei Kindern selten, besonders vor dem 10. Lebensjahr.

Klinik: Die Kinder bzw. Jugendlichen klagen über Rückenschmerzen, mit oder ohne Ausstrahlung in beide Beine. Es besteht ein paravertebraler Hartspann, eine schmerzbedingte Abweichung zu einer Seite (symptomatische Schmerzskoliose) bei Vorbeugung, eine Gangstörung sowie gelegentlich eine Hüft-Lenden-Strecksteife (Abb. 5.**17**). Objektive, neurologische, pathologische Veränderungen wie sensorische, motorische oder Reflexausfälle finden sich selten. Häufig besteht eine lange Beschwerdeanamnese.

Diagnostik: Eine MRT- oder CT-Untersuchung ermöglicht letztendlich die genaue Diagnose und Lokalisation einer Bandscheibenprotrusion oder eines Bandscheibenvorfalls.

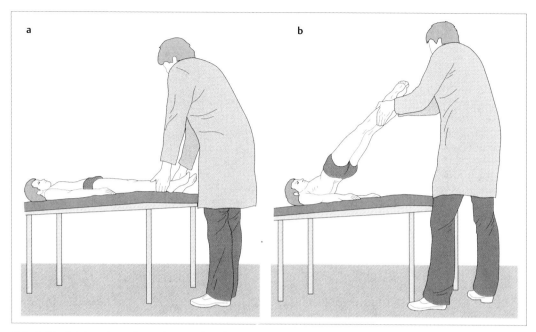

Abb. 5.**17** Zeichen der Hüft-Lenden-Strecksteife: **a** Ausgangsstellung, **b** pathologisch.

Differenzialdiagnostisch müssen eine Osteo-myelitis (Spondylitis), Spondylodiszitis, eine Er-krankung aus dem rheumatologischen Formen-kreis, ein Iliosakralsyndrom, Knochentumoren und extra- oder intraspinale Tumoren ausge-schlossen werden.

Therapie: Der Bandscheibenvorfall bei Kindern und Jugendlichen spricht in der Regel gut auf ein konservatives Therapieregime an. Eine operative Intervention ist somit nur sehr selten notwendig.

Spondylitis und Spondylodiszitis

Akut oder chronisch verlaufende eitrige Entzün-dungen im Bereich der Bandscheiben oder des bandscheibennahen Wirbelkörpers, welche durch unspezifische (meist Staphylokokken) oder spezifische (Tbc-)Keime ausgelöst werden.

Ist nur die Bandscheibe von der Entzündung befallen, so sprechen wir von einer *Diszitis*. Sind Wirbelkörper und Bandscheiben betroffen, so handelt es sich um eine *Spondylodiszitis*.

Ätiologie

Entzündliche Wirbelsäulenaffektionen können durch die verschiedensten Erreger hervorgerufen werden. Es sind unspezifische von spezifischen

Spondylitiden zu trennen. Der Entzündungspro-zess begrenzt sich in der Regel auf einen oder we-nige Wirbel, wobei neben dem Wirbelkörper praktisch auch immer die Bandscheiben mitbe-troffen sind. Unspezifische Spondylitiden werden meist durch den Staphylococcus aureus ausgelöst. Des Weiteren kommen als unspezifische Erreger Streptokokken, E. coli, Salmonellen sowie als sehr seltene Keime Brucellen oder Coxiellen vor. Spezi-fische Spondylitiden werden durch das Myco-bacterium tuberculosis ausgelöst. Die Tuberkulo-se kommt seit der BSG-Impfung in Mitteleuropa selten vor. In den Entwicklungsländern tritt die Skeletttuberkulose (die Wirbelsäule ist beson-ders oft betroffen) nach wie vor gehäuft auf.

Vorzugsweise ist die Spondylodiszitis im Be-reich der Lendenwirbelsäule lokalisiert.

Pathogenese

Bei kleineren Kindern findet sich eine Blutgefäß-versorgung der Bandscheibe. Die Blutgefäße tre-ten von den Deckplatten der Wirbelkörper in das Bandscheibengewebe ein. Eine hämatogene Keimstreuung in die Bandscheibe ist somit mög-lich. Mit zunehmendem Lebensalter kommt es zur Obliteration der die Bandscheibe versorgen-den Blutgefäße, sodass beim Adoleszenten und Erwachsenen eine direkte hämatogene Infektion der Bandscheibe nicht mehr möglich ist. Hier beginnt die Infektion immer im bandscheibennahen Knochen.

Klinik

Die Kinder oder Jugendlichen klagen über Rückenschmerzen. Oft geben sie anfangs auch nur Bauchschmerzen an. Die Rückenmuskulatur ist verspannt. Es wird ein deutlicher Klopf- und Erschütterungsschmerz über dem betroffenen Wirbelsäulenabschnitt angegeben. Fieber und eine Lendenstreckssteife können zusätzlich bestehen. Kleinkinder weigern sich zu gehen und zu sitzen.

Bei Kindern unter 10 Jahren muss differenzialdiagnostisch beim Auftreten von Rückenschmerzen immer an eine Spondylitis gedacht werden. Meist bestehen keine schweren Allgemeinsymptome, hohes Fieber ist nicht besonders typisch.

Blutsenkung und Blutbild, gezielte serologische Untersuchungen sowie Titerbestimmungen (Salmonellen, Brucellen, Streptokokken, Staphylokokken und andere) können den Verdacht auf eine Entzündung bestätigen. Bei der spezifischen Spondylitis sind Entzündungsparameter im Labor fast nie nachzuweisen. Der Tine-Test kann hier, wenn die Kinder nicht BSG-geimpft sind, Hinweise geben.

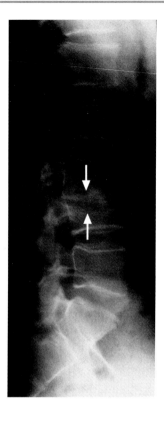

Abb. 5.**18** Röntgenbild (Seitansicht) eines fortgeschrittenen Stadiums einer Spondylitis L3/L4 mit Destruktion der Grundplatte von L3 und Einbruch des 4. Lendenwirbelkörpers.

Röntgen: Zur weiteren Abklärung ergibt das Röntgenbild entscheidende Hinweise. Im Initialstadium jedoch lassen sich bei den infektiösen Spondylitiden trotz erheblicher Schmerzhaftigkeit röntgenologisch oft keine Veränderungen nachweisen. Hier hilft das Szintigramm, den entzündlichen Bezirk festzulegen. Zur Frage der Ausdehnung des entzündlichen Prozesses im Wirbelkörper und der Umgebung hilft die Kernspintomographie entscheidend weiter.

Röntgenologisch ist das erste Zeichen die Verschmälerung der Bandscheiben. Später kommt es zu einer fortschreitenden Destruktion mit Zusammensinterung der Wirbelkörper (Abb. 5.**18**). Reparative Vorgänge setzen dann ein. Zu ihnen zählen Abstützreaktionen, Spangenbildungen und letztendlich Blockverschmelzungen der betroffenen Wirbelkörper.

Bei Verdacht auf eine spezifische Spondylitis (Tbc) stellt die Wirbelpunktion ein wichtiges diagnostisches Hilfsmittel dar. Die Indikation zur Punktion ist gegeben, wenn die Beschwerdesymptomatik trotz negativer Laborbefunde über mehrere Wochen persistiert und der Tbc-Test positiv ist. Ebenso stellt eine Therapieresistenz bei

antibiotischer Behandlung eine Indikation zur Wirbelpunktion dar (u. U. CT-gesteuert).

Differenzialdiagnosen

Die Spondylodiszitis muss von Tumoren, tumorähnlichen Läsionen, viralen Begleitarthritiden, von parasitären Spondylitiden und Spondylitiden bei Sarkomatosen abgegrenzt werden.

Flüchtige Spondylitiden und Spondylodiszitiden treten gelegentlich in Verbindung mit grippalen Infekten auf. Wesentliche röntgenologische Veränderungen sind nicht nachweisbar. Die Kinder klagen über belastungs- und bewegungsabhängige Schmerzen, die durch einige Tage Bettruhe meist wieder verschwinden.

Therapie

Kinder mit Spondylodiszitis sind stationär zu behandeln. Initial sollte eine Ruhigstellung der Wirbelsäule durch ein Gipskorsett oder eine Gipsliegeschale zur Schmerzstillung und Ruhigstellung erfolgen. Bei der häufig im lumbalen Bereich lokalisierten Spondylodiszitis dient das Korsett zusätzlich zur Prophylaxe einer Kyphosierung. Die antibiotische Therapie sollte zunächst bis zum

Tabelle 5.**10** Indikationen zur Physiotherapie bei Rückenleiden (Hefti 1998)

Krankheit	Indikation	Ziel/Art der Therapie	Dauer	Weitere Maßnahmen
Spondylolyse/ Spondylolisthesis	Bei Symptomatik (Schmerzen)	Kräftigung der Rücken- und Bauchmuskulatur („Muskelkorsett"), Dehnung der ischiokruralen Muskulatur, Keine Lordosierungsübungen	Solange symptomatisch	Turndispens, solange Schmerzen. Bei Zunahme der Olisthese oder Auftreten von neurologischen Symptomen sowie bei therapieresistenten Schmerzen evtl. Operation. Sport: Nicht empfohlen: Kunstturnen, Eiskunstlauf, Ballett
Thorakaler Morbus Scheuermann	Fixierte Kyphose > 40°	Aufrichten, Kräftigung der paravertebralen Muskulatur, Dehnung der Pektoralis- und der ischiokruralen Muskulatur	Bis Wachstumsabschluss oder Heilung	Bei Kyphose > 50° evtl. Korsettbehandlung. Operation erst evtl. bei Kyphose > 80°. Sport: Nicht empfohlen: Rennfahrrad, Rudern
Thorakolumbaler oder lumbaler Morbus Scheuermann	Bei Diagnosestellung während pubertärem Wachstumsschub (unabhängig von Symptomatik)	Aufrichten, Kräftigung der paravertebralen Muskulatur	Bis Wachstumsabschluss oder Heilung	Kein Turndispens. Sport: Nicht empfohlen: Rennfahrrad, Rudern. Bei schweren Formen evtl. Gipskorsett im ventralen Durchhang. Bei schwerer lumbaler Kyphose evtl. Operation
Skoliosen	Bei fixierten Skoliosen ab 15° bei noch vorhandener Wachstumspotenz	Kräftigung der paravertebralen Muskulatur, v. a. auf der Konvexseite, Dehnung der Muskulatur auf der Konkavseite, Kyphosierung zur Verminderung der Lordose, Verhinderung der Asymmetrie	Bis Wachstumsabschluss	Kein Turndispens. Sport: Alles erlaubt. Ab 25° evtl. Korsettbehandlung. Ab 40° evtl. Operation. Physiotherapie auch bei Korsett- oder operativer Behandlung weiterhin wichtig
Haltungsanomalien	Keine	Motivation zu sportlicher Aktivität sinnvoller als Physiotherapie	–	Kein Turndispens
Frakturen	Erst nach Abheilung, wenn symptomatisch (Schmerzen, Deformität)	Entspannungsbehandlung von Myogelosen (Wärme), Kräftigung der paravertebralen Muskulatur	Solange symptomatisch	–

Abklingen der Klinik und Normalisierung der Laborparameter intravenös, später dann noch einige Wochen oral erfolgen. Solange kein Verdacht auf eine spezifische Spondylodiszitis vorliegt und ein gutes Ansprechen auf die konservative Therapie besteht, ist die Durchführung einer Wirbelkörperpunktion in der Regel nicht erforderlich. Bei Nichtansprechen der eingeleiteten konservativen Therapie oder bei Verdacht auf eine spezifische Spondylodiszitis ist eine Stanzbiopsie aus dem betroffenen Wirbelsäulenabschnitt zur histologischen und bakterologischen Untersuchung erforderlich.

Die Indikation für ein *operatives Vorgehen* besteht bei
– einer lokalen oder fortgeleiteten Abszedierung (Psoasabszess)
– einer Spondylitis-Tbc
– einer postinfektiösen signifikanten Kyphose

Liegt ein Psoasabszess vor, so muss immer operativ vorgegangen werden (Entlastung, Drainierung). Bei einer Spondylitis-Tbc sollte der befallene Wirbelkörper ausgeräumt und ein Knochenspan eingebracht werden, ggf. in Verbindung mit einer dorsalen Spondylodese. Eine sekundäre stärkere Kyphose stellt ebenfalls eine Indikation für einen operativen Eingriff dar.

6   Thorax

Trichterbrust

Definition

Trichterförmige Einziehung des Brustbeines sowie der benachbarten Rippenanteile (Abb. 6.1). Form und Ausmaß des Trichters unterliegen erheblichen Schwankungen.

Ätiologie

Die Ätiologie ist unbekannt. Dysbalanzen zwischen Rippen und Brustwachstum werden diskutiert. Gehäuft findet sich die Trichterbrust bei Systemerkrankungen wie dem Marfan- oder dem Down-Syndrom und in Verbindung mit einer Skoliose.

Klinik und Diagnostik

Das voll entwickelte Bild der Trichterbrust ist erst nach einigen Lebensjahren sichtbar. Die meisten Kinder sind beschwerdefrei. Bei ausgeprägteren Formen kann es später – besonders im Rahmen stärkerer Belastungen (Leistungssport) – zu Beeinträchtigung der Herz-Kreislauf- sowie Atemfunktion kommen. Inspektorisch findet sich bei den betroffenen Kindern häufig eine Haltungs-

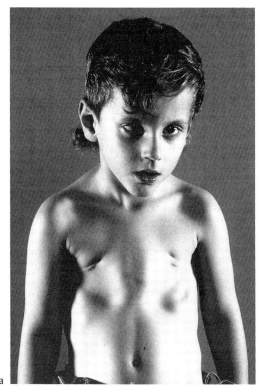
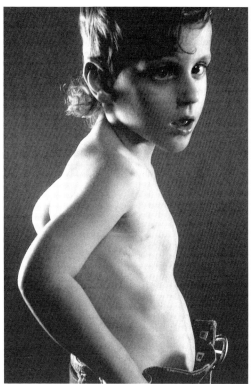

a   b

Abb. 6.**1 a – b**   8-jähriger Junge mit Trichterbrust.

schwäche mit nach vorn hängenden Schultern und Rundrückenbildung.

Röntgen: Die seitliche Aufnahme des Rippenthorax zeigt die Eindellung des Sternums.

Therapie

Konservative Therapiemaßnahmen wie Krankengymnastik oder Orthesenbehandlung bringen kaum Erfolg. Atemgymnastik und sportliche Aktivitäten führen zu einer Stärkung des Herz-Kreislauf-Systems. Ein chirurgisches Vorgehen ist nur dann zu erwägen, wenn eine deutliche Leistungsschwäche (aufgrund von Störungen der Herz-Kreislauf- und Lungenfunktion) auftritt. Kosmetische Gründe sollten im Hintergrund stehen, obgleich die Patienten oft psychisch unter der Brustkorbdeformität leiden.

Eine Reihe von Operationsverfahren sind möglich. Meist wird durch Quer- oder Längsdurchtrennung und Resektion der Rippen am Sternalrand der Trichter gehoben. Die Fixation und das Erhalten des erreichten Ergebnisses bereiten oft Probleme. Die perioperative Komplikationsrate (Pneumothorax, Wundinfektion, Hämatome, Serome u. a. m.) ist relativ hoch. Langzeitbeobachtungen zeigen oft eine Verschlechterung der anfänglich guten Operationsergebnisse. Auch die Implantation einer Silastik-Prothese in den Trichter ohne sonstige Maßnahmen kann bei besonders psychisch belasteten Patienten zur Anwendung kommen.

Es sollte nicht vor dem 13. Lebensjahr operiert werden, da sonst mit vermehrten Rezidiven zu rechnen ist.

Kielbrust

Definition

Kielartiges Hervorspringen des Brustbeines und der angrenzenden Rippenanteile.

Ätiologie

Die Ätiologie der Kielbrust ist weitestgehend unklar. Die Kielbrust ist wie die Trichterbrust häufig mit einem Morbus Scheuermann assoziiert. Eine gelegentliche Verbindung mit Stoffwechselerkrankungen (Mukopolysaccharidose) und der Rhachitis wird beobachtet. Außerdem kann die Kielbrust im Rahmen einer Skoliose, eines Marfan-Syndroms oder in Verbindung mit anderen Missbildungssyndromen vorkommen.

Die Kielbrust tritt verglichen mit der Trichterbrust etwa 5-mal seltener auf. Jungen sind häufiger betroffen als Mädchen.

Klinik und Diagnostik

Es findet sich häufig eine Haltungsschwäche. Die Kinder sind voll belastbar und haben keine Beeinträchtigungen des kardiopulmonalen Systems. Es handelt sich bei der Kielbrust um ein rein kosmetisches Problem. Eine wesentliche Progredienz der Thoraxfehlform ist während des Wachstums nicht zu erwarten. Differenzialdiagostisch muss die Abgrenzung zu einer skoliosebedingten Thoraxdeformität bedacht werden.

Therapie

Beim jüngeren Kind kann mit einer Orthese eine Redression der Kielbust erreicht werden. Bei älteren Kindern hat diese Maßnahme keinen Erfolg mehr.

Durch Krankengymnastik und sportliche Aktivität lässt sich die Haltungsschwäche, nicht jedoch die Fehlstellung bessern.

Ein operatives Vorgehen ist selten und nur bei ausgeprägteren Formen – meist auf dem Boden psychischer und kosmetischer Gründe – indiziert. Durch operative Korrekturen am Rippenknorpel sowie am Sternum (Osteochondroplastik) kann eine Abflachung der Brustwand erzielt werden. Das günstigste Operationsalter liegt zwischen 12 und 15 Jahren. Danach ist nur noch selten mit Rezidiven zu rechnen.

7 Schulter und Oberarm

Angeborene Pseudarthrose der Klavikula

Definition

Ossifikationsstörung des knorpelig vorgebildeten Schlüsselbeines mit Falschgelenkbildung. Das Erscheinungsbild reicht von der einfachen Hypoplasie bis zu lokalen Defekten (Teilaplasie) und vollständigem Fehlen (Aplasie) der Klavikula.

Die **Ätiologie** der kongenitalen Klavikula-Pseudarthrose ist unbekannt.

Klinik und Diagnostik

Die kongenitale Klavikulapseudarthrose (Abb. 7.**1**) fällt oft erst im Alter von 2–3 Jahren auf. Meist besteht eine Pseudarthrose (Falschgelenkbildung) im mittleren Drittel der Klavikula. Das sternale Ende ist höher getreten als das laterale. Hieraus resultiert eine sichtbare Verdickung des Pseudarthrosebereiches. Bei schwereren Formen kommt es zum Herabhängen der Schulter nach vorne mit konsekutiver Kontraktur der Brustmuskeln. In etwa der Hälfte der Fälle treten Bewegungs- und lokaler Druckschmerz an der Pseudarthrose auf. Die Schulter ist in ihrer Bewegung eingeschränkt, ermüdet schnell und ist nicht voll belastbar. Bei der Klavikulaaplasie können die be-troffenen Kinder die Schultern meist komplett vor der Brust zusammenführen. Eine Klavikulaaplasie kann im Rahmen der Dysplasia cleidocranialis auftreten. Im Rahmen dieser Erkrankung können zusätzlich Kopf-, Thorax- (Trichterbrust), Becken-, Hüft- und Fußdeformitäten vorliegen.

Therapie

Bei der kompletten Klavikulaaplasie ist eine spezielle Therapie selten erforderlich. Hier bestehen meist keine oder allenfalls geringe Beschwerden. Bei der angeborener Klavikulapseudarthrose bringt eine konservative Behandlung keinen Erfolg. Operativ gelingt es durch Überbrückung der Pseudarthrose mittels eines aus dem Becken des Patienten entnommenen Knochenspanes die Falschgelenkbildung und Verkürzung des Schlüsselbeines zu beseitigen. Ein Funktionsgewinn, die Beseitigung der Schmerzen und eine Besserung der Kosmetik ist fast immer zu erreichen. Die operative Korrektur sollte möglichst im Alter von 3–6 Jahren erfolgen.

Differenzialdiagnosen

Die angeborene Klavikulapseudarthrose muss von einer geburtstraumatischen oder kindlichen Klavikulafraktur abgegrenzt werden, der laterale

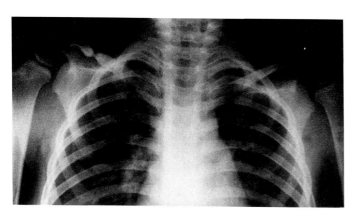

Abb. 7.**1** Angeborene Pseud-arthrose der Klavikula rechts.

Klavikuladefekt von einer angeborenen oder auch erworbenen Schultereckgelenkssprengung. Darüber hinaus kann die Klavikulapseudarthrose im Rahmen der kleidokranialen Dysplasie sowie im Rahmen einer bestehenden Neurofibromatose auftreten.

Angeborener Schulterblatthochstand (Sprengel-Deformität)

Definition

Angeborene Deformität der Skapula mit unvollständigem Deszensus (Herabtreten) des Schulterblattes.

Ätiologie

Der meist einseitig angeborene Schulterblatthochstand resultiert aus einer embryonalen Entwicklungsstörung mit unvollständigem Deszensus der Skapula. In einigen Familien wurde ein rezessiver Erbgang nachgewiesen. Neben dem

Hochstand ist das Schulterblatt dysplastisch und hat eine bindegewebige oder knöcherne Verbindung zur Wirbelsäule (Os omovertebrale). Mädchen sind häufiger betroffen als Jungen. Der Schulterblatthochstand ist oft nur eine Komponente einer kompletten Fehlbildung. Er tritt kombiniert auf mit Anomalien der HWS (Klippel-Feil-Syndrom), Spondylolysen, Rippen- und Muskelanomalien, der Spina bifida und dem Arnold-Chiari-Syndrom (Herabtreten der Kleinhirntonsille in den zervikalen Spinalkanal).

Klinik

Bei leichten Formen des Schulterblatthochstandes ist die Deformität äußerlich unsichtbar. Mehrere, insbesondere doppelseitig auftretende Formen zeigen auf der betroffenen Seite einen deutlichen Kurzhals mit tiefsitzender Haargrenze und das Bild eines Schiefhalses (Abb. 7.2). Die Beweglichkeit der unteren Halswirbelsäule und oberen Brustwirbelsäule sowie des Schultergelenkes ist oft eingeschränkt.

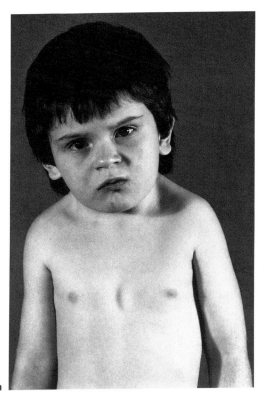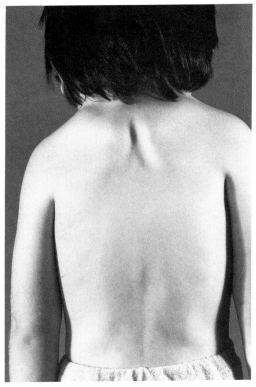

a   b

Abb. 7.2 a – b   8-jähriger Junge mit einem angeborenen beidseitigen Schulterblatthochstand.

Röntgen: Das Röntgenbild zeigt die hochstehende, rotierte Skapula. Das Os omovertebrale lässt sich auf axialen Aufnahmen der Skapula darstellen. Zur weiteren Diagnostik ist eine Computertomographie oder Kernspintomographie eine hilfreiche Maßnahme.

Therapie

Eine konservative Behandlung durch Krankengymnastik ist erfolglos. Die Indikation zu einer operativen Korrektur ist bei einer wesentlichen Einschränkung der Abduktionsfähigkeit und bei Beschwerden gegeben. Die Beeinträchtigung des äußeren Erscheinungsbildes und begleitende zusätzliche Missbildungen sind weitere Entscheidungsgründe zu einer Operation. Ein chirurgischer Eingriff sollte im Kindesalter (4.–6. Lebensjahr) vorgenommen werden. Die Prognose ist dann am günstigsten. Eine Reihe operativer Techniken stehen zur Verfügung. Durch die Kaudalverlagerung des Schulterblattes gelingt es meist, eine kosmetische Besserung und einen Funktionsgewinn zu erreichen. Bei der Operation nach Woodward werden der M. trapezius, der M. levator scapulae und die Mm. rhomboidei an den Dornfortsätzen abgelöst und weiter kaudal refixiert. Ein eventuell vorhandenes Os omovertebrale muss reseziert, die Klavikula eventuell osteotomiert werden (cave: N. accessorius). Mit dieser Operation kann die Abduktionsfähigkeit des Armes und die Kosmetik deutlich gebessert werden.

Schulterluxationen

Definition

Dislokation (Verrenkung) des Oberarmkopfes aus der Schultergelenkspfanne nach ventral, dorsal oder kaudal.

Ätiologie

Das Schultergelenk ist das am häufigsten von Luxationen betroffene Gelenk. Meist kommt es zur Luxation nach ventral (95%). Zu 80% handelt es sich um eine traumatische Luxation. 20% der Luxationen entstehen ohne ein echtes Trauma. Hier finden sich in der Regel prädisponierende Faktoren wie schwache Muskulatur, eine konstitutionelle Bandlaxität, allgemeine Bandschwäche (Marfan-Syndrom, Ehlers-Danlos-Syndrom), anatomische Veränderungen im Schultergürtelbereich und Muskellähmungen. Im Rahmen von Krampfanfällen (Epilepsie) kommt es ebenfalls gehäuft zu Schulterluxationen. Die Luxation entsteht in der Regel durch einen Sturz auf den abduzierten, ausgestreckten Arm. Durch eine Schädigung der Schultergelenkskapsel und der Schulterpfanne im Rahmen einer solchen traumatischen Luxation kann es später bereits bei Bagatelltraumen zu weiteren Luxationen kommen (posttraumatisch rezidivierende Schulterluxation).

Einteilung der Schultergelenksluxationen

- Akute traumatische Schulterluxation: Schulterluxation, welche durch ein adäquates Trauma (Sportunfall) ausgelöst wird. Die Luxation erfolgt meist nach ventral.
- Akute Schulterluxation bei prädisponierenden Faktoren: Akute Schulterluxation, auch im Rahmen eines banalen Traumas durch anlagebedingte Begleitfaktoren (schwache Muskulatur, allgemeine Bandschwäche im Rahmen der bereits oben erwähnten Grunderkrankungen).
- Rezidivierende Schulterluxationen: Häufig wiederkehrende Schultergelenkluxationen im Anschluss an eine akute traumatische Schulterluxation oder im Rahmen von prädisponierenden Faktoren.
- Willkürliche Schulterluxationen sind konstitutionell bedingt (Kapselschwäche, anatomische Veränderungen des Schultergelenkes). Der Oberarmkopf kann willkürlich vom Patienten durch Muskelanspannung luxiert werden.
- Kongenitale Schulterluxation: Seltene Form der Schulterluxation. Der Oberarmkopf zeigt sich bei der Geburt meist nach ventral luxiert. Ursächlich ist meist ein Fehlen der vorderen Gelenkkapsel.
- Geburtstraumatische Schulterluxation: Äußerst seltene Form der Schulterluxation, meist im Rahmen von Geburten aus Beckenendlage. Als Komplikation kann eine Plexusparese bestehen.
- Neurogene Schulterluxation: Bei der spastischen Hemi- oder Tetraparese kann durch abnorme Muskelspannung eine meist dorsale Schulterluxation ausgelöst werden. Bei schlaffen Lähmungen (Nervus-axillaris-Schädigung) kommt es in der Regel zu einer kaudalen Luxation.

Klinik und Diagnostik

Im Gegensatz zu einer traumatischen Erstluxation der Schulter zeigen sich die wiederholt auftretenden Luxationen oft schmerzlos und in der Regel leicht zu reponieren. Eine Gelenkkapselerweiterung, Verletzung und Abrundung des vorderen Pfannenrandes (Bankart-Läsion) und ein Defekt am dorsalen, lateralen Humeruskopf (Hill-Sachs-Läsion) sind Folgen einer oder rezidivierender Luxationen und prädestinierende Faktoren für Reluxationen. Bei der rezidivierenden und willkürlichen Schulterluxation sind Anamnese, Häufigkeit der Luxation und die Bewegungsrichtung, bei der die Luxation zustandekommt, zu erfragen. Eine sorgfältige Untersuchung schließt sich an:

- Palpation der betroffenen Schulter zur Objektivierung lokaler Schmerzpunkte,
- vorsichtiges Prüfen des betroffenen Schultergelenkes auf Subluxierbarkeit des Humeruskopfes (glenohumerale Translation),
- darüber hinaus können verschiedene Tests helfen, die Richtung der Luxation zu beurteilen (vorderer/hinterer Schubladen-Test [Abb. 7.**3**], Sulkuszeichen [Abb. 7.**4**]).

Nicht nur aus therapeutischen, sondern auch aus gutachterlichen Gründen ist es oft schwierig zu unterscheiden, ob rein traumatische oder anlagebedingte Faktoren für die Luxation verantwortlich waren. Wir müssen davon ausgehen, dass die Mehrzahl der traumatischen und auch der nicht traumatischen Schulterluxationen im Jugendalter mit prädisponierenden Faktoren einhergeht.

Röntgen: Das Röntgenbild a.-p. der Schulter sowie die Y-Aufnahme zeigen die Dislokation und deren Richtung (Abb. 7.**4**). Der Humeruskopf steht bei der Luxation immer kaudal, egal ob er nach ventral oder dorsal verrenkt ist. Computertomographie und Kernspintomographie sind bei der Beurteilung von Defekten an Pfanne, Kopf und Weichteilmantel hilfreich.

Therapie

Die Behandlung akuttraumatischer Luxationen bereitet in der Regel keine Probleme. Eine Reihe von Einrenkungsmethoden (Hippokrates, Kocher-Arlt) stehen zur Reposition der Luxation zur Verfügung. Nach der Reposition empfiehlt es sich, den Arm in einem Spezialverband (z. B. Gilchrist-Verband) für 3 – 4 Wochen ruhigzustellen. Im Anschluss sind eine intensive Krankengymnastik zur Kräftigung der schultergelenkstabilisierenden Muskulatur und ein vorübergehendes Sportverbot angezeigt. Da auch bei Kindern und Jugendlichen mit erhöhter Bandlaxizität das Gewebe eine kontinuierliche Schrumpfungstendenz aufweist, zeigt sich der Verlauf der Erkrankung meist günstig. Einer stetigen Überdehnung des Kapsel-Band-Apparates im Bereich des betroffenen Schultergelenkes durch weitere Luxation muss jedoch durch ein konsequentes Muskeltraining vorgebeugt werden. Ein operatives Vorgehen kommt nur bei rezidivierenden Schultergelenksluxationen mit radiologischen Gelenkveränderungen (Bankart-Läsion, Hill-Sachs-Delle) zum Tragen. Vor einem operativen Eingriff ist es wichtig zu wissen, in welche Richtung die Luxation des Humeruskopfes erfolgt. Eine Vielzahl von Operationsmethoden zur Behandlung der habituellen Schultergelenksluxation werden angegeben (Kapselraffung, Muskelversetzung, pfannenverbessernde Eingriffe sowie Drehosteotomien des Humerus). Die meisten Operationen führen zu einer Einschränkung der Außenrotation.

Subluxation der Schulter

Insgesamt seltene Veränderung, welche als Vorläufer zur habituellen Schulterluxation anzusehen ist. Meist sind Jugendliche mit einer verstärkten Laxizität des Kapsel-Band-Apparates im Bereich der Schulter, welche aktiv Sport treiben, betroffen.

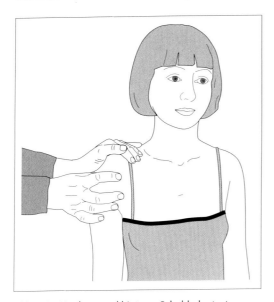

Abb. 7.**3**   Vorderer und hinterer Schubladentest zur Beurteilung einer Schulterinstabilität.

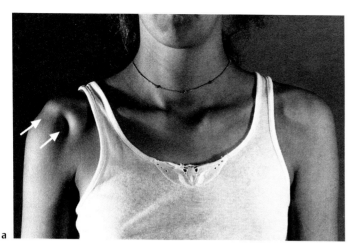

a

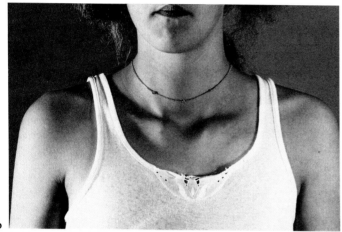

b

Abb. 7.**4** 16-jähriges Mädchen, welches willlkürlich die rechte Schulter luxieren kann.

a Luxierte Schulter. Durch das Tiefertreten des Humeruskopfes zeigt sich unterhalb des Akromions eine deutlich nachweisbare Delle (Sulkuszeichen).
b Reponierte Schulter.

Die dazugehörigen Röntgenbilder:
c Luxierter Schulterkopf.
d Reponierter Schulterkopf.

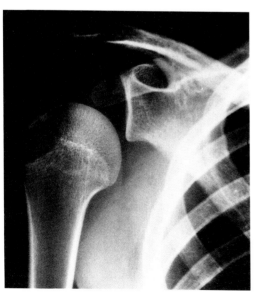

c

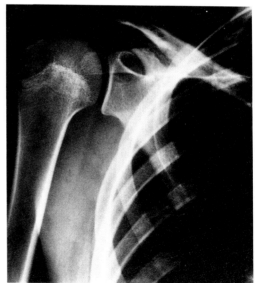

d

Klinik: Die Jugendlichen klagen meist über ein Unsicherheitsempfinden sowie ein gelegentlich auftretendes Schnappen im Bereich der betroffenen Schulter.

Therapie: Durch ein intensives Muskeltraining kann in der Regel die Schulter stabilisiert werden.

Sternoklavikulargelenksluxationen

Seltenes Krankheitsbild. Die Luxation erfolgt meist nach vorn. Sie kann angeboren oder traumatisch bedingt sein.

Therapie: Frische Luxationen erfordern die Reposition. Angeborene Luxationen sind bei Schmerzen durch bandplastische Maßnahmen ausreichend zu stabilisieren.

Armplexuslähmung

Definition

Läsion des Nervs zwischen seinem Austritt aus dem Rückenmark (Spinalwurzel) bis zur Aufteilungsstelle in die peripheren Nerven.

Ätiologie

Plexuslähmungen (Plexus brachialis) können durch Manipulationen im Rahmen der Geburt entstehen. Besonders bei überstürzten Geburten zur Sicherung von Mutter und Kind sowie großen, in Steißlage liegenden Kindern ist die Gefahr einer Plexuslähmung groß. Bei Zangenentbindungen und Klavikulafrakturen kann der Plexus direkt geschädigt werden. Geburtsbedingte Läsionen des Plexus brachialis finden sich bei 0,4 – 2,5‰ aller Lebendgeburten. Die Tendenz ist aufgrund der moderneren Geburtshilfe deutlich rückläufig.

Bekannt sind auch Plexusschädigungen bei Jugendlichen durch Motorradunfälle. Neben den motorischen stellen sich später sensible und trophische Störungen ein.

Einteilung

– Obere Plexusläsion (Erb-Duchenne):
Betroffene Nervenwurzel: C5 – C6
Betroffene Muskeln: M. deltoideus, M. supraspinatus, M. coracobrachialis, M. biceps, M. brachialis, M. brachioradialis

Auswirkungen: Dieses Lähmungsmuster bedingt einen schlaff herabhängenden Arm in leichter Innenrotation und Adduktionsstellung. Das Ellenbogengelenk ist gebeugt, der Unterarm steht in leichter Pronation. Die Finger sind frei beweglich.
– Untere Armplexuslähmung (Klumpke):
Betroffene Nervenwurzel: C8/Th1
Betroffene Muskeln: Handgelenksflexoren, lange Fingerbeuger sowie die intrinsische Handmuskulatur (N. ulnaris/medianus)
Klinik: Klauen- und/oder Pfötchenstellung der Hand
– Totale Plexuslähmung:
Betroffene Nervenwurzel: Komplette Lähmung des Plexus brachialis
Betroffene Muskeln und Klinik: Komplette Lähmung der Arm- und Handmuskeln. Ein Horner-Symptomenkomplex – Ptosis, Miosis, Enophthalmus (Wurzel Th1) – findet sich in einem Teil der Fälle.

Klinik und Diagnostik

Neugeborene mit einer Armplexuslähmung bewegen den betroffenen Arm nicht mit. Er hängt schlaff herab. Auch bei den typischen Säuglingsreflexen (z.B. Moro-Reflex) wird der Arm nicht mitbewegt.

Bei älteren Kindern lassen sich sensible oder motorische Defizite durch eine neurologische Untersuchung objektivieren.

Therapie

Prognostisch ist die obere Armplexuslähmung als deutlich besser einzuschätzen als die untere Armplexuslähmung. Bei leichten Geburtsschäden ist innerhalb der ersten 6 – 8 Monate eine Restitutio zu erwarten. Eine intensive Krankengymnastik und Ergotherapie müssen konsequent durchgeführt werden. Zur Verhütung von Kontrakturen wird der Arm bei der oberen Plexuslähmung in Abduktion und Außenrotation gelagert. Krankengymnastik und Elektrotherapie führen in etwa 90 % der Fälle zu einer fast vollständigen Rückbildung der Lähmungen.

Bei der unteren Armplexuslähmung wird neben den krankengymnastischen Übungen früh eine palmare Vorderarmhandorthese zur Korrektur der Pfötchenstellung angelegt.

Insgesamt erholen sich die sensorischen Funktionen wesentlich besser als die motorischen.

Mikrochirurgische Eingriffe mit Rekonstruktion der verletzten Nerven führen in seltenen Fällen zu einer Besserung. Spätere Muskelsehnen-Knochen-Operationen können eine Funktionsverbesserung erreichen.

Spätfolgen

Bei nicht vollständigem Rückgang der Lähmungen sind charakteristische Muskelkontrakturen mit Formveränderungen der Schulter und des betroffenen Armes zu erwarten. Der Arm ist in seiner Länge verkürzt. Aufgrund der einseitigen Veränderung kann eine funktionelle, später auch strukturelle Skoliose resultieren.

Differenzialdiagnosen

Differenzialdiagnostisch müssen bei Verdacht auf Armplexuslähmung die Klavikulafraktur, die Humeruskopf-Epiphysenlösung, die Schulterluxation und die Schulterinfektion ausgeschlossen werden (s. auch Kapitel „Differenzialdiagnose des Schulter-Arm-Schmerzes").

Angeborene Schulterdefekte

Definition

Teilweises oder vollständiges Fehlen der Schultermuskulatur. Am häufigsten handelt es sich um das Fehlen eines der beiden Brustmuskeln (M. pectoralis major, M. pectoralis minor). Jungen sind häufiger betroffen als Mädchen.

Klinik und Diagnostik

Das Fehlen der äußeren Achselfalte, ein abgeflachter Thorax oder hochliegende und/oder fehlende Brustwarzen geben klinische Hinweise auf angeborene Schulterdefekte.
  Kombiniert können Fehlentwicklungen des Schlüsselbeines und/oder des Schulterblattes bestehen.

Therapie

Krankengymnastisch ist ein Auftrainieren der verbleibenden Muskelanteile sowie der übrigen Schultermuskulatur sinnvoll, um Funktionseinbußen und Fehlhaltungen zu vermeiden. Nur in seltenen Fällen ist eine operative Intervention zur funktionellen und kosmetischen Besserung der Erkrankung indiziert.

Weitere Erkrankungen im Schulter-Hals-Bereich

Zervikale Meningomyelozelen haben in der Regel eine gute Prognose. Halsrippen verursachen selten Symptome im Kindesalter (weniger neurologischer Art als eher gefäßbedingter Art). Die rheumatoide Arthritis kann zu einer Schiefhalsstellung mit nachfolgender Versteifung führen. Die progressive Myositis ossificans beginnt häufig im Halsbereich. Eine angeborene Nackensteifigkeit sollte nicht diagnostiziert werden, bevor nicht eine Arthritis, Myositis und angeborene Wirbelkörperanomalien ausgeschlossen sind (s. auch das Kapitel „Schulter-Arm-Schmerz").

Humerus varus und valgus

Definition: Varus- oder Valgusdeformität des Humerus.

Ätiologie: Fehlstellungen des Humerus kommen häufig in Verbindung mit anderen Systemerkrankungen vor (Chondrodystrophie, metaphysäre Dysplasien, Stoffwechselerkrankungen). Neben angeborenen Fehlbildungen können traumatische Verletzungen des Oberarmes und der Wachstumszonen, außerdem infektiöse, tumoröse und neurologische Erkrankungen (Erb-Lähmung, Arthrogrypose-Syndrom, spastische Kontrakturen, kindliche Zerebralparese) ursächlich für die Fehlstellung sein.

Häufigkeit: Am häufigsten findet sich die Varusdeformität des Humerus. Die Humerus-valgus-Stellung tritt extrem selten auf.

Diagnostik: Der Humeruskopfwinkel ist im Varussinne verändert. Das Tuberculum major ist vergrößert und der Abstand zwischen diesem und dem Akromiondach verkleinert. Die Seitabhebung des Armes über die Horizontale ist eingeschränkt.

Therapie: Therapeutische Maßnahmen sind nur selten indiziert. Falls schmerzende Bewegungseinschränkungen bestehen, sind subkapitale Osteotomien, Weichteileingriffe oder aber Verlängerungsosteotomien angezeigt.

Humerusdefekt

Seltener, angeborener Defekt, häufig im Rahmen eines Dysmelie-Syndroms. Meist ist der Humerusdefekt durch eine Verletzung (Fraktur und/oder Epiphysenschädigung) erworben.

Klinisch fällt die Verkürzung des Oberarmes auf.

Therapie: Nach Wachstumsabschluss sind gegebenenfalls Verlängerungsosteotomien indiziert.

Oberarmdefekte, Oberarmdeformitäten

Verschiedenste Defekte sind beschrieben. Von Wichtigkeit sind:

Phokomelie (Robbengliedrigkeit): Oberarm und Unterarm fehlen. Die Hand entspringt im Schulterbereich.

Amelie: Fehlen des ganzen Armes. Der Schultergürtel ist dysplastisch.

Peromelie: Es findet sich ein amputationsähnlicher Extremitätenstumpf. Die Deformität manifestiert sich überwiegend am Unterarm.

Ektromelie: Hypo- oder Aplasie einzelner oder mehrerer Röhrenknochen. Sie können mit Fehlstellungen der Gliedmaßen und Kontrakturen kombiniert sein (Humerus-, Radius-, Ulnardefekte) (Abb. 7.**5**).

Ätiologie: Für die Dysmelie-Syndrome sind exogene Faktoren wie die Thalodomid-Embryopathien, theratogene Substanzen und Virusinfektio-

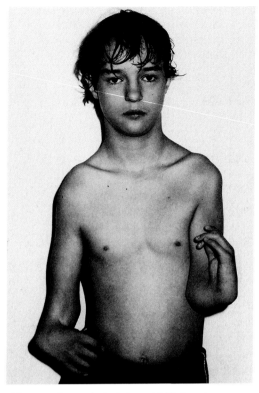

Abb. 7.**5** Ektromelie bei einem 16-jährigen Jungen mit Fehlbildungen der oberen Gliedmaßen.

nen während der Schwangerschaft (Röteln, Masern, Mumps) verantwortlich. Ionisierende Strahlen führen zu Genmutationen, Amnionstränge sind Ursachen von Schnürfurchen aller Grade bis zur Amputation. Chromosomenaberrationen führen ebenfalls zu Defekten.

8 Ellenbogen und proximaler Unterarm

Luxationen im Ellenbogenbereich

Angeborene Luxation des Radiusköpfchens

Die angeborene Luxation des Radiusköpfchens kann in Verbindung mit anderen Anomalien – wie der Arthrogryposis, der radioulnaren Synostose und dem Nagel-Patella-Syndrom – auftreten. Als isolierte Anomalie kommt sie außerordentlich selten vor.

Klinik und Diagnostik

Das Radiusköpfchen kann nach anterior, posterior und lateral luxiert sein. Wegen geringer Funktionsstörungen wird die Diagnose häufig erst spät gestellt. Bei der posterioren bzw. der postero-lateralen Luxation zeigt sich eine Einschränkung der Ellenbogengelenksflexion. Inspektorisch fällt meist eine Prominenz im Ellenbogen auf. Die anteriore Luxation bleibt häufig für einige Monate unentdeckt, bis eine Beugebehinderung auf eine Luxation hinweist.

Röntgen: Im Röntgenbild erscheint der Radius im Verhältnis zur Ulna zu lang und ist nach ventral antekurviert. Auf der Röntgendarstellung des Ellenbogens in 2 Ebenen ist auf die Achse des proximalen Radiusendes zum Kern des Capitulum humeri zu achten. Findet sich hier eine Dezentrierung, so liegt eine Radiusköpfchenluxation vor. Später sind sekundäre Veränderungen mit Verformungen des Radiusköpfchens zu finden.

Therapie

Bei Erkennen der Luxation sollte frühzeitig der Versuch einer offenen Reposition unternommen werden, wenngleich es schwierig ist, das Ergebnis zu halten. Rekonstruktionen des Bandapparates, besonders des Lig. anulare, sind oft notwendig. Probleme bestehen bei dysplastischen Gelenkflächen, da meist keine Kongruenz zu erreichen ist.

Die Entfernung des Radiusköpfchens im Wachstumsalter sollte möglichst vermieden werden. Die hieraus sich entwickelnde Proximalverschiebung des Radius führt zu einer Valgusstellung im Ellenbogengelenk mit Störung des distalen Radioulnargelenkes, Gelenkinstabilität, Fehlwachstum und Funktionseinbuße.

Erworbene Dislokation des Radiusköpfchens

Die traumatische Radiusköpfchenluxation tritt meist erst ab dem 2. Lebensjahr oder später auf, wenn das Kind zu laufen beginnt. Die wiederholte Luxation ist selten. Meist ist sie mit einer angeborenen allgemeinen Gelenklaxizität verbunden, welche das Radiusköpfchen – ähnlich wie bei der Patellaluxation – nach Verletzung zur habituellen Luxation führt. Eine Luxation kann sich auch im Rahmen einer Erb-Lähmung und einer Monteggia-Fraktur entwickeln.

Klinik und Diagnostik

Bei Luxation nach posterior und lateral kommt es, falls die Bewegungen eingeschränkt sind, zu Veränderungen im distalen Radioulnargelenk mit Stabilitätsverlust und später auftretenden Beschwerden. Wird eine Radiusköpfchenluxation übersehen (häufig), resultiert im Laufe der Jahre meist ein erheblicher Längenzuwachs des Radius gegenüber der Ulna.

Therapie

Bei Luxation des Radiusköpfchens in Verbindung mit einer Monteggia-Fraktur erfolgt eine geschlossene Reposition des Radiusköpfchens mit gleichzeitiger Beseitigung der Achsabweichung der Ulna. Dies gelingt in der Regel konservativ. Instabile Ulnafrakturen verlangen in der Regel eine operative Stabilisierung, um eine erneute Luxation des Radiusköpfchens zu vermeiden.

Subluxation des Radiusköpfchens (Morbus Chassaignac)

Bei plötzlichem Zug am gestreckten Arm und gleichzeitiger Pronation kann es zu der bei Kindern zwischen dem 2. und 6. Lebensjahr typischen harmlosen Verletzung kommen.

Klinik

Es handelt sich um eine schmerzhafte Fixation des Ellenbogengelenkes in Pronationsstellung durch die Einklemmung des Lig. anulare zwischen Radiusköpfchen und Oberarmköpfchen. Der Röntgenbefund zeigt meist keine Auffälligkeiten.

Therapie

Oft kommt es zur Spontanreposition. Ist dies nicht der Fall, so ist meist eine Korrektur der Fehlstellung durch ruckartiges Bewegen des im Ellenbogengelenk gebeugten Unterarmes in Supinationsstellung möglich. Mit einem hörbaren und meist spürbaren Klicken sind dann die oft erheblichen Schmerzen und Bewegungseinschränkung sofort beseitigt. Eine Ruhigstellung des Ellenbogengelenkes ist nicht erforderlich. Vor einem derartigen Manöver ist jedoch der radiologische Ausschluss einer Radiuskopfluxation oder Fraktur angezeigt.

Angeborene Ellenbogengelenksluxation

Sie kommt selten als isolierte Deformität vor. Entweder besteht eine inkomplette Formation des distalen Humerus oder der proximalen Ulna, die in eine Instabilität oder Verrenkung des Ellenbogengelenkes mündet. Im Gegensatz zur traumatischen Luxation ist die angeborene gewöhnlich schmerzfrei. Die Verrenkung ist meist bei Geburt sichtbar.

Therapie

Eine Reposition sollte angestrebt werden. Meist ist eine kontinuierliche Gipsretention erforderlich. Selten ist eine offene Reposition notwendig.
    Wiederholte Verrenkungen des Ellenbogengelenkes sind selten. Meist besteht eine allgemeine Bandlaxizität. Die Verrenkung ist fast immer nach posterior. Ursache ist eine Dysplasie des Processus coronoideus oder des Capitulum humeri. Häufig kommt es im Laufe des Wachstums zur Stabilisierung des Gelenkes. Bei anhaltender Luxationsneigung ergeben Weichteileingriffe bessere Ergebnisse als Eingriffe zur Verbesserung der knöchernen Führung.

Cubitus varus und Cubitus valgus

Definition

Fehlstellungen im Ellenbogengelenk von der physiologischen leichten Valgusstellung.

Cubitus valgus: Abknickung des ausgestreckten und supinierten Unterarmes nach außen.

Cubitus varus: Abknickung des Unterarmes nach innen.
    Beim Erwachsenen findet sich physiologisch eine Valgusstellung im Ellenbogengelenk bis zu 10° beim Mann und bis zu 15° bei der Frau.

Ätiologie

In der Mehrzahl der Fälle handelt es sich um eine erworbene, meist traumatische Fehlstellung. Suprakondyläre Humerusfrakturen führen häufig aufgrund einer Schädigung der distalen Humeruswachstumsfuge trotz achsengerechter Ausheilung zu einer posttraumatischen Varusstellung. Des weiteren können persistierende Luxationen des Radiusköpfchens sowie entzündlich bedingte Schädigungen der distalen Humeruswachstumsfuge zu Fehlstellungen im Ellenbogengelenk führen.

Klinik und Diagnostik

Inspektorisch findet sich meist im Seitenvergleich eine deutliche Varus- oder Valgusfehlstellung im Ellenbogengelenk auf der betroffenen Seite. Darüber hinaus kann eine fehlstellungsbedingte Bewegungseinschränkung im Ellenbogengelenk vorliegen. Bei deutlicher Valgusfehlstellung kann es zur Ausbildung einer Neuritis des N. ulnaris infolge einer chronischen Überdehnung des Nervs kommen.

Therapie

Bei erheblichen Achsenfehlstellungen mit Beeinträchtigung der Ellenbogengelenksfunktion und unter Berücksichtigung kosmetischer Gesichtspunkte ist die Indikation zur operativen Korrektur (suprakondyläre Umstellungsosteotomie) zu stellen. Ein derartiger operativer Eingriff sollte wegen der Gefahr eines Rezidivs nach Möglichkeit erst nach Abschluss des Wachstums erfolgen. Bei chronischen Nervenirritationen oder erheblichen Funktionsbeeinträchtigungen ist gegebenenfalls eine frühzeitigere Korrektur zu erwägen.

Osteochondrosis dissecans des Ellenbogengelenkes

Definition

Lokal begrenzte avaskuläre Nekrose im Bereich des Ellenbogengelenkes. Entweder im Bereich des Radiusköpfchens oder des Capitulum humeri (Morbus Panner). Das betroffene Knochenareal kann sich mitsamt der Knorpelschicht aus dem Verbund lösen und somit einen freien Gelenkkörper verursachen.

Häufigkeit

Die Erkrankung ist selten und findet sich meist nicht vor dem 12. Lebensjahr. Jungen sind häufiger betroffen als Mädchen. Ein Trauma ist oft gegeben, muss jedoch nicht vorhanden sein. Häufig findet sich diese Erkrankung bei Leistungssportlern (Eislaufen, Kunstturnen, Handball).

Klinik und Diagnostik

Es bestehen Bewegungsschmerzen und eine Bewegungseinschränkung im Ellenbogengelenk. Eine Dissektatbildung mit Ausbildung eines freien Gelenkkörpers ist selten. Bei freiem Gelenkkörper kann es zu Einklemmungen (Streckhemmung) mit Schmerzen und Ergussbildung kommen.

Ein **Röntgenbild** in 2 Ebenen zeigt in der Regel die Knochenläsion.

Zur **Differenzialdiagnostik** ist eine nativradiologische Diagnostik indiziert. Eine Computertomographie oder ggf. Kernspintomographie können zur weiteren Diagnostik hilfreich sein.

Therapie

Schmerzhafte Gelenke sollten vorübergehend ruhiggestellt werden. Bei Verdacht auf eine größere Dissektatbildung ist ein operatives Vorgehen indiziert. Hierbei kann das Dissektat angebohrt bzw. verschraubt werden. Bei freier Gelenkkörperbildung ist meist die Exstirpation der „Gelenkmaus" indiziert.

Synostosen im Unterarmbereich

Angeborene radioulnare Synostose

Definition

Proximale Fusion des Radius und der Ulna, meist im proximalen Drittel des Unterarmes.

Ätiologie

Es handelt sich um eine Hemmungsmissbildung, die auf die frühe embryonale Zeit zurückzuführen ist (Radius und Ulna bilden in der frühen embryonalen Zeit eine eigene kartilaginäre Mesenchymplatte). Die radioulnare Synostose ist häufig mit anderen Missbildungen kombiniert.

Klinik und Diagnostik

In 60 % der Fälle findet sich die radioulnare Synostose bilateral. Der Unterarm ist gewöhnlich in Pronation fixiert. Die Einschränkung kann durch die Schultergelenksbeweglichkeit kompensiert werden. Die Rotationseinschränkung ist oft der einzige Hinweis auf eine Synostose bei Neugeborenen oder Kleinkindern, da im Röntgenbild die zunächst knorpelige Verbindung nicht sichtbar ist. Erst später zeigt sich die knöcherne Brücke zwischen Radius und Ulna. In einigen Fällen ist zusätzlich das Ellenbogengelenk oder nur das Radiusköpfchen nach vorne oder hinten disloziert. Häufig fehlt das Radiusköpfchen auch völlig. In diesen Fällen besteht auch eine Einschränkung der Ellenbogengelenksbeweglichkeit.

Therapie

Eine operative Trennung von Radius und Ulna hat wenig Aussicht auf eine Wiederherstellung der Beweglichkeit. Von derartigen Operationen ist daher abzuraten. In der Regel bestehen bis auf die Supinationshemmung keine wesentlichen Probleme. Der Verlust der Funktion ist bei einseitigem Befall meist nicht wesentlich. Drehosteotomien sind gelegentlich angezeigt um, die Hand in eine bessere Funktionsstellung zu bringen.

Erworbene radioulnare Synostose

Es handelt sich um eine Brückenkallusbildung nach einer Unterarmschaftfraktur mit Einbeziehung der Membrana interossea. Pro- und Supination sind meistens aufgehoben. Radiologisch ist die Abgrenzung zur angeborenen Synostose leicht. Therapeutisch ist in diesen Fällen die Resektion des Brückenkallus zu empfehlen.

Angeborene Radiohumeralsynostose

Seltene Fehlbildung, die hauptsächlich in Verbindung mit anderen Veränderungen des Unterarmes und der Hand auftritt. Häufig zeigt sich diese Fehlbildung mit einem teilweisen oder vollständigen Fehlen der Ulna. Es handelt sich um eine Segmentationsstörung des Ellenbogengelenkes während der Embryonalentwicklung mit Fehlen der distalen humeralen und proximalen Radiusepiphyse und nachfolgender Fusion dieser beiden Knochen.

Therapie

Bei einer starken Fehlstellung des Unterarmes ist ein chirurgisches Vorgehen angezeigt. Es erfolgt eine Korrekturosteotomie des Unterarmes in eine funktionsgerechte Stellung.

9 Distaler Unterarm und Hand

Radiale Klumphand

Definition: Partieller oder kompletter Defekt des Radius mit radialer und beugeseitiger Abweichung der Hand (Abb. 9.1). Der Handwurzel fehlt die Unterstützung auf der Radialseite, sodass nicht nur eine Abwinklung eintritt, sondern eine Luxation gegenüber dem Ulnarköpfchen nach radial und palmar erfolgt.

Klinik: In etwa 50% der Fälle kommt es zum beidseitigen Auftreten der radialen Klumphand. Die Inzidenz beträgt etwa 1 : 100 000. Das Verhältnis erkrankter Jungen zu erkrankten Mädchen beträgt 1,5 : 1.

Die Ätiologie ist unklar. Die Klumphand ist oft ein Teilsyndrom anderer Erkrankungen
– Dysmeliesyndrom
– Arthrogryposis multiplex congenita

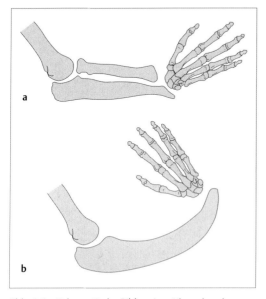

Abb. 9.1 Schematische Bilder einer Klumphand.
a Typ 1 nach Heikel mit verkürztem distalem Radius,
b Typ 4 mit komplettem Fehlen des Radius.

– Franconi-Syndrom (bestehende Panzytopenie)
– TAR-Syndrom (aplastischer Radius bei Thrombozytopenie)
– Holt-Oram-Syndrom (Vorhof- oder Ventrikelseptumdefekt, radiale Längenfehlbildung)
– Vater-Syndrom (Wirbelsäulenanomalien, Analatresien, tracheoösophageale Fistel, Nierenmissbildung, Aplasie des Radius)
– radiale Klumphand im Rahmen einer Madelung-Deformität

Inspektorisch zeigt sich beim Säugling ein verkürzter Vorderarm mit Radialabweichung der Hand. Die Beugefähigkeit im Ellenbogengelenk kann eingeschränkt sein. Ebenso finden sich häufig Bewegungseinschränkungen im Bereich der Metakarpophalangeal-sowie der proximalen Interphalangealgelenke. Die Deformität betrifft neben den knöchernen Strukturen auch Weichteilstrukturen (Muskeln, Gefäße und Nerven).

Therapie: Es sollte frühzeitig eine Redression der Fehlstellung durch Übungen und Schienenbehandlung eingeleitet werden. Wichtig ist es, spätere Weichteilkontrakturen zu vermeiden und die Muskelfunktion zu erhalten. Zwischen dem 6. und 12. Lebensmonat kann die operative Korrektur, insbesondere bei schweren Fällen oder beidseitigem Befall, erwogen werden (Tab. 9.1). Operativ wird dann die Hand über dem Ellenköpfchen zentralisiert (Zentralisation) oder aber eine Radialisation des Karpus mit Verlagerung der radialen Muskulatur auf die ulnare Seite vorgenommen.

Ulnare Klumphand

Definition: Partieller oder kompletter Defekt der Ulna mit Ulnarabweichung der Hand. Die Ulnadefektbildung ist wesentlich seltener als die des Radius. Häufig finden sich zusätzlich andere Anomalien (Skoliose, Myelomeningozele).

Fehlbildung	Zustand/Operation	Alter
Syndaktylie	Einfache Knöcherne Akrosyndaktylie	12 Monate 8 Monate 4 Monate
Klumphand	Zentralisation Pollizisation Verlängerung	12 Monate 2 Jahre 12 Jahre
Polydaktylie	V. Finger Daumen	4 Monate 1 Jahr
Fingeraplasie	Pollizisation Fingertransfer Verlängerung	1 – 2 Jahre 1 – 2 Jahre 12 Jahre
Schnürringkomplex	Bei vaskulärer Störung	Notfallmäßig
Symbrachydaktylie	Fingerstabilisierung	1 – 2 Jahre
Deltaphalanx	Osteotomie	3 – 4 Jahre
Radioulnare Synostose	Osteotomie	7 – 8 Jahre

Tabelle 9.**1** Günstiger Zeitpunkt der Operation (Hefti 1998)

Klinik: Klinisch zeigt sich eine ulnare Abweichung der Hand. Der Radius ist verkürzt, verdickt und verbogen mit der Konkavität zur Ulna hin. Im Verlauf des Wachstums stellt sich meist eine Subluxation bzw. Luxation des Radiusköpfchens ein. Fehlt die Ulna komplett, ist meist eine schwere Beugekontraktur im Ellenbogen die Folge. Die ulnare Muskulatur sowie die ulnarseitigen Karpalknochen fehlen, ebenso Ring- und Kleinfinger.

Therapie: Bei der hypoplastischen Form der ulnaren Klumphand finden sich meist nur geringe Funktionseinschränkungen. Initial sollte eine konservativ redressierende Behandlung eingeleitet werden (Krankengymnastik, Schienenbehandlung). Bei partieller oder kompletter Aplasie der Ulna mit deutlicher Instabilität und Fehlwachstum ist ggf. eine operative Intervention angezeigt.

Madelung-Deformität

Definition: Palmare Subluxationsstellung der Hand mit zusätzlicher Abweichung nach ulnar oder radial (Bajonettstellung) aufgrund einer Wachstumsstörung der distalen Radiusepiphyse mit stark abgeschrägter distaler Radiusgelenkfläche.

Ätiologie: Ein direkter Erbgang ist nachgewiesen. Häufig finden sich assoziierte Erkrankungen (Skoliose, Hals-Rippen-Defekte und Fehlbildungen im Bereich der unteren Extremitäten). Mädchen sind häufiger betroffen als Jungen.

Klinik: Inspektorisch fällt anfangs das Vorstehen der Ulna sowie eine Palmarabweichung der Hand auf. Klinische Symptome entwickeln sich meistens mit Beginn des 2. Lebensjahrzehntes. Aufgrund des normalen Wachstums der Ulna bei gestörtem Wachstum des distalen Radius entwickelt sich ein zunehmender Ellenvorschub mit leichter radialer Klumphandstellung. Im weiteren Verlauf können Schmerzen im Handgelenk sowie Griffschwäche und Deformitäten mit Bewegungseinschränkungen von Pronation und Dorsalflexion auftreten. Aufgrund der Fehlstellung kann es zu einem frühzeitigen Verschleiß der Handwurzel kommen.

Therapie: Die Behandlung sollte nach Funktionsbehinderung und subjektiven Beschwerden vorgenommen werden. Die Wiederherstellung der Gelenkkongruenz durch eine Korrekturosteotomie ist meist aufgrund der in Fehlstellung befindlichen Radiusepiphyse nicht möglich. Generell ist die Indikation zur Korrekturosteotomie erst zum Wachstumsende zu stellen, da ansonsten weitere Fehlstellungen mit Instabilität folgen können. Außer der Verbesserung extremer Fehlstellungen ist eine Besserung der Bewegungseinschränkung durch einen derartigen operativen Eingriff meist nicht zu erreichen. Bei erheblicher Beschwerdesymptomatik ist letztendlich die Versteifung des Handgelenkes angezeigt.

Volkmann-Kontraktur

Definition: „Ischämische Lähmung" mit Fehlstellungen und Deformitäten der Unterarm- und Fingergelenke aufgrund narbiger Schrumpfung der betroffenen Muskelgruppen.

Ätiologie: Mangeldurchblutung mit Nekrosen der betroffenen Muskelgruppen aufgrund von Frakturen (suprakondyläre Humerusfrakturen mit subfaszialem ausgeprägtem Hämatom) oder als Folge komprimierender Verbände.

Klinik: Neben Fehlstellungen der betroffenen Gelenke finden sich Beugekontrakturen der Fingermittel- und -endgelenke, eine Beugestellung im Handgelenk und eine fixierte Pronation im Unterarm.

Therapie: Bei Ischämieverdacht (z.B. im Rahmen schwer dislozierter suprakondylärer Frakturen) muss frühzeitig eine ausgedehnte Fasziotomie erfolgen. Bei geringeren Ischämiefolgen kann eine intensive Krankengymnastik sowie eine begleitende Schienenbehandlung zufrieden stellende Ergebnisse erzielen. Bei ausgeprägten Formen sind operative Verfahren (Tenodesen, Muskeltranspositionen, Osteotomien und Arthrodesen) zu erwägen.

Fehlbildungen des Daumens

Daumenhypoplasie

Definition: Angeborenes Fehlen (Aplasie) oder Hypoplasie des Daumens. Die Missbildung kann ein- oder beidseitig vorkommen und reicht vom Fehlen von Weichteilen bis hin zum gesamten Daumen. Die Deformität wurde von Blauth in verschiedene Grade eingeteilt.

Klinik: Die Handfunktion ist abhängig vom Ausmaß der Hypoplasie bzw. Aplasie des Daumens. In der Regel findet sich noch eine recht gute Ersatzgreiffunktion zwischen Zeige- und Mittelfinger.

Therapie: Die Therapie ist abhängig vom Ausmaß der Deformität. Bei geringgradigen Hypoplasien ist meist keine Behandlung notwendig. Bei ausgeprägten Hypoplasien sind in der Regel Weichteileingriffe indiziert. Bei vollständigem Fehlen des Daumens kann z.B. eine Pollizisation des Zeigefingers erfolgen (Transposition des Zeigefingers zum Funktionsersatz des Daumens). Die Operation sollte in den ersten 2 Jahren vorgenommen werden, um eine Greifmusterausbildung nicht zu stören.

Der dreigliedrige Daumen

Definition: Dreigliedrigkeit des Daumens im Sinne einer Überschussbildung.

Klinik und Diagnostik: In der Regel findet sich kein wesentlicher Funktionsverlust des Daumens. Zwei Formen werden unterschieden:
– Der Daumen weist eine normale Länge auf, die Thenarmuskulatur ist vorhanden, funktionell finden sich keine Einschränkungen.
– Der Daumen ist wie ein Langfinger anatomisch ausgebildet. Die Daumenballenmuskulatur fehlt. Eine Oppositionsfähigkeit besteht nicht.

Therapie: Osteotomien und bandplastische, rekonstruktive Eingriffe sind gelegentlich zur Funktionsbesserung des Daumens zu empfehlen.

Angeborene Beuge- und Anspreizkontraktur des Daumens

Charakteristisch ist die extreme Beugung im Daumengrundgelenk und Anspreizung des Daumens in die Hohlhand. Der Daumen wird in der Regel von den geschlossenen Langfingern verdeckt.

Ursächlich liegen meist angeborene Fehlbildungen der Daumenstrecksehnen oder eine angeborene Tendovaginitis stenosans vor. Häufig findet sich diese Daumenstellung bei der kindlichen Zerebralparese oder der Arthrogryposis.

„Schnellender Finger" (Tendovaginitis stenosans)

Definition: Verengung der Sehnenscheide des M. flexor pollicis mit Verdickung der Sehne und Gleitbehinderung der Beugesehne in der Sehnenscheide. Die Tendovaginitis stenosans betrifft fast immer den Daumen.

Klinik: Die Tendovaginitis stenosans findet sich meist bei Kindern unter 2 Jahren. Das Daumenendgelenk ist gebeugt. Im Verlauf der Sehne lässt sich in Höhe des 1. Mittelhandköpfchens ein verdicktes Ringband tasten. Klinisch kann durch passives Strecken des gebeugten Daumens ein Schnappen ausgelöst werden. Häufig wird das

Symptom als Luxation des Daumens fehlgedeutet.

Therapie: Etwa ein Drittel der Kontrakturen lösen sich im 1. Lebensjahr spontan. Bei den anderen muss operativ die Enge der Sehnenscheide gespalten werden.

Fehlbildungen der Langfinger

Brachydaktylie

Angeborene (erbliche) Verkürzung eines oder mehrerer Finger (Tab. 9.2), mit oder ohne Beteiligung der Mittelhand. Derartige Rückbildungsformen können an einzelnen oder aber mehreren Fingern vorkommen.

Arachnodaktylie

Gleichmäßige und symmetrische Veränderung der Hand- und Fingerknochen mit dürftiger Ausbildung der Fingerweichteile und leichter Kontrakturstellung der Fingermittelgelenke (Spinnenfingrigkeit), (Tab. 9.2). Die Arachnodaktylie ist das hervorstehende Symptom des Marfan-Syndroms.

Syndaktylie

Definition: Partielle oder totale weichteilige oder ossäre Verwachsungen einzelner Finger (Tab. 9.2) bis hin zur vollständigen Verbindung aller Finger (Löffelhand).

Ätiologie: Die Syndaktylie ist die häufigste kongenitale Fehlbildung der Hand. Sie findet sich häufig im Rahmen generalisierter Skelettanomalien (Apert-Syndrom) und ist auf eine fehlerhafte Differenzierung im Rahmen der Fingerausbildung zwischen der 6. und 8. Woche zurückzuführen. Die Familienanamnese ist oft positiv. In der Hälfte

der Fälle betrifft die Syndaktylie beide Hände und ist vornehmlich zwischen Mittel- und Ringfinger lokalisiert.

Klinik: Bei leichteren Ausprägungen (kutane Syndaktylie) findet sich meist eine sogenannte Schwimmhautbildung zwischen benachbarten Fingern ohne Beeinträchtigung des Wachstums. Bei ossären Syndaktylien resultieren frühzeitig Abweichungen der Finger aufgrund der knöchernen Verbindungen. Bei Verwachsungen sämtlicher Finger resultiert die sogenannte Löffelhand. Je komplexer die Syndaktylie ist, desto eher sind auch Sehnen, Nerven und Gefäße beteiligt. Zur Differenzierung zwischen kutanen und/oder ossären Syndaktylien ist die Anfertigung eines Röntgenbildes erforderlich.

Therapie: Bei ossären Syndaktylien ist eine operative Trennung mit mehr oder weniger stark ausgedehnten Weichteileingriffen (Kommissurvertiefung durch Z-Plastik) zwischen dem 1. und 2. Lebensjahr zur Vermeidung eines Fehlwachstums indiziert. Einfache kutane Syndaktylien sollten im Alter zwischen 3 und 4 Lebensjahren behandelt werden.

Handfehlbildungen im Rahmen generalisierter Skelettanomalien

Apert-Syndrom

Definition: Angeborene Erkrankung mit komplexen Syndaktylien im Bereich der Extremitäten, Synostosen der Schädelsuturen, Gelenkkontrakturen und Segmentationsstörungen im Bereich der HWS. Häufig finden sich auch ophthalmologische Probleme.

Ätiologie: Selten (Prävalenz 1 : 1 000 000), autosomal dominant erbliche Erkrankung.

Klinik: Inspektorisch fällt meist ein großer Schädel (Turmschädel) mit breitem Gesicht auf. Es besteht oft ein Exophthalmus, ein hoher Gaumen sowie Zahnanomalien. An Händen und Füßen finden sich symmetrische Syndaktylien. Häufig besteht zusätzlich eine geistige Retardierung.

Therapie: Aufgrund der multiplen Anomalien ist eine multidisziplinäre Therapie notwendig. Zur Korrektur und Vorbeugung von Fehlstellungen sind aus orthopädischer Sicht Osteotomien und Weichteileingriffe zu erwägen.

Tabelle 9.2	Formen der Fingerfehlbildungen
Polydaktylie	zu viele Finger
Oligodaktylie	zu wenig Finger
Syndaktylie	zusammengewachsene Finger
Brachydaktylie	zu kurze Finger
Arachnodaktylie	zu lange Finger (Spinnenfinger)
Klinodaktylie	geknickter Finger (meist nach radial)
Kamptodaktylie	gebeugter Finger

Poland-Syndrom

Definition: Rezessiv-erblicher Missbildungskomplex mit einseitiger Syn-Brachydaktylie und Aplasie des M. pectoralis major, evtl. auch der Mamma oder Mamille.

Klinik: Das Fehlen oder die Hypoplasie des M. pectoralis major, ggf. auch des M. pectoralis minor, ist das auffallendste Zeichen. Darüber hinaus bestehen in der Regel Handmissbildungen im Sinne von Syndaktylien bzw. Syn-Brachydaktylien. Im Vergleich zum Apert-Syndrom finden sich beim Poland-Syndrom meist geringfügigere Beeinträchtigungen der Extremitätenfunktionen.

Therapie: Plastisch-chirurgische Eingriffe bei Mädchen mit Rekonstruktion der Brust und operative Korrekturen von Handmissbildungen sind je nach Beeinträchtigung der Funktionen zu erwägen. Die Lebenserwartung der Patienten mit Poland-Syndrom ist normal, die Intelligenz in der Regel nicht gestört.

Makrodaktylie

Definition: Bereits bei der Geburt bestehende Vergrößerung eines oder mehrerer Finger. In 90 % der Fälle findet sich ein einseitiger Befall.

Ätiologie: Es handelt sich um eine angeborene, nicht erbliche Erkrankung. Die Ursache der Makrodaktylie ist meist neurogen. Manchmal liegt eine Neurofibromatose vor. Die Makrodaktylie kommt bei der Geburt in einer statischen Form vor und in einer progressiven Ausprägung, die meist erst in den ersten 2 Jahren erkennbar wird.

Klinik: Meist ist der Zeigefinger betroffen, mit nachrangiger Häufigkeit folgen Mittelfinger sowie die übrigen Finger.

Therapie: Die Behandlung besteht entweder in einer Teilamputation des Fingers oder einer Reduktion der Größe. Eine Wachstumshemmung durch eine Epiphysiodese ist ebenfalls möglich.

Kamptodaktylie

Definition: Angeborene fixierte Beugekontraktur eines Fingers (Tab. 9.2), in der Regel im proximalen Interphalangealgelenk. Am häufigsten ist der Kleinfinger betroffen. Sie tritt meist beidseitig auf und ist erblich.

Klinik: Die Fehlstellung wird meist nach der Geburt oder im Rahmen des präpubertären Wachstumsschubes beobachtet. Nach dem 20. Lebensjahr ist mit keiner wesentlichen Progredienz der Fehlstellung mehr zu rechnen.

Therapie: Im frühen Stadium sollte durch eine Redressionsbehandlung eine Korrektur versucht werden. Bei passiv nicht mehr ausgleichbarer Fehlstellung ist eine operative Intervention mit Arthrolyse, Sehnenverlängerung, extendierender Osteotomie, selten eine Arthrodese des proximalen Interphalangealgelenkes in Funktionsstellung zu erwägen.

Polydaktylie

Unvollständige oder vollständige Anlage überzähliger Finger (Tab. 9.2). Es handelt sich um eine häufige, angeborene Anomalie. Meist findet sich eine Mehrfachbildung des Daumens oder des Kleinfingers, seltener der übrigen Finger. Eventuell kann es auch nur zur Doppelung in peripheren Anteilen der Finger kommen. Der Ausgang des gedoppelten Kleinfingers kann im Grundgelenk von der Mittelhand mit fester knöcherner Verbindung, von einem gegabelten Mittelhandknochen oder als völlig getrennter Strahl von der Handwurzel erfolgen. Der Daumen ist ausschließlich vom Grundgelenk aus gedoppelt.

Therapie: Rudimentäre Formen sind kosmetisch und funktionell störend, sie sollten entfernt werden. Ein vorheriger funktioneller Status ist erforderlich. In der Regel wird der lateral gelegene Finger entfernt. Um die Greifmusterausbildung nicht zu stören, ist eine frühzeitige Operation notwendig. Die Polydaktyliebehandlung sollte bis zum Schulalterbeginn beendet sein.

Oligodaktylie

Der Polydaktylie entgegengesetzte Verminderung der Fingerzahl (Tab. 9.2). Hierzu zählt nicht nur das vollständige Fehlen, sondern auch die Unterentwicklung von Fingern (Daumenhypoplasie).

Amniotische Abschnürung

Amnionfalten, Amnionverwachsungen, enge Nabelumschlingungen und seltener raumbeengende Prozesse führen zu Extremitätenmissbildungen.

Der Grad der Ausprägung richtet sich nach dem Zeitpunkt ihrer Einwirkung. Je früher und stärker die ausgeübte Strangulation erfolgt, um so schwerer ist die Schädigung. Eine schwer gestörte Gliedmaßenentwicklung bis hin zum Absterben derselben ist möglich. Später einwirkende Strangulationen führen zur Schnürfurchenbildung.

Klinik: Klinisch zeigt sich eine Schnürfurchenbildung mit Schwellung distal und kranial der Furche als Ausdruck einer Lymphstauung. Schnürringe finden sich auch außerhalb der Hand, an Ober- und Unterarmen sowie an den unteren Gliedmaßen.

Therapie: Eine frühzeitige Operation ist anzuraten bei tiefen Ringen mit Zirkulationsstörungen (Z-Plastiken zur Weichteilentspannung). Eventuell sind auch Amputationen bei funktionslosen oder ästhetisch störenden Fingerstümpfen angezeigt.

Spalthand

Definition: Spalthände sind das Ergebnis angeborener Strahlendefekte. Man versteht darunter im Allgemeinen das Fehlen von Fingern, meistens auch von Mittelhandanteilen. Die Defektbildungen reichen häufig bis in die Handwurzel (Krebsschere).

Klinik: Das klinische Bild zeigt eine Scherenform, die radiale Schere, Daumen oder Zeigefinger können fehlen. Es bleibt dann lediglich die einstrahlige Hand mit ulnarem Handstrahl übrig. Die leichteste Form der Spalthand besteht im Fehlen des Mittelfingers im Grundgelenk. Die Deformitäten kommen familiär gehäuft vor. Oft besteht ein beidseitiger Befall, der auch die Füße betreffen kann.

Therapie: Die Behandlung wird aus kosmetischen und selten aus funktionellen Gründen gewünscht. In der Regel besteht eine gute Funktion bei äußerlich schlechtem Bild. Öfters ist jedoch die Spalthand mit verschiedenen Begleitfehlbildungen kombiniert. Eine Operationsindikation zur Funktionsbesserung ist z. B. dann gegeben, wenn eine begleitende Syndaktylie oder sogenannte Transversalknochen eine zusätzliche Funktionsbehinderung bedingen.

10 Hüftgelenk

Im Bereich des Hüftgelenkes finden sich eine Reihe von Krankheitsprozessen (Tab. 10.**1**) während der Kindheit und Jugend. Erkrankungen, die zu einer Inkongruenz zwischen Femurkopf und Hüftpfanne am Ende des Wachstums führen, prädisponieren zur frühzeitigen Arthrose. Meist verhindern frühe Diagnose und Behandlung Spätfolgen einer kindlichen Hüfterkrankung. Da die Frühsymptome von Hüfterkrankungen bei Kindern oft unspezifisch sind, ist bei der Untersuchung ein hohes Maß an Sorgfalt notwendig.

Angeborene (kongenitale) Hüftdysplasie und Hüftluxation

Definition

Hüftgelenksdysplasie: Reifungsstörung mit ungenügender Ausbildung der Hüftgelenkspfanne und Störung der Pfannenerkerverknöcherung.
Hüftgelenksluxation: Dezentrierung des Hüftkopfes aus der Hüftgelenkspfanne.

Je nach Entwicklungszeit unterscheidet man eine teratologische von einer postnatal sich entwickelnden Hüftluxation auf dem Boden einer Hüftdysplasie.

Ätiologie

Für die Entstehung einer Hüftdysplasie bzw. Hüftluxation sind folgende Faktoren von Bedeutung:
- genetische Faktoren
- hormonelle Faktoren
- mechanische Faktoren

Eine familiäre Häufung ist bekannt. Sind ein oder beide Elternteile von einer Hüftdysplasie bzw. Hüftluxation betroffen, so ist die Inzidenz für die Erkrankung ihrer Kinder bis zu 10-mal erhöht. Zweieiige Zwillinge haben scheinbar kein höheres Dislokationsrisiko als normale Geschwister. Eineiige Zwillinge sind jedoch in fast der Hälfte der Fälle beide betroffen.

Bei der sogenannten reinen Steißlage, bei der die Hüften stark gebeugt und die Kniegelenke gestreckt sind, kann es durch Druck auf den verformbaren hinteren Pfannenrand zur Entwicklung einer Dysplasie oder Luxation kommen. Auch dem Fruchtwassermangel, als raumbeengendem Faktor, kommt pathogenetische Bedeutung zu. Aus der Tatsache, dass 60 % aller betroffenen Kinder Erstgeburten sind, lässt sich erklären, dass der Bewegungsspielraum der Feten durch die feste, noch nicht gedehnte Bauch- und Gebärmuttermuskulatur der Mütter eingeschränkt ist.

Eine allgemeine Bandlaxizität mit Gelenkhypermobilität ist für einen Teil der Kinder als ursächlich für eine Hüftdysplasie bzw. -luxation zu sehen.

Darüber hinaus können bestimmte Hormone, welche fetal und postnatal unterschiedlich einwirken, zu einer erhöhten Relaxierung der Bänder führen und damit eine allgemeine Gelenkhypermobilität und Instabilität des Hüftgelenkes hervorrufen. Zu diesen Hormonen zählen das Östrogen, das Progesteron sowie das Relaxin.

Die in der Embryonalentwicklung entstehende Luxation hat ihre Ursache in einer Fehlentwicklung der Organogenese. Störungen des neuromuskulären Systems und des Stoffwechsels sowie Chromosomenveränderungen führen zu der sogenannten teratologischen Luxation. Sie ist in der Regel mit anderen kongenitalen Fehlbildungen kombiniert (u. a. Arthrogryposis multiplex congenita, Meningomyelozele, Trisomie 18 [Edwards-Syndrom], Ullrich-Turner-Syndrom [X0-Zustand]).

Inzidenz

Die Dysplasierate beträgt in Mitteleuropa 2 – 5 %. Die Häufigkeitsverteilung zwischen dem weiblichen und männlichen Geschlecht beträgt etwa 4 : 1. Die linke Hüfte ist in 60 %, die rechte in 20 % befallen. Doppelseitige Luxationen sind in etwa 20 % vorhanden.

Tabelle 10.**1**   Synopsis der wichtigsten Krankheiten des Hüftgelenkes

	Manifesta-tionsalter	Hinken	Schmerzen	Richtung der Bewegungs-einschränkung	Ultraschall- bzw. Röntgenbild-veränderungen
Angeborene Hüftluxation	0.–4. Lebensjahr	bei Lux.-Grad III–IV	keine	Abspreizung	Dislokation des Hüftkopfes
Perthes-Krankheit	4.–12. Lebensjahr	Verkürzungs-, Belastungs- u. Ermüdungshinken, weniger Schmerzhinken	im fort-geschr. Stadium	Abspreizung u. Innendrehung	stadienbedingte Epiphysenumbau-störungen
Epiphysiolysis capitis femoris lenta – acuta	8.–15. Lebensjahr	lentaform ermü-dungs-, belastungs-bedingtes Hinken, in der Akutform, Verkürzungs- u. Schmerzhinken	lentaform mäßig akutaform stark	Abspreizung Innendrehung bei fortgeschr. Stadien Kontrak-turen	Epiphysenabrutsch (orthograde Achsen-aufnahme notwendig zur Bestimmung des Abrutschwinkels)
Coxa saltans	9.–14. Lebensjahr	bei ausgeprägten Formen	mäßig bis mittelgradig während u. nach Schnap-pen	Abspreizung Innendrehung	normal
Coxitis fugax	4.–8. Lebensjahr	schmerzbedingt, gelegentlich starke/ keine Belastung möglich	starke	alle Bewegungen	u. U. Gelenkerguss, Röntgen normal
Septische Koxitis	jedes Alter	keine Belastung möglich	sehr starke	alle Bewegungen	normal bis leichte Lateralisation des Hüftkopfes bei starker Ergussbildung, Kapsel-weichteilschatten vergrößert
Säuglings-koxitis	erste Tage	–	Schonhaltung Trinkunlust	alle Bewegungen	Gelenkerguss, Laterali-sation des Hüftkopfes

Bei Menschen schwarzer Rasse tritt eine Hüft-gelenksluxation extrem selten auf. Ursächlich für diesen Inzidenzunterschied der Hüftdysplasie bei den Naturvölkern in Afrika scheint die Trageweise der Säuglinge durch deren Mütter (die Säuglinge werden seitlich auf dem Becken oder auf dem Rü-cken mit gespreizten Beinen getragen). Andere Naturvölker (Lappen und bestimmte nordameri-kanische Indianerstämme) wickeln ihre Säuglin-ge eng in Streckstellung der Beine. Hierdurch wird die Hüftdysplasie sowie die Hüftluxation geför-dert. Bei diesen Völkern wird eine Häufigkeit von bis zu 5 % angegeben.

Diagnostik

Anamneseerhebung: Bei der Erhebung der Anam-nese sind folgende Punkte von Bedeutung:
- Familienanamnese (eventuelle Hüfterkran-kungen in der Familie)
- erstes Kind?
- Schwangerschaftsverlauf (Fruchtwassermangel, Steißlage)

Klinische Untersuchung

Zur Beurteilung der Hüftgelenke wird besonders auf Bewegungsasymmetrien und Stellungsabwei-chungen der Beine, weiterhin auf Missbildungen und Fehlformen wie beispielsweise auf das Vor-liegen eines Klumpfußes oder Knick-Hackenfußes geachtet.

Palpation: Die entscheidende Überprüfung der Hüftgelenke auf Instabilität, Luxierbarkeit und Luxation führt man nach den von Ortolani u. Barlow angegebenen Tastuntersuchungen durch. Hierbei werden beide Beine des Säuglings im Hüft- und Kniegelenk um 90° gebeugt. Die Beine werden zunächst adduziert gehalten und ein mäßiger axialer Druck nach dorsal ausgeübt. Nun wird eine Abduktion der Beine im Hüftgelenk vorgegeben und zusätzlich ein leichter Druck gegen den Trochanter major ausgeübt. War der Femurkopf in Adduktionsstellung nach hinten subluxiert, springt er nun mit einem hörbaren und fühlbaren Schnappen wieder in das Pfannenzentrum zurück (Abb. 10.1).

Mit dieser Methode lassen sich jedoch nur subluxierbare, instabile oder bereits in Subluxation oder Luxation stehende Hüftgelenke erkennen.

Cave: Doppelseitig luxierte Hüftgelenke, welche sich mit dem oben beschriebenen Manöver bei Abspreizung nicht reponieren lassen, sind auch für den erfahrenen Untersucher schwer zu erkennen. Oft fällt zunächst nur eine gewisse Abduktionsbehinderung auf, die auch bei hüftgesunden Kindern vorkommen kann.

Insgesamt sollte das Kind bei der Untersuchung möglichst entspannt sein. Der Test ist vorsichtig auszuführen, um den Hüftkopf durch das Ein- und Ausrenken nicht zu schädigen.

Die Luxationsbereitschaft und die Instabilität zeigen nach Tönnis verschiedene **Verrenkungsgrade:**

– Die leicht instabile Hüfte ohne jegliches Schnappzeichen: Es handelt sich hier um ein Gelenk mit lockerer Kapsel.
– Die subluxierbare Hüfte: Das Gelenk lässt sich bei alleiniger Abspreizbewegung mit einem Schnapp-Phänomen reponieren. Es liegt eine kapsuläre und ligamentäre Laxizität mit einer Deformation des azetabulären Randes und des Labrums vor.
– Die dislozierbare Hüfte kann unter Adduktion und gleichzeitigem Druck nach dorsal komplett über das Labrum hinausgeschoben werden und auch ohne Druck in luxierter Stellung bleiben. Beim Repositionsvorgang gleitet der Hüftkopf entweder weitgehend oder nicht mehr voll in die Pfanne zurück. Er bleibt lateralisiert und in Subluxation. Ein Repositionsschnappen kann vorhanden sein.
– Die dislozierte, nicht reponierbare Hüfte: Der Femurkopf lässt sich in dorsokranialer Lage palpieren. Die Abduktion ist deutlich eingeschränkt. Das Reponieren ist nicht möglich.

Hüftdysplasien ohne Instabilitäten bieten bei der Untersuchung nach Ortolani u. Barlow keinen auffälligen Befund und können lediglich durch eine eventuell bestehende Abspreizbehinderung klinisch auffällig werden.

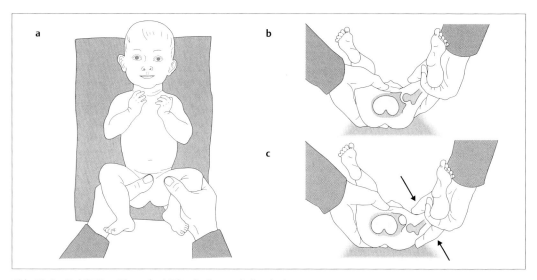

Abb. 10.**1**   Stabilitätsprüfung des Hüftgelenkes nach Ortolani.

Ludloff-Luxationszeichen: Flektiert man die Hüftgelenke des Säuglings über 90°, so ist regelrecht eine Extension der Kniegelenke aufgrund der angespannten ischiokruralen Muskulatur nicht möglich. Liegt eine Hüftgelenksluxation vor, so ist das Kniegelenk in dieser Stellung vollständig streckbar.

Ein positiver Ludloff-Test ist somit ein Anhaltspunkt für eine vorliegende Hüftgelenksluxation.

Mit dem lateralen und proximalen Höhertreten des Femurkopfes bei der Hüftgelenksluxation ergeben sich weitere klinische Auffälligkeiten. Bedingt durch das Höhertreten des Hüftkopfes kommt es neben einer relativen Beinverkürzung zu einer Verziehung der Weichteile in der glutealen und Inguinalgegend, welche eine Gesäßfaltenasymmetrie bedingt. Hierbei handelt es sich jedoch um ein relativ unsicheres klinisches Zeichen. Auch bei gesunden und Schräglagehüften sind in hohem Prozentsatz Faltendifferenzen feststellbar.

Bleibt eine Hüftluxation unerkannt, so fallen diese Kinder nicht selten durch das verspätete Erlernen des Gehens auf. Handelt es sich um eine reine Pfannendysplasie, so können diese Gelenke bei der klinischen Untersuchung vollkommen unauffällig sein. Beschwerden treten typischerweise erst im Erwachsenenalter auf. Liegt jedoch eine gravierende Gelenkschädigung vor, so sind ein Insuffizienzhinken, ein laterales Abweichen der Wirbelsäule zur betroffenen Seite sowie ein teleskopartiges Höhertreten der entsprechenden Extremität typische Zeichen für eine bestehende Hüftluxation. Das Trendelenburg-Zeichen zeigt sich positiv (das Becken sinkt beim Stand durch Insuffizienz der Abduktoren auf dem betroffenen Bein zur Gegenseite ab). Ein sich seitlich prominentes Abheben der Trochanteren mit begleitender Hyperlordose deutet weiterhin auf eine doppelseitige Hüftluxation hin. Neben den Ganganomalien kann bei älteren Kindern auch ein belastungsabhängiger Schmerz im Leistenbereich oder im seitlichen Hüftbereich bestehen.

Röntgen

Im 1. Lebensjahr ist die Hüftsonographie das bildgebende Verfahren der ersten Wahl. In Deutschland und Österreich ist sie im Rahmen der Kindervorsorgeuntersuchungen gesetzlich geregelt. Röntgenaufnahmen von Säuglingshüften sind daher nur in Ausnahmefällen im 1. Lebensjahr angezeigt, z.B. zur differenzialdiagnostischen Abklärung und ggf. zum Abschluss einer Behandlung wegen einer Hüftreifungsstörung.

Beckenübersicht: Die richtige Lagerung des Kindes bei der Röntgendiagnostik der Hüftdysplasie und Hüftluxation ist von erheblicher Bedeutung, da Fehllagerungen die Beurteilung erschweren und zu diagnostischen Irrtümern führen können (Abb. 10.**2**). Bei Kleinkindern zieht man am besten eine Begleitperson unter entsprechenden Strahlenschutzmaßnahmen hinzu, um die Neutralstellung der Kniegelenke bei der Röntgenaufnahme zu gewährleisten. Eine leichte Hüftbeugung, die dabei zustande kommt, entspricht etwa der physiologischen Beugestellung der Hüftgelenke des Säuglings. Auch ein leichter Abstand zwischen den Kniegelenken ist in diesem Alter zulässig und deckt sich mit der Normalstellung. Bei erhöhter Antetorsion sollten die Kniegelenke leicht innengedreht gelagert sein (vorherige Bewegungsprüfung), um Fehldiagnosen hinsichtlich einer Coxa valga oder bestehender Lateralisation zu vermeiden. Die Beckenquerachse muss horizontal und parallel zur Röntgenplatte verlaufen. Die Kippung des Beckens um die Quer- oder Hochachse kann zur Veränderung der Hüftprojektion führen, vor allem auch des Pfannendachwinkels. Um eine exakte Beckenkippung zu erhal-

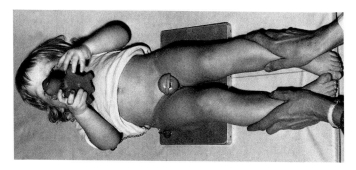

Abb. 10.**2**   Lagerung eines Kleinkindes für die Standard-Beckenübersichtsaufnahme.

ten, muss zum Ausgleich der Lendenlordose bei der Beckenaufnahme eine Unterlage unter das Sitzbein gebracht werden.

Radiologische Beurteilung: Das a.-p. Röntgenbild der Hüftgelenke des Säuglings wird wie folgt beurteilt:

Kopf-Pfannen-Beziehung: Der Kopfkern muss gut zentriert stehen, d. h. dicht vor dem ischialen Sektor der Hüftpfanne. Bei stärkeren Dysplasien tritt er weiter nach lateral und kranial, entfernt sich vom Pfannengrund, drückt vermehrt gegen den seitlichen Erker der Pfanne und beeinträchtig sein Wachstum. Der Abstand des Femurkopfes zur Tränenfigur sollte bis zum 4. Lebensjahr nicht größer als 4 mm sein (Abb. 10.**4**).

Wenn der Kopfkern noch nicht sichtbar ist, sollte das Kopits-Viereck die richtige Form und Lage haben (Abb. 10.**3**).

Die korrekt angefertigte Beckenübersicht ermöglicht mithilfe von Mess-Orientierungslinien und Winkeln das Erkennen und die Beurteilung des Schweregrades einer Hüftdysplasie bzw. Hüftluxation.

Messlinien zur Diagnose der Hüftluxation (Abb. 10.**4**):
– Hilgenreiner-Linie: Jeweils nach lateral verlängerte Verbindungslinie der Fußpunkte der Y-Fugen.

– Ombrédanne-Senkrechte: Von der lateralen Hüftpfannendachecke wird das Lot auf die Hilgenreiner-Verbindungslinie gefällt.
– Ménard-Shenton-Linie: Die Verbindung der Konturen der medialen Schenkelhalskontur und des unteren Schambeinastes, die eine gleichmäßige Rundung ergeben. Eine Stufenbildung deutet auf eine Dezentrierung hin.
– Calvé-Linie: Die Verlängerung der Kontur der äußeren Begrenzung der Beckenschaufel über den Pfannenerker hinaus zum lateralen Schenkelhals bildet einen gleichmäßig verlaufenden Bogen.

Messwerte zur Bestimmung der Hüftdysplasie:
– Pfannendachwinkel nach Hilgenreiner (AC-Winkel), (Abb. 10.**3**): Der Hüftpfannendachwinkel ist der diagnostisch bedeutendste messtechnische Winkel beim Säugling und Kleinkind. Er wird in der Weise konstruiert, dass vom Berührungspunkt der Hilgenreiner-Linie mit dem Darmbein (Y-Fuge) ein zweiter Schenkel zu dem jeweils am weitesten nach lateral vorschwingenden Teil des knöchernen Pfannenerkers gezogen wird. Der AC-Winkel ist streng altersabhängig. Normalwerte wurden von einer Reihe verschiedener Autoren ermittelt. Im deutschen Sprachgebiet werden die von Tönnis u. Brunken angegebenen Mittelwerte und Standardabweichungen am häu-

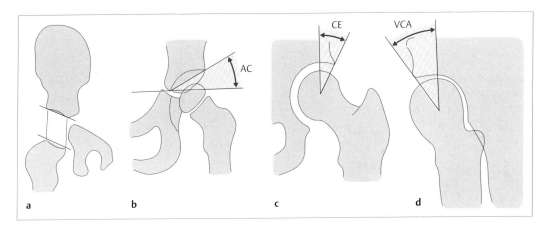

Abb. 10.**3**
a Parallelogramm nach Kopits. Das Pfannendach und das proximale Femurende zeigen normalerweise etwa parallel zueinander verlaufende Begrenzungen, die durch Verbindung der Endpunkte ein Quadrat oder Rechteck ergeben. Bei der Luxationshüfte ergibt sich dagegen ein Rhomboid.

b Pfannendachwinkel nach Hilgenreiner (AC-Winkel).
c Zentrum-Ecken-Winkel nach Wiberg (CE-Winkel).
d VCA-Winkel nach Lequesne und de Sèze.

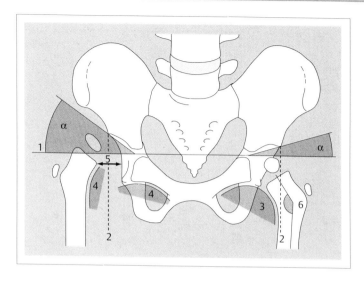

Abb. 10.**4** Messstrecken und Winkel zur Beurteilung einer Hüftluxation (rechts Hüftluxation, links gesundes Gelenk).
1 Hilgenreiner-Linie
2 Ombrédanne-Senkrechte
3 Ménard-Shenton-Linie
4 unterbrochene Ménard-Shenton-Linie
5 Diaphysendistanz
6 CCD-Schenkelhalswinkel
α Azetabulumwinkel (AC).

figsten angewandt und als Entscheidungshilfe zum therapeutischen Vorgehen eingesetzt (Tab. 10.**2**). Der Winkel beträgt bei der Geburt im Mittel 30°, mit einem Jahr noch etwas über 20° und mit 3 Jahren unter 20°. Wie für die meisten Parameter am Hüftgelenk gilt auch für diese Werte, dass im Grenzbereich eine erhebliche Überlappung zwischen Gesundem und Pathologischem besteht.

– Zentrum-Ecken-Winkel nach Wiberg (CE-Winkel), (Abb. 10.**3**): Der CE-Winkel ist der Winkel zwischen dem auf das Kopfzentrum fallenden Lot und der vom Hüftkopfzentrum an den äußeren Pfannenrand (Erker des Azetabulums) angelegten Tangente. Der CE-Winkel beurteilt das Ausmaß der Überdachung des Hüftkopfes. Er ist somit ein Maßstab für die Beziehung zwischen Kopf und Pfanne in der Frontalebene. Wegen der Forderung nach einer ausreichenden Ossifikation des Hüftkopfes und Ausbildung des Pfannenerkers gewinnt der Winkel erst bei älteren Kindern und insbesondere bei Erwachsenen eine Bedeutung für die Beurteilung einer Hüftdysplasie.

Tabelle 10.**2**   Grenzwerte normaler Pfannendachwinkel

Alter (Jahre/Monate)	Mädchen				Jungen			
	leicht dysplastisch (s)		schwer dysplastisch (2s)		leicht dysplastisch (s)		schwer dysplastisch (2s)	
	rechts	links	rechts	links	rechts	links	rechts	links
0/1 + 0/2	36	36	41,5	41,5	29	31	33	35
0/3 + 0/4	31,5	33	36,5	38,5	28	29	32,5	33,5
0/5 + 0/6	27,5	29,5	32	34	24,5	27	29	31,5
0/7 − 0/9	25,5	27	29,5	31,5	24,5	25,5	29	29,5
0/10 − 0/12	24,5	27	29	31,5	23,5	25	27	29
0/13 − 0/15	24,5	27	29	31,5	23	24	27,5	27,5
0/16 − 0/18	24,5	26	29	30,5	23	24	26,5	27,5
0/19 − 0/24	24	25,5	28	30,5	21,5	23	26,5	27
2/0 − 3/0	22	23,5	25,5	27	21	22,5	25	27
3/0 − 5/0	18	21	22,5	25,5	19	20	23,5	24
5/0 − 7/0	18	20	23	23,5	17	19	21	23

- Vorderer Pfannendachwinkel, VCA-Winkel nach Lequesne u. de Sèze. Ergänzend zum CE-Winkel mit Beurteilung der seitlichen Hüftkopfüberdachung ermöglicht der VCA-Winkel eine Beurteilung der Hüftüberdachung nach ventral. Der VCA-Winkel wird ähnlich wie der CE-Winkel konstruiert. Der VCA-Winkel ist der Winkel zwischen dem auf das Hüftkopfzentrum fallenden Lot (parallel zur Körperlängsachse) und der vom Hüftkopfzentrum an den Pfannenerker angelegten Tangente (Abb. 10.**3**). Der VCA-Winkel hat seine Bedeutung bei Jugendlichen und zur Operationsplanung pfannenverbessernder Eingriffe. Zur Beurteilung einer vorderen Hüftluxation bei Säuglingen und Kleinkindern kann eine Sonographie oder Kernspintomographie hilfreich sein.
- Winkel am Schenkelhals: Schenkelhals-Schaft-Winkel/CCD-Winkel (Zentrum-Kollum-Diaphyse-Winkel): Der Schenkelhals-Schaft-Winkel ist der Winkel, welchen die Längsachsen des Femurhalses und des Femurschaftes miteinander bilden (Abb. 10.**4**, s.a. Abb. 10.**34**). Entsprechend den Torsionsverhältnissen am proximalen Femur handelt es sich dabei röntgenologisch um einen projizierten Winkel. Als projizierter Winkel ist er abhängig von der Drehstellung der Beine. Durch die Antetorsion des Schenkelhalses erscheint der CCD-Winkel größer, als er tatsächlich ist (s. Abb. 10.**39**, Tab. 10.**9**).
- Antetorsionswinkel nach Dunn-Rippstein-Müller (AT-Winkel): Der AT-Winkel ist der zwischen den Ebenen des Schenkelhalses und der Kniekondylen-Querachse gebildete Winkel. Der Winkel ist normalerweise nach ventral offen (Antetorsion), in pathologischen Fällen auch nach dorsal (Retrotorsion) (s. Abb. 10.**35**).

Nach dem radiologischen Befund unterscheidet man verschiedene Luxationsgrade. Dieser Befund stellt nur den Entwicklungszustand des Hüftgelenkes und die momentane Beziehung zwischen Kopfkern und Pfanne dar (Abb. 10.**6**).

Arthrographie des Hüftgelenkes: Auch wenn die Arthrographie seit der Einführung der Ultraschalluntersuchung etwas an Bedeutung verloren hat, so ist sie doch unverzichtbar zur Überprüfung von Repositionshindernissen, die eine ausreichende Zentrierung des Hüftkopfes behindern. Insbesondere lassen sich Weichteilhindernisse im

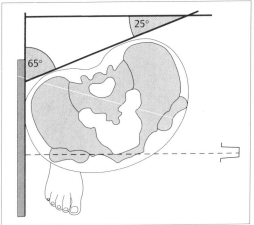

a

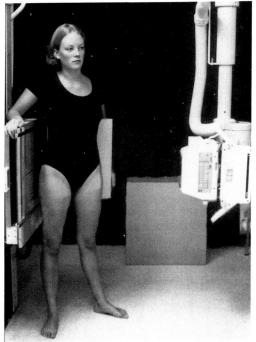

b

Abb. 10.**5**
a Stellung der „Faux-Profil-Aufnahme" nach Lequesne.
b Röntgenposition einer Faux-Profil-Aufnahme der rechten Hüfte.

Zentrum der Pfanne besser beurteilen als mit dem Ultraschallgerät. Ein eingeschlagener Limbus, ein enger Kapselschlauch, das Pulvinar, das Lig. capitis femoris und das Lig. transversum können Repositions- bzw. Retentionshindernisse darstellen. In diesen Fällen hilft die Arthrographie, solche re-

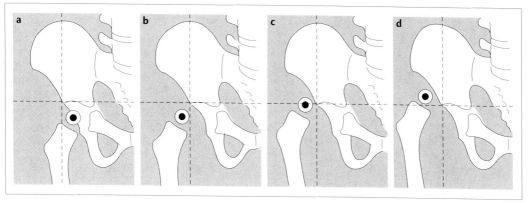

Abb. 10.**6** Luxationsgrade des AKH
(Arbeitskreis für Hüftdysplasie)
Grad I: Kopfkern innerhalb der durch den Pfannenerker
gezogenen Senkrechten (Ombrédanne oder
Perkins-Linie).

Grad II: Kopfkern außerhalb der Senkrechten und inner-
halb des Pfannenerkers.
Grad III: Kopfkern auf Höhe des Pfannenerkers.
Grad IV: Kopfkern deutlich oberhalb des Pfannenerkers.

positions- oder retentionslimitierenden Weichteilstrukturen zu erkennen und zu beurteilen. Jede erzwungene Einstellung eines Hüftkopfes gegen einen zu engen Pfanneneingang (aufgrund eines verformten, knorpeligen Erkerwulstes oder
eines vorgezogenen Lig. transversum) birgt die
Gefahr einer Hüftkopfnekrose in sich. Die Hüftkopfnekroserate steigt, je enger der Pfanneneingang ist und je weiter der Kopf in Repositionsstel-
lung vom Pfannenboden entfernt steht. Die Arthrographie erlaubt, die Grenzen der konservativen Maßnahmen zu beurteilen und gibt ggf. Pla-
nungshinweise für ein operatives Vorgehen.

Strahlenschutz und Strahlenbelastung: Im Zusammenhang mit dem Strahlenschutz für den Patienten müssen folgende Aspekte berücksichtigt werden:
– Vermeiden von Fehlaufnahmen durch optimale Einstelltechnik und richtige Wahl der
Belichtungsdaten.
– Dokumentierte optimale Einblendung, d.h.,
die Ränder der Tiefenblende sollen auf dem
Film sichtbar werden.
– Schutz der Keimdrüsen durch geeignete Ab-
schirmung, sofern nicht die Gefahr der Über-
deckung diagnostisch wichtiger Bildinhalte
besteht. Beim männlichen Patienten kommen
Gonadenbleikapseln oder Bleihalbschalen zur
Anwendung. Die Lage der Ovarien beim weiblichen Säugling ist sehr verschieden. Ein ob-
jektnaher Strahlenschutz, der die Ovarien sicher vor Primärstrahlung bewahren soll, muss

in den ersten 3 Jahren das große und das kleine Becken bis zur Symphyse abdecken. Zur
Vermeidung von Streustrahlung, die von den
Kanten der Abdeckung ausgeht, ist es notwendig, dass der Gonadenschutz nach oben deutlich über den Beckenkamm hinausreicht und
seitlich etwa zu einem Drittel den Rumpf
übergreift.

Strahlenbelastung des Patienten: Die weibliche
Gonadendosis bei einer Säuglings-Beckenaufnah-
me entspricht einer natürlichen Strahlenbelastung von 8 – 10 Tagen, ohne Gonadenschutz von
etwa 20 – 30 Tagen. Bei Jungen mit sicherem Gonadenschutz liegt die Gonadendosis in der Grö-
ßenordnung von 2 – 3 Stunden, bezogen auf die
natürliche Belastung.

Ultraschalluntersuchung des Hüftgelenkes

Die Ultraschalluntersuchung der Säuglingshüfte
wurde Anfang der 80er-Jahre durch Graf entwickelt. Diese Methode bietet heute die Möglichkeit, das Problem der klinischen und röntgenologischen Beurteilung einer Dysplasie bzw. Luxation
(Abb. 10.**7**) schon im Säuglingsalter zu lösen. Im
Gegensatz zur Röntgenuntersuchung ermöglicht
das Sonogramm eine Darstellung der Weichteilstrukturen des Hüftgelenkes. So können der hya-
linpräformierte knorpelige Pfannenrand, das Labrum acetabulare sowie das knöcherne und knorpelige Pfannendach sonographisch dargestellt
und in Form, Struktur sowie insbesondere in ihrer

Lagebeziehung beurteilt werden. Die Sonographie der Säuglingshüfte erlaubt einerseits eine Klassifizierung und andererseits die engmaschige Verlaufskontrolle der Hüftgelenksentwicklung des Neugeborenen ohne jegliche Strahlenbelastung. Mithilfe des Ultraschallverfahrens ist es möglich, einerseits die Stellung des Hüftkopfes zur Pfanne zu beurteilen, andererseits auch prognostische Aussagen über die weitere Entwicklung der Hüftpfanne, insbesondere des knorpelig präformierten Erkerbereiches zu machen. Diese Untersuchung kann innerhalb des 1. Lebensjahres sehr gut vorgenommen werden. Wegen der dann zunehmenden knöchernen Hüftkopfentwicklung, welche das Eindringen der Schallwellen in den Pfannenraum verhindert, nimmt die Bedeutung nach dem 12. Lebensmonat ab.

Bei der relativ hohen Inzidenz von Hüftdysplasien in Mitteleuropa (2 – 5 %) sollten alle Neugeborenen im Sinne des Screenings sonographisch untersucht werden. Eine Sonographie ist auf jeden Fall bei einer angeborenen Hüftinstabilität, einer Abspreizbehinderung, bei Beinverkürzung, Geburt aus Beckenendlage, Frühgeburt, Fruchtwassermangel, einer entsprechenden Familienanamnese oder bei Kombinationsmerkmalen durchzuführen.

Technik: Zur Diagnostik eigenen sich Ultraschallgeräte mit einem linearen Schallkopf von 7,5 MHz bei kleinen und 5-MHz-Schallkopf für größere Säuglinge.

Der Säugling oder das Kleinkind wird seitlich gelagert (Abb. 10.8). Bei der Untersuchung wird der Oberschenkel in der Hüfte in leichter, zu die-

sem Zeitpunkt noch physiologischer Beugestellung gehalten. Der Schallkopf sollte möglichst zentral auf das Ilium ausgerichtet sein. Die Schallebene muss durch die Mitte der Pfanne und damit der Fossa acetabuli verlaufen. Die Iiumdarstellung zu weit von ventral oder dorsal führt zu Fehldeutungen. Das Bild muss ferner das Pfannendach der Y-Fuge, insbesondere den Unterrand des Os ilium und das Labrum acetabulare gut darstellen.

Zusätzlich zur Sonographie wird eine dynamische Untersuchung mit Bewegung und Stauchung des Hüftkopfes nach kranial und dorsal durchgeführt. Bei instabilen Hüften sind dann Verlagerungen des Hüftkopfes unter Mitnahme des Labrums und der Kapsel sonographisch erkennbar.

Für spätere Vergleichsuntersuchungen und zur Auswertung ist eine Bilddokumentation in Form von Röntgenbildfolien (Multiformatsystem) erforderlich. Das Polaroid-System ist für die Dokumentation von Hüftsonogrammen wegen schlechter Bildqualität und Bildausmessung nicht geeignet. Als Weiterentwicklung steht heute die Computerdokumentation zur Verfügung, mit der durch die Reduzierung auf wichtige Bereiche die Erhöhung der Präzision bei der Abbildung der Sonogramme möglich ist.

Sonographische Beurteilung der Säuglingshüfte: Die Einteilung der Hüftreifungsstörung erfolgt in 4 Grundtypen, in denen die Entwicklung des knöchernen Pfannenerkers und Pfannendaches sowie die Form und Struktur des knorpeligen Pfannendaches ihre Beurteilung finden. Ergänzend stehen

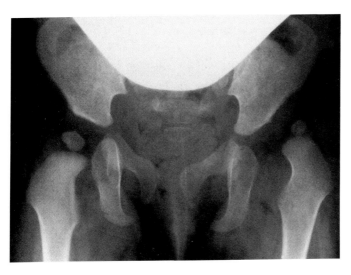

Abb. 10.**7**   Hüftluxation links; röntgenologisch Grad III nach Tönnis, sonographisch Viererhüfte.

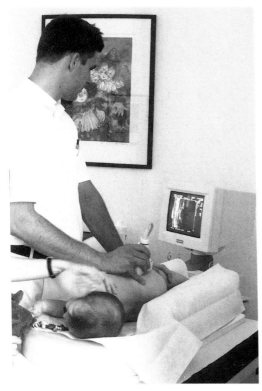

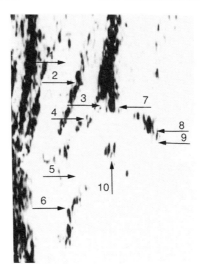

Abb. 10.**9** Sonogramm einer linken Hüfte.
1 Glutealmuskulatur
2 intermuskuläres Septum
3 knorpelig verbreiterter Pfannenerker
4 Labrum acetabulare
5 knorpeliger Schenkelhalsanteil
6 Knorpel-Knochen-Grenze
7 knöcherner Erker
8 Unterrand Os ilium
9 Y-Fuge
10 Hüftkopfkern.

Abb. 10.**8** Hüftsonographie. Korrekte Lagerung und Abtasttechnik. Das Bein ist leicht innenrotiert und gebeugt.

noch Winkelparameter zur Verfügung, die eine Quantifizierung der knöchernen und knorpeligen Pfannendachgebung ermöglichen (Abb. 10.**9**).

Zur Beurteilungshilfe wurden von Graf 2 Winkel eingeführt (Abb. 10.**10**).

– Der Pfannendachwinkel α ist ein Maß für die knöcherne Formgebung und wird aus der Pfannendach- und der Grundlinie gebildet. Die Pfannendachlinie ist die Verbindungslinie des Unterrandes des Os ilium in der Fossa acetabuli und dem lateralsten Punkt der knöchernen Pfanne.

– Der Knorpeldachwinkel β beschreibt die ergänzende knorpelige Hüftkopfüberdachung. Der Winkel ergibt sich aus der Grund- und Knorpeldachlinie. Die Ausstellungslinie verbindet den lateralsten Punkt der knöchernen Pfanne mit der Mitte des Labrum acetabulare.

Einteilung der sonographischen Hüftgelenksbeurteilung: α legt den Hüftreifungstyp fest, β lässt eine weitere Differenzierung innerhalb der Typen zu. Ausnahme: Wenn α im II-c-Bereich liegt, un-

terscheidet β, ob ein Typ II c oder ein Hüfttyp D vorliegt.

Typ I a und I b sind Formvarianten eines gesunden Hüftgelenkes (Abb. 10.**10**).

Typ-II-a-Gelenke sind physiologisch unreife Gelenke von Kindern unter 3 Monaten.

Typ-II-b-Gelenke sind echte Dysplasien bei Kindern, die älter sind als 3 Monate.

Typ-II-a-plus-Gelenke sind altersentsprechende, aber physiologisch noch unreife Gelenke von Kindern unter 3 Monaten. Typ-II-a-minus-Gelenke weisen gegenüber Typ-II-a-plus-Gelenken ein zusätzliches Reifungsdefizit auf. Typ-II-c-Gelenke (Abb. 10.**11**) entsprechen einer schweren Dysplasie. Sie gibt es in jedem Alter. Sie sollten sofort behandelt werden. Typ-II-c-Gelenke werden unterteilt in Typ-II-c stabil und Typ-II-c instabil. Typ D ist der 1. Grad einer Dezentrierung. Typ-III-/-IV-Gelenke sind dezentriert bis luxiert (Abb. 10.**12**). Sie werden nicht messtechnisch differenziert, sondern durch die Morphologie des verdrängten Daches klassifiziert.

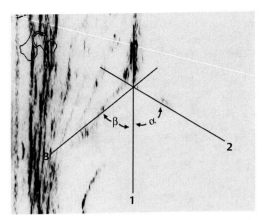

Abb. 10.**10**   4 Monate altes Kind. Scharfkantiger knöcherner Pfannenerker mit physiologischer Ausformung des knöchernen und des knorpeligen Pfannendaches.
Knochendachwinkel α = 60°
Knorpeldachwinkel β = 54°
Hüft-Typ I a.
1 Grundlinie
2 Pfannendachlinie
3 Knorpeldachlinie.

Abb. 10.**11**   3 Wochen altes Kind mit steilem knöchernem Pfannendach.
Knochendachwinkel α = 46°
β = 65°
Hüft-Typ II c

Reifungsverhalten des Hüftgelenkes: Als ausgereift gilt eine Hüfte, wenn ihr Knochendachwinkel (α-Winkel) 60° oder mehr beträgt. Bis zur 12. Lebenswoche zeigt die Hüfte allerdings noch eine gewisse physiologische Unreife, in der noch Werte im α-Winkel von mindestens 50° oder ein

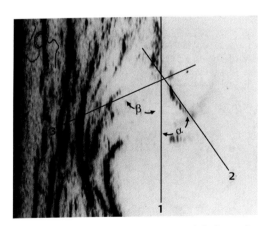

Abb. 10.**12**   4 Monate altes Kind mit Abflachung des knöchernen Pfannenerkers und fließendem Übergang in das Os ilium. Die knorpelige Pfannenanlage ist nach kranial verdrängt.
Knochendachwinkel α = 38°
Knorpeldachwinkel β = 70°
Hüft-Typ III a

β-Winkel nicht über 70° geduldet werden können. Soll aber das Hüftgelenk in der 12. Woche den sonographischen Typ 1 erreichen, so muss es kontinuierlich nachreifen. Die in den ersten Wochen jeweils geforderte Mindestreifung ist dem Sonometer nach Graf zu entnehmen (Abb. 10.**13**). In diesem erfolgt die zeichnerische Zuordnung der Winkelparameter zu den verschiedenen Hüfttypen.

Differenzialdiagnosen

Häufig lässt sich beim passiven Bewegen des Hüftgelenkes beim Säugling ein „Knacken" im Hüftgelenk auslösen (dry-hip-click). Es hat beim Fehlen anderer Luxationszeichen keine Bedeutung und verschwindet innerhalb weniger Wochen meist von selbst. Das Hüftgelenk ist in diesen Fällen stabil. Eine Abduktionshemmung findet sich ebenfalls bei der Schräglagehüfte, bei Koxitiden, Tumoren, bei der infantilen Zerebralparese sowie bei der Coxa vara congenita. Auch idiopathische, angeborene, nicht pathologische Abspreizhemmungen von etwa 10 – 15° kommen vor.

Bei einer Beinverkürzung muss differenzialdiagnostisch an eine Coxa vara congenita, ein Femur varum oder an einen partiellen Femurdefekt gedacht werden.

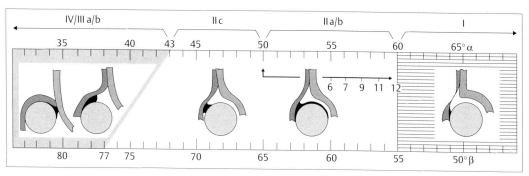

Abb. 10.**13** Graphische Zuordnung der Winkelparameter zu den verschiedenen Hüfttypen. Mithilfe der Zeitskala kann bei Untersuchungen innerhalb der ersten Lebenswochen die geforderte Mindestreifung am Sonometer abgelesen werden.

Therapie

Es ist unumstritten, dass nur die frühzeitige Behandlung der Hüftdysplasie die häufig drohende invalidisierende Dysplasie-Koxarthrose verhindern kann. Das therapeutische Vorgehen richtet sich nach dem Grad der Dezentrierung bei Dysplasien und der Reponierbarkeit bei Luxationen (Tab. 10.**3**, 10.**4** und Abb. 10.**14**).

Konservative Therapiemaßnahmen sind:
– Ausreifungsbehandlung
– geschlossene Reposition (manuell, Repositionsbandagen, Extension)
– Fixation

Ausreifungsbehandlung: Eine Ausreifungsbehandlung mit einer Spreizhose (Abb. 10.**15**) oder einer Hüftbeugeschiene ist indiziert bei einer unreifen Hüfte vom Ultraschalltyp 2 a bis 2 c. Der Femurkopf zeigt sich bei diesen Hüften stabil eingestellt und nicht dislozierbar. Wir verwenden für die Ausreifungsbehandlung vorzugsweise die Tübinger-Schiene, da sie eine weniger starke Abspreizung (etwa 45°) als die Spreizhose bewirkt, jedoch zu einer stärkeren Flexion in den Hüftgelenken (mehr als 90°) als die übliche Spreizhose führt.

Die Behandlung mit der Spreizhose oder Hüftbeugeschiene ist bei Dysplasien bis zum 12. Mo-

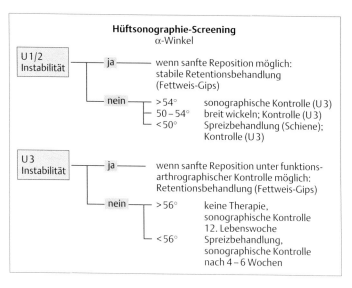

Abb. 10.**14** Leitlinien für das klinische und sonographische Hüftscreening im Rahmen des Früherkennungsprogramms, **a** U 1/2, **b** U 3.

Tabelle 10.3 Übersicht über Hüftreifungsstand, Beschreibung, Winkelangaben und klinisch-therapeutische Konsequenz

Typ	Formgebung	Knöcherner Erker	Knorpeliger Erker	α	β	Klinische Konsequenz
Ia ausgereifte Hüfte (jedes Lebensalter)	gut	eckig	schmal weit übergreifend (spitzzipfelig)	> 60°	< 55°	keine Therapie, evtl. Kontrolle bis zum Auftreten des Kopfkernes empfohlen
Ib „Übergangsform"	gut	meist ge- schweift („stumpf")	breitbasig kurz-übergreifend	> 60°	> 55°	keine Therapie – Kontrolle
Physiologische Verknöcherungsverzögerung						
altersgemäß	ausreichend	rund	breit-übergreifend	50 – 59°	> 55°	keine Therapie
IIa mit Reifungsdefizit (bis 3. Lebensmonat)	mangelhaft	rund	breit-übergreifend	50 – 54°		breit wickeln
IIb echte Verknöcherungsverzögerung (ab 3. Lebensmonat)	mangelhaft	rund	breit-übergreifend	50 – 59°	> 55°	Kontrolle in Grenzfällen, gewöhnlich Abspreizbehandlung
IIc gefährdete oder kritische Hüfte (jedes Lebensalter)	mangelhaft	rund bis flach	breit – noch übergreifend	43 – 49° Gefährd. Bereich	70 – 77°	sofort Abspreizbehandlung (Hüftbeugeschiene) (werden unbehandelt schlechter)
IId Hüfte im Begriff zu dezentrieren (jedes Lebensalter)	hochgradig mangelhaft	rund bis flach	verdrängt	43 – 49° Gefährd. Bereich	> 77° Dezentr. Bereich	sofort Therapie, sichere Fixation notwendig
luxierte Hüften						
IIIa	schlecht	flach	verdrängt, ohne Strukturstörung	< 43°	> 77°	sofort Therapie, Klinikeinweisung, Reposition/Gipsfixation
IIIb	schlecht	flach	verdrängt, mit Strukturstörung			b: gute Kopf-Tiefeinstellung notwendig
IV	schlecht	flach	verdrängt	< 43°	> 77°	sofort Therapie, Klinikeinweisung, Reposition/Gipsfixation

Tabelle 10.**4**   Unser Behandlungsschema luxierter bzw. subluxierter Hüftgelenke

Im 1. Lebensjahr	*Reponibel:* Fettweis-Gips; ggf. Arthrographie (Tiefeneinstellung/Interponat?).
	Irreponibel: in den ersten Wochen keine Therapie; ggf. Pavlik-Bandage unter engmaschiger klinischer Kontrolle. Ältere Kinder: Overheadextension – nach Reposition Fettweis-Gips. **Keine frühzeitige operative Einstellung** vor radiologisch sichtbarem Hüftkopfkern.
Im 2. Lebensjahr	Operative Einstellung und Azetabuloplastik, ggf. mit subtrochantärer Verkürzungs-osteotomie, ggf. Overheadextension – nach Reposition Fettweis-Gips.
Im 3. – 10. Lebensjahr	Operative Einstellung und Azetabuloplastik (Salter-Osteotomie); ggf. subtrochantäre Verkürzungsosteotomie erforderlich.
Über 10. Lebensjahr	Operative Einstellung und 3fach-Beckenosteotomie mit Pfannendachschwenkung nach Tönnis/Kalchschmidt, ggf. zusätzlich subtrochantäre Verkürzungsosteotomie erforderlich. **Bei doppelseitiger Luxation nur in Ausnahmefällen operative Einstellung.**

nat sinnvoll. Dann ist ihre Wirkung auf die Pfannendachentwicklung nur noch gering. Bei subluxierten, instabilen Gelenken mit Kapsellockerungen empfiehlt sich eine Repositionsbehandlung im Gips. Bleibt eine anhaltende Instabilität oder besteht gar das Ein- und Ausrenkphänomen oder eine ungenügende Zentraleinstellung des Hüftkopfes, so muss sofort auf eine sichere Repositionsbehandlung übergegangen werden. Einer Repositionsbehandlung müssen alle dezentrierten Gelenke vom sonographischen Typ D, III a, III b und Typ IV unterzogen werden.

Geschlossene Reposition: Mit der sonographischen Frühdiagnostik werden die Gelenke im pathologischen Frühstadium erfasst, d.h., noch bevor sich unentdeckt ein höheres Luxationsstadium entwickeln kann. Deshalb ist eine manuelle Reposition in den meisten Fällen sofort ohne Traumatisierung der Gelenke möglich. Gelingt dies nicht, sind dynamische Verfahren angezeigt.

Repositionsbandagen: Pavlik-Bandage (Abb. 10.**16**). Luxierte Gelenke lassen sich mit einer Pav-

lik-Bandage besonders in den ersten Wochen erfolgversprechend behandeln. Mit der Bandage wird der Oberschenkel in eine Beugung von 100 – 110° gebracht. Unter Strampelbewegungen und langsamer Abduktion gleitet der Hüftkopf in einem hohen Prozentsatz sukzessive in die Pfanne. Die richtige Anlage der Pavlik-Bandage muss regelmäßig überprüft werden. Schlecht angelegte Pavlik-Bandagen, die nicht exakt zur Reposition eingestellt sind, führen zwangsweise zu Therapieversagen mit hohen Hüftnekroseraten. Für die Dauerfixierung und Stabilisierung eines luxierten Hüftgelenkes ist die Pavlik-Bandage jedoch nicht immer ausreichend. Die Reluxationsgefahr ist groß. Daher sollte bei instabilen Gelenken nach der Reposition zur Kapselstabilisierung und Pfannenausheilung eine Schienen- oder Gipsbehandlung folgen.

Die Hoffmann-Daimler-Bandage wirkt im Repositionsvorgang über starke Abduktion, was in den Ergebnissen zu einer erhöhten Hüftnekroserate führt. Daher sollte diese Bandage nicht mehr angewandt werden.

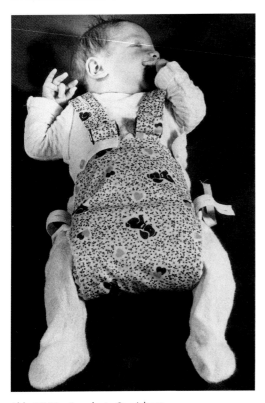

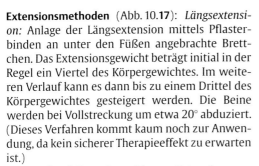

Abb. 10.**15** Angelegte Spreizhose.

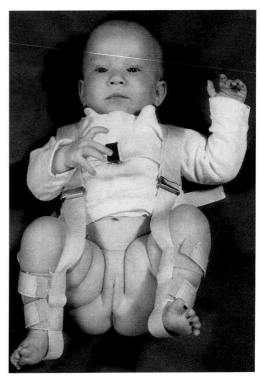

Abb. 10.**16** Angelegte Pavlik-Bandage.

Extensionsmethoden (Abb. 10.**17**): *Längsextension:* Anlage der Längsextension mittels Pflasterbinden an unter den Füßen angebrachte Brettchen. Das Extensionsgewicht beträgt initial in der Regel ein Viertel des Körpergewichtes. Im weiteren Verlauf kann es dann bis zu einem Drittel des Körpergewichtes gesteigert werden. Die Beine werden bei Vollstreckung um etwa 20° abduziert. (Dieses Verfahren kommt kaum noch zur Anwendung, da kein sicherer Therapieeffekt zu erwarten ist.)

Overhead-Extension: Dieses Extensionsverfahren findet auch bei älteren Kindern Anwendung, bei denen die Behandlung mit der Pavlik-Bandage nicht mehr möglich ist. Über angebrachte Fußbandagen wird mit einem Gewicht von 1 – 1,5 kg an den Beinen des Kindes gezogen und so eine extendierende Wirkung ausgeübt. Die Extension sollte primär eine Flexion von ca. 100% in den Hüftgelenken gewährleisten. Durch Justierung der Umlenkrollen kann im Verlauf eine zunehmende Abduktion im Bereich der Hüftgelenke

erzielt werden. Nach etwa 1 – 1½ Wochen sollte eine Abduktion von etwa 60° erreicht werden. In jeder Phase der Einrenkung muss immer sichergestellt sein, dass der Hüftkopf ausreichend tief unter dem Pfannendach steht bzw. sich in der Extension auf die Pfanneneingangsebene zubewegt. Zur Therapieüberwachung dienen die Sonographie und u. U. die Arthrographie.

Fixierung: Zur Fixierung des reponierten Hüftgelenkes kommen folgende Verfahren zur Anwendung:
– Gipsverbände
– Schienen

Voraussetzung für eine Retention durch eine der oben genannten Maßnahmen ist eine stabile und tiefe Einstellung des Hüftkopfes unter das Pfannendach. *Becken-Bein-Gipse* in Lorenz-Stellung (Fixierung der Hüftgelenke in einer Abspreizstellung von 90°) oder in der Lange-Stellung (maximale Innenrotation und starke Abduktion) wer-

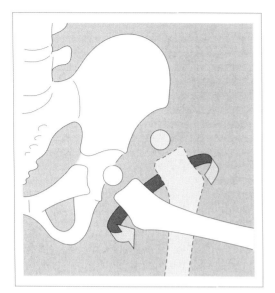

Abb. 10.**17** Schematische Darstellung des Extensions-Repositionsmannövers. Die erste Phase der Extension in axialer Richtung (gestrichelte Linie) mündet in die letzte Phase der Extension, in die Reposition und Retention (durchgezogene Linie).

den heute aufgrund vermehrt auftretender Hüftkopfnekrosen nicht mehr angewendet. In unserer Klinik führen wir in der Regel die Retentionsbehandlung mit einem Fettweis-Gips durch (Abb. 10.**18**). Die Hüftgelenke werden hier bis zu 110° flektiert. Die Abspreizung ist hingegen auf 50° begrenzt. In dieser „Sitz-Hock-Stellung" findet sich eine deutlich geringere Hüftkopfnekroserate als bei der Retentionsbehandlung in Lorenz- oder Lange-Stellung. Darüber hinaus wird der Fettweis-Gips von den Kindern meist gut toleriert. Die Therapiephase im Fettweis-Gips richtet sich nach der Verbesserung der Gelenkstabilität. Bei Erreichen einer vollständigen Gelenkstabilität kann auf eine Retentionsorthese übergegangen werden.

Schienenbehandlung: Verschiedene Spreizschienen stehen zur Retentionsbehandlung zur Verfügung. In der Regel empfiehlt sich eine Schienenbehandlung im Anschluss an eine 8- bis 12-wöchige Fixation der Hüftgelenke im Fettweis-Gips. In der Regel ist eine nachfolgende Schienenbehandlung indiziert, bis zur vollständigen Ausreifung (Abb. 10.**19**).

Operative Therapie der Hüftdysplasie bzw. Hüftluxation: Folgende Möglichkeiten stehen zur Verfügung:
- die operative Hüftgelenkseinstellung
- das Hüftgelenk verbessernde Korrekturosteotomien

Offene Hüftgelenksreposition: Operationsziel: Für die weitere Entwicklung des Hüftgelenkes ist eine tiefe Zentrierung des Femurkopfes in das Azetabulum von größter Wichtigkeit.

Indikationen zur offenen Reposition: Im 1. Lebensjahr ist eine offene Hüftgelenksreposition selten indiziert. Im 2. Lebensjahr sollte bei hohen Luxationen (Femurkopf oberhalb der Y-Fuge) aufgrund der erhöhten Inzidenz der Hüftkopfnekrose bei der geschlossenen Reposition mit zunehmendem Alter primär eine offene Hüftgelenksreposition durchgeführt werden.

Operatives Vorgehen: In seltenen Fällen ist eine geschlossene Reposition wegen länger bestehender Luxation, starker Instabilität und ausgedehnten Repositionshindernissen (verformtes Labrum und wulstiger Pfannenrand, enger Kapselschlauch, vorgezogenes Lig. transversum) nicht möglich, so dass das Hüftgelenk operativ eingestellt werden muss. Wir führen die Operation über einen ventralen Zugang durch. Intraoperativ werden aus dem Azetabulum die Reposition behindernden Weichteile entfernt. Sollte eine Reluxationsgefahr bei noch steilem Pfannendach be-

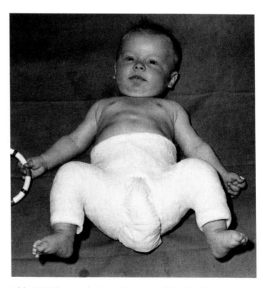

Abb. 10.**18** Hockgipsverband nach Fettweis.

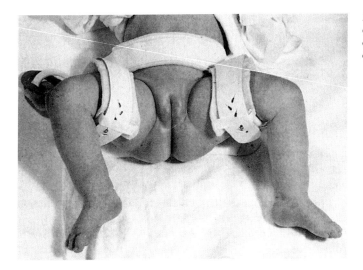

Abb. 10.**19** Funktionelle Retentionsschiene zur Behandlung (stabiler) dysplastischer Hüftgelenke (Düsseldorfer Spreizschiene).

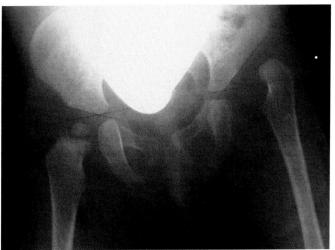

Abb. 10.**20** Hüftluxation links,
a präoperativ

a

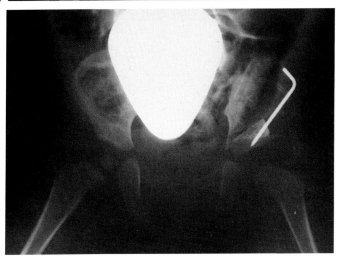

b postoperativ nach offener Einstellung des Hüftgelenkes und Azetabuloplastik.

b

stehen, ist unter Umständen zusätzlich ein pfannenverbessernder Eingriff indiziert. Bei weit kranialisiertem Femurkopf ist meist auch eine Verlängerung bzw. Tenotomie des M. psoas notwendig, unter Umständen kombiniert mit einer Verkürzungsosteotomie des Femurs (Abb. 10.**20**).

Nachbehandlung: Postoperativ erfolgt eine Gipsruhigstellung über 2-mal 6 Wochen. Das Kind kann sich dann in der zweiten Hälfte der postoperativen Gipsruhigstellung aus dem im Bauchteil gedeckelten Gipsverband (Spargips) bewegen. Nach langer, operativ bedingter Entlastung ist es notwendig, die Hüfte zunächst langsam an die Belastung zu gewöhnen. Eine spezielle Nachbehandlung innerhalb der ersten 12 Lebensmonate ist nicht notwendig. Es genügt hier, die Kriechphase möglichst lange zu halten. Bei stehfähigen Kindern soll eine Belastung der Hüfte nicht gefördert werden. Teil- und Vollbelastung (evtl. auch in Spreizschienen) erfolgen bei größeren Kindern erst allmählich. Eine gute Möglichkeit zur dosierten Belastung bieten das Laufrad von Schede und das Münster-Pferdchen (Abb. 10.**21**). Durch Tieferstellen des Sattels kommt es zur allmählichen Belastung der Hüftgelenke aus der Abduktionsstellung heraus.

Gelenkverbessernde Operationen (Tab. 10.**5**): Mit der Ausheilung einer stärker dysplastischen Pfanne durch Schienen oder Gips ist nach dem 2. Lebensjahr nicht mehr zu rechnen. Hier sind operative Maßnahmen zur Verbesserung der Biomechanik des Hüftgelenkes indiziert, sofern schwerwiegende Dysplasiebefunde persistieren.

Das Hüftgelenk verbessernde operative Maßnahmen werden in der Regel durchgeführt:
– im Oberschenkelbereich (selten)
– im Bereich der Hüftpfanne (häufig)

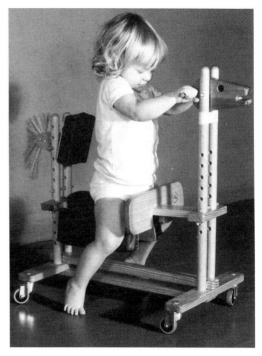

Abb. 10.**21** Nachbehandlung einer operativ behandelten Hüftluxation mit einem Münster-Pferdchen. In Abduktion der Beine erfolgt durch Verstellen der Sitzhöhe ein kontinuierlicher Belastungsaufbau.

Intertrochantäre Umstellungsverfahren: Varisierende Operationsverfahren, bei denen der Hüftkopf durch eine proximale Femurumstellung tiefer unter das dysplastische Pfannendach gestellt wird, sind nicht indiziert, um schwere Hüftdysplasien zu verbessern. Fast immer kommt es im

Alter	Befund	Operation
< 5 Jahre	pathologischer AC-Winkel	gelenkverbessernde Operationen in der Regel nur bei Lateralisationstendenz des Hüftkopfes erforderlich
5 – 10 Jahre	pathologischer AC-Winkel, Pfannendach zu kurz	Azetabuloplastik
> 10 Jahre	pathologischer CE/VCA-Winkel *beschwerdefrei:* *Beschwerden:*	keine Indikation zur Operation 3-fach-Beckenosteotomie mit Pfannendachschwenkung nach Tönnis/Kalchschmidt

Tabelle 10.**5** Gelenkverbessernde Maßnahmen bei Hüftdysplasie

Laufe des weiteren Wachstums zu einer erneuten Aufrichtung des Schenkelhalses in eine stärkere Valgus- und Antetorsionsposition (Revalgisierung) mit erheblicher Verschlechterung der Hüftgelenkssituation.

Nur bei extremer Coxa-valga- und Antetorsionsstellung mit der Gefahr einer Reluxation bzw. Verschlechterung des Pfannenwachstums ist eine Detorsions-Varisierungsoperation, kombiniert mit einer Pfannendachplastik, indiziert. Die intertrochantäre, derotierende und varisierende Osteotomie übt einen sekundären Effekt auf das Azetabulum aus und verbessert durch die Veränderung der Druckverteilung direkt die Form des Azetabulums (Abb. 10.**22**).

Verkürzungsosteotomie: Die Durchführung einer subtrochantären Verkürzung des Femurs wurde bereits im Rahmen der operativen Hüftgelenkseinstellung besprochen. Im Rahmen der operativen Einstellung einer hohen Luxation des Femurkopfes ist häufig bei Kleinkindern jenseits des 1. Lebensjahres eine begleitende Verkürzung des Femurs notwendig, um eine tiefe, spannungsfreie Einstellung des Femurkopfes in das Azetabulum überhaupt zu ermöglichen.

Hüftpfannen-korrigierende Eingriffe: Eine wirkliche Besserung und Beseitigung der Hüftdysplasie ist nur von Eingriffen am Pfannendach selbst zu erwarten.

Typische Operationen im Bereich des Beckens sind hierbei:

– Azetabuloplastik (Abb. 10.**22 d**)
– Salter-Osteotomie
– Chiari-Osteotomie
– 3fache Beckenosteotomie (Triple-Osteotomie)
– periazetabuläre Osteotomie

Azetabuloplastik: Die Indikation zur Azetabuloplastik besteht bei entrundeter oder zu flacher Pfanne im Alter zwischen 2 und 10 Jahren. Knapp oberhalb des Azetabulums wird eine Osteotomie in Richtung auf die Y-Fuge durchgeführt. Das Azetabulum kann so distalisiert werden. Ein autoklavierter Knochenbankkeil wird zur Stabilisierung eingebolzt. Die Y-Fuge stellt den Drehpunkt der Bewegung dar. Gegenüber der Salter-Osteotomie, bei der die Symphyse den Drehpunkt darstellt, ergeben sich somit verbesserte primäre Korrekturmöglichkeiten.

Salter-Osteotomie: Die Durchführung einer Salter-Osteotomie ist nur bei noch bestehender Beweglichkeit der Symphyse möglich, da diese den Drehpunkt für die intraoperative Verschiebung darstellt. Jenseits des 8. Lebensjahres ist eine Salter-Osteotomie somit nicht mehr indiziert. Bei der Salter-Osteotomie wird das Os ilium oberhalb der Spina iliaca anterior inferior bis zum Foramen ischiadicum transversal osteotomiert. Das Azetabulum lässt sich nun nach ventral und lateral ziehen. Zur Fixierung in der gewünschten Stellung wird ein Knochenkeil eingebolzt (Abb. 10.**23**).

Nachbehandlung nach Azetabuloplastik oder Salter-Osteotomie: Postoperativ ist eine Gipsruhigstellung im Becken-Bein-Gips für 6 Wochen notwendig. Zu lange Gipsbehandlungen führen häufig zu Kontrakturen und Knorpelschäden.

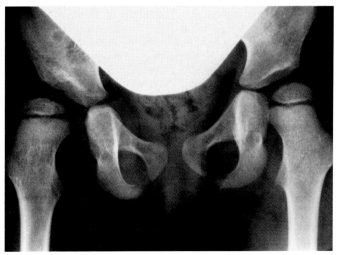

Abb. 10.**22 a–d**
a Röntgenbild des Beckens eines 2-jährigen Kindes. Rechts Hüftluxation; links Subluxation.

a

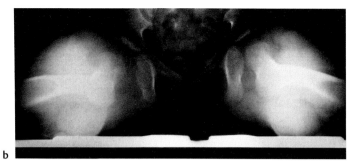

Abb. 10.**22**
b Die Axialaufnahmen zeigen eine erhöhte Antetorsion der Schenkelhälse.

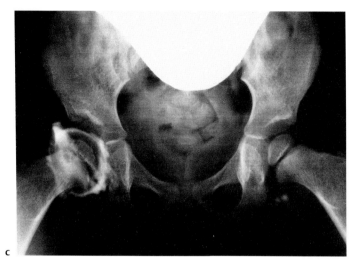

c Arthrographiebild der rechten Hüfte. Dieses zeigt bei Abspreizung des Beines eine ausreichend tiefe Einstellung des Hüftkopfes in die Pfanne.

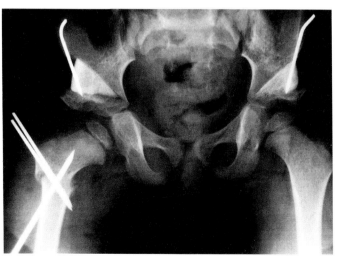

d Röntgenbild nach Drehvarisierungsosteotomie rechts und beidseitiger Azetabuloplastik mit enteiweißten Knochenkeilen und Kirschner-Draht-Fixation.

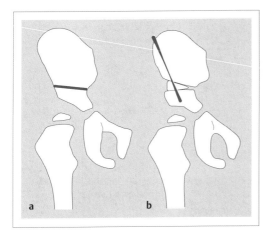

Abb. 10.**23** Prinzip der Beckenosteotomie nach Salter.
a Das Os ilium wird oberhalb der Spina iliaca anterior inferior durchtrennt.
b Das distale Fragment wird nach ventral/lateral gezogen, dreieckiger Knochenspan mit lateraler Basis zwischen die Fragmente geklemmt und mit einem Kirschner-Draht fixiert.

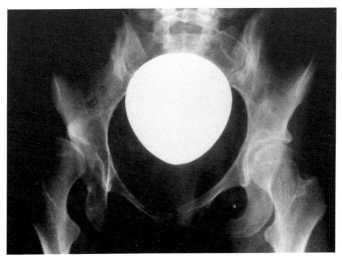

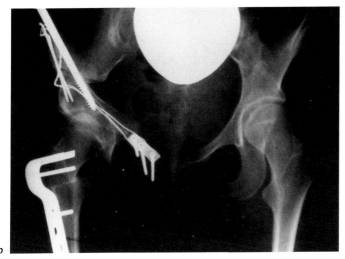

Abb. 10.**24 a** Röntgenbild einer Hüftluxation rechts bei einem 16-jährigen Jungen; **b** Reorientierung des Gelenkes durch eine 3fache Beckenosteotomie in Verbindung mit einer Femurverkürzung.

Chiari-Osteotomie: Bei der Chiari-Osteotomie wird das Os ilium auf Höhe des Pfannenerkers schräg nach medial ansteigend durchtrennt und der proximale Keil des Os ilium nach lateral über dem Femurkopf verschoben. Die Chiari-Osteotomie im Wachstumsalter führt nur teilweise zur Überdachung des Hüftkopfes mit belastungsfähigem Knorpel. Allerdings hat die Gelenkkapsel die Potenz, sich zu Faserknorpel umzubilden. Das neu geschaffene Pfannendach weist jedoch eine relativ begrenzte ventrodorsale Ausdehnung auf. Aufgrund der beschriebenen Nachteile sehen wir die Indikation zur Chiari-Osteotomie in Ausnahmefällen eher im Erwachsenenalter als im Kindesalter und nur bei deutlicher Inkongruenz der Gelenkfläche (Femurkopf entrundet) oder aber bei insgesamt zu kleiner Gesamtfläche des Azetabulums.

Dreifache Beckenosteotomie (Abb. 10.**24**): Die 3fache Beckenosteotomie ermöglicht eine biomechanische Verbesserung des Hüftgelenkes durch eine Verbesserung der Belastungsfläche im mechanisch wichtigen ventralen sowie lateralen Anteil des Hüftgelenkes. Bei der Operation werden die das Azetabulum bildenden knöchernen Strukturen (Os ilium, Os ischii, Os pubis) durchtrennt.

Die dreifache Beckenosteotomie kann bei Kindern ab dem Alter von 8 Jahren oder im Erwachsenenalter durchgeführt werden. Wichtige Voraussetzung für die Indikation zur 3fachen Beckenosteotomie ist eine noch weitgehend erhaltene Kongruenz des Hüftgelenkes.

Periazetabuläre Osteotomie: Bei diesem Verfahren werden die das Azetabulum bildenden Knochen (Os ilium, Os pubis, Os ischii) nicht vollständig durchtrennt. Das Azetabulum wird kugelförmig rundherum ausgemeißelt, ohne das Os ilium und Os ischii vollständig zu durchtrennen. Voraussetzung für die periazetabuläre Osteotomie ist ein Verschluss der Y-Fuge. Die Indikationen zu einer derartigen Operation sind denen für eine 3fache Beckenosteotomie ähnlich. Es handelt sich ebenfalls um eine technisch schwierige Operation.

Epiphysiolysis capitis femoris (Hüftkopfgleiten)

Definition

Unter der Epiphysiolysis capitis femoris versteht man eine Erkrankung mit nicht traumatischem Abrutschen der Hüftkopfepiphyse vom Schenkelhals während des pubertären Wachstumsschu-

bes. Der Gleitvorgang erfolgt in der Epiphysenfuge.

Ätiologie

Verschiedene Theorien versuchen das Krankheitsbild zu erklären: Mechanische Faktoren spielen möglicherweise eine entscheidende Rolle bei Heranwachsenden mit deutlichem Übergewicht und bei sportlich sehr aktiven Jugendlichen. Eine endokrine Grundlage für das Gleiten zeigt sich häufig bei Wachstumsabnormitäten. Eine besondere Gefährdung besteht bei Jugendlichen mit Dystrophia adiposogenitalis (Morbus Fröhlich). Dieses Krankheitsbild zeichnet sich durch ein Übergewicht, eine Übergröße sowie eine Gonadenunterentwicklung der Patienten aus. Aus der Störung des endokrinen Gleichgewichtes resultiert eine aufgelockerte und breite Epiphysenfuge mit mechanischer Instabilität und verminderter Belastbarkeit. Schilddrüsenfunktionsstörungen können auch bei normalgewichtigen Kindern eine Epiphysiolysis capitis femoris bedingen. Familiengehäuftes Auftreten spricht für genetische Faktoren.

Bezogen auf das Knochenalter, spielt sich die Epiphysiolysis capitis femoris in der Regel in einer relativ kurzen Zeitspanne des Lebens ab. Bei Mädchen dauert diese von 11 bis 15 Jahren, bei Jungen von 13 bis 17 Jahren.

Pathogenese

Beim Gleitvorgang bleibt der Femurkopf im Azetabulum zentriert. Der Schenkelhals gleitet nach lateral und ventral, wobei die Epiphyse nach medial und dorsal disloziert.

Einteilung

Die Epiphysiolysis capitis femoris kann nach stabilen und instabilen Abrutschformen und nach der Annamnesedauer eingeteilt werden:
  – Akuter Abrutsch:
    Anamnesedauer < 2 Wochen
  – Chronischer Epiphysenabrutsch:
    Anamnesedauer > 2 Wochen
  – Chronische Epiphysenlösung mit akutem Abrutsch: Anamnesedauer von mehr als 2 Wochen mit plötzlicher Zunahme der Beschwerden und eventuell begleitender Gehunfähigkeit

Folgende *Gradeinteilung*
(nach Ausmaß des Abrutschwinkels α):
  – Grad 1 Erweiterung, ggf. Unregelmäßigkeit im
    Bereich der Epiphysenfuge. Kein messbarer
    Abrutschwinkel
  – Grad 2 Abrutschwinkel von 0 – 30°
  – Grad 3 Abrutschwinkel von 30 – 50°
  – Grad 4 Abrutschwinkel > 50°

Diagnostik

Die Diagnose der Epiphysiolysis capitis femoris
erfolgt in der Regel aufgrund von Schmerzen des
Kindes. Häufig ist die Beschwerdesymptomatik
nicht im Bereich des Hüftgelenkes, sondern eher
im Oberschenkel- oder im Kniegelenksbereich lokalisiert.

Klagt ein Kind in entsprechendem Alter über
Schmerzen im Kniegelenk bzw. im Oberschenkelbereich, so ist eine Untersuchung des Hüftgelenkes zwingend erforderlich. Bestehen klinische
Auffälligkeiten, ist die Durchführung einer Röntgendiagnostik angezeigt.

Bei der klinischen Untersuchung findet sich
meist eine Abduktionsbehinderung bei vermehrter Außenrotation und eingeschränkter Innen-

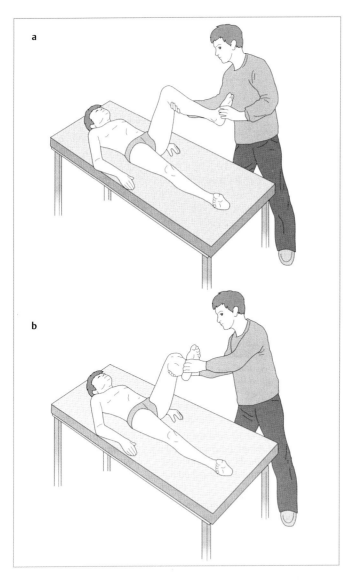

Abb. 10.**25**   Drehmann-Zeichen:
a Knie-Hüft-Beugung, **b** Außenrota-
tionsbewegung im Hüftgelenk.

drehfähigkeit des betroffenen Hüftgelenkes. Bei Hüftbeugung weicht das erkrankte Hüftgelenk in Außenrotation aus (Drehmann-Zeichen), (Abb. 10.**25**). Ist es zu einem kompletten Abrutsch gekommen, besteht ein akuter Hüftschmerz mit meist voller Gehunfähigkeit.

Röntgendiagnostik: Bei klinischem Verdacht auf eine Epiphysiolysis capitis femoris sind immer Röntgenaufnahmen in 2 Ebenen notwendig (Abb. 10.**26**). In der orthograden (axialen) Aufnahme wird das Ausmaß des Epiphysenabrutsches deutlich. Auf der a.-p. Aufnahme ist es oft schwierig, eine diskrete Epiphysenlösung zu erkennen. Die frühesten radiologischen Befunde zeigen die Epiphysenlinie verbreitert und unregelmäßig.

Beim akuten Abrutsch sind die Konturen von Schenkelhals und Femurkopf deutlich und leicht zu erkennen. Bei der chronischen Epiphysiolysis treten Umbauprozesse mit periostalen Knochenappositionen am medialen und hinteren Rand der Schenkelhalsmetaphyse gleichzeitig mit der Epiphysenverlagerung auf. Erst mit zunehmendem Abrutsch ist die Epiphysenlinie abgeflacht und die Kopfkappe leicht verschoben. Später erscheint die Epiphyse dann stark höhenreduziert.

Als Abrutschwinkel ist jener Winkel zu verstehen, der von der Senkrechten der Femurlängsachse und der Epiphysenbasislinie gebildet wird. Die Basis der Epiphyse bildet normalerweise mit der Femurlängsachse einen Winkel von 85–90°. Beim Epiphysenabrutsch verkleinert sich dieser Winkel

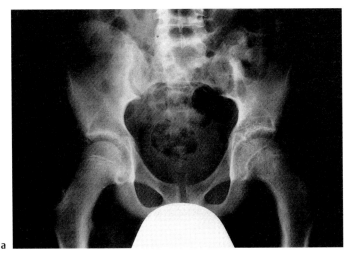

a

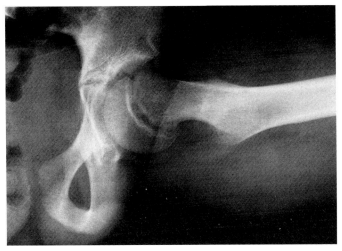

b

Abb. 10.**26**   Röntgenbild einer linksseitigen Epiphysenlösung.

a In der a.-p. Aufnahme sind die Veränderungen wenig zu erkennen. Die Epiphysenlinie ist etwas verbreitert und aufgelockert. Die Epiphysenfuge ist geringgradig nach medial verschoben. (Meist schneidet die obere Schenkelhalsbegrenzung gerade noch die Epiphyse am oberen Rand.)

b In der entscheidenden orthograden Aufnahme zeigt sich der Abrutsch deutlicher.

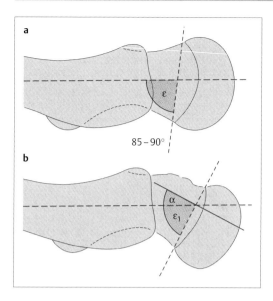

Abb. 10.**27**   Epiphysenlösung: **a** Orthograde Aufnahme mit normalem Epiphysenwinkel (ϵ). **b** Epiphysenlösung mit Verkleinerung des Epiphysenwinkels (ϵ_1). Der Winkel α gibt den Grad des Abrutsches an.

und kann als Maß für den Abrutsch verwendet werden (Abb. 10.**27**).

Therapie

Die Behandlung der Epiphysiolysis capitis femoris (Tab. 10.**6**) sollte direkt nach der Diagnosestellung erfolgen, um ein weiteres Abrutschen zu vermeiden. Konservative Maßnahmen, wie langfristiges Ruhigstellen im Becken-Bein-Gipsverband oder eine Extensionsbehandlung, haben sich als nicht erfolgversprechend herausgestellt, so dass die Therapie der Epiphysenlösung immer operativ erfolgen sollte.

Operativ kommen folgende Verfahren zur Anwendung:
- Kirschner-Draht-Spickung/Verschraubung
- Korrekturosteotomie

Über die Art der Operation entscheidet der Zeitpunkt des Auftretens sowie der Grad des Abrutsches. Über das Vorgehen bei einer akuten Epiphysenlösung bestehen unterschiedliche Meinungen. Meist wird bei einem akuten Abrutsch eine notfallmäßige Reposition sowie Fixation der Epiphyse empfohlen. Nach unserer Erfahrung sowie eigenen Untersuchungen halten wir jedoch die notfallmäßige Reposition der akuten Epiphysenlösung für kontraindiziert, da sie mit einem hohen Risiko einer Hüftkopfnekrose verbunden ist. In unserer Klinik erfolgt initial die Fixierung der Epiphysenfuge ohne vorherige Reposition (In-situ-Fixation).

Die Fixation kann durchgeführt werden:
- mit Kirschner-Drähten (Abb. 10.**28**)
- mit einer kanülierten Kurzgewinde-Spongiosa-Schraube („Single-Screw"-Technik)

Tabelle 10.**6**   Behandlungskonzept für die Epiphysenlösung

Akute und akute auf chronische Epiphysenlösung

→ Temporär Kirschner-Draht-Epiphysiodese beidseitig in situ ohne primäre Reposition (6 Wochen Entlastung).
- Abrutschwinkel 40–70° im Intervall (nach ~ 3 Monaten), ergänzend Korrekturosteotomie nach Imhäuser.

Chronische Epiphysenlösung

→ Temporäre Kirschner-Draht-Epiphysiodese in situ ohne Reposition (6 Wochen Entlastung).
- Abrutschwinkel 40–70°, zusätzlich Imhäuser-Osteotomie in gleicher Sitzung.
- Abrutschwinkel > 70°, subkapitale Keilosteotomie nach Wachstumsabschluss.

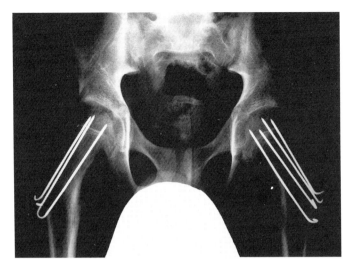

Abb. 10.**28**   Epiphysenlösung der linken Hüfte. Fixation der Epiphysen mit Kirschner-Drähten. Die Gegenhüfte wurde prophylaktisch mitoperiert, da in 20–60% die Gefahr besteht, dass auch die andere Hüfte erkrankt.

Der Femurkopf wird sozusagen in der Abrutschposition fixiert. Bei derartigem Vorgehen (Fixierung der Epiphysenfuge ohne vorherige Reposition) haben wir bisher keine Hüftkopfnekrose beobachtet.

Nach durchgeführter Fixation ist in der Regel eine 6-wöchige Entlastung des betroffenen Beines erforderlich. Da es in etwa 20–60% der Fälle im Laufe der Zeit auch auf der Gegenseite zu einem Gleitvorgang der Epiphysenfuge kommt, führen wir die Fixation stets beidseitig durch.

Die Stabilisierung der Epiphysenfuge mittels Kirschner-Drähten bietet gegenüber der Verschraubung den Vorteil, dass ein Weiterwachsen der Epiphysenfuge ermöglicht wird und es somit nicht zum verfrühten Verschluss mit resultierender Verkürzung des Schenkelhalses kommt, was bei der Schraubenstabilisierung bei noch bestehender deutlicher Wachstumspotenz nicht selten der Fall ist (definitive Epiphysiodese). Nach Konsolidierung des Abrutschens (etwa 6–12 Wochen nach durchgeführter In-situ-Fixierung) richtet sich das weitere Vorgehen nach dem Grad des Epiphysenabrutsches.

Korrekturosteotomie
Abrutsch bis 40°: Beim Abrutsch bis 40° ist eine operative Korrektur der Fehlstellung meist nicht notwendig. Die Epiphyse wird durch Kirschner-Drähte in der Abrutschposition fixiert. Bei geringgradigem Abrutsch ist ein Weiterwachsen des Schenkelhalses über die Kirschner-Drähte möglich. Sollten die Kirschner-Drähte durch das

Wachstum nicht mehr die Kopfkappe fassen, ist bei noch deutlich offener Epiphysenfuge eine erneute Kirschner-Draht-Fixierung notwendig. Mit einer gewissen Spontankorrektur einer gering abgerutschten Epiphysenfuge bei noch entsprechender Wachstumspotenz ist zu rechnen. Beim Abrutsch bis 40% handelt es sich um einen Grenzbereich. Er erfordert in Abhängigkeit vom klinischen Befund u. U. zusätzlich auch eine proximale Femurosteotomie.

Abrutsch > 40°: Bei einem Abgleiten > 40° ist eine intertrochantäre Korrekturosteotomie im Sinne einer Flexions-Valgisations-Rotations-Osteotomie (Imhäuser-Osteotomie) erforderlich. Alternativ zur Imhäuser-Osteotomie kommt eine subkapitale Osteotomie in Frage. Die subkapitale Keilosteotomie ermöglicht eine effizientere Korrektur auch ausgeprägter Fehlstellungen. Sie ist allerdings im Vergleich zur intertrochantären Osteotomie mit einer höheren Hüftkopfnekroserate vergesellschaftet. Sie sollte erst ab einem Abrutschwinkel von 70° in Erwägung gezogen werden.

Chondrolyse

Die Chondrolyse oder akute Knorpelnekrose ist eine seltene Komplikation der Epiphysiolysis capitis femoris. Sie ist durch eine Destruktion des Gelenkkorpels charakterisiert.

Obwohl die Chondrolyse hauptsächlich bei behandelten Patienten auftritt, wird sie auch bei unbehandelten Patienten beobachtet und auch bei solchen, die keine Epiphysiolyse aufweisen. Die Ätiologie der Chondrolyse ist nicht vollständig geklärt. Zum einen können operationstechnische Probleme wie beispielsweise eine Perforation der eingebrachten Implantate durch den Femurkopf eine Knorpelnekrose bedingen, zum anderen kann eine Chondrolyse auch idiopathisch (Morbus Waldenström) und als Komplikation der Epiphysiolysis capitis femoris auftreten. Außerdem werden Autoimmunreaktionen gegen den Gelenkknorpel des Hüftgelenkes diskutiert.

Patienten mit einer schweren Epiphysiolyse haben eine höhere Inzidenz für eine akute Knorpelnekrose als Patienten mit einer leichten Epiphysiolyse. Die Inzidenz der Chondrolyse sinkt, je schonender die Behandlung durchgeführt wird.

Klinik: Anfangs findet sich meist ein hinkender Gang bei guter Beweglichkeit des betroffenen Hüftgelenkes. Erst im weiteren Verlauf treten schmerzhafte Bewegungseinschränkungen, gelegentlich begleitet von Gelenkergüssen, auf.

Röntgen: Eine progressive Gelenkspaltverschmälerung deutet auf eine Chondrolyse hin.

Therapie: Während der akuten Phase sollte neben einer Schmerzmedikation eine Entlastung des betroffenen Beines erfolgen, eventuell vorübergehend durch Bettruhe. Gelegentlich ist eine Extension des betroffenen Hüftgelenkes zu erwägen. Bei Gelenkergüssen ist eine Punktion zur Entlastung indiziert.

Je nach Verlauf der Erkrankung können bei fibröser Teilsteife des betroffenen Hüftgelenkes hüftentspannende operative Eingriffe erforderlich werden (Adduktorentenotomie, Tenotomie des M. psoas).

Zur Stellungskorrektur des Beines sind eventuell auch hüftgelenksnahe Umstellungsosteotomien (varisierend, extendierend oder rotierend) notwendig.

Femurkopfnekrose

Die Femurkopfnekrose ist eine schwere, häufig iatrogene Komplikation der Epiphysenlösung. Repositionsmanöver akuter Epiphysiolysen erhöhen das Risiko einer Femurkopfnekrose erheblich.

Morbus Perthes

Definition

Hüftgelenkserkrankung bei Kindern und Jugendlichen, basierend auf einer Durchblutungsstörung des Femurkopfes unklarer Genese.

Ätiologie

Verschiedene Faktoren scheinen einen Einfluss auf die Entstehung des Morbus Perthes zu besitzen. Die Ätiologie dieser Erkrankung ist jedoch bis heute unklar.

Aus der Literatur gehen verschiedene Faktoren hervor, welche im Rahmen der Ätiologie des Morbus Perthes eine Rolle spielen.

Neben einer eingeschränkten Durchblutung des Femurskopfes, intraartikulären und intraossären Druckerhöhungen, Gerinnungsstörungen, metabolischen Knochenerkrankungen werden besonders Skelettretardierungen und genetische Faktoren für das Krankheitsbild verantwortlich gemacht. Eine multifaktorielle Vererbung wird postuliert. Verwandte 1. Grades von Pertheskranken Kindern weisen eine 35-mal höhere Wahrscheinlichkeit der Erkrankung auf als die Normalbevölkerung. Verwandte 2. und 3. Grades haben immer noch ein 4-mal höheres Risiko.

Kinder mit Morbus Perthes sind häufig minderwüchsig. Besonders in jüngeren Jahren ist die Skelettretardierung ausgeprägter als das Zurückbleiben der Körpergröße. Die stärksten Abweichungen bestehen in der Altersgruppe zwischen 5 und 9 Jahren. In dieser Zeit ist vom Alter her eine 2- bis 4-jährige Skelettretardierung zu den normal Entwickelten zu sehen. Im höheren Alter gleichen sich Skelett- und chronologisches Alter wieder an. Bei Kindern mit einer ausgeprägten Skelettretardierung verläuft die Erkrankung deutlich verlängert.

Der Morbus Perthes ist die häufigste aseptische Knochennekrose. Sie tritt hauptsächlich zwischen dem 3. und 12. Lebensjahr auf, wobei sich die meisten Erkrankungsfälle im Alter zwischen 4 und 8 Jahren manifestieren. Jungen sind 4-mal häufiger betroffen als Mädchen. Die Inzidenz der Perthes-Erkrankung pro Jahr beträgt bei der weißen Bevölkerung 10,8 pro 100 000 Kinder und Jugendliche im Alter von 0–15 Jahren. In der schwarzen Bevölkerung liegt die Inzidenz um mehr als die Hälfte niedriger.

Einteilung der Erkrankung

Klassifikation nach Catteral: Catteral differenziert je nach Ausdehnung der epiphysären Nekrose 4 prognostische Gruppen (Abb. 10.**29**):

Stadium I: Anterolateraler Quadrant betroffen.
Stadium II: Vorderes Drittel oder Hälfte des Femurkopfes.
Stadium III: Bis zu drei Viertel des Femurkopfes betroffen, nur dorsalster Teil intakt.
Stadium IV: Ganzer Femurkopf betroffen.

Die Stadien I und II entsprechen den leichteren Verlaufsformen und bedürfen nach Catteral keiner Behandlung. Die Stadien III und IV beinhalten die schweren Verlaufsformen mit Therapiebedarf. Allerdings ist die genaue Zuordnung selten im Früh- und Anfangsstadium möglich. Als prognostisch ungünstige Zeichen im Röntgenbild (head and risk signs) gelten nach Catteral:

– Laterale Kalzifikation: Auftreten eines Kalkschattens auf dem Röntgenbild lateral des Femurkopfes.
– Subluxation: Verschiebung des Kopfzentrums nach lateral.
– Metaphysäre Beteiligung: Osteolytische Herde im Bereich der an die Epiphysenfuge grenzenden Metaphyse.
– Gage-Sign: Dreieckförmige Osteoporose am lateralen Femurkopf.
– Horizontalisierung der Fuge: Ausrichtung der Epiphysenfuge in Richtung Horizontalebene.

Klassifikation nach Salter und Thompson: Die Klassifikation nach Salter und Thompson bezieht sich auf die vor allem im axialen Röntgenbild sichtbare subchondrale Fraktur.

Gruppe A: Subchondrale Fraktur betrifft weniger als 50% der Kopfkalotte.
Gruppe B: Subchondrale Fraktur betrifft mehr als 50% der Kopfkalotte.

Im Wesentlichen entspricht die Gruppe A nach Salter und Thompson den Catteral-Gruppen 1 und 2, die Gruppe B nach Salter und Thompson den Catteral-Gruppen 3 und 4.

Klassifikation nach Herring (prognostisch wichtigste Klassifikation): Herring orientierte sich am lateralen Pfeiler des Femurkopfes auf dem a.-p. Röntgenbild (Abb. 10.**29**):

Gruppe A: Lateraler Pfeiler nicht betroffen.
Gruppe B: Mehr als 50% der Höhe des lateralen Pfeilers sind erhalten.
Gruppe C: Weniger als 50% der Höhe des lateralen Pfeilers sind erhalten (schlechte Prognose).

Klinik und Diagnostik

Zu Beginn der Erkrankung ermüden die betroffenen Kinder meist rasch und beginnen leicht zu hinken. Sie klagen über geringe Schmerzen im Hüftgelenk, manchmal aber auch nur über Kniebeschwerden. Auffällig ist oft die Diskrepanz zwischen der schon deutlichen Funktionsbehinderung und der gering ausgeprägten Beschwerde-

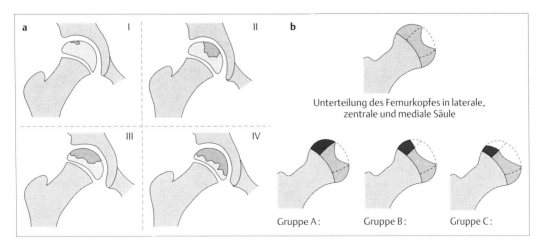

Abb. 10.**29** **a** Klassifikation nach Catteral, **b** Klassifikation nach Herring.

symptomatik. Im weiteren Verlauf stellen sich meist nur gelegentliche Schmerzen, ein konstantes Hüfthinken und zunächst eine scheinbare, dann reale Beinverkürzung ein. Neben einem Leistendruckschmerz entwickelt sich eine zunehmende Einschränkung der Hüftgelenksbeweglichkeit, insbesondere Innenrotation und Abduktion.

Bildgebende Diagnostik

Die Diagnose des Morbus Perthes wird letztendlich röntgenologisch gestellt. Neben der a.-p. Aufnahme ist immer auch ein axiales Röntgenbild anzufertigen. Das Röntgenbild des betroffenen Hüftgelenkes lässt aufgrund der pathologisch-anatomischen Veränderungen verschiedene Stadien erkennen.

– *Initialstadium* (präradiologisches Stadium), nur im MRT darstellbar.
– *Kondensationsstadium:* Der Femurkopf erscheint etwas röntgendichter als normal und ist etwas abgeflacht, der Gelenkspalt ist erweitert.
– *Fragmentationsstadium:* Teilweise oder völlige Auflösung des Femurskopfes mit osteolytischen und sklerotischen Zonen (Abb. 10.**30**).
– *Reparationsstadium:* Aufbauphase des Femurkopfes.
– *Endstadium:* Endzustand mit oder ohne Defektheilung des Femurkopfes.

Je nach Alter, Erkrankungsbeginn und Ausmaß der Kopfnekrose erfolgt die Ausheilung mit einer mehr oder weniger starken Deformierung des Hüftkopfes. Typisch ist der abgeflachte pilz- oder walzenförmige Kopf mit verkürztem Schenkelhals und hochstehendem Trochanter major (Coxa plana, magna bzw. vara) mit hieraus resultierender Beinverkürzung.

Andere bildgebende Verfahren wie die Szintigraphie oder Kernspinuntersuchung können den

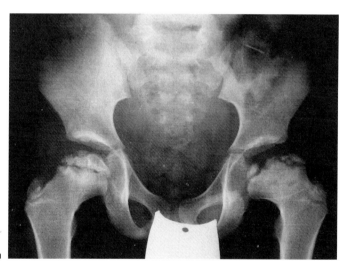

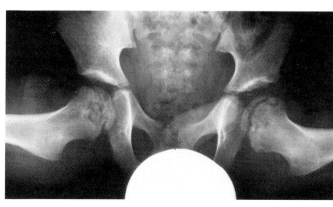

Abb. 10.**30**   Morbus Perthes.
a Ausgeprägter beidseitiger Morbus Perthes links mit scholligem Zerfall der Epiphyse (Stadium III nach Catteral).
b Die dazugehörige orthograde Aufnahme beider Hüftgelenke.

Tabelle 10.**7**   Differenzialdiagnose Morbus Perthes

Stadium I (Gelenkspaltverbreiterung)	Stadium II (Abflachung und Sklerosierung)	Stadium III (Fragmentation)
Coxitis fugax unspezifische und spezifische bakterielle Koxitis Reifungsverzögerung (retardierte Kopfkernentwicklung) Kretinismus (hypophysärer Zwergwuchs) traumatisch (Hämarthros) Stoffwechselstörungen (Morbus Morquio) Osteochondrodysplasien, spondyloepiphysäre Dysplasien	Stoffwechselstörungen (Morbus Morquio, Morbus Gaucher) Osteochondrodysplasien, multiple epiphysäre Dysplasien (Morbus Ribbing) Kretinismus posttraumatische Kopfnekrosen (nach Hüftkopfgleiten, Hüftluxation)	Chondrodystrophia punctata (calcificans) Pseudoachondroplasie multiple epiphysäre Dysplasie Hypogonadismus Kretinismus chromosomal (Trisomie 18) Stoffwechselstörungen Bluterkrankungen (Sichelzellanämie, Hämophilie, aplastische Anämie) medikamentös (Cortison-Kopfnekrose) posttraumatisch

Morbus Perthes frühzeitiger diagnostizieren und unter Umständen hilfreich sein zur Abklärung von Hüftgelenksbeschwerden bei unauffälligem Röntgenbild.

Zur Verlaufsbeurteilung der Erkrankung kann die Ultraschalluntersuchung adjuvant herangezogen werden. Protrusionen des teils knorpeligen, teils knöchernen Femurkopfes können dargestellt werden.

Differenzialdiagnosen

Je nach Erkrankungsstadium müssen insbesondere röntgenologisch, aber auch klinisch die verschiedensten Erkrankungen abgegrenzt werden (Tab. 10.**7**).

Therapie

Die Therapie (Tab. 10.**8**) des Morbus Perthes hat folgende Ziele:
- Erhaltung und Verbesserung der Beweglichkeit des betroffenen Hüftgelenkes
- Containment-Verbesserung (Verbesserung der Hüftgelenkskongruenz)

Die Wirksamkeit der Entlastung des Hüftgelenkes beim Morbus Perthes durch lange Bettruhe, entlastende orthopädische Apparate (Thomas-Schiene, Mainzer Orthese usw.) oder durch Stockentlastung wird heute bezweifelt. Lange Entlastungszeiten haben nachteilige psychische Nachwirkungen auf die Kinder. Orthesen haben sich aufgrund der nicht ausreichenden Entlastung des Gelenkes und nicht idealen Einstellung des Kopfes in die Pfanne nicht bewährt. Eine Stockentlastung ist vorübergehend sinnvoll, insbesondere

Tabelle 10.**8**   Therapieschema Morbus Perthes

Kinder < 5 Jahre:
klinische Verlaufskontrollen
bildgebende Kontrollen alle 6 Monate
bei Bewegungseinschränkungen Physiotherapie
temporäres Sportverbot

Kinder > 5 Jahre:
klinische Verlaufskontrollen
bildgebende Kontrollen alle 3 – 6 Monate
bei Bewegungseinschränkungen Physiotherapie
ggf. entlastende Orthese
bei Dezentrierung operative Intervention zur Containment-Verbesserung
- ggf. Adduktorentenotomie bei erheblicher Abduktionshemmung
- präoperativ Abduktionsaufnahmen und ggf. Funktions-Arthrographie → Einstellbarkeit?
- Intertrochantäre Varisierung, selten Valgisierung (bei „hinge abduction")
- Azetabuloplastik/Salter-Osteotomie
- ggf. Kombination aus intertrochantärer und Pfannendachkorrektur

Kinder > 8 Jahre:
klinische Verlaufskontrollen
bildgebende Kontrollen alle 3 – 6 Monate
bei Bewegungseinschränkungen KG-Übungsbehandlung
bei Dezentrierung operative Intervention zur Containment-Verbesserung
- präoperative Abduktionsaufnahme und ggf. Arthrographie
- intertrochantäre Varisierung, selten Valgisierung
- ggf. Tripleosteotomie des Beckens mit Pfannenschwenkung
- ggf. Kombination intertrochantäre Umstellung und Tripleosteotomie
- ggf. Adduktorentenotomie bei erheblicher Abduktionshemmung

in Phasen mit stärkeren Schmerzen und Einschränkung der Beweglichkeit.

Kinder mit Beschwerden verlangen zunächst eine vorübergehende Bettruhe, Stockentlastung und schmerzlindernde Medikation.

Maßnahmen zur Erhaltung und Verbesserung der Beweglichkeit

Nach Abklingen der akuten Schmerzsymptomatik ist die Erhaltung bzw. Verbesserung der Hüftgelenksbeweglichkeit durch eine intensive Krankengymnastik anzustreben, da eine Bewegungseinschränkung ein bedeutender Risikofaktor für den weiteren Verlauf der Erkrankung darstellt. Vor allem die Abduktionsfähigkeit des Gelenkes muss erhalten bleiben.

Operative Maßnahmen

Zeigt sich radiologisch eine Dezentrierung des Hüftgelenkes, so sind operative Maßnahmen zur Verbesserung der Gelenkkongruenz (Containment-verbessernde Eingriffe) zu erwägen. Voraussetzung für derartige Maßnahmen ist eine gute Beweglichkeit des Hüftgelenkes. Präoperativ muss durch eine Abduktions-Röntgenaufnahme, ggf. zusätzliche Funktionsarthrographie geprüft werden, inwieweit der Hüftkopf sich besser in die Pfanne einstellt. Bei stark verformten Hüftköpfen, die sich bei Abduktion aus der Pfanne hebeln (Hinge-Abduction-Phänomen) sind spezifische operative Maßnahmen erforderlich (Valgisierungsosteotomie). Späterhin sind u. U. pfannenverbessernde Eingriffe ergänzend notwendig.

Maßnahmen zur Verbesserung der Gelenkkongruenz (Containment)

Abduzierende Schienen (z. B. „Mainzer Hüftentlastungsorthese", „Ponseti-Schiene") können gelegentlich ergänzend eingesetzt werden (Abb. 10.31). All diese Schienen behindern die Kinder erheblich, das Gehen ist schwierig. Eine Wirksamkeit der Schienenbehandlung ist letztendlich nicht sicher nachgewiesen.

Die operative Therapie bei geeigneter Indikationsstellung verbessert die Prognose des Morbus Perthes im Vergleich zum Spontanverlauf.

Die operative Verbesserung der Zentrierung des Hüftkopfes kann einerseits am Femur (intertrochantäre Osteotomie) (Abb. 10.32), andererseits am Becken (Acetabuloplastik, Salter-, 3fache Beckenosteotomie) erfolgen.

Während bei der intertrochantären Osteotomie der laterale Teil des Femurkopfes unter das Azetabulum in die Pfanne zentriert wird, erfolgt

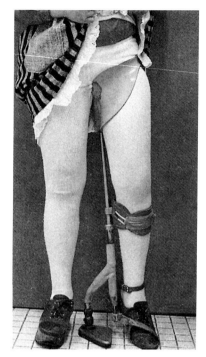

Abb. 10.**31** Technische Versorgung der Perthes-Erkrankung durch eine Mainzer Hüftentlastungsorthese.

bei der Beckenosteotomie die bessere Überdachung durch Hinüberziehen des Pfannendaches über den exzentrischen bzw. subluxierten Hüftkopf.

Operative Maßnahmen zur Verbesserung des Containments

Bei älteren Kindern (> 10 Jahre) bietet sich eher die 3fache Beckenosteotomie an. In Ausnahmefällen kann es notwendig sein, eine intertrochantäre Osteotomie mit einer Beckenosteotomie zu kombinieren.

Unabhängig von dem durchgeführten Therapieregime sind folgende **Verlaufskontrollen** zu empfehlen:

– Klinische Kontrollen, insbesondere Prüfung der Hüftgelenksbeweglichkeit im Abstand von 3 Monaten, späterhin dann je nach Verlauf in halbjährlichen oder jährlichen Abständen bis zur Ausheilung.

– Radiologische Kontrollen nach Diagnosestellung in der floriden Phase alle 3 Monate. Anschließend erfolgen befundabhängig jährliche Röntgenkontrollen (späterhin in größeren Abständen) bis zur Ausheilung der Erkrankung.

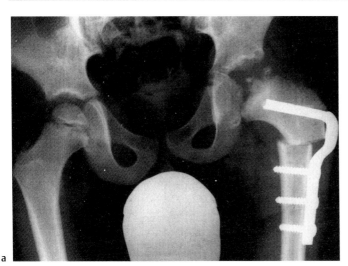

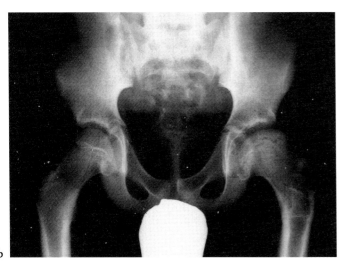

Abb. 10.32
a Röntgenbild des Beckens eines 6-jährigen Jungen mit linksseitigem Morbus Perthes. Zur Verbesserung des Containments erfolgte eine intertrochantäre Varisierungsosteotomie.
b Röntgenbild 4 Jahre nach der Operation.

Sportfähigkeit

Eine leichte sportliche Betätigung, bei der die Bewegung im betroffenen Hüftgelenk im Vordergrund steht (Schwimmen, Fahrrad fahren), kann dem erkrankten Kind gewährt werden. Sportarten, die das Hüftgelenk stark belasten (z. B. Geräteturnen, Kontaktsport), sollten gemieden werden. Ein vollständiger Verzicht auf jeglichen Sport für mehrere Jahre ist nicht sinnvoll, da die Bewegung für das betroffene Hüftgelenk günstig ist und das Kind weiter in seinem sozialen Umfeld eingebunden bleibt.

Prognose der Erkrankung

Die Prognose des Morbus Perthes ist besonders vom Alter des Patienten abhängig. Erkrankt das Kind vor dem 6. Lebensjahr, so ist die Prognose, unabhängig von allen anderen Faktoren, eher gut, während die Prognose bei einem Erkrankungsbeginn nach dem 6. Lebensjahr trotz adäquater konservativer oder operativer Therapie ein schlechteres Endresultat erwarten lässt. Bei Mädchen zeigen sich im Vergleich schlechtere Langzeitergebnisse als bei Jungen.

Coxitis fugax

Definition

Bei der Coxitis fugax (transistorische Synovitis, Hüftschnupfen) handelt es sich nicht um ein eigenes Krankheitsbild. Die Ätiologie der Erkrankung ist unklar. Die Erkrankung wird oft durch virale Infekte der oberen Luftwege sowie des Gastrointestinaltraktes ausgelöst und ist als häufigste Affektion des Hüftgelenkes im Wachstumsalter anzusehen. Die Coxitis fugax tritt meist bei Kindern zwischen 2 und 12 Jahren auf. In der Regel findet sich ein einseitiger Hüftgelenksbefall. Jungen sind häufiger betroffen als Mädchen.

Klinik

Die ersten Zeichen sind Schmerzhinken und Einschränkung der aktiven und passiven Beweglichkeit. Ungefähr 65 % klagen über Schmerzen in der Leiste, mit Ausstrahlung in das Kniegelenk. Leichtes Fieber und eine geringe Leukozyten- und Blutsenkungsgeschwindigkeitserhöhung finden sich in einigen Fällen. Sonographisch zeigt sich in der Regel ein Gelenkerguss. Manchmal ist die Punktion des Hüftgelenkes erforderlich, um eine infektiöse (septische) Koxitis auszuschließen. Die Gelenkflüssigkeit kann bei der Coxitis fugax klar, trübe oder blutig sein; sie ist aber immer steril. Die Synovialbiopsie zeigt histologisch eine unspezifische Synovitis.

Sonographie

Es sollte immer eine sonographische Beurteilung der Hüfte erfolgen. In der Regel findet sich ein Gelenkerguss. Der Kopf kann lateralisiert sein.

Röntgen

Röntgenologisch findet sich in der Regel ein unauffälliges Bild. Ein Weichteilschatten und eine Kapseldehnung, evtl. auch leichte, ergussbedingte Lateralisation des Hüftkopfes sind gelegentlich feststellbar.

Differenzialdiagnosen

Eine Reihe von Differenzialdiagnosen müssen, insbesondere wenn ein Hüftgelenkserguss vorliegt, in Erwägung gezogen werden wie: hämatogene Osteomyelitis des proximalen Femurs mit septischer Arthritis, Lyme-Borreliose, Morbus Perthes, Leukämie, Begleitsynovitis bei Morbus Crohn und Colitis ulcerosa, Knochentuberkulose, Epiphysiolysis capitis femoris, rheumatoide Arthritis.

Therapie

Bei der gesicherten Coxitis fugax ist je nach Schmerzsymptomatik einige Tage Bettruhe einzuhalten. Schmerzmittel und eine Stockentlastung des betroffenen Beines über einige Tage helfen zusätzlich zur Schmerzreduktion. Die meisten Kinder mit einer Coxitis fugax erholen sich innerhalb von 3–4 Tagen. Länger andauernde Beschwerden machen die Diagnose Coxitis fugax weniger wahrscheinlich. In diesen Fällen muss z. B. an einen frühen Morbus Perthes oder an eine beginnende monoartikuläre rheumatoide Arthritis gedacht werden. Nach Abklingen der Symptome sollte das Kind allmählich anfangen, sich stärker zu belasten.

Eitrige Koxitis

Ätiologie

Die eitrige Koxitis des Kindesalters entsteht im allgemeinen auf hämatogenem Wege. Die septische Arthritis ist häufig mit einer hämatogenen Osteomyelitis verbunden. Oft entsteht die Arthritis infolge eines Durchbruches von metaphysären oder epiphysären Osteomyelitisherden in das Gelenk. Aufgrund der intrakapsulär liegenden Metaphyse und der noch in den ersten Lebensmonaten vorhandenen Gefäßverbindungen zwischen Epi- und Metaphyse ist das Hüftgelenk des Kindes häufig Manifestationsort einer eitrigen Arthritis.

Ausgangspunkt der Koxitis können Umbilikalinfekte, infizierte Hautläsionen, Abszesse, eine Otitis media oder eine eitrige Tonsillitis sein.

Anfällig sind insbesondere Säuglinge bis zum 3. Lebensmonat, da sie noch keine ausreichende Abwehrreaktion entwickelt haben. Bei Kindern vor dem 5. Lebensjahr findet sich meist ein vielfältiges Keimspektrum (hämolysierende Streptokokken, Pseudomonas, Gonokokken, Enterokokken, Haemophilus influenzae, Pneumokokken, Meningokokken, Staphylococcus aureus).

Nach dem 5. Lebensjahr ist der Staphylococcus aureus der bei weitem häufigste Erreger einer akuten hämatogenen Osteomyelitis und septischen Arthritis.

Klinik und Diagnostik

Die Klinik einer akuten septischen Arthritis unterscheidet sich bei älteren Kindern von der des Säuglings und des Kleinkindes. Am häufigsten ist das Hüftgelenk betroffen. Bei einer Septikopyämie können auch mehrere Gelenke gleichzeitig befallen sein. Ältere Kinder klagen häufig über Schmerzen in den betroffenen Gelenken und halten die abhängige Extremität in einer ängstlichen Schonhaltung. Sie zeigen alle Zeichen einer allgemeinen schweren Infektion mit Fieber und Blutbildveränderungen. Bei Kleinkindern und Säuglingen sind diese Zeichen meist nicht so ausgeprägt. Das Kind isst nicht gut, wird unruhig oder schreit bei passiver Bewegung des Hüftgelenkes (Windelwechsel). Die Temperatur kann leicht erhöht sein, laborchemisch kann eine mäßige Leukozytose bestehen (das CRP ist erhöht). Generell muss jeder Hüftschmerz bei einem Säugling (mit oder ohne Fieber) sowie bei Kindern jenseits des 1. Lebensjahres mit bestehender Temperatur als septische Koxitis angesehen werden, bis zum Beweis des Gegenteiles.

Beim Verdacht auf eine eitrige Koxitis steht an 1. Stelle das Labor (großes Blutbild, Blutsenkung, C-reaktives Protein), gefolgt von Ultraschall und Röntgen. Besteht der Verdacht auf eine eitrige Koxitis, so ist die Diagnose nur direkt durch eine notfallmäßige Hüftgelenkspunktion oder möglicherweise durch eine Arthrotomie zu sichern.

Röntgenologisch zeigen sich nach einigen Tagen meist Strukturaufhellungen im Meta- und Epiphysenbereich des befallenen Knochens. Der proximale Femur steht bei einem Gelenkerguss lateralisiert.

Therapie

Die septische Arthritis des Hüftgelenkes ist als akuter Notfall anzusehen.

Besteht der dringende Verdacht auf einen eitrigen Gelenkerguss, sollte auf jeden Fall eine Gelenkeröffnung durchgeführt werden. Eine Aspiration des Eiters oder Instillation eines Antibiotikums in das Gelenk sind nicht ausreichend. Andere Autoren halten mehrfache arthroskopische Spülungen zur Gelenksanierung für ausreichend und verzichten auf eine Arthrotomie.

Begleitend ist eine adäquate Antibiotikatherapie gemäß Antibiogramm hochdosiert und über einen genügend langen Zeitraum einzusetzen (s. S. 204).

Eine Ruhigstellung des betroffenen Hüftgelenkes in einer entsprechenden Lagerungsschiene für einige Tage als begleitende Schmerzbehandlung ist sinnvoll. Eine generelle Langzeitruhigstellung des betroffenen Hüftgelenkes ist jedoch heute nicht mehr angezeigt.

Prognose

Grundsätzlich finden sich bei früher Diagnose und adäquater Therapie selten postinfektiöse Deformitäten des betroffenen Hüftgelenkes.

Bei spät erkannten Fällen können jedoch ausgedehnte Destruktionen des Femurkopfes und des gesamten Gelenkes mit Luxationstendenz resultieren. In solchen Fällen müssen verschiedene arthroplastische Verfahren sowie gelenkverbessernde Eingriffe therapeutisch in Erwägung gezogen werden.

Schenkelhalsdeformitäten mit Winkelabweichungen

Aus der Wachstumsentwicklung erklärt sich eine Variationsbreite des Schenkelhalswinkels mit pathologischen Abweichungen. Der Schenkelhalswinkel wie auch die Torsion des Schenkelhalses zeigen eine altersabhängige Entwicklungskurve.

Der **Schenkelhalsneigungswinkel** (CCD-Winkel) ist der nach innen offene Winkel zwischen Schenkelhals und Femurschaft (Abb. 10.**33** und 10.**34**). Im Verlauf der Skelettreifung kommt es zu einer Veränderung des CCD-Winkels. Beim Neugeborenen beträgt der Schenkelhalsneigungswinkel etwa 150°. Bei Beginn der Belastung misst der CCD-Winkel 140° und erreicht 133° im Alter von 15 Jahren. Mit zunehmendem Alter verkleinert sich der Winkel bis etwa 120° im Greisenalter. Als normwertig wird bei jüngeren Erwachsenen ein CCD-Winkel von 125 – 126° angesehen.

Antetorsion und Retrotorsion des Schenkelhalses (Abb. 10.**35**)

Normalerweise ist der Schenkelhals **antetorquiert** (nach vorn gerichtet). Der Winkel zwischen Schenkelhalsachse und Kniekondylenebene beträgt beim Erwachsenen im Durchschnitt etwa 12° (Abb. 10.**36** und 10.**37**). Beim Neugeborenen ist die Antetorsion physiologisch vermehrt auf etwa 30°. Mit dem Alter nimmt sie dann wieder deutlich ab. Im Kleinkindesalter sollte die Ante- bzw. Retrotorsion wegen der Strahlenbelastung in erster Linie klinisch, ggf. sonographisch gemessen werden.

Eine **Retrotorsion** (der Schenkelhals zeigt nach hinten) findet sich häufig bei der Coxa vara congenita oder nach ausgeheilter jugendlicher Epiphysenlösung.

Im Gegensatz zur vermehrten Antetorsion ist die Retrotorsion als präarthrotische Deformität zu

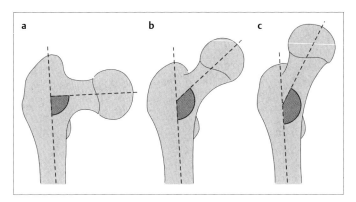

Abb. 10.**33**   Schenkelhalsformen.
a Coxa vara,
b physiologisch,
c Coxa valga.

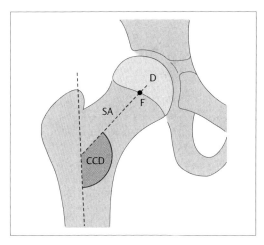

Abb. 10.**34** Messung des Schenkelhalswinkels: CCD-Winkel (Centrum-Collum-Diaphysen-Winkel). Auf dem Standardröntgenbild des Beckens lässt sich der projizierte Winkel aus der Schenkelhalsachse (SA), die durch den Femurkopfmittelpunkt verläuft (F), und der Femurdiaphysenachse (D) ermitteln. Der reelle Wert kann anhand der Umrechnungstabelle (Tab. 10.**9**) bestimmt werden.

werten (Disposition zu einem frühzeitigen Gelenkverschleiß). Eine hohe Antetorsion verlangt selten, eine Retrotorsion meist eine operative Korrektur.

Coxa vara

Definition

Bei der Coxa vara findet sich ein verminderter Schenkelhalsneigungswinkel mit abnormer Varusstellung des Schenkelhalses.

Die Deformität kann idiopathisch oder im Zusammenhang mit Primärerkrankungen wie der enchondralen Dysostose, der Chondroplasie oder der Osteogenesis imperfecta in Erscheinung treten. Darüber hinaus kann eine Coxa vara bei Rachitis, Osteomalazie, Osteodystrophia fibrosa generalisata sowie bei Entzündungen und Tumoren vorkommen.

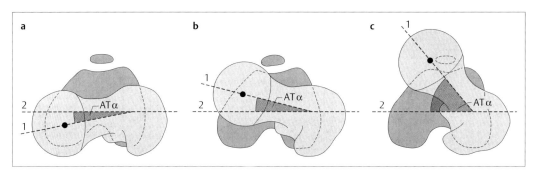

Abb. 10.**35** Schenkelhalsveränderungen: Antetorsionswinkel (AT), gebildet durch die Schenkelhalsachse (1) und die Femurkondylenebene (2).

a Retrotorsion,
b physiologische Antetorsion,
c deutlich erhöhte Antetorsion.

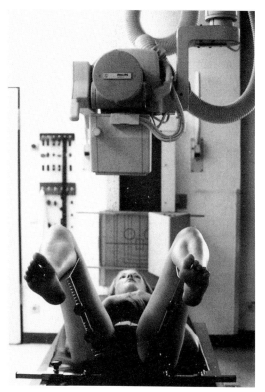

Abb. 10.**36** Lagerung des Patienten zur Antetorsionsaufnahme nach Dunn-Rippstein.

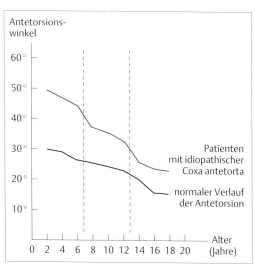

Abb. 10.**37** Entwicklung des Antetorsionswinkels. Mittelwerte der normalen Antetorsion (untere Kurve), Kinder mit Coxa antetorta (obere Kurve). In 2 Detorsionsschüben (gestrichelt) normalisiert sich die Antetorsion bis zum Wachstumsabschluss (Jani 1979).

Coxa vara congenita

Ätiologie

Die Ursachen der idiopathischen Coxa vara sind unbekannt. Genetische Ursachen sowie enchondrale Ossifikationsstörungen spielen eine Rolle.

Klinik

Die Deformität täuscht aufgrund der Beinlängendifferenz häufig im Säuglingsalter eine Hüftgelenksluxation vor (keine Einsehbarkeit des Azetabulums bei der Hüftsonographie). Oft zeigt sich die Deformität jedoch erst später und wird meist erst mit Gehbeginn erkannt.

Bei Einseitigkeit findet sich eine stärkere Beinverkürzung. Die Patienten sind gewöhnlich von kurzer Gestalt und gehen hinkend und bei beidseitigem Befall im Entengang. Eine erhebliche Lumballordose wird oft gesehen. Das Trendelenburg-Zeichen ist positiv. Die Abduktion und Innenrotation sind eingeschränkt. Mit Zunahme der Coxa vara zeigt sich der Trochanter major prominent und hochstehend. Die Kinder ermüden schnell.

Röntgendiagnostik

Auf der a.-p. Röntgenaufnahme der Hüftgelenke findet sich eine mehr oder weniger ausgeprägte Varusdeformität des Schenkelhalses mit Trochanterhochstand (Abb. 10.**38**). Die Epiphysenfuge ist verbreitert und steilgestellt. Später zeigt sich häufig eine Schenkelhalspseudarthrose.

Differenzialdiagnosen

Erkrankungen, die mit einer verminderten Festigkeit der Knochen einhergehen, wie die fibröse Dysplasie und die Osteogenesis imperfecta, können ebenso eine Coxa vara im Wachstumsalter ausbilden.

Therapie

Die ausgeprägte Coxa vara tendiert zur Progression, eine tragfähige Aufrichtung des Schenkelhalses ist unwahrscheinlich. Deshalb ist in Abhängigkeit von der Ausprägung ein chirurgisches Vorgehen notwendig. Mit einer intertrochantären Valgisierungsverkürzungsosteotomie erreicht man eine Aufrichtung des Schenkelhales mit Horizontalisierung der Wachstumsfuge. Durch die Herabsetzung der mechanischen Biegebeanspruchung des Schenkelhalses kann die scheinbare Pseud-

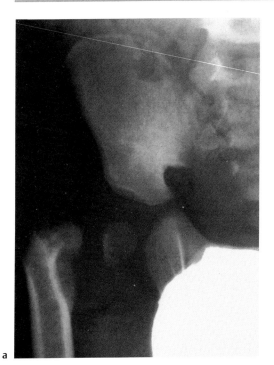

a

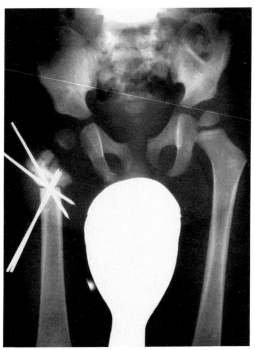

c

Abb. 10.**38 a – d**
a Angeborene Coxa vara rechts mit erheblicher Veränderung und Verkürzung des
koxalen Femurendes, Pfannendysplasie
und Trochanterhochstand.
b Arthrographiebild.
c Z. n. Aufrichtungsosteotomie.

b

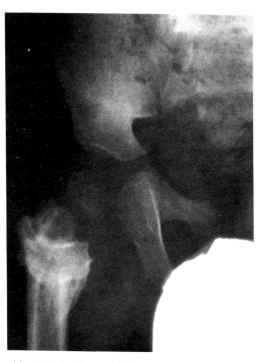

Abb. 10.**38 d**   Röntgenbild 3 Jahre nach der Operation.

arthrose ausheilen und sich das Wachstum des proximalen Femurs verbessern.

Coxa valga

Definition

Steilstellung des Schenkelhalses mit einem vergrößerten CCD-Winkel (Abb. 10.**33**).

Ätiologie

Die Schenkelhalsänderung stellt mehr ein Symptom als ein eigenständiges pathologisch-anatomisches Krankheitsbild dar. Die Coxa valga kann als Normvariante oder im Zusammenhang mit anderen Krankheitsbildern, wie der kongenitalen Hüftdysplasie bzw. Hüftluxation, schlaffen und spastischen Lähmungen (Poliomyelitis, progressive Muskeldystrophie, Zerebralparesen usw.), Traumen, hormonellen Störungen usw. auftreten. Häufig ist die Coxa valga mit einer vermehrten Antetorsion des Schenkelshalses kombiniert (Coxa valga antetorta).

Klinik und Diagnostik

Die Coxa valga bleibt zunächst lange Zeit symptomfrei und stellt häufig einen Zufallsbefund dar. Falls die pelvitrochantäre Muskulatur nicht mehr ausreicht, die aus der veränderten biomechanischen Situation sich ergebende Mehrbelastung zu kompensieren, finden sich klinische Symptome. Zu diesen zählen ein rasches Ermüden, Hinken sowie selten auch ein Trendelenburg-Phänomen. Gelegentlich findet sich ein Sehnenansatzschmerz im Bereich des Trochanter major. Bei begleitender vermehrter Antetorsion des Schenkelhalses fallen zudem eine vermehrte Innendrehstellung der Knie beim Gehen sowie eine vermehrte Innenrotationsfähigkeit der Hüftgelenke auf.

Röntgenbefund

Zur Diagnostik ist die Anfertigung einer a.-p. sowie einer Rippstein-Aufnahme der Hüftgelenke notwendig. Auf den Röntgenaufnahmen sind der CCD- sowie der Antetorsions-Winkel zu bestimmen. Aus den gemessenen Winkeln kann tabellarisch der reelle Winkelwert abgelesen werden, da die gemessenen Winkel projizierte Winkel sind (Tab. 10.**9**, Abb. 10.**39**).

Therapie

Die Coxa valga ist nicht grundsätzlich als präarthrotische Deformität zu werten. Nur in Verbindung mit einer hohen Antetorsion und einer Subluxationsstellung mit zunehmender Sklerosierung im Pfannenerkerbereich muss sie als präarthrotische Deformität gedeutet werden.

Abgesehen von einer Grundkrankheit wie beispielsweise einer motorischen Bewegungsstörung, ist bei fehlender Klinik eine Behandlung, insbesondere eine Operation, nicht indiziert. Bei Kleinkindern besteht oft eine ausgeprägte Coxavalga-antetorta-Stellung. In der Regel kommt es jedoch meist bis zum 10. Lebensjahr zu einer spontanen Rückbildung.

Eine Operation ist bei Beschwerden zu erwägen mit radiologisch sichtbarer subchondraler Sklerosierung im Pfannenerkerbereich sowie beginnender Kopflateralisation und Erhöhung der Schenkelhalsantetorsion auf mehr als 50°.

Operativ erfolgt eine intertrochantäre Umstellung zur Verkleinerung des überhöhten CCD-Winkels mit eventueller Derotation zur Korrektur der hohen Antetorsion. Wir sprechen hierbei von einer Derotationsvarisierungsosteotomie (DVO).

Tabelle 10.9 Korrekturzahlentabelle zum Aufsuchen des reellen Antetorsionswinkels und des reellen Schenkelhalsschaftwinkels. Die gesuchten reellen Winkelwerte finden sich jeweils am Schnittpunkt zweier Spalten, dabei bedeutet die obere, kleinere Zahle die reelle Antetorsion und die untere, größere Zahl den reellen Schenkelhalsschaftwinkel

	Gemessener Antetorsionswinkel ∢															
	5	10	15	20	25	30	35	40	45	50	55	60	65	70	75	80
100	4 / 101	9 / 100	15 / 100	20 / 100	25 / 100	30 / 98	35 / 99	40 / 98	45 / 97	50 / 96	55 / 96	60 / 94	65 / 94	70 / 93	75 / 92	80 / 91
105	4 / 105	10 / 105	15 / 104	20 / 104	25 / 103	30 / 103	36 / 102	41 / 101	46 / 100	51 / 99	56 / 99	60 / 97	65 / 96	70 / 95	75 / 94	80 / 92
110	5 / 110	10 / 110	16 / 109	21 / 108	26 / 108	31 / 107	37 / 106	42 / 105	47 / 104	52 / 103	57 / 101	61 / 100	66 / 98	71 / 97	76 / 95	80 / 93
115	5 / 115	11 / 115	16 / 114	21 / 112	27 / 112	32 / 111	37 / 110	43 / 109	48 / 107	52 / 105	57 / 104	62 / 102	67 / 101	71 / 99	76 / 96	81 / 94
120	6 / 120	11 / 119	17 / 118	22 / 117	28 / 116	33 / 115	38 / 114	44 / 112	49 / 110	53 / 108	58 / 106	62 / 104	68 / 103	72 / 101	77 / 98	81 / 95
125	6 / 125	12 / 124	17 / 123	23 / 121	28 / 120	34 / 119	39 / 118	44 / 116	50 / 114	54 / 112	59 / 109	63 / 106	68 / 105	73 / 103	77 / 100	82 / 96
130	6 / 130	12 / 129	18 / 127	24 / 126	29 / 125	35 / 124	40 / 122	46 / 120	51 / 117	55 / 115	60 / 112	64 / 109	69 / 107	73 / 104	78 / 101	82 / 97
135	6 / 134	13 / 133	19 / 132	25 / 131	31 / 130	37 / 129	42 / 126	47 / 123	52 / 120	57 / 118	61 / 114	66 / 112	70 / 109	74 / 105	78 / 102	83 / 98
140	7 / 139	13 / 138	20 / 137	26 / 135	32 / 134	38 / 132	44 / 130	49 / 127	53 / 124	58 / 120	62 / 116	67 / 115	71 / 111	75 / 107	79 / 103	83 / 100
145	7 / 144	14 / 143	21 / 142	27 / 139	33 / 138	40 / 136	45 / 134	51 / 131	55 / 128	59 / 124	63 / 119	68 / 117	72 / 114	76 / 110	79 / 104	83 / 101
150	8 / 149	15 / 147	22 / 146	29 / 144	35 / 143	41 / 141	47 / 138	52 / 135	57 / 133	61 / 129	65 / 124	69 / 120	73 / 116	77 / 112	80 / 106	84 / 102
155	9 / 154	17 / 153	25 / 151	31 / 149	38 / 148	44 / 146	50 / 142	55 / 139	59 / 136	63 / 132	67 / 128	71 / 124	75 / 119	78 / 115	81 / 108	85 / 103
160	10 / 159	19 / 158	28 / 157	34 / 154	41 / 153	47 / 151	52 / 147	57 / 144	62 / 140	66 / 136	69 / 132	73 / 128	76 / 122	79 / 117	82 / 111	85 / 105
165	12 / 164	23 / 164	32 / 161	40 / 159	47 / 158	53 / 156	58 / 153	63 / 149	65 / 144	69 / 140	72 / 135	75 / 130	78 / 126	81 / 119	83 / 113	86 / 106
170	15 / 169	27 / 168	37 / 166	46 / 164	53 / 162	58 / 159	63 / 157	67 / 154	71 / 150	73 / 145	76 / 141	78 / 134	81 / 129	83 / 121	85 / 116	87 / 109

Die Antetorsion sollte auf einen Wert zwischen 10 und 20° eingestellt werden. Nach der Varisierung im Wachstumsalter kommt es häufig zur erneuten Schenkelhalsaufrichtung (Revalgisierung), besonders bei Pfannendysplasien.

Coxa saltans (schnappende Hüfte)

Definition

Ruckhaftes Springen des Tractus iliotibialis über den Trochanter major bei Beugung, Adduktion und Innenrotation des Hüftgelenkes.

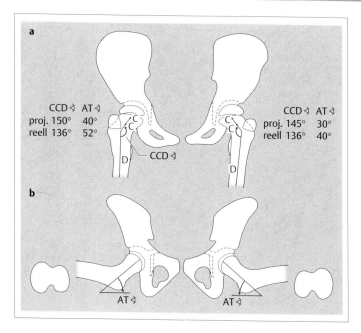

Abb. 10.**39** Messtechnikbeispiel mit Bestimmung des reellen CCD-Winkels und AC-Winkels aus den Röntgenprojektionen.
a a.-p. (Rotationsmittelstellung der Beine),
b Dunn-Rippstein (90° Flexion, 20° Abduktion in den Hüftgelenken und Rotationsmittelstellung der Beine; s. Abb. 10.**36**).

Pathogenese

Das ruckartige Springen des Tractus über den Trochanter kann sowohl aktiv als auch passiv hervorgerufen werden. Der Tractus iliotibialis ist eine bindegewebige Hülle der Fascia lata an der Oberschenkelaußenseite. In ihn strahlen Sehnenfasern des M. tensor fasciae latae (Hüftbeuger, Innenrotator und Abduktor des Oberschenkels) und Fasern des M. glutaeus maximus (Hüftstrecker, Außenrotator) ein. Dieses kräftige Sehnenband verbindet das Becken mit dem Unterschenkel und trägt durch seine Funktion als Zugurtung wesentlich dazu bei, die auf den Femur wirkende Druck- und Zugspannung herabzusetzen. Bei der schnappenden Hüfte liegt eine funktionell-mechanische Störung dieses Systems vor. Ein abnorm vorspringender Trochanter major, ein Trauma, die Coxa vara, der Spannungsverlust der Faszienhülle und die lockere Verbindung des Tractus iliotibialis mit der Fascia lata beim bindegewebsschwachen Patienten lassen den Faszienstreifen beim Gehen ruckartig über den Rollhügel springen.

Zwischen Trochanter major und Faszie bildet sich oft ein Schleimbeutel, der das Gleiten begünstigt, jedoch bei einer entzündlichen Veränderung auch entsprechend Beschwerden verursachen kann.

Klinik und Diagnostik

Klinisch ist meist ein tastbares sowie hörbares und oft sichtbares Schnappen eines Stranges über dem Trochanter major zu objektivieren. Die Patienten klagen über Schmerzen und Kraftminderung des Beines mit vorzeitiger Muskelermüdung.

Zur klinischen Objektivierung des Verdachtsbefundes legt der Untersucher beide Hände auf die großen Rollhügel des umhergehenden Patienten. Bei der Coxa saltans kann der Untersucher das Schnappen des Faszienstreifens fühlen. Dieses Schnappen ist meist nur funktionell, also beim Beugen des adduzierten und leicht nach innen gedrehten Beines auslösbar.

Therapie

Sollten erhebliche Beschwerden vorliegen und eine konservative Therapie mit muskelkräftigenden und den Tractus dehnenden Übungen keine Besserung bringen, ist eine operative Intervention mit Verlängerung des Tractus iliotibialis oder aber auch eine Fixation des Tractus an den Trochanter major zu erwägen.

Vermehrte Antetorsion des Schenkelhalses

Bei erhöhter Antetorsion ist die Innenrotation des Hüftgelenkes erhöht, die Außenrotation meist vermindert. Kommt es im Laufe des Wachstums nicht zu der üblichen Spontankorrektur (Derotation) der Antetorsion, verbleibt ein stark innenrotiertes Gangbild. Kompensatorisch kann sich daraus eine verstärkte Außenrotation des Unterschenkels entwickeln. Diese wiederum kann die spontane Korrektur der Antetorsion verzögern oder gar verhindern. Radiologisch finden sich nicht selten Antetorsionen von mehr als 50° (Coxa antetorta). Das durch die starke Antorsion bedingte Innengangbild führt auch zur Einwärtsstellung der Füße. Kompensatorisch kann sich hieraus zusätzlich ein Knick-Senk-Fuß entwickeln. Die vermehrte Innnendrehung der Hüftgelenke macht es besonders leicht und angenehm, im so genannten umgekehrten Schneidersitz (Najadensitz) zu sitzen (z.B. beim Spielen). Durch diese Sitzposition wird die Innenrotation (Antetorsion) verstärkt, dies kann die physiologische Spontankorrektur u.U. verzögern.

Therapie

Da sich die Antetorsion meist bis zum Alter von 8 – 10 Jahren spontan korrigiert, ist eine Behandlung zunächst nicht notwendig. Falls eine erhöhte Antetorsion (mehr als 40°) mit deutlichem Innengang (stolpern über die Füße) verbleibt, ist eine Therapie anzuraten. Gewohnheitsmäßige Sitz- (umgekehrter Schneidersitz) oder Schlafpositionen (Bauchlage mit angezogenen Beinen und nach innen gedrehten Hüften), die die Torsionskorrektur behindern oder verstärken, sollten vermieden werden.

Orthesen, Schuhzurichtungen oder gymnastische Übungen ermöglichen in gewissen Grenzen eine Wuchslenkung.

Bei einem behindernden innenrotierenden Gang empfiehlt es sich u.U., operativ vorzugehen. Durch eine hüftgelenksnahe, intertrochantäre Femurumstellung lässt sich der Drehfehler beheben (Derotationsosteotomie).

Eine verbleibende hohe Antetorsion führt nicht zu einem verfrühten Hüftgelenksverschleiß. Sie hat aber funktionelle und kosmetische Probleme.

11 Kniegelenk und Unterschenkel

Achsenverhältnisse im Bereich des Kniegelenkes

Die Kniegelenksachse unterliegt einem physiologischen, altersbedingten Entwicklungsprozess. Beim Säugling findet sich eine physiologische Varusstellung der Kniegelenke von etwa 15°. Während des 1. Lebensjahres kommt es zu einer zunehmenden Reduktion der Varusstellung. Mit Beginn der Gehfähigkeit zeigen die Kniegelenke eine physiologische Neutralstellung, die sich im weiteren Verlauf der Entwicklung in eine Valgusstellung von etwa 10° umwandelt. Bis zum 10. Lebensjahr kommt es wachstumsbedingt zu einer leichten Korrektur der Valgusfehlstellung bis auf etwa 7°. Torsionsanomalien des Unterschenkels gehen häufig mit einer X- oder O-Bein-Stellung einher.

Pathologische Torsion des Unterschenkels

Unter der Unterschenkeltorsion versteht man die Rotation der Malleolenachse gegenüber der Achse des Tibiakopfes. Bei Neugeborenen findet sich keine oder eine geringe Innentorsion des Unterschenkels. Im Wachstum kommt es zur zunehmenden Außendrehung des Unterschenkels. Bei Gehbeginn besteht im Durchschnitt eine Außenrotation des Unterschenkels von 15° (der anfänglich vor dem Innenknöchel liegende Außenknöchel wandert allmählich hinter diesen).

Die vermehrte Außenrotation des Unterschenkels führt zu einem kompensatorischen so genannten „Kneeing-in"-Gangbild. Die Knieachse zeigt nach innen, die Antetorsion der Hüfte ist scheinbar vermindert. Die Kinder klagen u.U. über Hüft- und Kniegelenksbeschwerden und Ermüdungserscheinungen. Der Fuß wird in einer Knick-Senkfuß-Stellung belastet. Äußerlich ist dies an einem verstärkten außenseitigen Ablaufen der Schuhe sichtbar.

Die Tibiatorsion lässt sich klinisch bestimmen, indem das Kind auf die Kante eines Tisches gesetzt wird, mit 90° gebeugten Knien und nach vorn ausgerichteten Kniescheiben. Aus der Stellung des Fußes zur Längsachse der Tibia kann man annähernd die Winkelabweichung der Tibia messen. Bei der Messung sollte von einer physiologischen Außenrotation des Fußes von 10 – 20° ausgegangen werden. Eine genaue Messung der Torsion ist mit der CT möglich. Diese sollte insbesondere zur Operationsplanung angefertigt werden.

Die pathologische Innentorsion des Unterschenkels ist seltener als die Außentorsion. Hinter einem Genu varum verbirgt sich oft eine pathologische Innentorsion des Unterschenkels.

Therapie

In der Regel ist mit einer spontanen Korrektur der Torsionsabweichung auf physiologische Werte hin in den ersten Jahren zu rechnen. Bei Persistenz der Innentorsion und Standunsicherheit sowie Stolpern über die eigenen Beine ist eine Therapie einzuleiten.

Verschiedene Apparate, Schienen (Derotationsstäbe) und Spezialschuhe (Derotationsabsätze), Nachtliegeschalen sowie passive und aktive Übungen sind meist erfolglos. Eine teilweise Wuchslenkung ist durch Oberschenkelgipsverbände zu erreichen. Hier wird der Unterschenkel gegenüber dem Oberschenkel im Knie, Sprunggelenk und Fuß in eine Außenrotation gebracht. Diese Behandlung kann allerdings nur in den ersten Lebensmonaten einen gewissen Erfolg bringen. Die pathologische Außentorsion hat nur eine geringe Tendenz zur Korrektur.

Wenn bis zum 8. Lebensjahr eine abnorme Tibiadrehung verbleibt und Beschwerden bestehen, ist eine operative Korrektur der Torsion zu erwägen, z. B. mit dem Fixateur externe (Abb. 11.1 b).

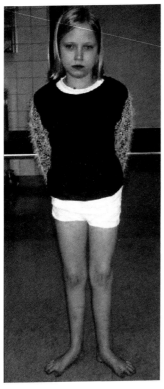

Abb. 11.**1a**   9-jähriges Mädchen mit vermehrter (pathologischer) Außenrotation der Unterschenkel.

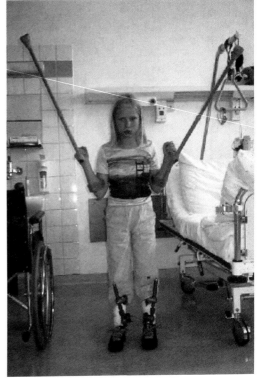

Abb. 11.**1b**   4 Tage postoperativ nach beidseitiger Derotation der Unterschenkel mit Fixateur externe (Triax, Howmedica).

Achsenfehlstellungen

Genua vara im Kleinkindalter – insbesondere nach Gehbeginn – sind in der Regel physiologisch und bedürfen keiner Therapie. Bei ausgeprägteren persistierenden Fehlstellungen müssen differenzialdiagnostisch ein **Morbus Blount** (Epiphysennekrose, proximale mediale Tibia, selten auch distale Femurepiphyse), eine **Rachitis** oder eine **posttraumatische Fehlstellung** abgegrenzt werden (Tab. 11.**1**). Physiologisch entwickelt sich aus dem Genu varum bei Gehbeginn allmählich ein **Genu valgum** im späteren Kindesalter. Ein Persistieren über das 10. Lebensjahr hinaus von mehr als 10° und Auftreten von Beschwerden ist u. U. therapiebedürftig. Oft handelt es sich um Kinder mit starkem Übergewicht. Das Genu valgum ist weit weniger eine Präarthrose als das Genu varum. Ein Genu recurvatum bis zu 10° ist noch physiologisch, darüber hinaus pathologisch.

Tabelle 11.**1**   Ursachen des Genu varum und des Genu valgum

Physiologisch
Rachitis
Wachstumszonenschädigung (Infektion, Trauma, operationsbedingt)
Osteochondrodysplasien (Osteogenesis imperfecta)
Rheumatoide Arthritis
Fibulaaplasie/-hypoplasie (Genu valgum)
Blount-Erkrankung (Genu varum)
Kleinwuchs

Genua valga und Genua vara (X- und O-Beine)

Definition

Genu varum: Varusabweichung des Unterschenkels im Kniegelenk im Vergleich zur Oberschenkelschaftachse (O-Bein-Stellung).

Genu valgum: Valgusabweichung des Unterschenkels im Kniegelenk gegenüber der Oberschenkelschaftachse (X-Bein-Stellung).

Klinik und Diagnostik

Kinder mit stärkeren O- oder X-Bein-Abweichungen klagen häufig über Beschwerden in dem betroffenen Bein. Sie ermüden häufig früh und sind weniger aktiv als Gleichaltrige (Abb. 11.**2**). Neben den funktionellen Problemen kommen kosmetische hinzu.

Im Rahmen der Anamnese ist nach einer familiären Belastung zu fragen. Die Untersuchung muss bei belastetem Bein erfolgen. Die Knieschei-

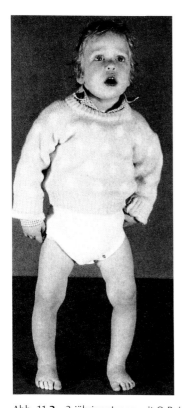

Abb. 11.**2** 3-jähriger Junge mit O-Beinen.

be muss dabei nach vorn schauen und die Füße sollen parallel stehen. Zu achten ist auf eine seitengleiche Beinlänge, auf Asymmetrien und Instabilitäten des Kapsel-Band-Apparates im Bereich des betroffenen Kniegelenkes.

Röntgen

Zur Bestimmung der Kniegelenksachse eignet sich eine Beinachsenaufnahme des stehenden Kindes. Bei kleineren Kindern kann diese im Zweibeinstand, bei größeren im Einbeinstand durchgeführt werden. Auf der Aufnahme müssen das Hüft-, Knie- und Sprunggelenk dargestellt sein, um die Achsabweichung winkelmäßig erfassen zu können. Zur radiologischen Bestimmung der Unterschenkeltorsion eignet sich neben der Computertomographie auch die Sonographie.

Differenzialdiagnosen

Beinachsenfehler sind oft mit anderen Erkrankungen assoziiert: Achondroplasie, Rachitis, Morbus Blount, Marfan-Syndrom, enchondralen Dysostosen, Morbus Morquio, Ellis-van-Creveld-Syndrom (Tab. 11.**1**).

Entzündliche oder traumatische Verletzungen mit Beteiligung der Epiphysenfugen führen ebenfalls häufig zu Achsenfehlern. – Achsenfehler können sich auch durch Fehlstellungen angrenzender Gelenke (Hüfte, Sprunggelenk und Fuß) kompensatorisch entwickeln.

Therapie

Im Rahmen der Therapie von Knieachsenfehlstellungen im Kindesalter ist die Differenzierung zwischen einer physiologischen oder pathologischen Entwicklung von äußerster Wichtigkeit. Genua vara, die sich einseitig oder asymmetrisch entwickeln, sind möglicherweise als pathologisch einzustufen und bedürfen einer speziellen Behandlung. Eine O-Bein-Stellung, welche sich nicht bis zum Alter von $2-2^{1}/_{2}$ Jahren bessert und einen tibiofemoralen Winkel von mehr als 25° aufweist, ist in der Regel behandlungsbedürftig.

Konservative Therapie

Einlagenversorgung mit Supinations- oder Pronationskeil, eventuell in Kombination mit korrigierenden Schuhinnen- oder -außenranderhöhungen (bei Genua vara lateraler Keil von 3 mm, bei Genua valga medialer Keil von 3 mm). – Von Nachtlagerungsschienen ist kein andauernder Korrekturgewinn zu erwarten. – Zusätzlich ist eine krankengymnastische Übungsbehandlung zur

Kräftigung der kniegelenksstabilisierenden Muskulatur angezeigt.

Operative Therapie

Bei ausreichender Wachstumspotenz kann eine Achskorrektur durch eine mediale oder laterale Epiphysiodese vorgenommen werden. Diese Methode birgt beim Verpassen des optimalen Zeitpunktes die Gefahr einer Überkorrektur bzw. Unterkorrektur in sich. Aufgrund exzentrischer Brückenbildung nach medialer oder lateraler Epiphysiodese kann ebenso ein Achsfehler resultieren.

In der Regel sollte eine Epiphysiodese zur Achskorrektur bei Mädchen im Alter von 10, bei Jungen von 11 Jahren vorgenommen werden.

Korrekturosteotomien kommen ebenfalls zur Korrektur von Beinachsenfehlstellungen infrage. Je nach Art der Fehlstellung erfolgen hier die Korrekturosteotomien suprakondylär oder aber unterhalb der Tuberositas tibiae.

Bei Kleinkindern erfolgt die Fixierung der Osteotomien meist mittels zweier gekreuzter Kirschner-Drähte. Die Nachbehandlung erfolgt in einem Oberschenkelgips.

Zur Korrektur von Torsionsfehlern bis zum Alter von 10 Jahren ist eine supramalleoläre Korrekturosteotomie angezeigt. Rotationen können bis zu 30° ohne zusätzliche Fibulaosteotomie durchgeführt werden (z. B. mit Fixateur externe, s. Abb. 11.**1 b**).

Morbus Blount

Definition

Beim Morbus Blount (Tibia vara) findet sich eine Wachstumsstörung der proximalen medialen Tibiaepiphyse, gelegentlich auch der medialen distalen Femurepiphyse.

Ätiologie und Auftreten

Die genaue Ursache für das Krankheitsbild ist unbekannt. Diskutiert wird eine mechanische Überlastung der medialen Tibiaepiphysenregion bei bereits im O-Sinne verändertem Bein. Typischerweise findet sich die Erkrankung bei übergewichtigen Kindern, bei denen die Beine schon stark im Varussinne verformt sind. Da sich der Morbus Blount gehäuft bei Kindern schwarzer Rasse findet, werden auch genetische Faktoren diskutiert. – Mädchen und Jungen sind etwa gleich häufig betroffen.

Einteilung

Das Krankheitsbild wurde erstmals 1922 von Erlacher, später genauer von Blount 1937 beschrieben. Blount beschrieb eine infantile Form der Tibia vara, welche sich zwischen dem 1. und 3. Lebensjahr manifestiert, sowie eine adoleszente Form, welche nach dem 7. Lebensjahr auftritt. – Die infantile Form findet sich deutlich häufiger als die adoleszente Form.

Klinik und Diagnostik

Die klinische Diagnose ist gewöhnlich erst mit Laufbeginn zu stellen. Typischerweise findet sich eine zunehmende Varusverbiegung der proximalen Tibia, exakt unterhalb des Knies. Oft lässt sich eine Vorwölbung an der medialen Tibiametaphyse tasten. Bei flektiertem Knie (10 – 15°) ist eine Instabilität der Tibia zum Femur feststellbar. – Das Kind läuft mit gebeugten Knien bei zunehmender Varusstellung.

Der infantile Typ findet sich gewöhnlich bei übergewichtigen Kindern mit kurzer Statur und frühzeitigem Laufbeginn. Meist sind beide Seiten betroffen. Häufig ist die infantile Form mit einem ausgeprägten Innentorsionsfehler des Unterschenkels kombiniert. Sekundäre Gelenkveränderungen (ligamentäre Instabilitäten, Hypoplasie des posteriomedialen Plateaus mit Subluxation der Tibia) können resultieren.

Röntgendiagnostik

Die Diagnose eines Morbus Blount ist radiologisch zu stellen. Nach Langenskiöld werden 6 altersabhängige Stadien radiologisch unterschieden.

Differenzialdiagnosen

Der differenzialdiagnostischen Abklärung im Hinblick auf einen Morbus Blount bedürfen die bereits im vorangehenden Kapitel erwähnten systemischen oder lokalen Erkrankungen (Tumoren, Infektionen, Lähmungen, metabolisch-endokrine Erkrankungen und Dysplasien).

Therapie

Im Alter von 2 – 3 Jahren (infantile Form) ist eine spezielle Behandlung bei geringen Veränderungen (Stadien 1 und 2 nach Langenskiöld) nicht notwendig. Eine korrigierende Schienenbehandlung kann eingeleitet werden. Bei weiterer Zunahme der Varusstellung und Innentorsion sowie röntgenologischer Veränderungen (deutliche Absenkung des medialen Tibiaplateaus > 11°) ist eine chirurgische Intervention indiziert. Bei Kindern unter 8 Jahren kann eine temporäre laterale Epiphysiodese vorgenommen werden. Bei älteren Kindern ist häufig eine Tibiakopfumstellungsosteotomie angezeigt. Die Osteotomie sollte relativ proximal durchgeführt werden, um auch die Tibiatorsion korrigieren zu können. Unter Umständen sind mehrere Umstellungseingriffe bis zum Wachstumsabschluss erforderlich.

Bei der Adoleszentenform des Morbus Blount findet sich gewöhnlich ein einseitiger Befall. Die Fehlstellung ist meist nicht so ausgeprägt wie bei dem infantilen Typ. In der Regel kann bis zum Wachstumsabschluss gewartet werden, um eine gewisse Spontankorrektur nicht zu stören. Zur Korrektur der Restdeformität ist dann in der Regel eine Tibiakopf-umstellende Osteotomie angezeigt.

Genu recurvatum

Definition

Überstreckbarkeit im Kniegelenk bei erhaltener Beugefähigkeit ohne Verschiebung der Tibia gegenüber dem Femur.

Ätiologie

Ein bereits beim Säugling bestehendes Genu recurvatum ist meist auf eine intrauterine Zwangslage (Beckenendlage) zurückzuführen. Bei Kleinkindern mit schlaffen Lähmungen findet sich häufig eine Überstreckstellung des Kniegelenkes zur besseren Stabilisierung desselben im Stand (z.B. Poliomyelitis). Bindegewebserkrankungen (Ehlers-Danlos-Syndrom) können ebenfalls zu einer Rekurvationsstellung des Kniegelenkes führen. Des Weiteren entwickelt sich beim kontrakten Spitzfuß durch Überdehnung des dorsalen Kapsel-Band-Apparates eine zunehmende Rekurvation im Kniegelenk des betroffenen Beines. Liegen starke Verkürzungen eines Beines ohne Ausgleich vor, resultiert ebenso eine Kapsel-Band-Überdehnung mit zunehmendem Genu recurvatum im Bereich des längeren Beines.

Neben Ursachen im Kapsel-Band-Apparat entsteht ein Genu recurvatum idiopathisch bei fehlendem Abfall des Tibiaplateaus nach dorsal, posttraumatisch, postinfektiös und iatrogen, z.B. durch operative Schädigung der Apophyse der Tuberositas tibiae.

Klinik und Diagnostik

Es zeigt sich eine abnorme Überstreckbarkeit im Kniegelenk (Abb. 11.3) bei erhaltener Beugefähigkeit (differenzialdiagnostisches Kriterium zur Abgrenzung einer angeborenen Kniegelenksluxation). Bei Überdehnung und Lockerung des Bandapparates sowie der hinteren Kapselanteile kann eine deutliche Instabilität des Kniegelenkes vorliegen. In diesem Fall klagen die Kinder über eine Unsicherheit beim Gehen und Stehen. Kapsel-Band-Überdehnungen können außerdem zu schmerzhaften Reizzuständen des betroffenen Kniegelenkes führen.

Röntgen

Eine Röntgenaufnahme des Kniegelenkes kann Aufschlüsse in Bezug auf die Ursache des Genu recurvatum liefern (knöcherne Veränderungen von Femurkondylen sowie vorderem Tibiaplateau). Gehaltene Aufnahmen lassen das Ausmaß der Kapsel-Band-Überdehnungen erkennen.

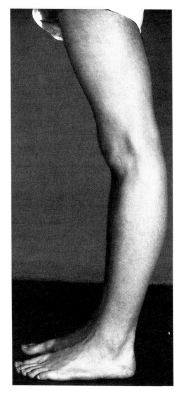

Abb. 11.**3** Bild eines 16-jährigen Jungen mit einer deutlichen beidseitigen Genu-recurvatum-Stellung.

Therapie

Ein Genu recurvatum (sog. „hyperextended knee") im Säuglingsalter, welches auf eine intrauterine Zwangslage oder aber eine muskuläre Hypotonie zurückzuführen ist, erfordert neben einer intensiven Krankengymnastik keine spezifische Therapie. Bei Bindegewebserkrankungen sowie Lähmungen ist in der Regel eine stabilisierende Kniegelenksorthese indiziert. Bei ursächlichen knöchernen Fehlstellungen sind umstellende Osteotomien angezeigt. Die Rekurvation der Kniegelenke ist bei bestimmten Lähmungsformen (z. B. Poliomyelitis) für die Stabilisierung der Extremität erforderlich und darf in diesen Fällen nicht isoliert operativ korrigiert werden.

Angeborene Kniegelenksluxation

Definition

Angeborene Verrenkung des Kniegelenks mit Dislokation der Tibia nach ventral proximal mit Überstreckung des Kniegelenkes und Verkürzung des M. quadriceps.

Ätiologie

Die genaue Ätiologie ist unklar. Angeborene und umweltbedingte Ursachen werden diskutiert. Eine familiäre Häufung ist nicht zu beobachten. Nahezu immer finden sich hypoplastische oder vollständig fehlende Kreuzbänder. Die Position des Säuglings im Uterus bei Steißlage mit überstreckten Knien wird ebenfalls als Ursache diskutiert. Die kongenitale Kniegelenkluxation kann zusätzlich im Rahmen einer Arthrogrypose, eines Ehlers-Danlos-, Marfan- oder Larsen-Syndroms auftreten. Bei der angeborenen Kniegelenksluxation handelt es sich um eine seltene Anomalie mit ausgeglichener Geschlechterverteilung. Bei doppelseitigem Auftreten finden sich, deutlich häufiger als bei einseitigem Auftreten, weitere Anomalien (Hüftdysplasie, Klumpfuß und andere Fußanomalien).

Klinik und Diagnostik

Inspektorisch und palpatorisch weist die extreme Überstreckbarkeit des Kniegelenkes auf die Fehlstellung hin. Oft ist die Beweglichkeit im Kniegelenk vollständig aufgehoben. Differenzialdiagnostisch muss das kongenitale Genu recurvatum von der Subluxation oder Luxation abgegrenzt werden.

Röntgen

Die Röntgenaufnahmen in 2 Ebenen bestätigen meist die Diagnose. Die Sonographie, Arthrographie und Kernspintomographie geben Auskunft über den Zustand der Kreuzbänder.

Therapie

Die Behandlung der angeborenen Kniegelenksluxation bzw. -subluxation muss unmittelbar nach der Geburt einsetzen, um einer weiteren Progredienz der Fehlstellung vorzubeugen. Kontrakte hyperextensierte Kniegelenke sollten zunächst durch eine Extensionsbehandlung in eine Gelenk-Nullstellung gebracht werden. Danach kann durch redressierende Gipsverbände eine zunehmende Kniebeugung erreicht werden. Als Behandlungsziel ist eine Kniebeugung von mindestens 90° anzustreben. Eine schonende Redression ist von großer Wichtigkeit, da bei zu starkem Druck eine Verletzung der distalen Femurepiphyse mit Wachstumsstörungen auftreten kann. Sehr ausgeprägte oder zu spät therapierte Kniegelenksluxationen erfordern oft eine operative Reposition (Verlängerung des M. quadriceps u. a. m.).

Kongenitale Tibiapseudarthrose (Crus varum congenitum)

Definition

Fehlstellung der Tibia aufgrund einer angeborenen Störung der Knochenbildung mit erhöhter Frakturgefahr und Ausbildung einer Pseudarthrose infolge einer Störung der Kallusbildung.

Ätiologie

Es handelt sich um eine familiär gehäuft auftretende hypoplastische Missbildung, welche sich in der Regel nur einseitig manifestiert. Das Krankheitsbild findet sich oft in Verbindung mit einer Neurofibromatose. Es bestehen in der Literatur verschiedene Einteilungen der kongenitalen Tibiapseudarthrose. Sie richten sich nach der Art der Fehlstellung (Antekurvation, Varusfehlstellung), ihrem zeitlichen Auftreten, Knochenveränderungen (vermehrte Sklerose, Zystenbildung) und ihrer Assoziation mit der Neurofibromatose sowie anderen Fehlbildungen (Klumpfuß).

Klinik und Diagnostik

Eine Antekurvation des Unterschenkels im distalen Bereich mit Verkürzung und so genannten Café-au-lait-Flecken (Neurofibromatose) weist auf das Krankheitsbild hin. Zusätzlich kann eine Klumpfußstellung vorliegen. Mildere Formen der kongenitalen Tibiapseudarthrose zeigen sich allerdings in den ersten Monaten und Jahren nicht. Eine pathologische Fraktur der Tibia mit Ausbildung einer Pseudarthrose kann in den ersten Monaten, aber auch erst bei Gehbeginn auftreten. Ebenso zeigt die Fibula ähnliche Fehlstellungen, ggf. Pseudarthrosebildungen nach pathologischer Fraktur separat oder in Kombination mit der Tibia.

Röntgen

Die Röntgenaufnahmen bestätigen die Diagnose und Art der Fehlstellung (Varus, Antekurvation, Pseudarthrose, Verkürzung, Beteiligung der Fibula etc.), (Abb. 11.**4**).

Therapie

Bei unkomplizierten Fehlstellungen reicht in den ersten Jahren eine stabilisierende Unterschenkelorthese. Zunehmende Fehlstellungen oder drohende Frakturen erfordern ein operatives Vorgehen. Plattenosteosynthesen und Osteosynthesen mit Marknägeln führen oft nicht zum Erfolg. Durch die Resektion des Pseudarthrosegewebes und der so genannten Knochensegmentverschiebung mit dem Fixateur externe kann in der Regel eine Ausheilung erreicht werden (s. Abb. 11.**4**).

Die Rezidivrate mit Refrakturen ist besonders bei jüngeren Kindern groß. Erst nach Wachstumsabschluss ist die Frakturgefahr nur noch gering.

Patella partita

Definition

Angeborene Formstörung der Patella durch Nichtverschmelzen der Patellaknochenkerne.

Ätiologie

Die Ätiologie ist unklar. Die Ossifikation der Patellaknochenkerne setzt etwa ab dem 4. Lebensjahr ein. Im weiteren Verlauf kommt es regulär zu einem Verschmelzen der Ossifikationszentren. Bei inkompletter Verschmelzung verbleiben 2, 3 oder mehr Ossifikationszentren. Am häufigsten findet sich die Patella bipartita.

Klinik und Diagnostik

Eine Patella bipartita stellt meist einen Zufallsbefund dar. Selten findet sich ein lokaler Druckschmerz am lateralen oberen Kniescheibenpol. Meist treten Schmerzen nach stärkerer sportlicher Belastung oder nach einem Anpralltrauma des Kniegelenkes auf.

Radiologisch lässt sich die Diagnose sichern (meist oberer äußerer Quadrant) (Abb. 11.**5**). Differenzialdiagnostisch ist die Abgrenzung gegenüber einer Patellafraktur erforderlich.

Therapie

In der Regel zeigt die Patella partita einen asymptomatischen Verlauf, der einer speziellen Therapie nicht bedarf. Bei persistierenden Beschwerden sind zunächst konservative Therapiemaßnahmen angezeigt (antiphlogistisch-physikalische Therapie). Bei dauerhaften Beschwerden ist in seltenen Fällen ein Weichteileingriff (Ablösen des M. vastus lateralis) oder das Entfernen des „störenden" Knochenkerns notwendig.

Patellaluxation

Definition

Einmalige oder wiederkehrende Dislokation der Kniescheibe nach lateral, sehr selten nach medial.

Ätiologie

Die Ätiologie der Patellaluxation ist nicht einheitlich. Zu den prädisponierenden Faktoren zählen:
– Patellofemorale Dysplasie: Eine Abflachung des lateralen Femurkondylus und Ausmuldung des femoropatellären Gleitlagers begünstigen die Luxation.
– Achsen- und Rotationsfehlstellungen: Ein Genu valgum, eine vermehrte Innenrotation des Femurs, vergrößerte Femurantetorsion, vermehrte Tibiaaußentorsion, ein Genu recurvatum und lateraler Ansatz der Tuberositas tibiae fördern die Patellaluxation. Muskelimbalancen zwischen M. vastus medialis und vastus lateralis sowie Veränderungen der Retinakula sind luxationsfördernd. Ein Patellahochstand, eine veränderte Zugrichtung der Streckmuskulatur, erhöhte Patellamobilität, allgemeine Schwäche der Bänder und Ligamente prädisponieren ebenfalls zu einer Patellaluxation. Eine Reihe von angeborenen

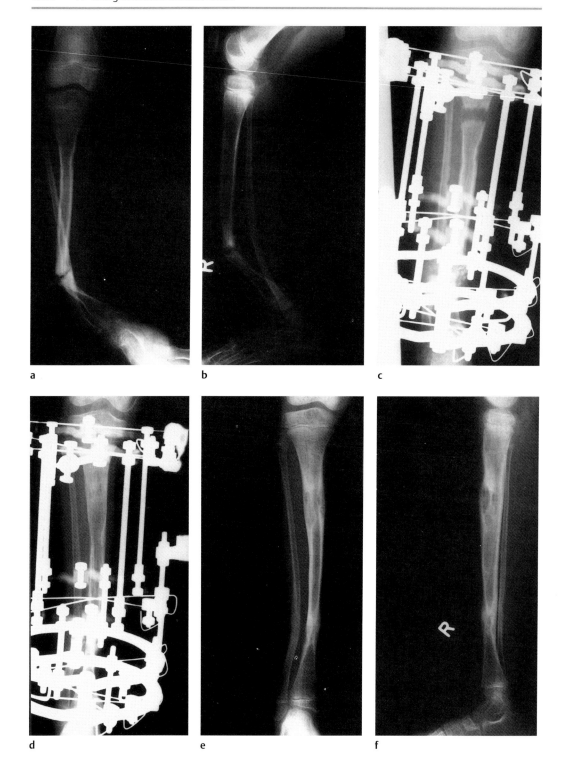

a

b

c

d

e

f

◀ Abb. 11.**4**

a – b Röntgenbilder einer angeborenen Tibiapseudarthrose (Crus varum antecurvatum congenitum)
a.-p. (**a**), seitlich (**b**).

c Segmenttransport mit Ringfixateur; Resektion der
Pseudarthrose, Osteotomie der Tibia proximal und
sukzessives Verschieben des Tibiafragmentes nach
distal zum Schließen des Knochendefektes.

d Nach Verknöcherung des proximal entstandenen
Spaltes der Tibia.

e – f Ausheilungsbilder: a.-p. (**e**), seitlich (**f**) (S. XI, Prof.
Pfeil).

Krankheiten sind häufig mit einer Patelluxation assoziiert (Ehlers-Danlos-Syndrom, Morbus Down, Turner-Syndrom, Osteogenesis imperfecta, Arachnodaktylie).

Die Patelluxation ist ein häufiges Ereignis und
eine weit verbreitete Ursache des vorderen Knieschmerzes. Bei Jugendlichen werden etwa 10 % aller Knieverletzungen auf eine Patelluxation zu-
rückgeführt.

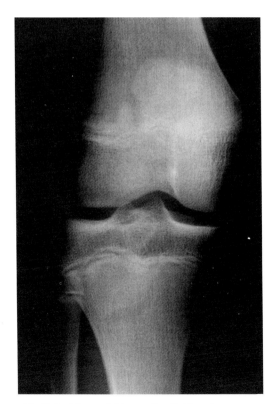

Abb. 11.**5** Röntgenbild einer Patella bipartita.

Einteilung

– **Akute traumatische Patelluxation:** Die traumatische Luxation ist selten und setzt eine direkte Gewalteinwirkung von medial voraus.
Die Verletzung erfolgt meistens in einer Flexi-
ons-, Valgus- und Außenrotationsstellung. Oft
sind andere Begleitverletzungen festzustellen
wie die Zerreißung des medialen Retinakulums sowie Abscherfrakturen (Flake fracture)
an der medialen Patellafacette und/oder am
Rand der lateralen Femurkondyle. In der Regel
findet sich ein deutlicher Hämarthros.

– **Akute erstmalige (endogene) Patelluxation:**
Häufiger bei Kindern vorkommende Luxation,
die ohne ein stärkeres Trauma und wenig Begleitverletzungen auftritt. Meist liegen prädisponierende Faktoren vor. Die akute erstmalige Luxation geht meist, insbesondere
wenn sie nicht adäquat behandelt worden ist,
in eine rezidivierende Form über.

– **Rezidivierende Patelluxationen** treten in der
Regel nach insuffizienter Versorgung einer
erstmaligen Luxation oder prädisponierenden
Veränderungen des Kniegelenkes auf.

– **Habituelle Patelluxation:** Willkürliche, gewohnheitsmäßige Verrenkung der Kniescheibe nach lateral bei normalen Bewegungsabläufen (z. B. starker Kniebeugung). Die Patella
reponiert sich meist bei Kniestreckung spontan. Prädisponierende Faktoren spielen bei
dieser Form eine besondere Rolle. Differenzialdiagnostisch müssen angeborene neurogene Patelluxationen abgegrenzt werden.

Klinik und Diagnostik

Patelluxationen ereignen sich meist bei Adoleszenten. Oft ist ein genauer Hergang nicht zu re-
konstruieren. Bei jeder frischen Knieverletzung
sollte man an eine Patelluxation denken und
nach klinischen Zeichen suchen.

– Druckschmerz oder Delle über dem medialen
Retinakulum (Einriss beim Luxationsvorgang)

– Druckschmerz an der medialen Patellafacette
(Knorpelverletzung beim Repositionsvorgang)

– Druckschmerz am lateralen Femurkondylus
(Knorpelverletzung beim Repositionsvorgang)

– Apprehensionstest nach Fairbank positiv
(Abb. 11.**6**)

– Hämarthros häufig, aber nicht obligat

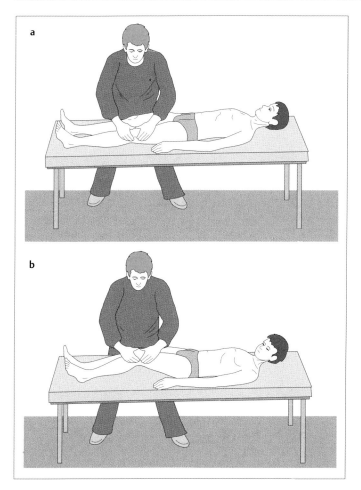

Abb. 11.**6** Apprehensionstest nach Fairbank zur Beurteilung einer Patellaluxation. In Rückenlage des Patienten bei gestrecktem Kniegelenk und entspannter Oberschenkelmuskulatur versucht der Untersucher den Luxationsvorgang nachzuahmen, indem er die Patella mit beiden Daumen nach lateral drückt (**a**). Der Patient wird dann gebeten, das Kniegelenk zu beugen (**b**). Hat eine Patellaluxation stattgefunden, treten starke Schmerzen und Angst vor einer erneuten Luxation bereits in Kniestreckstellung, spätestens aber in Beugung auf (Buckup K.: Klinische Tests an Knochen, Gelenken und Muskeln).

Bei rezidivierenden und habituellen Patellaluxationen klagen die Patienten über peripatelläre Schmerzen und eine gelegentliche Ergussbildung im Kniegelenk. Sie berichten über plötzlich einschießende Schmerzen während des Laufens und über ein Instabilitätsgefühl im Kniegelenk (Giving-way-Phänomen) während plötzlicher Richtungsänderungen. Gelegentlich beobachten Patienten die Dislokation der Patella und ihrer Reposition, nachdem das Kniegelenk wieder gestreckt wurde. Klinisch findet sich häufig eine hypermobile Patella, die sich passiv nach lateral dislozieren lässt. Bei Beugung des betroffenen Kniegelenkes fällt ein deutlich laterales Abwandern der Patella, eine Atrophie des M. vastus medialis sowie nicht selten eine Proximalisierung seines Ansatzes auf. Eine vermehrte Knievalgusstellung und Lateralposition der Patella sind ebenfalls häufig. Bei Schmerzen an der medialen Gelenk-

seite kann die Abgrenzung gegen eine mediale Meniskusläsion diagnostische Probleme bereiten, obwohl eine Kombination von Patellaluxationen und Meniskusläsionen wegen der unterschiedlichen Entstehungsmechanismen eher selten ist.

Röntgen

Routinemäßig erfolgen Röntgenbilder a.-p. und seitlich sowie Tangentialaufnahmen der Patella. Bei allen Bildern muss auf osteochondrale Fragmente geachtet werden. Hierbei handelt es sich in der Regel um Absprengung aus der medialen Patellafacette und/oder der Lateralseite des lateralen Femurkondylus. Differenzialdiagnostisch sind die Patella bipartita und anatomische Normvarianten abzugrenzen. Das seitliche Röntgenbild dient zur Beurteilung der Lage der Patella. Man unterscheidet einen Patellahochstand (Patella alta) und einen Patellatiefstand (Patella baja). Zur

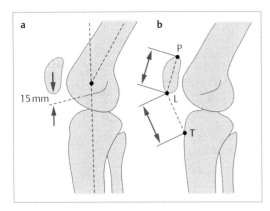

Abb. 11.**7** Patellahöhenbestimmung
a nach Blumensaat, **b** nach Insall-Salvati.

Beurteilung sind verschiedene Messverfahren zur Festlegung der Patellahöhe beschrieben: Die Methode nach Blumensaat setzt eine genaue Flexionsstellung von 20–30° voraus, sodass die Patellaspitze genau auf der Verlängerung der radiologischen Verdichtungslinie des Fossadaches (Blumensaat-Linie) liegt (Abb. 11.7 a). Die Methode

von Insall und Salvati benutzt den Quotient aus der längsten Patelladiagonalen (PL) und der Länge des Lig. patellae (LP) als Patellahöhen-Index. Im Gegensatz zum Blumensaat-Verfahren ist die Bestimmung des Patellahöhen-Index flexionsunabhängig. Ein Patellahöhen-Index < 0,8 ist hinweisend auf eine Patella alta, während ein Quotient > 1,15 für eine Patella baja spricht (Abb. 11.7 b). Eine sekundäre Patella baja, die häufig aus einem Hämarthros, einer Verletzung des Hoffa – Fettkörpers oder Traumafolgen herrühren, sind abzugrenzen.

Die Patella-Tangentialaufnahmen werden in Flexionsstellung von 30°, 60° und 90° von beiden Kniegelenken durchgeführt und sind als diagnostische Mittel zur Beurteilung der Patella und des femoropatellaren Gleitlagers heranzuziehen (Abb. 11.8 und 11.9). Auf diese Weise können Patellaluxationen, Normvarianten der Patella, Patellafrakturen und eine Osteochondrosis dissecans nachgewiesen werden. Die Patellaform wurde nach Wiberg und Baumgartl in Typ 1 – 4 eingeteilt (Abb. 11.**10**). Da sich jedoch etwa 20 % der untersuchten Patellae nicht in eine Kategorie einordnen lassen, wurde von Hepp eine Neueinteilung

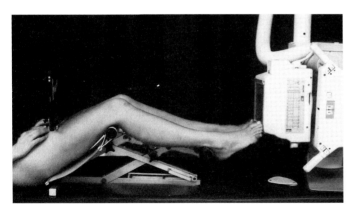

Abb. 11.**8** Lagerungsgerät für Defilee-Aufnahmen der Patella in Aufnahmeposition.

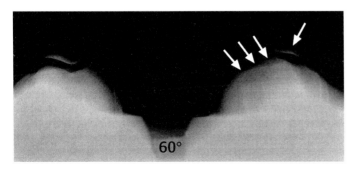

Abb. 11.**9** Defilee-Aufnahme in 60° Kniebeugung. Luxierte Patella links (⇓) bei deutlich dysplastischer Patella und Patellagleitlager (⇓ ⇓ ⇓).

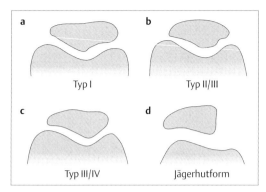

Abb. 11.**10**   Axiale Abbildung der verschiedenen Kniescheibenformen nach Wiberg-Baumgart. I rechte Patella. **a** Beim Typ I sind beide Facetten annähernd gleich groß. **b** – **c** Bei den nachfolgenden Typen wird die mediale Facette zunehmend kleiner, die laterale größer. Die mediale Facette verliert letztendlich den Kontakt zur femuralen Gleitfläche. **d** Jägerhutform. (Die Übergänge sind fließend.)

vorgenommen: Euplasie (Wiberg Typ 1), mediale Hypoplasie (Wiberg Typ 2 – 3), Patelladysplasie (Wiberg Typ 4), Jägerhut-Kieselstein-Halbmond, Patella magna, Patella parva und Patella bipartita.

Auf der tangentialen Aufnahme kann zusätzlich der Sulkuswinkel nach Merchant und der laterale patellofemorale Winkel nach Laurin zur Feststellung einer Subluxation bestimmt werden. Beinachsenaufnahmen, das CT (Bestimmung von Rotationsfehlern) und das MRT (Beurteilung von Kontusionsherden, Ort, Ausmaß von Verletzungen des Retinakulums) liefern zusätzliche Informationen.

Therapie (Tab. 11.2)

Eine erstmalige Luxation sollte in der Regel konservativ behandelt werden. Bei einer akuten traumatischen Patellaluxation mit einem Hämarthros kann eine Arthroskopie sinnvoll sein. Arthroskopisch sind Unterblutungen oder Einrisse im medialen Retinakulum sowie Knorpelkontusionen oder Absprengungen aus der medialen Patellafacette oder der Lateralseite des Femurkondylus zu finden. Neben der arthroskopischen Spülung des Gelenkes sollten größere osteochondrale Fragmente refixiert, gröbere Zerreißungen des medialen Retinakulums vernäht (gerafft) werden bei gleichzeitiger Spaltung des lateralen Retinakulums. Erstluxationen ohne wesentliche Begleitverletzungen erfordern über 4–6 Wochen eine Teilruhigstellung, evtl. in einer Orthese mit begleitender intensiver, muskelstabilisierender Krankengymnastik.

Bei der Therapie der rezidivierenden und habituellen Luxation steht eine Vielzahl von operativen Methoden zur Verfügung. Bei der Auswahl des Verfahrens sollten prädisponierende Faktoren berücksichtigt werden. Die Korrekturen können am Retinakulum (laterale Retinakulumspaltung, mediale Retinakulumraffung) oder am distalen Streckapparat (Medialisierung der halben Patellasehne nach Goldwaith) vorgenommen werden. U. U. ist eine Distalisierung des Ansatzes des M. vastus medialis oder gar die komplette Verlagerung des M. quadriceps angezeigt. Nach Wachstumsabschluss kann zusätzlich zu Weichteileingriffen eine Verlagerung der Tuberositas tibiae vorgenommen werden. Sind Achsen- oder Rotationsfehlstellungen wesentliche Gründe für die Pa-

Traumatisch mit Hämarthros (flake fracture)	Kniepunktion, Ruhigstellung, ggf. arthroskopische Spiegelung des Gelenks; Dissekatentfernung, evtl. Refixation. Laterale Retinakulumspaltung, mediale Raffung. Temporäres Sportverbot	Tabelle 11.**2** Therapieschema der Patellaluxation
Habituelle (traumatisch) geringe Symptomatik	Physiotherapie, temporäres Sportverbot	
Rezidivierend vor Wachstumsabschluss (offene proximale tuberositas-tibiae-Epiphyse)	Patellafesselungsoperationen (z. B. nach Krogius, Insall, Goldthwait), ggf. Achsenkorrektur (z. B. bei stärkerer – Achsen- z. B. Valgusfehlstellung)	
Nach Wachstumsabschluss	Knöchern (tuberositas-tibiae-Versetzung) in Verbindung mit Weichteileingriffen am Streckapparat	

tellaluxation, so sind entsprechende Korrekturosteotomien erforderlich. Bei allen operativen Verfahren zur Korrektur der Patellaluxation ist in wenigen Prozentsätzen mit einer Reluxation der Patella zu rechnen.

Scheibenmeniskus

Definition

Angeborene fehlerhafte Anlage des Außenmeniskus, der scheibenförmig statt hufeisenförmig ausgebildet ist.

Ätiologie

Ätiologisch werden verschiedene Ursachen für die Entwicklung eines Scheibenmeniskus diskutiert. Neben einer Störung der ursprünglichen Meniskusanlage mit mangelhafter Rückbildung der zentralen Anteile wird ein appositionelles Wachsen der primär regelrechten Meniskusanlage für die Fehlform verantwortlich gemacht.

Scheibenmenisken treten bevorzugt lateralseitig auf. Die Häufigkeit des lateralen Scheibenmeniskus wird mit 1,5 – 2,5 % angegeben. Watanabe unterscheidet beim lateralen Scheibenmeniskus einen kompletten, inkompletten und einen Wristberg-Ligament-Typ (WLT). Beim WLT fehlt dem Außenmeniskus die dorsale Fixation. Beschwerden treten meist im Alter von 5 – 6 Jahren auf. Typisch ist ein Schnappen, weniger Schmerzen im Kniegelenk, die die Eltern veranlassen, ihr Kind ärztlich untersuchen zu lassen.

Oft kann das Schnappen reproduziert werden durch aktives Strecken des Kniegelenkes aus einer Kniebeugung von 20 – 30°.

Falls der Meniskus eingerissen ist, findet man eine positive Meniskussymptomatik. Ein Scheibenmeniskus unterliegt häufig einer zystischen Degeneration. Die Zyste ist entlang der Gelenklinie dann tastbar und gewöhnlich vor dem lateralen Seitenband gelegen.

Das Nativ-Röntgenbild hilft in der Diagnostik nicht weiter. Eine MRT-Untersuchung ermöglicht in den meisten Fällen eine Darstellung des Scheibenmeniskus.

Zu bedenken ist allerdings, dass die MRT-Untersuchung aufgrund des Alters der betroffenen Kinder in der Regel in Narkose erfolgen muss.

Klinik

Differenzialdiagnostisch müssen Meniskuszysten, die kongenitale Subluxation des Kniegelenkes, angeborene Kreuzbandaplasie, das Schnappen von Sehnen und die Patellaluxation in Erwägung gezogen werden.

Therapie

Beschwerdefreie oder diskret schmerzhafte Scheibenmenisci bedürfen in der Regel keiner Behandlung. Ein schmerzhaftes „Schnapp-Phänomen" und Belastungsschmerzen erfordern eine partielle Meniskusresektion. Eine komplette Meniskusentfernung sollte nicht erfolgen, da dies langfristig zu einem frühzeitigen Gelenkverschleiß führen kann.

Beim hypermobilen Wristberg-Ligamenttyp muss u. U. in Erwägung gezogen werden, nach Teilresektion des Meniskus den dorsalen Bereich zu fixieren.

Baker-Zyste (Poplitealzyste)

Definition

Synoviale Zyste im Bereich der Kniekehle, welche sich infolge einer ausgedünnten dorsalen Gelenkkapsel bildet. Häufig zeigt die Zyste Verbindungen mit den Bursen (Sehnenscheiden) der Mm. semimembranosus und gastrocnemius.

Ätiologie

Der genaue Entstehungsmechanismus ist unklar. Infolge einer anlagenbedingten Schwächung oder Perforation der dorsalen Kniegelenkskapsel kommt es durch den intraartikulären Druck zu einer Ausstülpung der dorsalen Gelenkschleimhaut durch die Kapsel mit zusätzlichen Verbindungen zu den Bursen. Bei starken Gelenkergüssen, z. B. im Rahmen einer rheumatoiden Arthritis finden sich gehäuft Baker-Zysten.

Klinik und Diagnostik

Meist imponiert eine Schwellung im medialen Kniekehlenbereich lateral der Sehne des M. semitendinosus. Die Kinder haben keine Beschwerden, klagen aber oft über ein Spannungsgefühl in der Kniekehle.

Das Nativ-Röntgenbild hilft nicht weiter. Die Sonographie und Kernspintomographie erlauben in der Regel eine Beurteilung über Ausdehnung, Ursprung und Ort der Zyste. Differenzialdiagnostisch sind abzugrenzen: Hämatome, Tumoren der Weichteile und des Knochens. Da es meist zu einer spontanen Reduktion des Zystenvolumens oder gar zu einem vollständigen Verschwinden kommt, sollte abgewartet werden. Bei progredienter Schwellung oder auftretenden Beschwerden kann eine Punktion der Zyste vorgenommen werden. Bei rezidivierender Schwellung ist selten eine operative Entfernung der Zyste angezeigt.

Osteochondrosis dissecans im Kniegelenksbereich

Definition

Lokal begrenzte avaskuläre Nekrose des subchondralen Knochens mit herdförmiger Abgrenzung. Im Verlauf kann sich eine partielle oder totale Abtrennung des betroffenen subchondralen, meist schalenförmigen Knochenanteiles ergeben und zu einem freien Gelenkkörper („Gelenkmaus") führen.

Ätiologie

Die Ätiologie der Osteochondrosis dissecans ist nicht endgültig geklärt. Rezidivierende Traumen, fokale Ischämien und Störungen der normalen Ossifikation werden diskutiert. Bei Leistungssportlern in Sprungdisziplinen lässt sich die Erkrankung gehäuft beobachten.

Der distale Femur ist der häufigste Sitz der Erkrankung. 10 % der Betroffenen haben eine systemische Form mit multiplen Läsionen (Ellenbogen-, Sprung-, Hüftgelenk). Eine beidseitige Erkrankung der Kniegelenke wird bei 10 % der Patienten gesehen. Die häufigere juvenile Form der Erkrankung (mit offenen Epiphysen bei Ausbruch) wird von der selteneren adulten Form (mit geschlossenen oder prämaturen Fugen) unterschieden. Der juvenile Typ hat eine bessere Prognose als die erwachsene Form. Pathophysiologisch verläuft die Osteochondrosis dissecans in Stadien. Initial kommt es zu einer umschriebenen subchondralen Nekrose (Stadium 1). Sekundär grenzt sich diese mit einer Randsklerose gegenüber dem umgebenden Knochen ab (Stadium 2), der darüber liegende Knorpel ist intakt. Im Stadium 3 kommt es zu einer zirkulären Ausdünnung und ggf. Unterbrechung des Knorpelbelages, die zu einer partiellen Lockerung des Dissekats führt. Löst sich das Dissekat vollständig aus seinem Bett (sog. Mausbett) und bildet einen freien Gelenkkörper, handelt es sich um ein Stadium 4.

Klinik und Diagnostik

Die Symptome bei der Osteochondrosis dissecans sind eher unspezifisch. In der Regel klagen die Patienten über belastungsabhängige Knieschwerden, welche anfangs intermittierend, später als Dauerschmerz auftreten. Erst nach Ausbildung eines Dissekats mit Ablösung kann es zu Blockierungen des betroffenen Gelenkes kommen. Aufgrund der unspezifischen Symptomatik wird eine Osteochondrosis dissecans im Kindes- und Jugendalter häufig als Wachstumsschmerz oder rheumatischer Schmerz fehlgedeutet.

Röntgen

Die Diagnose wird letztendlich röntgenologisch gestellt. Die Läsion ist auf dem a.-p. Röntgenbild – Lage des Defektes im mittleren oder vorderen Bereich – sichtbar (Abb. 11.**11**). Bei posteriorer Lage

Keine Beschwerden	Sportverbot (Reduktion), ggf. vorübergehende (Teil-)Entlastung, klinische und bildgebende Diagnostikkontrolle nach 6 Monaten (danach erneute Entscheidung)	Tabelle 11.**3** Therapieschema der Ostechondrosis dissecans
Mäßige Symptome, bildgebende (Röntgen, MRT), ohne Anhalt für Dissektion	U.U. arthroskopische Abklärung, ggf. Herdanbohrung, temporäres Sportverbot, Entlastung, klinische und bildgebende Diagnostikkontrolle nach 6 Monaten	
Ausgeprägte Symptome, bildgebende (Röntgen, MRT), Dissektion	Arthroskopische, ggf. offene Revision mit Dissekatrefixation (Spongiosaunterfütterung), Dissekatentfernung, Knorpel-/Knochentransplantation; bei Achsenfehler Achsenkorrektur	

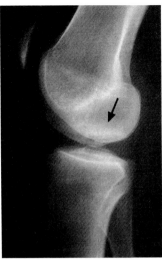
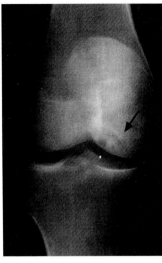

Abb. 11.**11** Osteochondrosis dissecans am medialen Femur condylus bei einem 16-jährigen Mädchen, beginnende Dissekatbildung.

a/b Röntgenbilder a.-p., seitlich mit Darstellung der ausgeprägten Osteochondrosis dissecans am medialen Femurkondylus.

c/d die dazugehörenden Kernspinbilder

e/f Postoperativ Röntgenbilder nach Schraubenfixation des Dissekats.

a

b

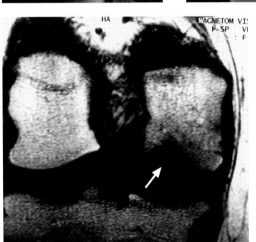
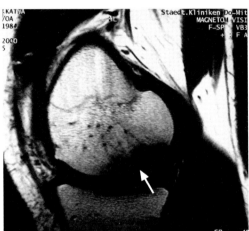

c

d

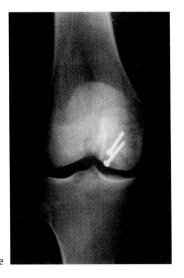
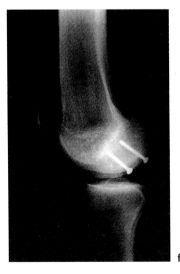

e

f

ist eine Tunnelaufnahme nach Frik notwendig. Der gewöhnliche Ort der Veränderung ist der laterale Anteil der medialen Kondyle. Der Defektbereich ist meist durch eine reaktive Sklerosierung zum gesunden Knochen abgegrenzt. Die MRT-Untersuchung bildet den Nekroseherd aufgrund des umgebenden Ödems meist vergrößert ab. Es werden nach Clanton und Kramer kernspintomographisch 5 Typen unterschieden, wobei Typ 1 einer

subchondralen Signalminderung entspricht, Typ 5 einem freien Gelenkkörper. Kriterien, die es erlauben, aufgrund von MRT-Befunden prognostische Aussagen zu machen, fehlen bisher.

Therapie

Durch eine diagnostische Arthroskopie lässt sich die Knorpelfläche am besten beurteilen. Trotz

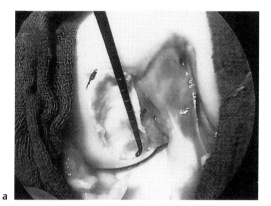

Abb. 11.12 Autologe Chondrozytentransplantation, intraoperative Bilder.
- **a** Gelöstes Dissekat der medialen Gelenkrolle bei einem 15-jährigen Mädchen (aufgelegter Messstab).
- **b** Defektzone nach Entfernung des Dissekats (devitales Dissekat), (1. Operation).
- **c** Chondrozytentransplantation mit aufgenähtem Periostlappen (2. Operation). (Die bei der 1. Operation entnommenen gesunden Knorpel-[Chondrozyten-] Zellen werden durch Züchtung vermehrt und in der 2. Operation im flüssigen Medium unter den Periostlappen gespritzt; sie bilden eine neue Knorpelschicht.)
Etwa ein Jahr nach der Operation war das Mädchen beschwerdefrei und nahm am Sportunterricht teil (S. XI, Dr. Löhnert).

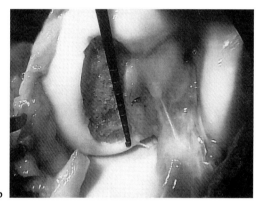

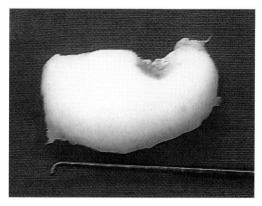

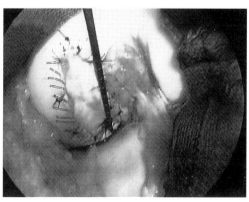

deutlich röntgenologischer Veränderung findet sich meist ein glatter Knorpelüberzug ohne Stufenbildung und Demarkation. Es zeigt sich oft lediglich ein weicher Knorpel, der mit einem Tasthäkchen eindrückbar ist.

Neben konservativen Maßnahmen steht eine Reihe von operativen Therapien zur Verfügung (Tab. 11.**3**). **Konservativ** empfiehlt sich zunächst eine Reduktion der sportlichen Aktivität bzw. ein Sportverbot. Abhängig vom klinischen und röntgenologischen Befund und Verlauf sollte u.U. eine Entlastung des betroffenen Beines von mindestens 6 Wochen erfolgen. **Operativ** kann, arthroskopisch kontrolliert, durch eine sogenannte Pridi-Bohrung der den Nekroseherd abgrenzende Sklerosesaum anterograd, d.h. durch den Knorpelbelag, oder retrograd, d.h. von außerhalb der Gelenkfläche, durchbohrt werden. Hierdurch wird eine bessere Durchblutung des Nekrosebezirkes erwartet. Liegt ein Knorpel-Knochen-Dissekat vor, so kann dieses mit Schrauben, resorbierbaren Pins oder Fibrinkleber refixiert werden. Die beste Fixation und Kompression des Dissekats erreicht man durch eine Schraubenfixation. Homologe Knochentransplantate oder eine autologe Chondrozytentransplantation kommen unter Umständen dann in Betracht, wenn bereits größere Knorpel-(Knochen-)Defekte bestehen (Abb. 11.**12**).

Prognose

Tritt die Erkrankung vor dem pubertären Wachstumsschub auf, so findet sich eine deutlich höhere Spontanheilungstendenz bei konservativer Therapie als beim Auftreten der Osteochondrosis dissecans im Kniegelenk in späteren Lebensjahren. Die Indikation zur Operation muss sich immer an diesen Ergebnissen messen lassen. Bei ausgedehnteren Dissekaten oder gar Substanzverlusten von Knochen und Knorpel besteht eine erhebliche Arthrosegefahr.

Morbus Sinding-Larsen

Definition

Ossifikationsstörung am unteren Patellapol mit knöchernen Strukturveränderungen.

Ätiologie

Diskutiert werden mechanisch bedingte Mikrofrakturen im Einstrahlungsbereich des Lig. patellae am unteren Kniescheibenpol.

Klinik und Diagnostik

Die Patienten klagen über belastungsabhängige Beschwerden im Bereich des unteren Patellapols. Meist findet sich eine Druckempfindlichkeit am unteren Patellapol. Die Betroffenen spüren Schmerzen bei Streckung gegen Widerstand. Jungen in der Adoleszenz sind häufiger betroffen als Mädchen.

Röntgen: Radiologisch (besser im MRT) lassen sich gelegentlich Knochenveränderungen im Bereich des unteren Patellapols als Osteolysen oder knöcherne Ausziehungen objektivieren.

Therapie

Ein zeitweises Sportverbot und/oder Änderung des sportlichen Trainings, lokale physikalische und antiphlogistische Maßnahmen sowie bei resistenten Fällen eine vorübergehende Ruhigstellung führen in der Regel zur Beschwerdefreiheit.

Morbus Osgood-Schlatter

Definition

Aseptische Knochennekrose im Bereich der Tuberositas tibiae.

Ätiologie

In erster Linie wird die Erkrankung den aseptischen spontanen Knochennekrosen zugerechnet. Weitere Erklärungen sind mikrotraumatische Läsionen sowie eine Überbeanspruchung des Patellabandes mit resultierendem Ungleichgewicht zwischen mechanischer Belastung (körperliche Aktivität, Körpergewicht) und verminderter Belastungsfähigkeit an der noch knorpeligen Apophyse der Tuberositas. Die Erkrankung findet sich gehäuft bei übergewichtigen Jungen zwischen 11 und 15 Jahren, welche aktiv Sport treiben (Fußball).

Klinik und Diagnostik

Meist imponiert eine beiderseits über der Tuberositas tibiae bestehende Schmerzhaftigkeit nach sportlicher Betätigung. Der Schmerz lässt sich durch Anspannung der Quadrizepsmuskulatur gegen Widerstand (Beugen des Kniegelenkes gegen Widerstand, Treppe-auf- bzw. -absteigen, forciertes Laufen und Springen) auslösen. Meist lässt

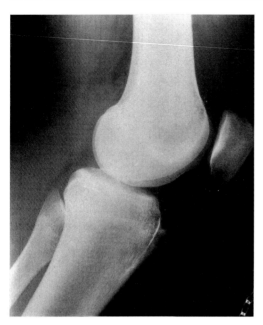

Abb. 11.**13** Morbus Schlatter. Fragmentierung der Apophyse der Tuberositas tibiae.

sich eine leichte Weichteilschwellung über der Tuberositas tasten. Die Untersuchung des Kniegelenkes selbst ist unauffällig.

Im seitlichen Röntgenbild zeigt sich initial meist eine prominente Tuberositas. In fortgeschrittenen Stadien kommt es dann zur Strukturauflockerung der Tuberositas bis hin zur Fragmentation (Abb. 11.**13**).

Therapie

In der Regel handelt es sich um eine selbst heilende Erkrankung. Initial ist eine Reduktion der sportlichen Aktivität anzustreben. Stabilisierende Kniegelenksbandagen, ggf. eine vorübergehende Entlastung führen in der Regel zu einer Beschwerdefreiheit.

Selten ist ein operativer Eingriff mit Entfernung einzelner Fragmente sowie eine Anbohrung der Tuberositas tibiae zur Durchblutungsförderung und besseren Regeneration der Apophyse erforderlich. Bei derartigen Eingriffen ist auf eine unbedingte Schonung der proximalen Tibiaepiphysenfuge zu achten.

Patellarsyndrom

Synonyme: Peripatelläres Schmerzsyndrom, Chondropathia patellae, femoropatelläres Schmerzsyndrom, anterior knee pain.

Definition

Belastungsabhängige Beschwerdesymptomatik im Patellabereich, welche im jugendlichen Alter auftritt und nach Abschluss der Pubertät meist verschwindet.

Häufigkeit

Mädchen (insbesondere mit asthenischem Körperbau und schwacher Muskulatur) sind etwa 3mal so häufig betroffen wie Jungen. Die Chondropathie ist eine der häufigsten Ursachen von Knieschmerzen im Jugendalter.

Ätiologie

Die Ursache des femoropatellären Schmerzsyndroms ist vielfältig. Ein im Rahmen des pubertären Wachstumsschubes resultierendes Ungleichgewicht zwischen den muskulären und ligamentären Stabilisatoren des Kniegelenkes wird als Hauptgrund für die Beschwerden angenommen. Der Hochstand der Kniescheibe, abnorme Achsenverhältnisse wie das Genu valgum und Torsionsfehler des distalen Oberschenkels mit relativer Lateralisation der Tuberositas tibiae prädestinieren zu einer Chondropathie. Durch die laterale Kippung der Kniescheibe über den Kondylenrand bei Beugung kommt es zur abnormen Druckvermehrung hinter der lateralen Facette mit Ausbildung einer Chondropathie. Auch eine Imbalance des Streckapparates zwischen M. vastus lateralis und vastus medialis führt zu einer mangelhaften Zügelung und konsekutiv zu einer Lateralisation der Kniescheibe mit einem erhöhten Anpressdruck der lateralen Patellafacette. Posttraumatische chronische Instabilitäten vor allem des Kreuzbandes können femoropatellare Schmerzen auslösen. Beim Versuch, die Kreuzbandinstabilität zu kompensieren, kommt es zur Überlastung am Streckapparat. Osteochondrale Läsionen, welche nach einer Luxation der Patella, Patellakontusion oder Patellafraktur entstehen, enden oft in einer Chondropathia patellae bzw. Chondromalazie. Eine besondere Bedeutung als Ursache der Chondropathie wird der Dysplasie der Femurkondylen und vor allem der Patella zugesprochen.

Klinik und Diagnostik

Die Erkrankung findet sich typischerweise im Adoleszentenalter. Die Patienten, die meist sportlich aktiv sind, klagen über belastungsabhängige Beschwerden im gesamten Kniegelenk oder im Bereich des vorderen und medialen Gelenkspaltes. Das Treppab- oder Bergabwärtsgehen verstärkt die Beschwerden. Nach längerer Belastung wird nicht selten über eine gewisse Instabilität des Kniegelenkes geklagt. Neben der Druckschmerzhaftigkeit der Patellafacette ist das Zeichen nach Zohlen, der Anpressschmerz der Patella bei gleichzeitig Quadrizepsspannung, sehr typisch. Das positive Ausfallen des Tests darf nicht überbewertet werden, auch bei sonst beschwerdefreien Patienten kann die Prüfung dieses Zeichens durchaus als schmerzhaft empfunden werden. Die Bewegungsprüfung des Kniegelenkes ist meist unauffällig. Häufig ist unter der Patella ein Reibegeräusch fühl- und hörbar. Gelegentlich findet sich zusätzlich ein „Patellaschnappen" bei Kniebeugung von 30–40°. In der Regel kann die Diagnose des Patellasyndroms klinisch gestellt werden.

Röntgen

Zur Differenzialdiagnosenabklärung empfiehlt sich, insbesondere bei chronischen Schmerzsyndromen, eine Röntgendiagnostik des Kniegelenkes.

Neben Röntgenaufnahmen des Kniegelenkes in 2 Ebenen empfehlen sich so genannte axiale Patellaaufnahmen (Defilee-Aufnahmen) in verschiedenen Beugestellungen von 30°, 60° und 90° Flexion. Da sich eine subluxierte Patella bereits bei 30° Flexion in der Regel reponiert, ist eine Patellasubluxation auf Defilee-Aufnahmen nicht immer zu objektivieren.

Therapie

Aufgrund der meist vollständig rückläufigen Beschwerdesymptomatik nach Wachstumsabschluss sind in der Regel konservative Therapiemaßnahmen ausreichend.

Zunächst sind Muskelgleichgewichtsstörungen (M. vastus medialis bzw. M. vastus lateralis) durch Kräftigung der kniegelenksstabilisierenden Muskulatur, speziell des M. vastus medialis, zu behandeln. Ergänzend kann eine Reizstrombehandlung durchgeführt werden. Ein absolutes Sportverbot ist kontraproduktiv. Vielmehr sollte langfristig die Quadrizepsmuskulatur gezielt auftrainiert werden.

Bei erheblicher Instabilität des Kapsel-Band-Apparates ist auch der Versuch einer Kniebandagenbehandlung angezeigt. Ein operatives Vorgehen ist indiziert, wenn chronische Knieinstabilitäten, eine Patellasubluxation, eine Patella bipartita und Achsenfehler für die parapatellären Schmerzen verantwortlich und aufgrund ihrer Chronifizierung konservativ therapieresistent sind.

12   Beinlängendifferenzen

Beinlängendifferenzen werden in der Regel im Kindes- und Jugendalter ohne größere Probleme kompensiert und ohne wesentliche Beschwerden ertragen. Längerfristig führen sie häufig zu einer Sekundärarthrose, wenn sich aus den flexiblen Veränderungen kontrakte Fehlstellungen entwickeln (fixierte Thorakal-Lumbalskoliose, kontrakter Spitzfuß, valgus Gonarthrose usw.). Sie stören die Harmonie des Gehens und die Haltung. Die Ursachen von Beinlängendifferenzen sind vielfältig (Tab. 12.1). Sie sind oft mit der Wachstumsentwicklung progredient und verlangen deshalb eine ständige Kontrolle und Überwachung. Geringe Längenasymmetrien, die einen Zentimeter nicht übersteigen, sind relativ häufig und müssen noch im Rahmen der physiologischen Spielbreite gesehen werden.

Im Verlauf zeitweiser seitendifferenter Entwicklung der Extremitäten kann es vorübergehend oder auch endgültig zu geringen Längendifferenzen kommen.

Beinlängendifferenzen sind auch auf diaphysäre und artikuläre Achsenfehler und Fehlhaltungen des Rumpfskeletts (X-, O-Bein-Skoliose) zurückzuführen.

Ein Mehrwachstum kann im Rahmen von kongenitalen Erkrankungen auftreten, wie z.B. bei der Neurofibromatose und vaskulären Anomalien (Lymphangiome, Hämangiome, Klippel-Trenaunay-Syndrom).

Eine Beinverkürzung lässt sich bei der Geburt feststellen, besonders bei der primär angeborenen Hypoplasie oder Aplasie einer Extremität (kongenitale Fibula-, Tibia- oder Femuraplasie bzw. Dysplasie), oder sie entwickelt sich durch eine Störung des Metaphysen- und Epiphysenwachstums (Dysostosen), nach Entzündungen und traumatischen Epiphysenschädigungen.

Das weitgehende Verschwinden der Poliomyelitis hat die Zahl der lähmungsbedingten Beinlängendifferenzen deutlich gemindert. Mechanische Faktoren mit teilweisem oder vollständigem Fehlen des Muskeltonus und neurodystrophische Wachstumsstörungen führen hier zu einer Wachstumshemmung.

Die halbseitige spastische Lähmung kann ebenfalls zur lokalen Verlangsamung des Längenwachstums auf der gelähmten Seite Anlass geben. Meist handelt es sich hier aber mehr um einen relativen als absoluten Beinlängenunterschied, der durch einen Spitzfuß, eine Knie- oder Hüftgelenksbeugekontraktur hervorgerufen wird.

Bei Knochen- und Gelenkinfektionen kann es zur Wachstumshemmung durch Zerstörung der Meta- und Epiphyse wie auch zur Stimulation des Längenwachstums kommen und schließlich zur Entwicklung einer Deformität. Auch bei Tumoren kann es durch Zerstörung der gesamten Wachstumszone zum Sistieren oder zur Verzögerung des Längenwachstums, aber auch zu einer Beschleunigung des Wachstums kommen, indem sekundär eine Hyperämie eine Aktivitätssteigerung in der Wachstumszone ausübt.

Die häufigste Ursache von Beinlängendifferenzen und Achsenfehlern im Kindesalter sind Frakturfolgen. Bei Frakturen meta- und diaphysär kommt es in der Regel zu einer Wachstumsstimulation, Verletzungen der Wachstumsfuge führen meist primär zu einem Achsenfehler, sekundär zu einer Beinverkürzung.

Andere Ursachen für Beinlängendifferenzen sind die angeborenen Hüftluxationen. Hier hängt die Längendifferenz vom Grad der Luxation ab. Auch angeborene Fußdeformitäten, die Epiphysenlösung und der Morbus Perthes entwickeln eine Beinverkürzung.

Klinik und Diagnostik

Zur Beurteilung einer Beinlängendifferenz stellen sich zunächst einige Fragen:
  – Betrifft die Asymmetrie nur die unteren Gliedmaßen?
  – Ist die verlängerte Gliedmaße die normale oder pathologische?
  – Handelt es sich um eine Hemihypertrophie oder Hemihypoplasie?

Tabelle 12.**1**   Ursachen von Beinlängenunterschieden im Wachstumsalter (Hefti 1997)

	Durch Wachstumsbremsung	**Durch Wachstumsstimulation**
Kongenital	kongenitale Hemiatrophie (essentielle Hypoplasie) kongenitale Atrophie mit Skelettanomalie (Fibulaaplasie, Femuraplasie, Coxa vara usw.) Dyschondroplasia Ollier Dysplasia epiphysealis hemimelica Exostosenkrankheit sog. angeborene Hüftgelenkluxation Klumpfuß	partieller Riesenwuchs mit Gefäßanomalien (Klippel-Trenaunay-Weber-Syndrom; Hämarthrose bei Hämophilie, Proteus-Syndrom)
Infektionen	Zerstörung der Epiphysenfugen durch Osteomyelitis (Femur, Tibia) Tuberkulose (Hüftgelenk, Kniegelenk, Fuß) Arthritis purulenta	Osteomyelitis der Diaphyse von Femur und Tibia, Brodie-Abszess Tuberkulose der Metaphyse von Femur und Tibia (Tumor albus genus) Arthritis purulenta Syphilis von Femur und Tibia Elephantiasis nach Weichteilinfektionen Thrombose der Femoral- und Iliakalvene
Lähmungen	Poliomyelitis andere (spastische) Lähmungen	–
Tumoren	Osteochondrome (solitäre Exostosen) Riesenzelltumoren Ostitis fibrosa cystica generalisata Neurofibromatosis Recklingshausen	Hämangiome Lymphangiome Riesenzelltumoren Ostitis fibrosa localisata cystica Neurofibromatosis Recklinghausen fibröse Dysplasie (Albright-Syndrom)
Traumata	Verletzungen der Epiphysenfuge (Lösungen, Operationen usw.) schwere Verbrennungen	Dia- und Metaphysenfrakturen von Femur und Tibia (Osteosynthese!) Operationen an der Metaphyse (Periostlösung, Spanentnahme, Osteotomie usw.)
Mechanik	lang dauernde Ruhigstellung Entlastungsapparat (?)	traumatische arteriovenöse Aneurysmen
Andere Ursachen	Legg-Calvé-Perthes-Krankheit Epiphyseolysis capitis femoris Röntgenbestrahlung von Femur- und Tibiaepiphysenfugen durch Achsenfehlstellung X-Bein O-Bein Genu antecurvatum Genu recurvatum Kombinationsform: „Korkenzieherbein"	–

Da die Hemihypertrophie nicht selten mit einem Wilms-Tumor der Niere assoziiert ist, sollte frühzeitig eine Abdomensonographie erfolgen. Die Hemihypoplasie findet sich meist im Rahmen einer Zerebralparese. Hier stehen natürlich die neurologischen Symptome im Vordergrund, verkürzte Gliedmaßen stellen zunächst ein sekundäres Problem dar.

- Wie präsentiert sich das Gangbild des Kindes?
- Liegt ein Spitzfuß vor?
- Wird das Bein zirkumduziert, besteht ein Trendelenburg-Hinken?
- Liegen pathologische Fußveränderungen vor?
- Liegen Längendifferenzen zwischen Oberschenkel und Unterschenkel vor?
- Bestehen andere Abnormitäten?
- Ist die Gelenkbeweglichkeit symmetrisch?

Wir unterscheiden grundsätzlich zwischen reellen und funktionellen Beinlängendifferenzen.

Eine **reelle Beinlängendifferenz** wird durch eine Verkürzung oder Verlängerung einzelner Abschnitte des Beines verursacht. Reelle Beinlängendifferenzen von wenigen Zentimetern werden bei gut beweglichen Bein- und Wirbelgelenken bei Kindern meist durch einen Beckenschiefstand und eine Seitverbiegung der Wirbelsäule ausgeglichen und fallen im Stehen in der Regel nicht auf. Erst größere Beinlängendifferenzen führen zu kompensatorischen Mechanismen, wie dem Stehen im Zehenstand auf der verkürzten und einer Hüft-/Kniebeugung auf der verlängerten Seite.

Die **funktionelle Beinlängendifferenz** kann durch eine Ab-/Adduktions- oder Beugekontraktur der Hüfte oder fixierte Spitzfußstellung bedingt sein. Die funktionellen Beinlängendifferenzen verhalten sich wie reelle Beinlängendifferenzen und werden auch vom Patienten so empfunden. Reelle und funktionelle Beinlängenverkürzungen können auch kombiniert auftreten.

Bei der klinischen Untersuchung muss zunächst festgestellt werden, ob eine reelle oder funktionelle oder gar kombinierte Beinlängendifferenz vorliegt. Danach erfolgt die Messung der Beinlänge mittels eines Messbandes im Liegen oder durch Unterlegen von Brettchen bestimmter Höhe unter das kürzere Bein, bis ein Beckengradstand erreicht ist. Kann der Beckenschiefstand durch Brettchenunterlage nicht ausgeglichen werden, so liegt mit großer Wahrscheinlichkeit eine fixierte Fehlstellung und damit eine funktionelle oder kombinierte funktionelle/reelle Beinlängendifferenz vor.

Das Röntgenbild erlaubt nicht nur die genaue Feststellung der Längendifferenz, sondern gibt auch Auskunft über die Lokalisation und Ausdehnung pathologischer Veränderungen des Knochens. Beidseitige Röntgenaufnahmen des Hüft-, Knie- und oberen Sprunggelenkes mit angebrachtem Zentimeter-Maßstab ermöglichen die Berechnung der Länge (Orthoradiogramm), (Abb. 12.1). Ganzaufnahmen der unteren Extremitäten mit Maßstab sind vor allem bei komplexen Deformitäten der Ober- und Unterschenkel aufschlussreich und zur präoperativen Planung wichtig.

Therapie

Für die Behandlung von Beinlängendifferenzen ist die weitere Wachstumsentwicklung festzulegen.

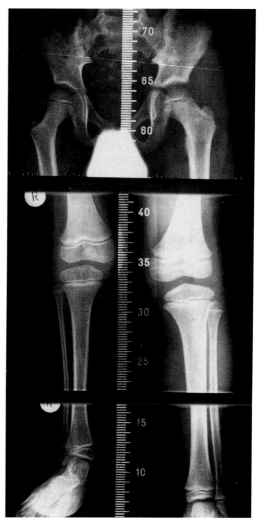

Abb. 12.**1**   Orthoradiogramm (S. XI, Dr. Rödl).

– Wie verhält sich das chronologische Alter zum Skelettalter?
– Wie wird das voraussichtliche Wachstum der betroffenen Extremitätenanteile sein?
– Wie werden sich die verkürzenden oder verlängernden Maßnahmen auf das Wachstum auswirken?

Zur Therapie von Beinlängendifferenzen sind folgende Behandlungen möglich:
– Konservativ: Schuherhöhung/Orthese/Orthoprothese
– Operativ: Epiphysiodese/Beinverkürzung/-verlängerung/Achsenkorrekturen

Beinlängendifferenzen zwischen 1 und 2 cm sollten während der Pubertät, aber auch nach Wachstumsabschluss durch eine Absatz- oder Sohlenerhöhung ausgeglichen werden, um die Gefahr einer Skoliose oder sekundären Hüftdysplasie auf der Gegenseite vorzubeugen. Mehr als 3 cm Längenausgleich machen den Schuh u. U. ästhetisch nicht akzeptabel und unbequem sowie funktionell problematisch (erhöhte Distorsionsgefahr). Beinverkürzungen über 4 – 5 cm fordern Orthesen oder gar einen Etagenschuh, wenn Verkürzungen von mehr als 10 cm vorliegen.

Beinlängendifferenzen von mehr als 2 cm führen meist zu funktionellen und kosmetischen Problemen.

Im Allgemeinen sollte man bestrebt sein, stärkere Beinlängendifferenzen durch operative Maßnahmen (definitiv) zu korrigieren. Es sei denn, es bestehen Gegenindikationen (Spastik, Lähmungen, Gelenkfehlstellungen usw.).

In einigen Krankheitsfällen ist eine Verkürzung funktionell erwünscht. Eine geringe Verkürzung erlaubt bei Arthrodesen im Knie- oder Hüftgelenk, bei Lähmungen der Hüft- und Kniegelenksmuskulatur, bei einem Hängefuß oder einem kontrakten Spitzfuß ein besseres Durchschwingen des erkrankten Beines und somit eine Besserung des Gangbildes. Hier sollte ein Längenausgleich nicht erfolgen oder aber vor dem Ausgleich einer Schienen- oder operativen Behandlung diskutiert werden.

Je nachdem, ob wir einen Beinlängenunterschied beim wachsenden oder ausgewachsenen Kind bzw. Jugendlichen vor uns haben, werden verschiedene Operationsbehandlungsverfahren in Erwägung gezogen. Für die Operationsplanung ist es außerdem wichtig zu wissen, ob weitere Veränderungen, insbesondere Achsenfehler, vorliegen. Die durch Achsenfehler bedingten relativen Beinlängendifferenzen sollten abwartend beurteilt werden, da Spontankorrekturen im weiteren Wachstum zu erwarten sind. Achsenfehlstellungen der Diaphysen können im Wachstumsalter durch funktionelle Anpassung kompensiert oder ausgeglichen werden.

Zur Bremsung des Wachstums am langen Bein steht die Methode der **temporären Epiphysiodese** zur Verfügung (Abb. 12.**2**). Hier wird mittels temporärer oder dauernder Verklammerung (Blount) der Wachstumszonen die Länge beeinflusst. Die Klammern werden so lange belassen, bis der Ausgleich der Beinlänge erreicht ist. Werden sie dann noch während der Wachstumsphase entfernt, ist

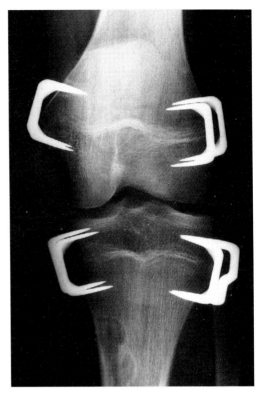

Abb. 12.**2** Röntgenbild einer vorübergehenden Epiphyseodese des distalen Femurs und der proximalen Tibia durch äußere Klammerung zum Längenausgleich.

ein erneutes Längenwachstum zu erwarten (Abb. 12.**2**).

Mittels Verklammerung der Wachstumszonen lassen sich auch Achsenkorrekturen vornehmen.

Bei der definitiven **Epiphysiodese (Phemister)** wird eine Wachstumsbremsung dadurch vorgenommen, dass Knochenblöcke in die vorher zerstörten Wachstumszonen eingesetzt werden.

Die Epiphysiodeseverfahren werden in der Regel bei Mädchen ab dem 11. und bei Jungen ab dem 13. Lebensjahr vorgenommen. Insgesamt verbleibt aber bei allen Epiphysiodesen trotz Bestimmung des Skelettalters und Berücksichtigung der Wachstumstabellen (Green u. Anderson) eine prognostische Unsicherheit, und es verlangt eine immense Erfahrung, um nicht zusätzliche Fehlkorrekturen zu produzieren.

Eine Verkürzung mit Achsenabweichung, die durch eine Brückenbildung zwischen Meta- und Epiphyse entstanden ist, meist bei einer Epiphysenfraktur, sollte früh operativ angegangen werden. Nach genauer Bestimmung der Knochenbrücke (Computertomographie) kann diese reseziert werden. In den entstehenden Defekt wird Fettgewebe eingelagert. Knochenbrücken, die mehr als 50% der Epiphysenfuge betreffen sind für das Verfahren nicht geeignet. In der Regel kommt es dann zur Korrektur der Achsenabweichung und Verhinderung einer weiteren Progredienz. Auch die Transplantation von Fugenknorpel nach Resektion der das normale Wachstum störenden Brücke ist mit guten Resultaten angewandt worden.

Oft ist eine Beinlängendifferenz durch einseitige Verlangsamung oder frühzeitiges Sistieren des Längenwachstums bedingt. Die günstigste Methode wäre darum die Stimulation des Wachstums am verkürzten, langsam wachsenden Bein. Methodisch definierte Verfahren sind nicht bekannt. Durch Lagerung des kurzen Beines in einem Schafsfellsack kann in gewissen Grenzen durch Erwärmung des Beines und damit verbundene Durchblutungssteigerung der Wachstumszonen eine leichte Verlängerung erreicht werden.

Der Ausgleich kann grundsätzlich durch eine Verlängerung des kürzeren oder Verkürzung des längeren Beines erfolgen. **Verkürzungsoperationen** sollten bei relativ geringen Längendifferenzen und zufriedenstellender Ausgangsgröße erwogen werden (Abb. 12.**3**). Bei Beinlängendifferenzen von mehr als 5 cm am Oberschenkel und 3 cm am Unterschenkel empfiehlt sich eine Verlängerung des verkürzten Beines. Wichtig für Eltern und Kind ist, dass der Prozess der Verlänge-

rung sehr zeitaufwendig und komplikationsreich und für das Kind oft mit psychologischen „Tiefs" verbunden ist. Der Beinlängenausgleich sollte stets am Ort der Differenz durchgeführt werden (Ober- oder Unterschenkel).

Eine Reihe von kontinuierlichen Verlängerungsverfahren sind heute möglich. Am häufigsten werden die sogenannten Kallusdistraktionsverfahren mittels Fixateur externe durchgeführt. Die gebräuchlichsten Fixateursysteme sind der Ringfixateur (Typ Ilisarow; Abb. 12.**4**) und monolaterale Fixateure mit Angulationsmöglichkeiten (z. B. Heidelberger-Fixateur, Triax; Abb. 12.**5**). Die Fixateursysteme erlauben nicht nur eine Verlängerung, sondern ermöglichen auch Rotations- und Achsenkorrekturen. Nach Durchführung der Osteotomie und Anlage eines Fixateursystems erfolgt anschließend die Verlängerung täglich in der Regel um 1 mm, zusätzlich sukzessive aber auch akut die Korrektur einer Fehlstellung. Nach Erreichen der gewünschten Verlängerung wird der Fixateur externe so lange belassen, bis sich die Verlängerungsstrecke knöchern durchbaut und belastungsfähig ist. Als Faustregel für die Tragdauer des Fixateurs gilt pro 1 cm Verlängerung 30–40 Tage.

Längendifferenzen über 10 cm erfordern häufig ein zwei- bis dreizeitiges Vorgehen. Die Häufigkeit der Komplikationen steigt bei einzeitigen Verlängerungen über 5 cm stark an.

Der Vorteil der Verlängerung liegt darin, dass sie überwiegend am kranken Bein erfolgt, eine

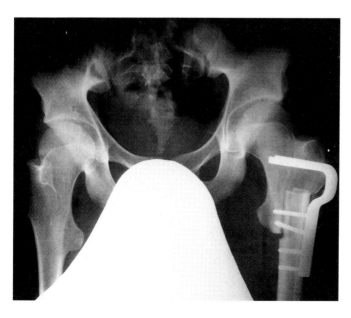

Abb. 12.**3**   16-jähriger Jugendlicher mit einer traumatisch bedingten Beinverkürzung rechts. Links nach stufenförmiger Femurverkürzung mit Angleichung der Länge an das gegenseitig verkürzte Bein.

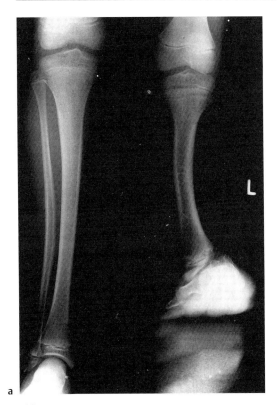

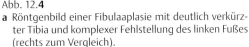

a

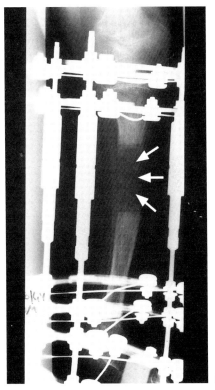

b

Abb. 12.4

a Röntgenbild einer Fibulaaplasie mit deutlich verkürzter Tibia und komplexer Fehlstellung des linken Fußes
(rechts zum Vergleich).

b Röntgenbild mit Ringfixateur nach Verlängerung der
Tibia – beginnende knöcherne Durchbauung der Verlängerungsstrecke (↑).

mögliche Achsenkorrektur ermöglicht und die
Körperproportionen normalisiert. Nachteile dieses Vorgehens sind die lange Behandlungsdauer
und die relativ häufigen Komplikationen. Wegen
des zeitlichen Aufwandes und der unbedingten
Mitarbeit bei der Physiotherapie ist die erste Verlängerung in der Regel nicht vor dem 8. Lebensjahr sinnvoll.

Bei allen kontinuierlichen Distraktionsverfah-
ren ist auf zuvor bestehende Deformierungen im
Hüft-, Knie- und Sprunggelenksbereich zu achten, da sich in diesem Bereich liegende pathologische Befunde (z. B. Hüftdysplasie-Luxationsge-
fahr) durch die Verlängerung verschlechtern können.

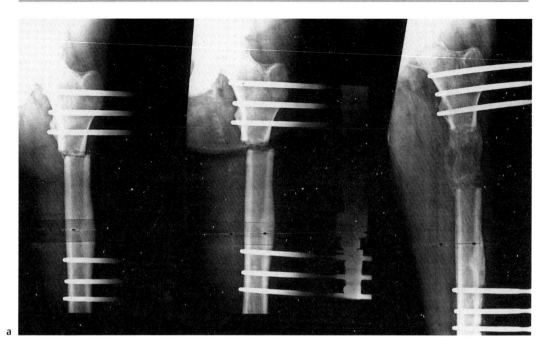

a

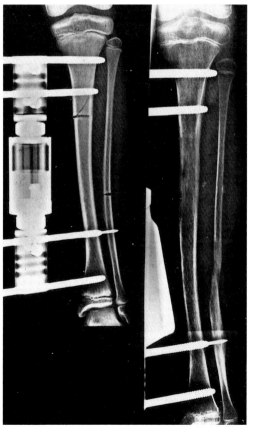

b

Abb. 12.**5**
a Röntgenbilder einer Oberschenkelverlängerung
von 6,5 cm im Verlauf mit Fixateur externe
(Heidelberg Smith & Nephew).
b Unterschenkelverlängerung von 7 cm.

13   Fuß

Der Fuß des Neugeborenen und des Kleinkindes hat seine eigene Form und Gestalt. Die Grenze zwischen dem gesunden und kranken Kinderfuß ist oft schwierig zu ziehen. In der Regel besteht eine deutliche Anspreizung der Großzehe. Der Vorfuß ist gegenüber dem Rückfuß leicht abduziert, es findet sich eine leichte Hackenfußstellung mit Supination des Vorfußes. Diese leichten „Fußfehlstellungen" sind physiologisch zu sehen und verschwinden schnell. Die Verknöcherung des Fußes ist unvollständig und er ist wesentlich beweglicher als ein Erwachsenenfuß.

Der Fuß erscheint in den ersten 12 – 18 Monaten platt, bedingt durch ein Fettgewebe, das die Längsgewölbe ausfüllt und zum Schutz einer Überlastung des Fußes beim Laufenlernen dient.

Das Fußwachstum ist in den ersten 2 Jahren besonders stark. Es ist daher wichtig, frühzeitig Behandlungen eventueller Fußdeformitäten einzuleiten.

Beginnt das Kind sich aufzurichten, so wird der Fuß Belastungen ausgesetzt. Die Aufrichtphasen des Kindes sollten nicht forciert werden. Das Kind hat einen inneren Zeitplan, der nicht gestört werden sollte.

Einen den Fuß stützenden Schuh braucht das Kind, das laufen lernt, nicht. Die Fußbekleidung sollte weich und weit sein, damit der Fuß in seiner Ausbreitung nicht eingeengt wird. Ab dem 12. – 18. Monat kommt es zunehmend auch zu klinisch sichtbaren Ausbildungen des Fußbettes sowie zu einer Rückbildung des Fettpolsters.

Bei Belastung weicht der Fuß zunehmend in Knickfußstellung ab, bedingt durch eine beim Säugling und Kleinkind anatomisch bestehende Valgusstellung der Knöchelgabel, welche sich erst mit 8 – 10 Jahren horizontal einstellt. Diese Stellung verstärkt sich, wenn ab dem 2. – 3. Lebensjahr die physiologische X-Bein-Stellung hinzukommt.

Aus den oben beschriebenen anatomisch-statisch funktionellen Gründen entwickelt sich ein scheinbarer Knick-Senkfuß. In dieser Stellung steht das Kind sicher und stabil. Eine Korrektur dieser Veränderung würde das Kind stand- und gehunsicher machen, besonders in den ersten Lebensjahren.

Im Alter von 7 – 8 Jahren korrigiert sich die X-Stellung und damit auch die verstärkende Knickfußposition. Der Fuß ist im Wesentlichen voll entwickelt und in seiner Funktion dem erwachsenen Fuß fast gleichzusetzen.

Kinderfuß und Schuhversorgung

Reifung des Muskel- und Skelettsystems heißt funktionelle Anpassung an den aufrechten Stand und Gang. Mit der Vertikalisierung des Kindes ändern sich die Anforderungen an Wirbelsäule, Becken und die Extremitäten. Werden die Füße im Rahmen des Vierfüßlerganges während des 1. Lebensjahres nur relativ wenig beansprucht, so kommt im Rahmen der Anpassung des Kindes an den aufrechten Gang erhebliche Belastung auf die Füße zu. Die damit einhergehende statische und dynamische Belastung des Fußes führt zu einer funktionellen Anpassung und Reifung von Muskeln, Bändern, Knorpel und Knochen. Spätestens mit den ersten Gehversuchen werden von der überwiegenden Zahl der Eltern bereits die „Erstlingsschuhe" gekauft. An Schuhe im Kindesalter müssen besondere Anforderungen gestellt werden, da gerade am kindlichen Fuß der Bivalenz des Faktors Wachstum eine besondere Bedeutung zukommt. Einerseits ist das Wachstum dem Orthopäden ein Verbündeter und bietet ihm gute Möglichkeiten für die Korrektur von Fußfehlstellungen und -deformitäten im Sinne der Wuchslenkung; auf der anderen Seite erfordert der Faktor Wachstum einen genügenden Spielraum zur gesunden Fußentfaltung. Besonders der weiche und verformbare Kleinkinderfuß, der seit der 2. Hälfte des 20. Jahrhunderts immer früher in feste und unflexible Schuhe gesteckt wird, ist der Gefahr einer „pathologischen Redression" und zu starker Einschränkung der Bewegungsfreiheit ausgesetzt. Dass unsachgemäße Fußbekleidung auf Dauer zu Fußdeformitäten führt, wurde im

Jahre 1871 schon von Camper in Großbritannien publiziert. Das zunehmende Tragen von Lederschuhen im Vergleich zum Barfußlaufen hat zu einem erheblichen Anstieg von Vorfußdeformitäten geführt. Etwa 98% aller Neugeborenen zeigen keine fixierten Fußfehlstellungen. Untersuchungen an pubertierenden Kindern zeigten jedoch, dass fast $^2/_3$ aller Jugendlichen Fußfehlhaltungen und -fehlformen aufwiesen. In den modernen Industrienationen ist heute das Barfußlaufen auf Naturböden wie Sand, Waldwegen und Rasen nur eingeschränkt möglich. Die Zeiten, in denen der Schulweg über einen Waldweg führte, gehört nahezu für alle Kinder der Vergangenheit an. Damit ist die Versorgung mit Schuhen, die den Fuß auf hartem Asphalt und Betonwegen unter anderem vor Verletzungen und Unterkühlung schützen, unumgänglich geworden. Das Barfußlaufen auf Naturböden ist jedoch die beste Voraussetzung für eine gesunde Entwicklung des Kinderfußes. Zur Vorbeugung von Fußschäden in unserer zivilisierten Welt könnte mit Kindern bereits frühzeitig im Rahmen des Kindergarten-/Schulsportunterrichtes oder durch die Eltern spielerische Fußgymnastik gemacht werden (z.B. Murmeln mit den Zehen greifen, Zeitungen mit den Füßen zerreißen, über ein auf den Boden gelegtes Seil balancieren u. ä.).

Der Kleinkinderfuß wächst 15–20 mm pro Jahr, d.h. 2–3 Schuhgrößen (Maier 1979). Auch neuere Untersuchungen aus den Jahren 1995/96 an 3111 Kindern (Jürgens u. Küchmeister) bestätigen diese Zahlen, wobei im Rahmen der säkularen Akzeleration heutzutage eine Zunahme der Fußlänge gegenüber den 70er-Jahren beobachtet wurde. Besonders im Kleinkindalter kommt daher aufgrund des schnellen Fußwachstums bei noch weichem und verformbarem Knorpel und Knochen der richtigen Kinderschuhversorgung eine enorme Bedeutung zu. Der Kinderschuh muss nicht nur eine stoßabdämpfende Fähigkeit auf harten Böden haben, er muss ebenso einen notwendigen Kontakt mit dem Untergrund der Umgebung erlauben. Dem Fuß muss dabei so viel Freiheit wie möglich bei so viel Stabilisierung und Stützung durch den Schuh wie nötig gegeben werden. Basis der Entwicklung von Kinderschuhen sind insbesondere Untersuchungen an Kinderfüßen in den Sechzigerjahren. Basierend auf diesen Ergebnissen, wurde von der deutschen Schuhindustrie 1974 das WMS-System eingeführt. WMS bedeutet Weiten-Maß-System und bezeichnet sogleich die 3 Weiten für schmale, flache, weiche Füße (S), mittelstarke (M) und starke

Füße (W). Grundlage der Normierung dieses Systems sind die Ergebnisse wissenschaftlicher Untersuchungen an Kinderfüßen, die zu einer ständigen Aktualisierung und Optimierung der Empfehlungen zur Kinderschuhproduktion geführt haben. Die Basis des Normsystems für die WMS-Schuhe sind aktuelle Fußmaße entsprechend der Normbevölkerungsverteilung im Kindesalter. An deren Weiterentwicklung sind unter anderem der Arbeitskreis „Leisten und Schuhe" der DGOT, „DAS Schuhinstitut" (DSI) und die Deutsche Schuhwirtschaft beteiligt. Aus diesen wissenschaftlichen Untersuchungen (u. a. in der o. g. Studie 1995/96 an 3111 Kindern) lassen sich zahlreiche Mindestanforderungen an den Kinderschuh zusammenstellen. Grundlage der Anpassung eines Kinderschuhes ist die exakte Messung der Füße in Länge und Breite. Die Füße werden im Stand unter voller Belastung in Länge und Breite vermessen. Der passende Schuh ist länger als der Fuß, der ihn trägt. Bei der Herstellung der Leisten wird eine sogenannte Zugabe berücksichtigt, da bei jedem Schritt, jeder Abrollbewegung der Fuß nach vorn geschoben wird (Abb. 13.1). Diese Zugabe beträgt zwischen 9 mm bei den Kleinsten und bis zu 15 mm bei den Schuhen der Größe 31 Stich, wobei ein Stich $6^2/_3$ mm beträgt. Die Zugabe beinhaltet auch einen Zuwachsraum, damit der Schuh nicht zu schnell zu kurz wird. Den regelrechten Sitz eines Schuhes bestimmt die Schuhweite und nicht die Schuhlänge. Ist ein Schuh zu weit, rutscht der Fuß in die Schuhspitze hinein, und es kann so langfristig zu Deformierungen der Zehen kommen. Ein weiterer wichtiger Faktor ist die Proportion der Brandsohle sowie der Leistengrundform. Zahlreiche, oft fernöstliche, sog. Billigproduktionen, sind nicht nach dem WMS-Sys-

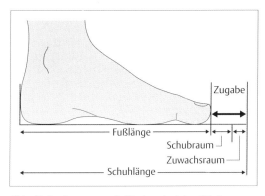

Abb. 13.**1**   Der passende Kinderschuh benötigt eine „Zugabe".

tem gefertigt und zeigen häufig einen nicht proportionierten, unpassenden Brandsohlenaufbau, der keine gesunde fußgerechte Schuhversorgung ermöglicht. Große Anforderungen werden auch an die Schnürung bzw. den Klettverschluss gestellt, da der Fuß zwar fixiert, jedoch nicht einer zu hohen Druckbelastung ausgesetzt werden darf. Die Schuhsohle soll dem Kind eine gute Abrollbewegung des Fußes ermöglichen. Eine Flexibilität sollte in Längs- und Querrichtung vorhanden sein. Zu hohe Absätze führen zu einer Überlastung des sich entwickelnden Fußlängengewölbes und können zu einer Stauchung der Zehen und Metatarsophalangealgelenke und somit zu Spätschäden führen. Das Obermaterial der Schuhe sollte aus einem mit ungiftigen Gerbmaterialien gefertigten Leder bestehen. Gleiche Anforderungen an ungiftige Gerbmaterialien müssen auch an eine Lederfütterung und eine Lederbrandsohle gestellt werden. Leider steht selbst beim Kauf von Kleinkinderschuhen der modische Aspekt von Farbe und Form oft schon im Vordergrund. Auch finanzielle Aspekte führen häufig dazu, dass oft billige, qualitativ schlechte und teilweise fußschädliche Schuhe mit einem hohen Anteil an Kunststoffmaterialien gekauft werden.

Ergebnisse einer großen Untersuchung zum Zustand der Fußgesundheit und Schuhversorgung im Kindergartenalter durch die Orthopädische Klinik der Städtischen Kliniken Dortmund waren, dass 45 % aller Kinder unpassende Schuhe trugen. Von 508 untersuchten Kindern trugen 43 Kinder zu große Schuhe und 187 Kinder zu kleine Schuhe. 6 Kinder trugen sogar zum Untersuchungszeitpunkt 3 Nummern zu kleine Schuhe. Kinder mit zu kleinen Schuhen zeigten überproportional häufig Rötungen und Druckstellen sowie sich abzeichnende Fehlstellungen an den kleinen Zehen. Auch eine Tendenz zur Hallux-valgus-Fehlstellung bei Kindern mit zu kleinen Schuhen konnte festgestellt werden. Besonders erschreckend war, dass die Kinder, die zu kleine Schuhe trugen, sich nicht über Schmerzen beklagten und selbst 3 Nummern zu kleine Schuhe klaglos tolerierten.

Klumpfuß (Pes equinovarus)

Definition

- Angeborene, komplexe Deformität des Fußes mit Adduktion und Supination des Vorfußes
- Varusstellung der Ferse
- Spitzfußstellung bei meist verkürzter Achillessehne
- Hohlfuß bei Vertiefung des Längsgewölbes

Einteilung

- Kongenitaler Klumpfuß
- neurogener Klumpfuß

Ätiologie des kongenitalen Klumpfußes

Der kongenitale Klumpfuß stellt neben der angeborenen Hüftdysplasie die häufigste angeborene Skelettdeformität dar. Von der Erkrankung sind Mädchen und Jungen im Verhältnis 1 : 2 betroffen. In etwa der Hälfte der Fälle betrifft die Deformität beide Füße. Die Inzidenz beträgt 1 – 2 Erkrankungsfälle auf 1000 lebende Neugeborene.

In etwa 15 % der Fälle kommen andere kongenitale Anomalien im Zusammenhang mit dem Klumpfuß vor, wobei hier besonders die kongenitale Hüftdysplasie von Bedeutung ist. Daher sollte bei Patienten mit einem Klumpfuß stets frühzeitig eine Ultraschalluntersuchung der Hüften durchgeführt werden.

Sowohl genetische als auch Umwelteinflüsse während der Schwangerschaft spielen in der Ätiologie der Klumpfußerkrankung eine Rolle. Während der Schwangerschaft steht der Fuß des Embryos bis zur 11. Schwangerschaftswoche in einer physiologischen Klumpfußstellung. Erst nach der 11. Schwangerschaftswoche bildet sich allmählich die normale Fußstellung heraus. Auch Gefäßanomalien mit sekundären Wachstumsstörungen werden als Ursachen für die Deformität diskutiert.

Die genetische Komponente in der Ätiologie des Klumpfußes zeichnet sich durch eine Polygenität aus (mehrere Gene, nicht ein Einzelgen ist für die Übertragung der Fehlbildung verantwortlich).

Der **funktionelle Klumpfuß** (Klumpfußhaltung) zeichnet sich durch das Nichtvorliegen struktureller Veränderungen aus. Ätiologisch ist die anormale Lage im Uterus vermutlich von untergeordneter Bedeutung. Im Rahmen der bereits oben erwähnten Polygenität beruht die Klumpfußhaltung am ehesten darauf, dass nicht alle in Frage kommenden Gene Veränderungen aufweisen. Ein unbehandelter funktioneller Klumpfuß kann jedoch in einen strukturellen Klumpfuß einmünden.

Ätiologie des neurogenen Klumpfußes

Besonders neurologische und myopathische Erkrankungen mit Muskelhypoplasien oder Störungen des Muskelgleichgewichtes können Ursache für die Klumpfußentwicklung sein (Spina bifida, Meningomyelozele, Arthrogrypois multiplex congenita, Poliomyelitis, infantile Zerebralparese). Klumpfußdeformitäten bei derartigen Erkrankungen weisen in der Regel besonders ausgeprägte Fehlstellungskomponenten auf und zeichnen sich durch eine erhöhte Therapieresistenzrate aus.

Klinik und Diagnostik

Nach der Geburt des Kindes lässt sich die Diagnose meist schon durch Inspektion der Füße stellen. Der Fuß weist die typischen Klumpfußkomponenten auf (Rückfuß steht in Spitzfuß- und Varusstellung, Vorfuß in Adduktion und Supination), (Abb. 13.**2**). Die verkürzte Achillessehne kann meist als derber Strang getastet werden. Die Wadenmuskulatur ist beim Neugeborenen mit Klumpfuß unterentwickelt, der Muskelbauch ist nach proximal verschoben, die Ferse steht hoch.

Röntgen: Während im Normalskelett die Achsen von Kalkaneus und Talus im dorsoplantaren Strahlengang eine nach distal und im seitlichen Strahlengang eine nach dorsal offenen Winkel von 30–40° zeigen, verlaufen die Längsachsen beim Klumpfuß in beiden Strahlengängen nahezu parallel (Abb. 13.**3** und 13.**4**).

Das Os naviculare ist unterschiedlich stark nach medial und plantar verschoben: Kuboid, Kalkaneus und Talus sind supiniert. Zwischen Talus, Kalkaneus und Os naviculare besteht eine Subluxationsstellung.

Bei der Geburt sind die Knochenkerne von Talus, Kalkaneus und Kuboid sowie der Metatarsalia radiologisch sichtbar. Das Os naviculare beginnt hingegen erst etwa im 3. Lebensjahr zu ossifizieren. Hierdurch ist die Beurteilung des Ausmaßes der Subluxation im Talonavikulargelenk erschwert.

Die Röntgenuntersuchung sollte beim passiv aufgesetzten Fuß und so weit wie möglich in korrigierter Fußstellung vorgenommen werden.

Differenzialdiagnostische Abgrenzung zur Klumpfußhaltung: Der funktionelle Klumpfuß (Klumpfußhaltung) kann leicht passiv in eine normale Fußstellung gebracht werden. Der Säugling selbst hebt den Fußaußenrand bei Bestreichen an. Es besteht an sich keine oder nur eine sehr geringgradig ausgeprägte Spitzfußkomponente. Die Wadenatrophie ist kaum vorhanden.

Differenzialdiagnostisch muss der funktionelle Klumpfuß vom **kongenitalen Pes adductus** abgegrenzt werden.

Diese Fußdeformität findet sich eher selten und zeichnet sich durch eine im Vergleich zum strukturellen Klumpfuß fehlende Veränderung im Rückfußbereich aus.

Therapie

Die Therapie des Klumpfußes erfolgt nach folgendem Stufenschema (Tab. 13.**1**):
– Redressionsbehandlung
– operative Reposition
– Retentionsbehandlung
– Korrekturmaßnahmen bei Rezidiven oder verbleibenden Restdeformitäten

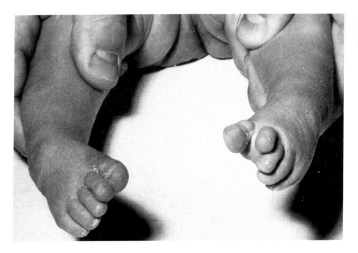

Abb. 13.**2** Klumpfüße beim Neugeborenen (starke Adduktion und Supination der Füße).

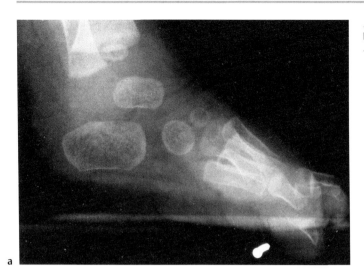

a

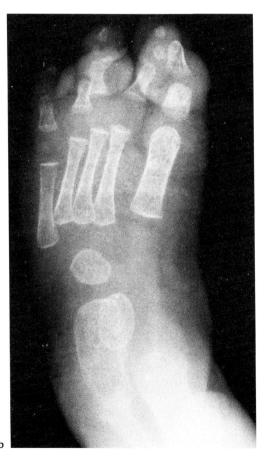

b

Abb. 13.**3** Röntgenbilder eines Klumpfußes in seitlicher (**a**) und a.-p. Projektion (**b**).

Tabelle 13.**1** Therapieschema des Klumpfußes

Postpartal bis ca. 3. – (6.) Lebensmonat	Redression mit subtalarer Derotation (ohne stärkere Korrektur des Spitzfußes) im Oberschenkelgipsverband (Gipswechsel zuerst alle 3 Tage, dann wöchentlich; ab 2. Lebensmonat 2-wöchentlich)
3. – 6. Lebensmonat	Weitere Redressionsgipse in Abhängigkeit vom Verlauf und Röntgenbefund; ggf. bei hochstehendem Kalkaneus Achillessehnenverlängerung, hintere Kapsulotomie, mediale/laterale Entflechtung
6. – 12. Lebensmonat	Operative Eingriffe, Achillessehnenverlängerung, dorsale Kapsulotomie, mediale/laterale Entflechtung
Rezidive, „alte" Klumpfüße	Artholysen (s. o.), ggf. präoperativ) Korrektur mit Ilisarow-Apparat; ergänzend Osteotomie zur Korrektur der Adduktion und Supination, zuklappend Os cuboideum, aufklappend Os cuneiforme mediale, Sehnenversetzungen (M. tibialis anterior auf den lateralen Fußrand)

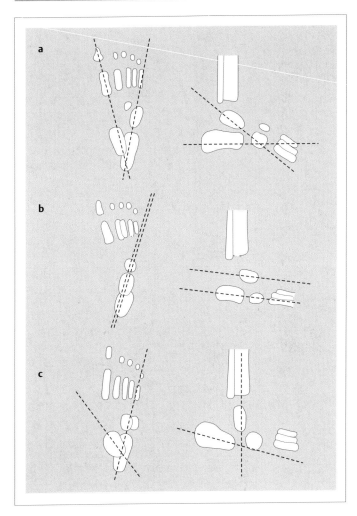

Abb. 13.**4** Zeichnerische Darstellung der Röntgenkriterien beim Normalfuß, Klumpfuß und Plattfuß des jungen Säuglings in a.-p. und seitlicher Projektion.

a *Normalfuß:* Deutlich offener Winkel zwischen Längsachsen von Talus und Kalkaneus (30° – 50°).

b *Klumpfuß:* Der Winkel zwischen Talus und Kalkaneus ist weitgehend oder vollständig aufgehoben. Das untere Sprunggelenk steht in Supinationsstellung, und es zeigt sich ein Fersenhochstand.

c *Plattfuß:* Der Winkel zwischen Talus und Kalkaneus ist stark vergrößert, und der Taluskopf zeigt zum Boden bzw. steht in Längsrichtung der Tibia. Pronationsstellung im unteren Sprunggelenk und Hochstand der Ferse.

Nichtoperative Redression und Retention: Die Behandlung muss so früh wie möglich postnatal mit redressierenden Gipsverbänden beginnen (Abb. 13.**5**). Das Fußskelett ist in diesem Lebensalter noch weitgehend knorpelig und die Bänder sind dehnbar, so dass eine gute Formbarkeit des gesamten Fußskelettes gegeben ist.

Bei der Redressionsbehandlung wird die Vorfußdeformität manuell korrigiert. Eine Hand des Behandlers umfasst die Ferse, die andere Hand redressiert den Vorfuß schonend durch massierende Bewegungen aus der Adduktion in die Neutralstellung bei gleichzeitiger Pronation.

Eine zu starke Redression des Vorfußes zur Korrektur der Spitzfußstellung darf auf keinen Fall erfolgen. Die forcierte manuelle Redression der Spitzfußkomponente mit Aufdehnung der

verkürzten Achillessehne führt zu einem übermäßigen Druck im oberen Sprunggelenk mit Abplattung des Talus und späterer Gelenkinkongruenz. Da die Achillessehne „stärker" ist als die Gelenkbänder und der Knorpel des Talus sowie des Mittelfußes, kommt es zur Ausbildung eines so genannten „Tintenlöscherfußes" mit hochstehender Ferse, tiefem Mittelfuß und nach dorsal extendiertem Vorfuß.

Die erreichte Stellung wird jeweils mit Gipsverbänden (Oberschenkelgips bei rechtwinklig gebeugtem Kniegelenk) gesichert. In den ersten 3 Lebenswochen kann die manuelle Redression durch redressierende Bandagen oder Gipsverbände gesichert werden. Gipswechsel bzw. Bandagenwechsel sollten in der 1. Wochen im Abstand von 2 – 4 Tagen, später wöchentlich vorgenom-

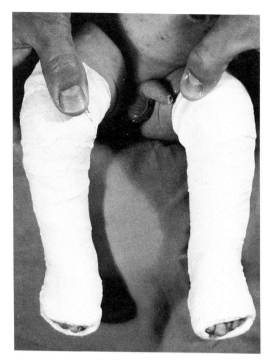

Abb. 13.**5** Klumpfußgips, beidseitig. Zur besseren Redression der Fehlstellung empfiehlt sich ein Oberschenkelgips mit einer Kniebeugung von über 60°.

men werden. Wichtig ist in jedem Fall die kontinuierliche Kontrolle von Zehendurchblutung und Zehenmobilität am eingegipsten Bein. Ziel ist es, die Subluxationsstellung zwischen Talus, Kalkaneus und Os naviculare zu entflechten. Ist durch die redressierenden Gipsverbände eine gute Fußstellung erreicht, so muss das Ergebnis weiter durch Gipsschalen oder Fußnachtschienen sowie durch eine intensive krankengymnastische Behandlung gehalten werden.

Mit Beginn des Stehens und Gehens werden die Kinder mit einer Dreipunkteinlage versorgt, die Schiene wird nur noch nachts angelegt. Die Behandlung ist erst abgeschlossen, wenn eine regelrechte Form des Fußes besteht und das Wachstum beendet ist. Der Fuß ist korrigiert, wenn er voll beweglich ist, keine Einschränkung der Dorsalflexion zeigt, die Ferse in leichter Valgusstellung steht und der Vorfuß über die Mittellinie hinaus abduziert werden kann.

Zur Sicherung der manuellen Redression weist der herkömmliche Gips einen eindeutigen Vorteil gegenüber modernen Kunststoffgipsen auf. Der Weißgips lässt sich deutlich besser modellieren.

Operative Korrektur: Etwa im Alter von 4 Monaten sollte eine erneute Gesamtbeurteilung der Fußdeformität erfolgen. Falls es bis zu dieser Zeit durch die konservativen Redressionsmaßnahmen nicht gelungen ist, vollständig normale Verhältnisse am betroffenen Fuß herzustellen (dies gelingt meist nur beim funktionellen Klumpfuß), so ist die Indikation zur operativen Korrektur gegeben. Ziel der Operation ist die möglichst vollständige Reposition aller Fehlkomponenten. Die Spitzfußstellung wird durch eine Achillessehnenverlängerung, Durchtrennung der hinteren Kapsel der Sprunggelenke sowie der hinteren Anteile der Außenknöchelbänder korrigiert. Die Adduktionsstellung kann durch eine so genannte mediale Entflechtung (Weichteilablösung) mit Verlängerung des M. tibialis posterior vorgenommen werden. Diese Eingriffe sollten früh erfolgen, nach Möglichkeit bis zum 6. Monat stattfinden, auf jeden Fall vor Ablauf des 1. Lebensjahres. Ausgeprägte Fehlstellungen und Klumpfußrezidive verlangen, wie die Verlagerung der Tibialis-anterior-Sehne nach lateral zur Vorfußkorrektur, eine Kuboidkeilosteotomie zur Korrektur der Vorfußadduktion und selten eine Tibiaderotationsosteotomie zur Besserung der Innenrotationsstellung des Fußes. Eine starke Varusstellung der Ferse lässt sich durch eine Kalkaneusosteotomie nach Dwyer beseitigen.

Nachbehandlung: Postoperativ erfolgt in der Regel eine Gipsruhigstellung über 6 Wochen. Es schließt sich eine 6-monatige Schienenbehandlung an. Zum Stehen und Gehen reicht „normales" Schuhwerk mit genügend flexiblen Sohlen aus. Starre Antivarusschuhe oder orthopädische Stiefel sind nicht notwendig. Gegen das Barfußgehen bestehen keine Einwände.

Bei schweren Klumpfüßen und Rezidivfehlstellungen verbleiben postoperativ meist Einschränkungen der Beweglichkeit.

Regelmäßige gymnastische Übungen sind bei diesen Füßen notwendig. Röntgenologisch zeigen diese Füße späterhin eine Abflachung der Talusköpfe und eine stärkere Dorsalstellung der Fibula.

Die neurologisch sich entwickelnden Klumpfüße werden wie die idiopathischen behandelt. Sie sind in der Regel schwerer zu therapieren, da sie meist kontrakter sind und eher Rezidive zeigen. Ein operatives Vorgehen ist daher oft frühzeitiger erforderlich.

Rezidivbehandlung sowie Behandlung von „späten" Fehlstellungen: Bei später auftretenden Rezidiven im Adoleszenten- bzw. Erwachsenenalter sind Fußarthrodesen mit Fußwurzelkeilosteotomien notwendig.

Wiederholte Weichteilkorrekturen zeichnen sich durch immer wieder neue Narbenbildungen aus und können daher erneut zu Rezidiven führen. Von einem derartigen Vorgehen ist daher abzuraten. Ebenso haben sich wiederholte Verlängerungen der Achillessehne nicht bewährt. Der Einsatz eines Ringfixateurs zur Weichteilverlängerung und zur Korrektur der Restdeformitäten ist hier zu erwägen.

Osteotomien zur Korrektur von Klumpfußrezidiven und späten Fehlstellungen sind:
– Unterschenkelderotationsosteotomie
– Kalkaneusosteotomie
– Talusosteotomie
– zuklappende Kuboid- und aufklappende kuneiforme Osteotomie

Bei Spätbehandlungen oder Rezidiven verbleiben häufig Restdeformitäten wie eine Varusstellung der Ferse und leichte Spitzfußstellung. Sie erfordern Schuhzurichtungen wie Fersenerhöhung, Abrollhilfen und Stützeinlagen. Bei einseitigem Befall bleibt der betroffene Fuß meist kleiner als der gesunde.

Sichelfuß (Pes adductus – Metatarsus adductus)

Definition

Beim Sichelfuß besteht eine Adduktion des Vorfußes gegenüber dem Rückfuß.

Bei der meist doppelseitig vorkommenden Fußdeformität steht der Vorfuß in Varus- bzw. Adduktionsstellung und leichter Supination. Der Rückfuß zeigt eine Mittel- oder Valgusposition (Knickfuß). Die C-förmige Ausbiegung des Fußes beginnt im Fußwurzel-Mittelfuß-Gelenk (Lisfranc-Gelenk). Der angeborene Sichelfuß ist selten, fast immer entwickelt er sich nach der Geburt.

Ätiologie

Eine familiäre Häufung ist zu beobachten. Entwicklungsverzögerungen und lagerungsbedingte Ursachen intrauterin werden ebenfalls ätiologisch in Erwägung gezogen.

Eine vornehmliche Bauchlagerung des Säuglings fördert durch Ausweichen der Zehen bzw. des Fußes in Supinationsstellung die Entwicklung eines Sichelfußes. Da bei kleinen Kindern das Muskelgleichgewicht fehlt, kann durch ein muskuläres Übergewicht des M. abductor hallucis, M. tibialis posterior sowie M. tibialis anterior gegenüber der Peronealmuskulatur eine Sichelfußstellung ausgelöst werden.

Klinik und Diagnostik

Inspektorisch fällt eine Adduktion des Vorfußes gegenüber dem Rückfuß des Kindes auf. Falls die Kinder mit einem nicht korrigierten Sichelfuß laufen, ist ein Fußinnengang festzustellen. Bei schwereren Formen laufen die Kinder ungeschickt und fallen häufiger über ihre eigenen Füße. Die Schuhe werden außen verstärkt abgetragen.

Differenzialdiagnostisch muss an Torsionsveränderungen im Bereich von Hüfte, Knie und Unterschenkel gedacht werden, denn auch diese können ein innenbetontes Gangbild hervorrufen.

Röntgen: Das a.-p. Bild zeigt die Vorfußadduktion, die im Ausprägungsgrad vom 1. bis zum 5. Fußstrahl abnimmt. Der Scheitelpunkt der Konvexität des lateralen Fußrandes ist die Basis des Metatarsale V und die des Kuboides. Es besteht eine Lateralisation des Os naviculare, während der Talus nach medial wie beim Knickfuß abweicht. Damit kommt es zur serpentinenartigen Schlängelung oder Bajonettstellung des Fußes, die für die schweren Fälle des Sichelfußes typisch ist.

Therapie

Bei den meisten Kindern ist die Vorfußdeformität gering ausgeprägt und passiv gut korrigierbar. Eine Behandlung ist bis auf leichte Manipulationen, welche die Mutter nach Anleitung selbst ausführen kann, nicht notwendig.

Bei vornehmlicher Bauchlagerung des Säuglings kann durch einen über die Knöchelgabel gelegten Schaumstoffring eine Fußabweichung in Supinationsstellung vermieden werden.

Angeborene Sichelfüße, die manuell nicht korrigierbar sind, erfordern eine frühzeitige konsequente Behandlung mit redressierenden Gipsverbänden. Führt die konservative Therapie nicht zum Erfolg, sind operative Maßnahmen notwendig. Kapsulotomie am medialen Fußrand und im Bereich der Cuneiformia oder die Osteotomie der Metatarsalia, die erst nach dem 4. Lebensjahr erfolgen sollte, ermöglichen dann eine effiziente Korrektur. Auch die Verlängerung oder Ablösung des M. abductor hallucis, die Versetzung des M. tibialis anterior und/oder des M. tibialis posterior müssen eventuell in Erwägung gezogen werden, um bei besonders schweren Sichelfüßen (Serpentinenfüßen) die Stellung des Os naviculare und des Talus zu verbessern.

Plattfuß

Angeborener Plattfuß (Talus verticalis)

Definition

Angeborene Fehlbildung des Fußes mit senkrecht stehendem Talus und Luxation im Bereich des Talonavikulargelenkes nach dorsal und lateral (Abb. 13.6). Der angeborene Plattfuß mit Talus verticalis ist eine seltene, meist einseitige Fehlbildung.

Ätiologie

Beim Talus verticalis handelt es sich um eine sehr heterogene Erkrankung. Er kommt allein (in etwa 50 % der Fälle) oder im Zusammenhang mit neurologischen Störungen oder anderen Systemerkrankungen vor (Myelomeningozele). Eine Störung während der Schwangerschaft und hereditä-

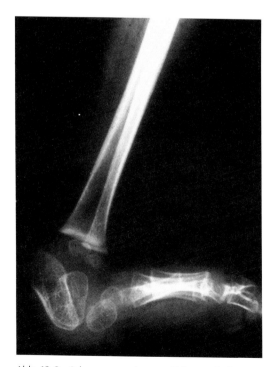

Abb. 13.**6** Schwerer angeborener Talus verticalis.

re Komponenten werden ätiologisch als Ursachen für die Entwicklung eines angeborenen Plattfußes beobachtet.

Ein gewisser Vererbungsgang sowie embryonale Hemmungsmissbildungen mit Muskelgleichgewichtsstörungen werden für die Entstehung der Fußfehlform verantwortlich gemacht.

Es findet sich eine Luxation des Os naviculare nach kranial. Der Talus kippt medial des Kalkaneus nach kaudal ab und steht vertikal. Außerdem ist der Kalkaneus nach posterolateral gedreht.

Klinik und Diagnostik

Die Diagnose eines kongenitalen Plattfußes kann meist aufgrund der klinischen Untersuchung bei der Geburt gestellt werden. Die Fußsohle ist konvex. Der Rückfuß steht proniert (Knickfußstellung), der Vorfuß abduziert und nach dorsal extendiert. Die Ferse steht hoch und die Wadenmuskulatur ist verkürzt. Es besteht ein Spitzfuß, der durch die Dorsalextension des Vorfußes markiert sein kann. Beim echten Talus verticalis ist der Fuß kontrakt und kann manuell nicht in eine Normalstellung gebracht werden.

Röntgen: Die endgültige Diagnose des kongenitalen Plattfußes erfolgt durch eine Röntgenuntersuchung. Röntgenologisch steht der Talus steil (Talus verticalis). Auf der seitlichen Aufnahme beträgt der talokalkaneale Winkel weit über 30° und kann 90° erreichen. Der dorsoplantare Talokalkanealwinkel liegt über 30°. Das Fersenbein steht hoch und das Talonavikulargelenk ist subluxiert, wobei der Talushals plantar unter dem Navikulare liegen kann.

Differenzialdiagnostisch muss die Abgrenzung des kongenitalen Plattfußes zum flexiblen Plattfuß erfolgen. Dieser kann ebenfalls schon bei der Geburt vorhanden sein. In der Regel fällt der flexible Plattfuß jedoch erst nach Gehbeginn, durch das Fehlen eines medialen Fußlängsgewölbes, auf. Beim flexiblen Plattfuß zeigt sich das Os naviculare nicht luxiert. Der flexible Plattfuß zeichnet sich durch weitaus weniger ausgeprägte Kontrakturen aus.

Therapie

Konservative Behandlungsmaßnahmen führen meist nicht zum Erfolg. Neben redressierenden Gipsverbänden sind frühzeitig operative Korrekturmaßnahmen erforderlich. Der Eingriff besteht aus verschiedenen Schritten:

– Achillessehnenverlängerung mit hinterer Gelenkkapseldurchtrennung zur Korrektur des Rückfußes.
– Reposition des Os naviculare.
– Gegebenenfalls Sehnentransposition mit Beseitigung des Ungleichgewichtes der Muskeln und Aufrichtung des Fußgewölbes via M.-tibialis-anterior-Versetzung und Verlagerung der Sehne des M. peronaeus brevis. Da die Deformität mit einer hohen Rezidivneigung belastet ist, kommt der Nachbehandlung besondere Bedeutung zu.

Postoperativ ist eine 6-wöchige Gipsruhigstellung notwendig. Wegen der erheblichen Rezidivneigung sind anschließend über mindestens 1 Jahr Nachtliegeschalen, eventuell Orthesen, orthopädisches Schuhwerk und Fußgymnastik erforderlich.

Bei Rezidiven, unbehandelten älteren Kindern und Jugendlichen sind bereits arthrogene Kontraktionen durch morphologische Skelettveränderungen eingetreten. In dieser Phase klagen die Kinder und Jugendlichen über oft deutlichere Fußbeschwerden. Hier sind operative Kombinationsverfahren mit Sehnentranspositionen, Weichteillösungen und knöchernen Eingriffen zu empfehlen (extraartikuläre talokalkaneare Arthrodese nach Grice, Talushalsosteotomien und eventuell auch späterhin Arthrodesen im Fußwurzelbereich).

Vom kongenitalen Plattfuß müssen differenzialdiagnostisch abgrenzt werden:
– der flexible Plattfuß
– der physiologische Knick-Senkfuß

Flexibler Plattfuß

Definition

Fußanomalie mit fehlendem medialem Längsgewölbe und eingeschränkter Fußbeweglichkeit (verminderte Dorsalextension, verkürzte Achillessehne, Hyperpronation des Vorfußes, verstärkter Valgus des Rückfußes). Im Vergleich zum kongenitalen Plattfuß ist der Fuß jedoch noch flexibel. Das mediale Fußgewölbe lässt sich durch Varisierung der Ferse (beim Zehenspitzenstand) wiederherstellen. Radiologisch zeigt sich jedoch ein erhöhter talokalkanearer Winkel.

Ätiologie

Als wesentlicher Faktor ist eine allgemeine Bandlaxizität anzusehen. Bei Belasten des Fußes kommt es aufgrund des laxen Bandapparates zur Kippung des Talus über den Kalkaneus nach medial und kaudal. Kindliches Übergewicht fördert die Problematik.

Flexible Plattfüße treten häufig bei Erkrankungen mit einer allgemein erhöhten Bandlaxizität auf, wie z. B. dem Ehlers-Danlos-Syndrom, Trisomie 21, Marfan-Syndrom, und bei neuromuskulären Erkrankungen, z. B. der Poliomyelitis. Fußwurzelkoalitionen sind dagegen mit einer kontrakten Knickfußstellung verbunden, und in der Regel ist nur eine Extremität betroffen.

Klinik und Diagnostik

Im Kindesalter finden sich beim flexiblen Plattfuß meist keine Beschwerden. Sie treten erst im jugendlichen Alter, hier insbesondere bei übergewichtigen Jugendlichen auf.

Inspektorisch fällt ein Fehlen des medialen Längsgewölbes auf. Die Betrachtung der Fußsohle auf einem Podoskop oder aber die Diagnostik mittels eines Podometers lässt die weitere Objektivierung der Ausprägung des Plattfußes zu. Bei milderen Formen ist die Fußform normal und die Belastung regelrecht. Es fehlt lediglich die mediale Aussparung. Bei schwereren Formen zeigt sich medial eine stärkere Fußbelastung als lateral oder aber die laterale Fußbelastung fehlt gänzlich.

Hier sei nochmals darauf verwiesen, dass das mediale Längsgewölbe erst im Alter von 3 Jahren (schwindendes Fettpolster) im Fußabdruck sichtbar wird. Seine volle Ausprägung erreicht es erst im Alter von 6 Lebensjahren.

Bei jüngeren Kindern ist die Diagnose eines flexiblen Plattfußes nur zulässig, wenn die mediale Fußbelastung stärker als die laterale ist oder aber im seitlichen Röntgenbild im Stand der talokalkaneare Winkel 60° übersteigt.

Handelt es sich um einen flexiblen Plattfuß, so kommt es bei Einnahme des Zehenstandes zu einer Aufrichtung des Fußlängsgewölbes.

Weitere Hinweise auf einen flexiblen Plattfuß gibt eine allgemeine Bandlaxizität. Diese lässt sich anhand einer Überstreckbarkeit der Langfinger in den Grundgelenken über 90° sowie eine Hyperextendierbarkeit der Ellenbogen und Kniegelenke objektivieren.

Therapie

Die milden Ausprägungsformen des flexiblen Plattfußes führen meist nicht zu funktionellen Störungen oder zu Schmerzen. Eine Behandlungsbedürftigkeit besteht nicht. Bei schwereren Ausprägungen mit deutlicher medialer Fußrandbelastung kann es im zeitlichen Verlauf zu Be-

Tabelle 13.**2** Übersicht über die technischen Versorgungsmöglichkeiten mit Fußeinlagen

	Behandlungsziel	Einlage
Knicksenkfuß	Aufrichtung des in Pronation stehenden Rückfußes und des Längsgewölbes	Einlage mit erhöhtem Innenrand, Außenlappen, Supinationskeil, Torsionsschnitt Schaleneinlage mit Supinationskeil Volkmannsche Flügeleinlage Fersenschale Schrägeinlage
	Cave: kindlicher Knicksenkfuß fast ausschließlich physiologisch	selten Einlageversorgung (ggf. spielerische Fußgymnastik, viel barfuß laufen)
Spreizfuß	Aufrichtung des Quergewölbes, Druckentlastung des Vorfußes	Einlage mit Spreizfußpelotte, evtl. langsohlig mit Vorfußpolster
Klumpfuß	Beseitung der Adduktion und Supination des Vorfußes, der Varusstellung des Rückfußes, der Spitzfußstellung	Dreibackeneinlage, ggf. mit Detorsionsschnitt
Sichelfuß	Aufrichtung des meist im Valgus stehenden Rückfußes und die Korrektur des in Adduktion stehenden Vorfußes	Einlage mit erhöhtem Innenrand, Außenlappen, vorgezogenem Innenrand, Torsionsschnitt, Supinationskeil
Hohlfuß	Beseitigung der Supination des Rückfußes, Pronation und Adduktion des Vorfußes, Aufrichtung des Quergewölbes	Schaleneinlage mit Vorfußentlastung *ohne* Unterstützung des Längsgewölbes
Plattfuß	Aufrichtung des Quer- und Längsgewölbes, Druckentlastung des gesamtes Fußes	Schaleneinlage Ringorthese
Bei myopathischen und neuropathischen Fußfehlstellungen Nancy-Hilton-Einlagen bzw. Orthesen!		

schwerden kommen. In diesen Fällen ist eine konservative oder eher selten operative Therapie zu erwägen. Konservativ kommen Gipsredressionen, Fußgymnastik, Schuhzurichtungen sowie Einlagenversorgungen (Tab. 13.**2**) in Betracht. Kann hierdurch keine Besserung erreicht werden, kommen operative Verfahren zur Anwendung. Die die Fußgewölbe hebende Wirkung des M. tibialis anterior kann durch dessen Versetzung auf das Os naviculare (Niederecker) oder durch die sogenannte navikulare Umschlingung (Scherb) erhöht werden. Durch eine Knochenspanverriegelung des unteren Sprunggelenkes nach Grice wird die pathologische Rückfuß-Valgus-Stellung beseitigt. Kalkaneusosteotomien und die Arthrodese des unteren Sprunggelenkes sowie Chopartgelenkes (Double-Arthrose) sind weitere Möglichkeiten, ausgeprägte Knickfüße zu therapieren.

Physiologischer Knick-Senkfuß

Definition

Vermehrte Valgusstellung der Ferse mit Abflachung des Längsgewölbes aufgrund einer vermehrten Antetorsion der Schenkelhälse und/oder Tibiaaußentorsion beim Kind.

Ätiologie

Durch die verstärkte Antetorsion des Schenkelhalses resultiert ein innenrotiertes Gangbild. Das Kind versucht unbewusst, den Einwärtsgang durch eine vermehrte Außendrehung der Füße zu korrigieren, um z. B. nicht über die eigenen Füße zu stolpern. Hieraus resultiert eine Valgisierung der Ferse mit begleitender Abflachung des Fußlängsgewölbes. Zusätzlich ist ätiologisch die im frühen Kindesalter meist vorhandene stärkere Bandlaxizität und Schwäche der supinatorisch wirkenden Muskeln für die Knickfußstellung verantwortlich. Der physiologische Knickfuß wird häufig noch verstärkt, wenn am Ende des 2. Lebensjahres die physiologische X-Bein-Stellung hinzukommt.

Diagnostik

Bei der Inspektion der Kinderfüße ist auf das mediale Fußgewölbe zu achten. Zu berücksichtigen ist, dass bei Kindern unter 3 Jahren dieses Gewöl-

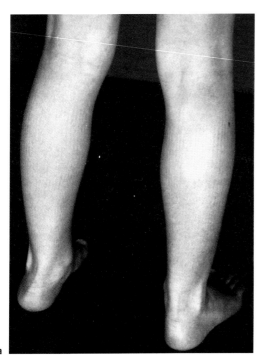

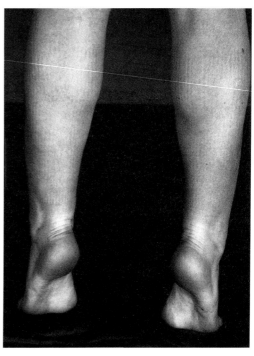

a

b

Abb. 13.7
a Flexibler Knick-Senkfuß.

b Im Zehenspitzenstand kommt es zum Ausgleich der
Rückfuß-Valgusstellung mit Varisierung der Ferse.

be wegen des Fettpolsters fehlt. Bei Einnahme des
Zehenspitzenstandes kommt es zu einer Varisierung der Ferse und zu einer Aufrichtung des Fußlängsgewölbes (Abb. 13.7).

Therapie

In den meisten Fällen richtet sich das Längsgewölbe mit der physiologischen Detorsion des Schenkelhalses spontan mit zunehmendem Lebensalter
auf. Das Kind sollte häufig barfuß gehen

(Tab. 13.3). Der kindliche Knick-Senkfuß ist eine
physiologische Übergangsform, die in der Regel
keine Therapie erfordert.

Hohlfuß (Pes excavatus)

Definition

Fußdeformität mit erhöhtem Fußlängsgewölbe
durch betonte Steilstellung der Metatarsalia, vornehmlich des 1. Metatarsale. Der Kalkaneus steht

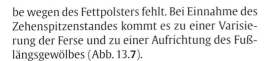

Altersphysiologischer flexibler Knick-Senkfuß	Barfuß gehen, spielerische Fußgymnastik; in der Regel keine Einlagen und spezielles Schuhwerk notwendig (gute Prognose und Spontanverlauf); klinische Kontrollen	Tabelle 13.3 Therapieschema des Knick-Senkfußes
Rigider oder teil-flexibler pathologischer Knick-Senkfuß	Korrigierende Einlagenversorgung, ggf. Zurichtungen am Schuh; Fußgymnastik, Physiotherapie	
Sehr schwere schmerzhafte, therapieresistente Knick-Senkfüße	Physiotherapie; Schuhzurichtungen; ggf. operativ mit Verlagerung der Sehne des M. tibialis anterior zur aktiven Aufrichtung des medialen Fußgewölbes (Naviculareumschlingung); Operation nach Grice-Green, Kalkaneusosteotomie, Arthrodesen	

in Varusstellung, der Vorfuß ist gegen den Rückfuß abduziert und proniert. Die zunehmende Spannung der langen Zehenstrecker und Zehenbeuger über die kurzen führt zur Ausbildung von Krallenzehen.

Ätiologie

Ursächlich für die Entwicklung eines Hohlfußes ist meist ein Muskelungleichgewicht auf der Grundlage einer neuromuskulären Störung. Bei nicht neuromuskulär bedingten Hohlfüßen ist die Pathogenese unklar. Eine familiäre Häufung ist gegeben. Man nimmt eine Schwäche der Intrinsic-Muskulatur mit Überwiegen der langen Flexoren an. Der Hohlfuß kommt als alleinige Deformität bei der Geburt praktisch nicht vor, manchmal im Vorschulalter, am häufigsten im Schulalter. Oft liegen neuromuskuläre Erkrankungen zugrunde, besonders bei rascher Zunahme des Hohlfußes. Hohlfüße treten insbesondere bei der Peronealmuskelatrophie (Charcot-Marie-Touth), Spina bifida und Friedreich-Ataxie auf. Bei der Myelomeningozele schließt die Lähmung meist auch den M. triceps surae mit ein, sodass wir hier häufiger eine Hacken-Hohlfuß-Stellung finden ähnlich wie bei der Poliomyelitis. Auch Rückenmarkstumoren können sich hinter rasch zunehmenden Hohlfüßen verbergen. Zur Diagnosestellung und Abklärung der Ätiologie sind folgende Punkte von besonderer Bedeutung:

– Exakte klinische Untersuchung
– Klärung des familiären Auftretens
– Ausschluss einer Lähmungskrankheit (neurologische Untersuchung)
– Röntgenuntersuchung der gesamten Wirbelsäule, eventuell Muskelbiopsie und Elektromyographie, Myelographie und Kernspintomographie

Klinik und Diagnostik

In der Regel entwickelt sich die Deformität sehr langsam und tritt oft erst im Adoleszentenalter sichtbar auf. Neben dem typischen klinischen Bild des Hohlfußes findet sich häufig ein nicht harmonisches Gangbild. Es kommt leicht zum Umknicken des Fußes über den lateralen Fußaußenrand. Beschwerden entstehen durch Schuhdruck über dem Fußrücken und den Krallenzehen bzw. druckschmerzhaften Schwielen an den Fußsohlen. Es besteht in der Regel ein Belastungsschmerz, insbesondere im Bereich des Großzehenballens. Die Schuhe werden schnell ausgetragen und verschlissen. Bei dem Versuch, das Fußgewölbe abzuflachen, spannt sich die Plantaraponeurose deutlich an.

Vom Hohlfuß zu unterscheiden ist der so genannte hochgesprengte Fuß. Dieser ist als Normvariante eines normalen Fußes anzusehen, mit ausgeprägterem Längsgewölbe ohne Varusferse, Pronation und Abduktion des Vorfußes und Krallenzehen.

Röntgen: In der seitlichen Belastungsaufnahme des Fußes zeigt sich eine Steilstellung des Metatarsale 1 (eventuell auch der übrigen Mittelfußknochen) sowie eine vermehrte Ausprägung des Fußlängsgewölbes mit Krümmungsscheitel im Bereich der Ossa cuneiformia, Steilstellung des Fersenbeins sowie Krallenzehenstellung.

Therapie

Die Behandlung hängt vom Grad der Deformität ab, insbesondere auch davon, ob die Veränderungen statisch oder progressiv sind. Idiopathische und nicht progressive Hohlfüße sind mit einer normalen Funktion vereinbar. Sie bedürfen in der Regel nur einer Krankengymnastik mit Aufdehnung der Plantarfaszie, der kurzen Fußsohlenmuskeln und der Achillessehne. Weichbettende Einlagen (Tab. 13.**2**) lindern die Symptome. Schuhe mit weichen Sohlen und Absätzen sind von Vorteil.

Bei ausgeprägten Hohlfüßen mit erheblichen funktionellen Beeinträchtigungen und Belastungsbeschwerden ist meist eine operative Korrektur erforderlich.

Durch eine Spaltung der Plantaraponeurose nach Steindler bei noch nicht bestehender Keilform kann dem Fuß mehr Flexibilität zurückgegeben werden. Bei schweren Formen sind neben der Durchtrennung der Plantarfaszie zur Aufdehnung des Fußlängsgewölbes Muskel- und Sehnenverlagerungen notwendig. Im Vorschulalter kann zur Korrektur der Valgus-Fersenstellung eine Dwyer-Kalkaneusosteotomie durchgeführt werden.

Am ausgewachsenen Fuß wird die Deformität durch eine dorsal gelegte Keilosteotomie im Bereich der Ossa cuneiformia korrigiert. Die Korrektur der Steilstellung des 1. Metatarsale gelingt durch eine proximale Osteotomie dieses Knochens.

Hackenfuß (Pes calcaneus)

Definition

Fußfehlstellung mit verstärkter Dorsalextension im oberen Sprunggelenk.

Ätiologie

Der angeborene Hackenfuß ist abzugrenzen von der harmlosen Hackenfußstellung des Neugeborenen mit nur leichter Einschränkung der plantaren Flexion. Bei diesen Füßen findet sich eine hohe Spontanheilungstendenz.

Bei ausgeprägteren Formen des Hackenfußes stehen ein oder beide Füßchen in starker Dorsalextension, verbunden mit einer vermehrten Pronation des Vorfußes. Im Extremfall liegt der Fußrücken dem Unterschenkel an.

Oft finden sich neurologische Ursachen für eine Hackenfußdeformität. Aufgrund einer Parese oder Myopathie kann die Kraft des M. triceps fehlen. Bei der Poliomyelitis und Spina bifida liegt durch Schädigung der Vorderhornzellen eine schlaffe Lähmung mit Insuffizienz der Wadenmuskulatur vor. Häufig ist eine Kombination des Hackenfußes mit einem Klumpfuß auf der Gegenseite zu beobachten.

Therapie

Die Behandlung sollte sofort nach der Geburt einsetzen. Bei leichteren Formen reicht in der Regel eine krankengymnastische Übungsbehandlung zur passiven Korrektur der Fehlstellung oder aber eine Orthesenversorgung aus (rückhebelnde Unterschenkelorthese mit freier Plantarflexion und Anschlag der dorsalen Flexion). Bei schwereren Formen muss sofort durch redressierende Etappengipse eine Korrektur angestrebt werden. Später sind Gipsschalen anzulegen.

Die Prognose des angeborenen Hackenfußes ist in der Regel günstig; frühzeitig begonnene Redressions- und Schienbehandlungen führen schon im Säuglingsalter zur normalen Form und Funktion. Bei laxen Bändern kann bei Laufbeginn ein Knickfuß auftreten. Eine weitere Beobachtung ist hier notwendig. Eventuell können Nachtschienen und supinierende Einlagen vorübergehend notwendig sein.

Operative Korrekturverfahren sind während der Wachstumsphase meist nicht sinnvoll, da keine Alternative zum Ersatz des M. triceps zur Verfügung steht. Erst nach Abschluss des Wachstums kann durch eine Arthrodese unter Einbeziehung der Sprunggelenke eine dauernde Korrektur der Fehlstellung erreicht werden.

Spitzfuß (Pes equinus)

Definition

In Plantarflexionsstellung fixierter Fuß (Abb. 13.**8**).

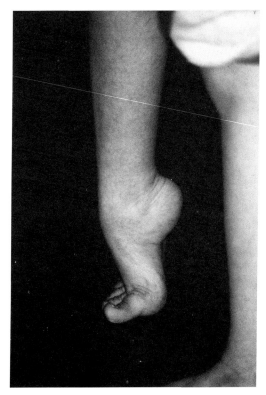

Abb. 13.**8** Spastischer Spitzfuß.

Ätiologie

In den meisten Fällen liegt der Spitzfußentwicklung eine neurologische Störung zugrunde. Bei der Poliomyelitis und Peronaeuslähmung kommt es durch die schlaffe Lähmung zu einer Insuffizienz der Dorsalextensoren des Fußes mit resultierender Spitzfußfehlstellung. Bei spastischen Lähmungen findet sich meist eine gesteigerte Aktivität der Wadenmuskulatur durch einen übersteigerten Streckreflex. Muskeldystrophien können ebenso zu Kontrakturen der Wadenmuskulatur führen und einen Spitzfuß bedingen.

Darüber hinaus kann sich ein Spitzfuß als funktionelle Anpassung an eine Beinverkürzung entwickeln. Unterschenkelfrakturen und Fußverletzungen können ebenso eine Spitzfußstellung bedingen.

Letztlich gibt es noch eine angeborene kurze Achillessehne. Die Ätiologie ist hier unklar. Möglicherweise liegt der Ansatz der Sehne versetzt. Kleinkinder, welche auf Zehenspitzen laufen, müssen nicht zwingend eine verkürzte Achillessehne besitzen oder eine Spastizität aufweisen. Ein temporäres Laufen auf Zehenspitzen bei Laufbeginn (bis zu 2 Lebensjahren) ist physiologisch. Eine neuromuskuläre Ursache sollte u. U. jedoch ausgeschlossen werden.

Klinik und Diagnostik

Eine Spitzfußstellung ist funktionell ungünstig, die Belastungsfläche ist nur im Bereich des Vorfußes lokalisiert. Beim Spitzfußgang ist weder eine aktive noch passive Dorsalflexion möglich. Die Spitzfußstellung führt zu einer funktionellen Beinverlängerung und zum Beckenschiefstand.

Das typische Zeichen des Lähmungsspitzfußes ist der so genannte Steppergang. Die aktive Dorsalflexion fehlt. Nach Aufsetzen des Vorfußes kommt es sekundär auch zu einer Fersenbelastung. Um das Hängenbleiben des Fußes zu vermeiden, wird das Bein durch starkes Beugen im Knie- und Hüftgelenk angehoben.

Cave: Kinder mit spastischer Diplegie sind in der Regel auf einen leichten Spitzfußgang angewiesen. Ein physiotherapeutischer oder operativer Ausgleich darf also hier nicht erfolgen.

Zur Differenzierung der Anteile des M. triceps beim Spitzfuß eignet sich der Silverskjöld-Test. Der Anteil der 2-gelenkigen Gastroknemiusmuskulatur am Spitzfuß kann so durch das Ausmaß der passiven Dorsalflexion im oberen Sprunggelenk bei gebeugtem und bei gestrecktem Kniegelenk bestimmt werden.

Therapie

Die Behandlung des Spitzfußes richtet sich nach der Ursache der Deformität. Bei Lähmungen sind zur Verhütung von Spitzfußstellungen entsprechende Lagerungen, Schienen (Peronaeusschiene), Bandagen und orthopädisches Schuhwerk einzusetzen. Spastische und kontrakte Spitzfüße erfordern eine Physiotherapie, Redressionsverbände, Unterschenkel-Fuß-Lagerungsschienen, eventuell auch funktionelle Unterschenkel-Fuß-Schienen und orthopädische Schuhzurichtungen.

Bei konservativ nicht zu beeinflussenden Spitzfüßen sind operative Maßnahmen angezeigt. Hier besteht meist eine strukturelle Verkürzung der Wadenmuskulatur, welche sich weder bei Kniestreckung noch bei Kniebeugung passiv ausgleichen lässt.

Die Z-förmige Achillessehnenverlängerung, eventuell kombiniert mit einer Durchtrennung der hinteren Kapselanteile des oberen und unteren Sprunggelenkes, ermöglichen meist eine ausreichende Korrektur der Fehlstellung.

Zeigt sich bei Kniebeugung eine passive Ausgleichbarkeit der Spitzfußdeformität (Silverskjöld-Test), sollte statt der Achillessehnentenotomie die Verlängerung des M. gastrocnemius durch Faszienspaltung (Operation nach Vulpius) oder die Verlängerungsoperation der Wadenmuskulatur nach Strayer erfolgen. Derartige Operationsverfahren erhalten die Muskelfaserlänge und führen nicht wie die einfachere Achillessehnenverlängerung zu einer Schrumpfung der Wadenmuskulatur.

Bei schlaffen Lähmungen helfen Tenodesen und Sehnenverlagerungen auf den Fußrücken (M. tibialis posterior, M. peronaeus brevis) zur Verstärkung der Fußhebung. Schwere und therapieresistente Spitzfüße erfordern nach Wachstumsabschluss zusätzlich Arthrodesen im oberen Sprunggelenk und/oder der Fußwurzel.

Tarsale Koalition

Definition

Knöcherne, knorpelige oder bindegewebige Verbindung zwischen 2 oder mehreren tarsalen Knochen.

Ätiologie

Die Ätiologie ist letztlich unklar. Vermutlich handelt es sich um eine Differenzierungs- und Segmentierungsstörung des primitiven Mesenchyms. Ein autosomal dominantes Vererbungsgeschehen wird diskutiert.

Im Zusammenhang mit Klumpfußdeformitäten, der fibulären Hemimelie oder proximalen Femurdefekten werden gehäuft tarsale Koalitionen festgestellt. Tarsale Koalitionen kommen relativ häufig vor. Die Inzidenz liegt bei ca. 1 %. Es gibt verschiedene Brückenbildungen. Die häufigsten Formen der Koalition sind diejenigen zwischen Kalkaneus und Navikulare sowie Talus und Kalkaneus.

Klinik und Diagnostik

Nicht alle tarsalen Koalitionen lösen Symptome aus. Insbesondere in der frühen Kindheit besteht meist keine Beschwerdesymptomatik. Aus dem Zeitpunkt des Auftretens von Beschwerden kann die Lokalisation der Koalition abgeleitet werden (unterschiedlicher Zeitpunkt der Verknöcherung der Tarsalknochen). Talonavikulare Koalitionen werden meist schon im Alter von 2 Jahren symptomatisch. Kalkaneonavikulare Koalitionen führen meist in einem Alter zwischen 8 und 12 Jahren zu Beschwerden. Talokalkaneare Koalitionen werden meist erst während der Adoleszenz durch eine entsprechende Beschwerdesymptomatik auffällig.

Die Beschwerden äußern sich meist durch eine Schmerzhaftigkeit bei längerem Stehen und Gehen in der Gegend des äußeren Knöchels und im Bereich des Fußlängsgewölbes. Belastungsschmerzen treten vornehmlich nach sportlichen Aktivitäten auf. Klinisch imponiert oft ein leichter bis mittelgradiger Knick-Senkfuß mit mehr oder weniger starker Valgus-Fersenstellung. Bei der kalkaneonavikularen und der talokalkanearen Koalition ist die Beweglichkeit im Bereich des unteren Sprunggelenkes erheblich eingeschränkt. Es entwickelt sich eine rigide Valgusfehlstellung der Ferse mit resultierender Spastizität der Peronaealmuskulatur, des M. tibialis anterior und der Zehenextensoren. Letztendlich kann es zur Ausbildung eines rigiden Knick-Plattfußes kommen.

Cave: Bei einem rigiden, ausgeprägten Knick-Senkfuß oder Knick-Plattfuß muss differenzialdiagnostisch immer eine tarsale Koalition ausgeschlossen werden.

Röntgen: Auf den konventionellen a.-p. und seitlichen Röntgenbildern ist die Koalition nicht immer gut sichtbar. Das untere Sprunggelenk verläuft schräg zur Horizontalebene, sodass sich das Gelenk auf dem Seitenbild nicht gut darstellen lässt. Insbesondere, wenn die Verbindungen fibrös oder rein knorpelig sind, kann man auf den konventionellen Bildern die Koalition nicht sehen. Wesentlich besser stellt sie sich in einer Schrägaufnahme des Rückfußes dar. Manchmal sind Aufnahmen in verschiedenen Schrägstellungen notwendig, da das Überlagern von Knochenstrukturen eine Brückenbildung vortäuschen kann. Eine bessere Beurteilung einer Koalition bekommt man durch eine Computertomographie mit 3-D-Rekonstruktion (Abb. 13.**9**).

Therapie

Die Therapie der symptomatischen tarsalen Koalition ist operativ. Sie besteht in der Resektion der Brückenbildung und ist am erfolgreichsten, wenn sie frühzeitig bei noch wachsendem Skelett vor der Entwicklung degenerativer Veränderungen vorgenommen wird. Um eine erneute Brückenbildung zu vermeiden, wird in die Lücke üblicherweise Fettgewebe – von einigen Autoren auch Sehnengewebe – interponiert. Bei der talokalkanealen Koalition wird die Arthrodese mit einem Spacer im Sinus tarsi empfohlen. Postopera-

tiv erfolgt eine frühzeitige Mobilisierung des Fußes.

Akzessorische Knochenkerne am Fuß

Definition

Überzählige (akzessorische) Knochen, meist im Bereich von Sehnenansätzen durch Verknöcherungsanomalien. Es handelt sich um Normvarianten.

Derartige Normvarianten finden sich bei 15% der Bevölkerung. Klinische Bedeutung haben nur das Os tibiale externum und das Os subfibulare (Abb. 13.**10**).

Klinik und Diagnostik

Überzählige Fußwurzelknochen werden meist als Zufallsbefunde auf aus anderen Gründen angefertigten Röntgenaufnahmen diagnostiziert. Da sie in der Regel keine klinische Bedeutung haben und der Patient symptomlos ist, ist eine weitere Diagnostik nicht erforderlich.

Das Os tibiale externum kann, insbesondere im Zusammenhang mit einem flexiblen Plattfuß, Beschwerden auslösen. Sie treten mit Beginn des Adoleszentenalters auf. Vorwiegend sind junge Mädchen davon betroffen. Die Schmerzen treten nach längerer Belastung, nach Distorsionen oder durch Schuhdruck auf. Klinisch findet sich eine Vorwölbung an der Fußinnenseite im Bereich des Os naviculare. Dieser Anteil ist druckschmerzhaft und teils entzündlich verändert.

Röntgen: Verbreiterung des Os naviculare, auf dessen nach dorsal gebogener Innenseite ein formvariables Os tibiale externum aufsitzt (Abb. 13.**10**). Der Knochenkern kann in der Sehne des M. tibialis posterior liegen oder aber in Form einer Synchondrose mit dem Os naviculare verbunden sein. Liegt eine komplette Verschmelzung des Knochenkerns mit dem Os naviculare vor, so handelt es sich um ein sogenanntes Os naviculare cornutum.

Therapie

Schuhzurichtungen (Einlagenversorgungen) mit Anheben des inneren Längsgewölbes sowie Auspolsterung des Innenschuhs in Höhe der Druckstelle helfen, das Beschwerdebild zu bessern. Falls keine Beschwerdelinderung erreicht werden kann, ist ein operatives Vorgehen angezeigt. Hierbei erfolgt die Entfernung des akzessorischen Knochenkerns und ggf. Verschmälerung des medialen Anteils des Os naviculare. Zu achten ist

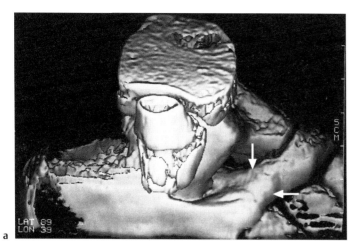

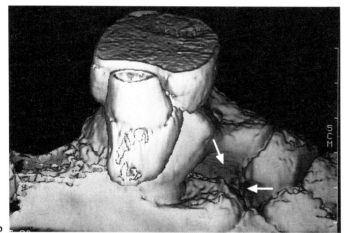

Abb. 13.**9**   Dreidimensionale Darstellung (3-D) einer Coalitio calcaneo-naviculare:
a präoperativ,
b postoperativ nach Trennung der Coalitio.

Abb. 13.**10**   Schmerzhaftes Tibiale externum bei einem 16-jährigen Mädchen.

hierbei auf eine Schonung der M.-tibialis-posterior-Sehne.

Auch das Os subfibulare kann eine Beschwerdesymptomatik verursachen. Hier handelt es sich meist um einen traumatisch entstandenen knorpeligen Ausriss des Lig. talofibulare anterius mit späterer Verknöcherung des Sehnenansatzes.

Im Zusammenhang mit einem laxen lateralen Bandapparat im Bereich des oberen Sprunggelenkes und einer assoziierten Instabilität können Beschwerden auftreten.

Haglund-Exostose und posterolaterale Exostose

Bei der Haglund-Exostose besteht eine exostosenartige Vorwölbung des Knochens am Ansatz der Achillessehne, welche sich im jugendlichen Alter sehr selten findet. Häufiger ist eine posterolaterale Exostose. Hierbei zeigt sich der Kalkaneus lateral leicht vor dem Ansatz der Achillessehne vorgewölbt. Meist findet sich diese anatomische Variante doppelseitig und führt durch Schuhdruck und mechanische Irritation der Achillessehne zu Beschwerden. Bei Dorsalextension lässt sich eine Zunahme der Beschwerden feststellen.

Röntgen

Anfangs finden sich keine radiologisch sichtbaren Veränderungen, da die Exostose zunächst knorpelig angelegt ist. Später, bei zunehmender Verknöcherung, zeigt sich die entsprechende Vorwölbung.

Therapie

Druckentlastung durch Zurichtung der Fersenkappe (Polsterung durch Filz- oder Lederstreifen), antiphlogistische Therapie. Bei Beschwerdepersistenz ist eine Resektion der hinteren Fersenbeinecke unter sorgfältiger Schonung des Ansatzbereiches der Achillessehne zu erwägen.

Aseptische Knochennekrosen im Fußbereich

Die aseptischen Knochennekrosen im Fußbereich können in jedem Lebensalter vorkommen. Während des Wachstums auftretende Knorpelverknöcherungsstörungen finden sich an den Epiphysen und Apophysen. Es handelt sich um intraossäre Durchblutungsstörungen, in deren Folge Nekrosen auftreten. Der nekrotische Knochenbezirk ist in seiner Belastbarkeit gemindert. Im weiteren Krankheitsverlauf kommt es zu einem erneuten Einsprossen von Blutgefäßen, zur Resorption von nekrotischem Gewebe und zum Aufbau neuen Knochens. Die Erkrankung erstreckt sich über Monate bis zu mehreren Jahren. Aseptische Osteonekrosen können symptomlos ohne Schmerzen verlaufen oder aber auch mit Beginn der Erkrankung Schmerzen verursachen.

Differenzialdiagnostisch sind tumoröse Veränderungen oder infektbedingte Osteonekrosen abzugrenzen.

Osteonekrose des Os naviculare (Köhler I)

Definition

Aseptische Knochennekrose des Os naviculare im Adoleszentenalter.

Ätiologie

Wiederholte mechanische Kompressionskräfte werden als Ursache für die Durchblutungsstörungen des Os naviculare mit anschließender Osteonekrose (Abb. 13.**11**) diskutiert.

Die Veränderung tritt zwischen dem 2. und 10. Lebensjahr auf mit Gipfel um das 5. und 6. Lebensjahr. Jungen sind etwa 4-mal häufiger betroffen als Mädchen. Ein doppelseitiger Befall findet sich in etwa 30 % der Fälle.

Klinik und Diagnostik

Die Kinder klagen über Schmerzen beim Gehen und Bewegen des Fußes. Auffällig sind ein Schonhinken sowie ein Abrollen des Fußes überwiegend über den äußeren Fußrand. Zusätzlich bestehen ein Druckschmerz und eine Schwellung über dem Os naviculare sowie eine schmerzbedingte Bewegungseinschränkung der Fußwurzel.

Röntgen: Anfänglich findet sich ein leicht verdichteter Knochen mit Verbreiterung der angrenzenden Gelenkspalte. Im Fragmentationsstadium zeigen sich die typischen nekrotischen Veränderungen. Die Normalisierung des Röntgenbildes dauert mehrere Jahre, nicht selten verbleibt eine Deformation des Knochens.

Differenzialdiagnostisch sind eine Osteomyelitis, eine Knochentuberkulose, eine posttraumatische Nekrose des Os naviculare oder ein Os naviculare bipartitum abzugrenzen.

Therapie

Die Behandlung ist zunächst symptomatisch. Im Stadium der Nekrose muss u. U. während 4–6 Wochen eine Ruhigstellung des Fußes im Unterschenkelgipsverband erfolgen.

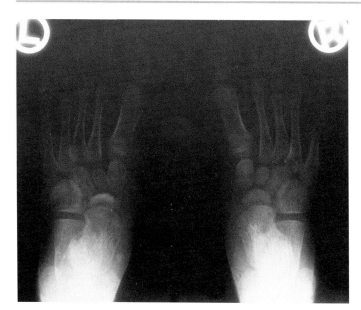

Abb. 13.**11** Osteonekrose des Os naviculare bei einem 6-jährigen Jungen (Morbus Köhler) links. Rechts im Seitenvergleich.

Anschließend werden entlastende Einlagen verordnet. Langfristig baut sich das Os naviculare wieder normal auf. Nur selten entsteht daraus später eine Arthrose, die dann operative Maßnahmen an dem betreffenden Fußwurzelabschnitt notwendig machen.

Osteonekrose der Metatarsalköpfchen (Köhler II, Freiberg-Köhler-Syndrom)

Definition
Durchblutungsstörung mit aseptischer Osteonekrose, überwiegend am Köpfchen des 2., in abnehmender Häufigkeit aber auch am 3., 1., 4. und 5. Mittelfußknochen, meist in der Adoleszenz auftretend. Gelegentlich können auch mehrere Mittelfußknochen betroffen sein.

Ätiologie
Eine familiäre Häufung wird beobachtet. Weitere ätiologische Faktoren für das gehäufte Auftreten dieser Erkrankung, besonders am 2. Metatarsalköpfchen, sind mechanische Überlastungsfaktoren infolge einer Spreizfußdeformität oder Insuffizienz des 1. Strahles.

Im Wesentlichen sind Mädchen im Alter zwischen dem 9. und 17. Lebensjahr betroffen (Verhältnis Mädchen zu Jungen 3 : 1). Oft besteht eine zusätzliche Spreizfußdeformität.

Klinik und Diagnostik
Die zum Teil starken und belastungsabhängigen Schmerzen können exakt über dem betroffenen Mittelfußköpfchen lokalisiert werden. Auch bei passivem Druck von dorsal und plantar durch den Untersucher ist ein Schmerz auszulösen. Das Abrollen des Fußes ist schmerzhaft und führt zu einem Schonhinken.

Röntgen: Im Anfangsstadium sind keine röntgenologischen Veränderungen sichtbar. Späterhin kommt es zur Verdichtung, Fragmentation und schließlich zur Abplattung des Metatarsalköpfchens oder becherförmigen Deformation.

Differenzialdiagnostisch ist an eine Metatarsalgie beim lockeren Spreizfuß, an einen Ermüdungsbruch, an eine Osteochondrosis dissecans der Köpfchen und an eine infektiöse Ursache zu denken.

Therapie
Im floriden Stadium sollte durch entlastende Maßnahmen versucht werden, den Prozess ohne gröbere Deformierung zur Ausheilung zu bringen. Ein niedriger Schuhabsatz mit Metatarsalabstützung oder eine vorübergehende Ruhigstellung im Gipsverband ermöglichen dies. Bei jungen Erwachsenen können späterhin intraartikuläre Injektionen zur Schmerztherapie eingesetzt werden. Bei Persistenz der Schmerzen ist die chirurgische Behandlung mit Teilresektion des entsprechenden Metatarsaleköpfchens bzw. der Nekrose,

gelegentlich auch eine Verkürzungsosteotomie des Metatarsale sinnvoll.

Apophysitis calcanei

Definition

Aseptische Nekrose im Bereich des Fersenbeines des Kindes. Jungen sind häufiger betroffen als Mädchen. Ein doppelseitiger Befall ist häufig gegeben, familiäre Häufungen werden beschrieben.

Klinik und Diagnostik

Ursache des Fersenschmerzes bei Kindern zwischen dem 5. und 12. Lebensjahr ist nahezu immer eine Apophysitis calcanei. Es findet sich eine Schwellung mit begleitender Druckschmerzhaftigkeit über der Kalkaneusepiphyse im Ansatzbereich der Achillessehne. Die Beschwerden verstärken sich insbesondere nach sportlicher Betätigung.

Röntgen: Sklerosierungen und Verdichtungen, später Fragmentationen der Fersenbein-Epi- und -Apophyse (Apophyse erscheint im 5. Lebensjahr, Synostierung im 12. Lebensjahr). Zwischen dem Auftreten von Schmerzen und der Fragmentation der Apophyse findet sich meist keine Übereinstimmung. Eine Abgrenzung pathologischer radiologischer Befunde durch Vergleichsaufnahmen der Gegenseite ist meist unergiebig.

Therapie

Die Behandlung besteht in entlastenden Maßnahmen. Eine Minderung der sportlichen Betätigung sollte empfohlen werden. Schuhfersenerhöhungen und Fersenpolsterungen, eventuell die Versorgung mit einer Knickfuß-Korrektureinlage sind nützlich. Bei Persistenz der Beschwerden ist eine vorübergehende Gipsruhigstellung für 4–6 Wochen indiziert.

Mit Abschluss des Wachstums kommt es in der Regel zu einem vollständigen Verschwinden der Beschwerden, sodass auch bei einer anfänglich erheblichen Beschwerdesymptomatik eine operative Therapie in der Regel nicht indiziert ist.

Fersenschmerzen im Kindesalter

Wie bereits erwähnt, stellt die Apophysitis calcanei die häufigste Ursache des Fersenschmerzes im Kindesalter dar. Differenzialdiagnostisch sind weitere Erkrankungen abzugrenzen

- Haglund-Exostose und posterolaterale Exostose
- Insertionstendinose an der Plantaraponeurose

- Achillodynie
- Kalkaneare Knochenzyste (z. B. aneurysmatische Knochenzyste)

Osteochondrosis dissecans der Talusrolle (OD)

Definition

Herdförmige avaskuläre Nekrose mit umgebender Sklerose im Bereich der Talusrolle. Die mediale Osteochondrose, die am häufigsten auftritt, ist mehr dorsal, die laterale mehr ventral auf der Talusrolle lokalisiert.

Ätiologie

Wiederholte Traumen (Sprunggelenksdistorsionen) bei oft insuffizientem Bandapparat werden insbesondere bei älteren Kindern und Erwachsenen für die OD am medialen Talus mitverantwortlich gemacht. Die OD am lateralen Talus ist meist durch ein akutes Umknicktrauma verursacht. Bei Kindern kommt in sehr seltenen Fällen eine idiopathische Osteochondrosis dissecans des Talus vor.

Klinik und Diagnostik

Besonders im Adoleszentenalter kommt es zum Auftreten von Beschwerden (Fremdkörpergefühl) sowie zu einer begleitenden Schwellneigung im oberen Sprunggelenk. Häufige Distorsionstraumen mit lang anhaltenden Beschwerden im Sprunggelenk sollten immer an eine Osteochondrosis dissecans der Talusrolle denken lassen. Selten kommt es zur Ablösung eines Osteochondralfragmentes („Gelenkmaus") mit nachfolgenden Gelenkblockierungen.

Röntgen: In der Regel reichen die üblichen a.-p. und seitlichen Röntgenaufnahmen zur Darstellung einer Osteochondrosis dissecans aus. Eventuell kann eine Szintigraphie zur Frühdiagnose hilfreich sein. Zur genaueren Beurteilung und Stadiumeinteilung der Osteonekrose sollte eine Kernspintomographie erfolgen (Abb. 13.**12** und 13.**13**).

Therapie (Tab. 13.**4**)

Wenn keine Ablösung oder deutliche Instabilität des vorderen Sprunggelenkes vorliegt, sollte konservativ vorgegangen werden.

Helfen Schuhzurichtungen wie keilförmige Einlagen (zur Entlastung des lateralen bzw. medialen Sprunggelenksbereiches), Detorsionseinlagen oder Abrollhilfen nicht, den osteochondrotischen Herd zu entlasten, sollte eine konsequen-

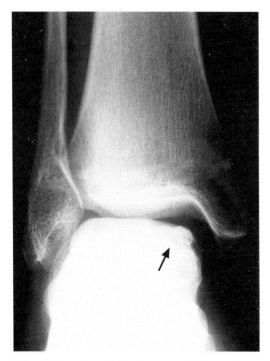

Abb. 13.**12** Röntgenbild einer ausgedehnten Osteochondrosis dissecans der medialen Taluskante.

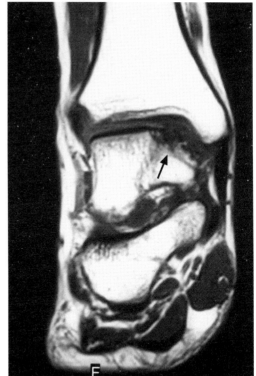

a

Tabelle 13.**4** Therapieschema der Osteochondrosis dissecans

Keine Beschwerden	Keine Maßnahmen, Kontrolle nach Beschwerden (6 Monate), Reduzierung der sportlichen Belastung
Mäßige Symptome, bildgebend (Röntgen, MRT), ohne Anhalt für Dissektion	u. U. arthroskopische Abklärung, ggf. Anbohrung des osteochondralen Herdes; temporäres Sportverbot; bei Bandinstabilität entsprechende Schuhversorgung, Kontrolle nach Beschwerden (spätestens 6 Monate)
Ausgeprägte Symptome; bildgebend (Röntgen, MRT, CT), Dissektion	Arthroskopie, ggf. offene Revision; Dissekatentfernung, ggf. Refixation; in Ausnahmefällen Knorpel-/Knochentransplantation; bei Bandinstabilität bandstabilisierende Maßnahmen, temporäres Sportverbot

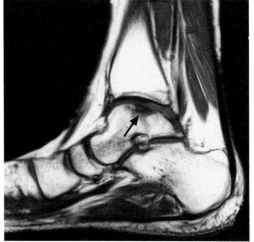

b

Abb. 13.**13 a – b** Kernspintomographische Schnittbilder der Osteochondrosis dissecans in 2 Ebenen (vgl. Abb. 13.**12**).

te Ruhigstellung im Unterschenkelliegegips für 4–6 Wochen erfolgen. Kommt es danach zu keiner Beschwerdebesserung (röntgenologisch ändert sich der Befund nur sehr zögernd), findet sich radiologisch ein Dissektat mit Gelenkblockierung oder besteht eine erhebliche Bandinsuffizienz, so ist eine operative Intervention indiziert.

Der entsprechende Bezirk wird zur Durchblutungsförderung und Revitalisierung endoskopisch gestichelt. In situ ist die Knorpelschicht meist intakt, der avaskuläre Herd liegt in der Regel subchondral. Bei einer Dissektatausbildung ist die Entfernung des freien Gelenkkörpers oder aber eine Refixation desselben durch Knochenstifte oder Schrauben angezeigt (Abb. 3.**28**, S. 26).

Erkrankungen der Sehnen und Sehnenansätze

Insertionstendinose an der Plantaraponeurose

Die Beschwerdesymptomatik ist im Wesentlichen im ventralen Bereich der Ferse lokalisiert. Derartige Beschwerden treten insbesondere im Zusammenhang mit einem Hohlfuß auf.

Therapie: Physiotherapeutische Maßnahmen und einer Weichbettung der Ferse im Schuh führen schnell zur Schmerzlinderung.

Achillodynie

Bei der Achillodynie besteht eine chronische Schmerzhaftigkeit im Bereich der Paraachillärgrube. Die Beschwerden treten insbesondere bei sportlich aktiven Kindern auf. Ursächlich ist meist eine Insertionstendinose der Achillessehne.

Therapie: Durch Änderungen am Schuh, z.B. durch Einlage eines leicht valgisierenden Keils, lassen sich die Probleme schnell beseitigen. Lokale Cortison-Injektionen sollten nicht erfolgen, da sie zu einer Nekrose der Achillessehne führen können. Eine Trainings- und Belastungsumstellung hilft häufig zusätzlich zur Beschwerdebesserung.

Angeborene Vorfußdeformitäten

Angeborene Vorfußdeformitäten mit Einschluss der Zehen sind nicht ungewöhnlich. Einige Veränderungen entwickeln sich progressiv mit zunehmendem Alter. Neben den Beschwerden kommen Schuhprobleme sowie kosmetische Gründe hin-

zu, die gelegentlich einen frühzeitigen operativen Eingriff erfordern. Die Untersuchung des Fußes sollte sowohl in unbelastetem als auch in belastetem Zustand unternommen werden, um die wirklichen Probleme, Schmerzpunkte und Stellungsdeformitäten herauszufinden.

Syndaktylie

Definition: Häufige und/oder knöcherne Verbindung zwischen 2 Zehen mit fehlender oder unvollständig angelegter Kommissur (Trennung).

Klinik und Therapie: Die Syndaktylie der Zehen ist selten. Funktionseinbußen oder Beschwerden bestehen in der Regel nicht, sofern sie nicht mit anderen Fehlbildungen assoziiert sind. Gelegentlich ist ein operativer Eingriff angezeigt, besonders dann, wenn alle Zehen wie zu einer Schwimmhaut verbunden sind oder ossäre Verbindungen bestehen. Die operative Korrektur darf aber zu keiner funktionellen Verschlechterung führen.

Polydaktylie

Definition: Überschussfehlbildung mit unvollständiger oder vollständiger Anlage von überzähligen Zehen.

Die Polydaktylie ist häufig mit anderen Anomalien kombiniert. Die laterale Seite der Zehenreihe ist am häufigsten betroffen (Abb. 13.**14**). Meist findet sich eine Verdoppelung der 5. Zehe, die Verdoppelung der 1. Zehe ist selten.

Ätiologie: Die meisten Polydaktylien finden sich als isolierte Fehlbildungen ein- oder doppelseitig an den Füßen allein oder an Füßen und Händen. Es besteht ein autosomal rezessiver Vererbungsgang.

Klinik und Therapie: Beschwerden bestehen anfänglich nicht. Später können möglicherweise Schuhprobleme auftreten. Oft sind kosmetische Gründe maßgebend für einen operativen Eingriff. Die Behandlung besteht in der Entfernung der peripher gelegenen Zehe zwischen dem 9. und 12. Lebensmonat.

Makrodaktylie (partieller Riesenwuchs, Gigantismus)

Definition: Unverhältnismäßige Vergrößerung einer Zehe oder mehrerer Zehen gegenüber den anderen.

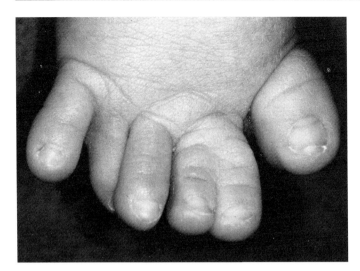

Abb. 13.**14** Polydaktylie mit einer sechsten Zehe und kutanen Syndaktylie der zweiten und dritten Zehe.

Ätiologie: Gefäßanomalien sowie endogene Gründe werden für dieses Krankheitsbild verantwortlich gemacht. Eine Makrodaktylie und Neurofibromatose sind häufig assoziiert. Im Zusammenhang mit Hämangiomen liegt ein so genanntes Klippel-Trenaunay-Syndrom vor.

Klinik und Diagnostik: Die Diagnose ist klinisch zu stellen. Radiologisch finden sich meist keine Veränderungen der ossären Strukturen am Fuß, wenn nicht zusätzliche Missbildungen vorliegen.

Therapie: Massive Weichteilverdickungen, Überlängen, schuhtechnische und -kosmetische Probleme sowie Beschwerden begründen häufig ein frühzeitiges chirurgisches Vorgehen. Die Reduktion der Weichteile erfordert die Schonung der Gefäß-Nerven-Bündel und ist oft durch Auftreibung der Nerven zusätzlich erschwert. Da die Verkürzung und Verkleinerung unter Funktionserhalt sehr schwierig ist und bereits eingetretenes definitives Übermaß oft nur durch Amputation zu behandeln ist, kommt der präventiven Epiphysenfugenverödung große Bedeutung zu.

Spaltfuß

Definition: Hypoplasie oder Fehlen eines oder mehrerer Strahlen am Fuß.

Klassifikation nach Blauth:
Typ 1: Zehen II – IV fehlen, normale Metatarsalia
Typ 2: Zehen II – IV fehlen, alle Metatarsalia vorhanden, aber partiell hypoplastisch
Typ 3: Nur 4 Metatarsalia vorhanden

Typ 4: Nur 3 Metatarsalia vorhanden
Typ 5: Nur 2 Metatarsalia vorhanden (Abb. 13.**15**)
Typ 6: Monodaktyler Spaltfuß

Meist findet sich die Deformität beidseitig und wird autosomal dominant vererbt. Bei der unilateralen Form zeigt sich kein nachweisbarer Vererbungsgang. Die autosomal dominant vererbte Form ist häufig mit der Spalthand- oder anderen Fingerdeformitäten und Gesichtsschädelmissbildungen (Lippen-Kiefer-Gaumen-Spalten) und eventuell mit einer Taubheit assoziiert.

Klinik und Diagnostik: Die Diagnose des Spaltfußes erfolgt klinisch. Die genauere Typeneinteilung ist radiologisch zu ermitteln (Abb. 13.**15**). Funktionell bestehen meist kaum Einbußen, da die das Hauptgewicht tragenden Strahlen I und V (ausgenommen beim Blauth-Typ 6) vorhanden sind.

Therapie: In der Regel ist ein chirurgisches Vorgehen nicht angezeigt. Schuhprobleme geben allerdings gelegentlich eine Indikation zur Operation. Ziel der Operation ist die Verschmälerung des Fußes. Bei der Indikation muss immer darauf geachtet werden, dass die meist geringen Behinderungen nicht zu Lasten der Funktion gehen.

Kongenitaler Hallux varus

Definition: Angeborene Medialabweichung des Großzehengrundgelenkes sowie der Großzehe. Es handelt es sich um eine seltene Fußdeformität. Die verschiedensten Varianten dieser Deformität

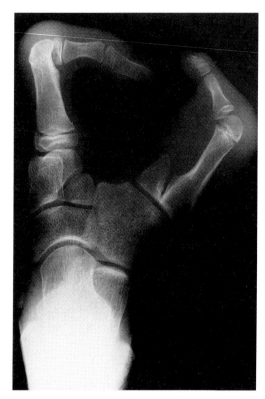

Abb. 13.**15**   Röntgenbild eines ausgeprägten Spaltfußes.

werden beschrieben. Bei der Polydaktylie mit der
Verdopplung der Großzehe ist der Hallux varus
gehäuft festzustellen. Gelegentlich besteht zusätzlich eine Vorfußadduktion und Supination.

Klinik und Diagnostik: Die Diagnose ist klinisch zu
stellen. Beschwerden bestehen im Wesentlichen
im Schuh mit Druckstellen an der Zehenkuppe
und über dem Interphalangealgelenk.

Therapie: Die Therapie des Hallux varus ist in der
Regel operativ. Redressierende frühzeitige Gipsverbände bringen meist keinen Erfolg. Neben der
Ablösung oder Versetzung des M. abductor hallucis und einem lateralen Sehnen-/Muskel-Balan-
cing (McBride u. a. m.) ist eine Osteotomie des
1. Metatarsale in der Regel zusätzlich notwendig.

Digitus quintus varus superductus

Definition: Varusstellung der 5. Zehe mit Überla-
gerung über die 4. Zehe (Abb. 13.**16**). Die Grund-
gelenkskapsel der 5. Zehe ist kontrakt, der Streck-
muskel verkürzt und die Haut zwischen der 4.
und 5. Zehe zeigt sich nicht dehnbar.

Klinik und Diagnostik: Etwa 50% der Patienten
klagen über Beschwerden. Besonders durch
Schuhdruck kann sich eine chronisch-rezidivie-
rende Schleimbeutelentzündung bzw. ein Klavus
entwickeln.

Röntgen: Adduktionsstellung der 5. Zehe, Subluxation im Grundgelenk und Verkürzung des Os
metatarsale 5 sind mögliche radiologische Zeichen.

Therapie: Beim Neugeborenen und Kleinkind sollte eine Redression mittels stellungskorrigieren-
der Heftpflasterverbände oder Nachtschienen mit

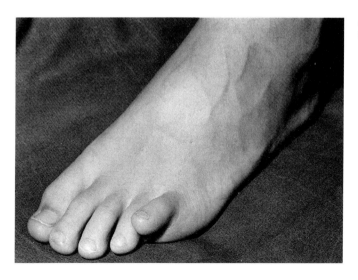

Abb. 13.**16**   Digitus quintus varus
superductus.

begleitender Fußgymnastik erfolgen. Später ist eine Einlagenversorgung zur Erhöhung des Quergewölbes sowie eine Druckentlastung im Schuh durch Filz- oder Schaumgummiring angezeigt.

Bei persistierenden Beschwerden ist eine operative Intervention zu erwägen. Es sind die verschiedensten Operationsverfahren beschrieben. Subkapitale Korrekturosteotomie, Raffung des Abductor digiti quinti und der Gelenkkapsel, Kapseldiszision, Strecksehnenverlängerung, Haut-Z-Plastik, Mittelgliedexstirpation mit lateraler plantarer Dermodese in der plantaren Beugefalte des Grundgelenkes.

Erworbene Erkrankungen der Zehen

Juveniler Hallux valgus

Definition: Valgusfehlstellung der Großzehe bei Jugendlichen aufgrund einer Adduktionsfehlstellung des Metatarsale I (Abb. 13.**17**).

Ätiologie: Konstitutionelle vermehrte Spreizung zwischen dem 1. und 2. Metatarsale ($> 15°$), die zu einer zunehmenden Valgusabweichung der Großzehe führt. Der kleinkindliche Sichelfuß

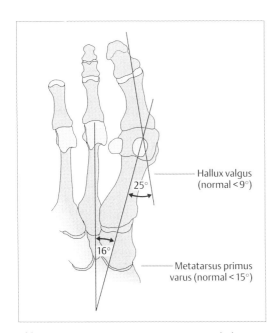

Abb. 13.17 Metatarsus primus varus. Ein erhöhter Intermetatarsal-Winkel ist mit einem Metatarsus primus varus verbunden. Sekundär entwickelt sich daraus ein Hallux valgus.

wird ätiologisch als Leitursache für einen juvenilen Hallux valgus diskutiert. Eine familiäre Häufung ist nachgewiesen.

Klinik und Diagnostik: Klinisch zeigt sich eine deutliche Valgusfehlstellung der Großzehe mit einer Rötung, seltener eine Schwielenbildung über die Medialseite des Metatarsalköpfchens I. Beim Tragen von engem Schuhwerk bestehen meist Beschwerden. Bei einer sehr ausgeprägten Fehlstellung liegt die Großzehe unter der 2. Zehe. Dies führt zu zusätzlichen Beschwerden an den Zehen. Der Metatarsus varus I kommt auch ohne Valgusstellung der Großzehe vor, führt jedoch fast nie zu Beschwerden und bedarf deshalb auch keiner spezifischen Behandlung.

Therapie: Eine Einlagenversorgung oder die meist wirksamere Schienenbehandlung reicht zur Behandlung von leichteren Hallux-valgus-Deformitäten. Ausgeprägtere Formen verlangen ein operatives Vorgehen. Neben Weichteileingriffen wie der Verlagerung des M. abductor und adductor hallucis sowie einem Kapsel-Release ermöglichen Osteotomien im Bereich der Basis oder subkapital des Metatarsale I eine gute Korrektur der Fehlstellung.

Hallux rigidus

Definition: Teileinsteifung des Großzehengrundgelenkes. Es handelt sich um ein seltenes Erkrankungsbild im Kindes- oder Jugendalter. Oft besteht eine positive Familienanamnese.

Ursächlich für einen Hallux rigidus können ein verlängertes Os metatarsale I, eine Knickfußstellung, ein früheres Trauma, eine rheumatoide Arthritis oder ein Morbus Köhler II im Bereich des 1. Metatarsalköpfchens sein.

Klinik und Diagnostik: Die Plantar- und Dorsalflexion in der Abrollphase des Fußes äußert sich schmerzhaft.

Röntgen: Arthrose des Großzehengrundgelenkes mit Gelenkspaltverschmälerung in unterschiedlicher Ausprägung.

Therapie: Zunächst sollte ein konservativer Therapieversuch mittels Schuhzurichtungen erfolgen. Bei Beschwerdepersistenz sind operative Maßnahmen im Sinne einer extendierenden Osteotomie des Metatarsale I im Basisbereich hilfreich zur Verbesserung der eingeschränkten Dorsalflexion im Großzehengrundgelenk. Erheblich deformierte und deutlich schmerzhaft eingeschränkte Gelenke erfordern gelegentlich eine Arthrodese im Großzehengrundgelenk.

Hallux malleus (Flexus rigidus)

Beugekontraktur-Bajonettstellung des Großzehenendgelenkes bei leichter Überstreckung des Grundgelenkes; häufig assoziiert mit einer Hohlfußdeformität.

Klinik und Diagnostik: Beschwerden bestehen in der Regel im Adoleszentenalter. Durch Schuhdruck können sich schmerzhafte Schwielen über der Streckseite des Zehenendgelenkes und der Großzehenkuppe entwickeln.

Röntgen: Radiologisch finden sich neben der Zehenfehlstellung unter Umständen eine Subluxation und arthrotische Veränderungen im Großzehenendgelenk.

Therapie: Im Kindesalter ist meist eine Behandlung nicht notwendig. Bei stärkeren Veränderungen sollte zunächst konservativ versucht werden, die Fehlstellung durch tägliche Redression zu beeinflussen und das Korrekturergebnis durch Schienen und Zügelverbände zu stabilisieren. Gelegentlich sind Spontankorrekturen festzustellen.

Fußdeformitäten, wie die Spreizfußbildung mit Förderung der Zehenfehlstellung, sind durch entsprechende Einlagen zu beeinflussen. Schmerzhafte Schwielen werden durch in den Schuh eingepasste Polster geschützt. Bei späterhin auftretenden therapieresistenten Beschwerden sind operative Verfahren wie Sehnenverlängerungen und Osteotomien indiziert.

Erkrankungen der Haut und Nägel

Eingewachsene Nägel sind häufig Ursachen für Fußbeschwerden und lokale Entzündungen (falsches Nägelschneiden, zu enges Schuhwerk).

Therapeutisch sind entzündungshemmende und schmerzlindernde Medikamente indiziert. Je nach Entzündung ist zusätzlich eine Teil- oder Totalentfernung des Zehennagels notwendig.

Plantarwarzen

Plantarwarzen sind meist viraler Genese und bereiten belastungsabhängige Beschwerden. Die verschiedensten Behandlungsmethoden mit Entlastung der entsprechenden Bereiche durch Einlagen, lokale Injektionen, Salben bis hin zur operativen Entfernung und Abtragung der Warzen durch ein Elektromesser bzw. durch Kryotherapie werden angegeben.

14 Entzündungen

Osteomyelitis

Definition

Die Osteomyelitis umfasst alle entzündlichen Knochenveränderungen im Bereich des Knochenmarks (Myelitis), der Spongiosa und Kompakta (Ostitis) sowie des Periosts (Periostitis), im weiteren Umfang auch die Folgezustände mit Fistelbildungen, Befall von umgebenden Weichteilen und Gelenken.

Einteilung

Nach klinischem Befund, Lokalisation, Histologie und Bakteriologie werden verschiedene Formen der Osteomyelitis unterschieden (Tab. 14.1).

Akute Osteomyelitis

Ätiologie und Pathogenese

Die akute kindliche Osteomyelitis entsteht im Allgemeinen auf hämatogenem Weg (Tab. 14.2), ausgehend von einem Streuherd. Als Fokus fungiert hierbei gewöhnlich die Haut, bei Säuglingen die Nabelschnur. Darüber hinaus können eine Mittelohrentzündung, eine Lungenentzündung sowie entzündliche Erkrankungen der oberen Luftwege durch hämatogene Keimabsiedlung zur Osteo-

Tabelle 14.2 Typen der akuten hämatogenen Osteomyelitis im Kindesalter

Säuglingsosteomyelitis:
Ausgangspunkt oft bekannt (Nabelinfektion, Pneumonien). Neben Staphylokokken relativ häufig Streptokokken. Nicht selten polyostotischer Befall, septische Arthritis, ausgedehnte subperiostale Abszesse. Oft schwere Spätschäden mit Wachstumshemmung und/oder Ankylosen.

Juvenile Osteomyelitis:
Die juvenile Osteomyelitis macht mit rund 80% den Hauptanteil aller Fälle aus. Jungen sind häufiger betroffen als Mädchen. Zu 90% handelt es sich um eine Staphylokokkeninfektion, bevorzugt sind die langen Röhrenknochen.

Der Adoleszententyp:
Primäre Lokalisation ist die Diaphyse, oft mit Gelenkbeteiligung. Stärkeres Betroffensein der Jungen gegenüber den Mädchen.

myelitis führen. Die Keimansiedlung erfolgt im Knochenmark oder in den spongiösen Anteilen des Knochens, seltener in der Kompakta oder im Periost. Der Primärherd findet sich meist im reich durchbluteten Metaphysenbereich der langen Röhrenknochen. Im weiteren Verlauf kann sich ein subperiostaler Abszess mit begleitender Osteolyse ausbilden. Die Epiphyse selbst ist primär nicht betroffen. Im Säuglingsalter kann die Infektion über die noch vorhandenen metaepiphysären Gefäßverbindungen auf die Epiphyse übergreifen. Die Infektion kann sich so auf das benachbarte Gelenk ausbreiten (Säuglingsarthritis). Nach dem 2. Lebensjahr bildet der Wachstumsknorpel eine Gefäßbarriere. Ein Durchbruch der Infektion in das Gelenk ist dann nur noch in Bereichen gegeben, wo die Metaphyse innerhalb der Gelenkkapsel liegt (Hüftgelenk). Liegt die Metaphyse außerhalb der Gelenkregion, entwickelt sich häufig in den angrenzenden Gelenken ein sympathischer Gelenkerguss (Abb. 14.1).

In Bezug auf die Altersverteilung zeigen sich 2 Erkrankungsgipfel:

Tabelle 14.1 Formen der Osteomyelitis

Endogene (hämatogen)

Exogene (posttraumatisch, postoperativ)

Spezifische (Tbc, Lues)

Unspezifische

Akute – sekundär chronischer Verlauf

Primär chronischer Verlauf
– Brodie-Abszess
– plasmazellulär
– sklerosierend

Unifokale (häufig)

Multifokale (selten)

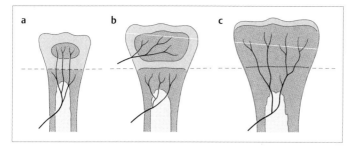

Abb. 14.1 Versorgung der Epiphyse im Wachstums-alter.

a 0–2 Jahre: Der Epiphysenkern wird direkt durch die Gefäße aus der Metaphyse versorgt. Infekte können auf diesem Weg das Gelenk erreichen.

b 12–16 Jahre: Epiphyse und Gelenk werden durch die Epiphysenfuge vor Knocheninfektionen geschützt, sie befallen hauptsächlich die Metaphyse.

c Erwachsene: Die Metaphyse versorgt die Epiphyse wieder direkt. Infekte können daher wieder leichter das Gelenk befallen.

Im 1. Lebensjahr: Während dieser Zeit ist das Immunsystem noch in der Entwicklungsphase.

Um das 10. Lebensjahr: Es finden sich anatomische Veränderungen des Gefäßsystems, die die Anfälligkeit für Infektionen begünstigen. Die Gefäßarchitektur im metaphysären Knochenabschnitt ist gekennzeichnet durch einen verhältnismäßig weiten Gefäßsinus der zuführenden Arterie bei relativ enger abführender, venöser Gefäßschlinge. Die hierbei zustande kommende Strömungsverlangsamung unterstützt die Ansiedlung von Krankheitserregern. Darüber hinaus fördert das Nicht-Vorhandensein gefäßassoziierter Phagozyten in diesem Gefäßabschnitt die Ansiedlung von Krankheitserregern.

Keimspektrum: Als Keime finden sich in erster Linie der Staphylococcus aureus, der Staphylococcus epidermidis und Streptokokken.

Bei Kindern unter 3 Jahren lassen sich u. U. zusätzliche Keime nachweisen wie der Streptococcus pyogenes, Haemophilus influenzae, Enterokokken, E. coli.

Bei Erkrankungen, die zu einer stärkeren Abwehrschwäche führen wie die Agammaglobulinämie und Leukämie, entwickeln sich häufig auch Pilzinfektionen (Candida albicans).

Klinik und Diagnostik

Die Erkrankung kann ein sehr unterschiedliches Beschwerdebild auslösen. Neben dem septischen klinischen Bild einer akuten Infektion mit Fieber, Schüttelfrost, Schmerzen, Schonhaltung der betroffenen Extremität, lokaler Überwärmung, Schwellung und Rötung im Bereich des befallenen Knochenabschnittes kann eine akute Osteomyeli-

tis auch lediglich unspezifische Beschwerden verursachen. Insbesondere bei Säuglingen und Kleinkindern ist die Klinik aufgrund der schlechten Abwehrlage oft nur mäßig ausgeprägt. Fieber kann fehlen.

Das Blutbild zeigt eine Leukozytose, erhöhte Blutsenkungsgeschwindigkeit und Alpha- und Betaglobulin-Erhöhung. Das C-reaktive Protein weist noch normale Werte auf. Im Verlauf der Erkrankung steigt es dann deutlich an und eignet sich als Verlaufsparameter in der Therapie. Zur Keimdiagnostik empfiehlt sich die Abnahme von Blutkulturen in halbstündigen Abständen (3-malig, unabhängig vom Verlauf der Fieberkurve). Hierdurch lässt sich in 60% der Fälle ein Keim nachweisen. Punktate (Abstriche) und Blutkulturen sind auf aerobe und anaerobe Keime zu untersuchen. Sonographisch kann häufig schnell eine Diagnose gestellt werden (subperiostaler Abszess, Gelenkerguss). Lässt sich laborchemisch und nativradiologisch eine akute Osteomyelitis nicht sicher diagnostizieren, so kann eine **Szintigraphie** weitere Ausschlüsse liefern. Szintigraphisch zeigen sich bei akuter Osteomyelitis schon frühzeitig Veränderungen, obwohl diese unspezifisch sind und daher in Verbindung mit dem klinischen Befund und den Laborwerten gesehen werden müssen. Die Szintigraphie hilft zusätzlich weitere Infektionsherde auszumachen. In den ersten Tagen, in denen das Röntgenbild und die Szintigraphie (48 Stunden) noch unauffällig sind, hilft das MRT zur Diagnosefindung (Abb. 14.2).

Therapie

Die akute Osteomyelitis ist eine sehr ernste Infektion, welche einer sofortigen, in der Regel stationären Behandlung bedarf. Initial ist eine breit an-

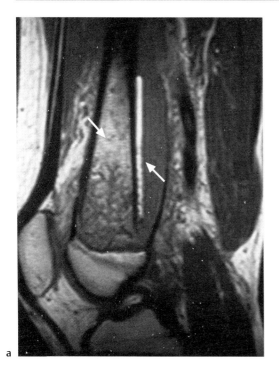

a

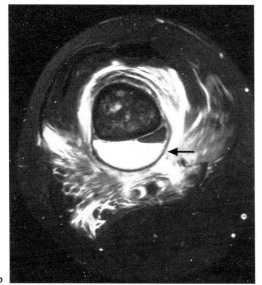

b

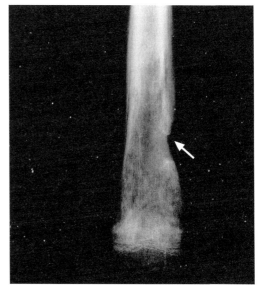

c

gelegte Antibiotikatherapie einzuleiten, in der Regel mit einem Basis-Cephalosporin. Mit akut angesetzten Kulturen sollte möglichst schnell der Keim bestimmt und ein Antibiogramm erstellt und danach die Antibiotikatherapie altersange-passt moderiert werden. Zur Beurteilung des Krankheitsverlaufs eignen sich die klinische Situation (Fieber, Schmerzen) und die laborchemischen Entzündungszeichen (BSG, CRP, Leukozyten). Die Antibiotikabehandlung sollte bis zur Normalisierung des CRPs und Rückgang der akuten klinischen Infektionszeichen (Fieber, Schmerzen) parenteral erfolgen. Nach Normalisierung des CRPs kann die i.v. Antibiose abgesetzt und oral weiterbehandelt werden. Weitere Kontrollen des CRPs sind zur Verlaufsbeobachtung erforderlich.

Wird ein osteomyelitischer Herd entdeckt, sichert nur eine Biopsie (Histologie) die Diagnose (DD: Tumor). Fortgeschrittene und ausgeprägte Fälle zeigen radiologisch Osteolysen, Periostreaktionen und Destruktionen des Knochens (Abb. 14.**3**).

Abb. 14.**2** Kernspintomographie-Schnittbilder einer Osteomyelitis des distalen Femurs bei einem 10-jährigen Jungen.
a Seitansicht mit deutlichen intramedullären entzündlichen Veränderungen, dorsale streifenförmige Abhebung des Periostes mit Abszessbildung.

b Querschnitt mit subperiossaler Abszessbildung.
c Postoperatives Röntgenbild nach Abszess-Sanierung, Knochensubstanzdefekt.

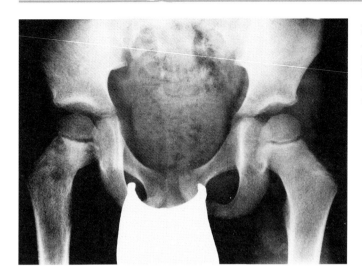

Abb. 14.**3**   Röntgenbild eines 10-jährigen Jungen mit Osteomyelitis des rechten Femurhalses. Fieber, Druck- und Bewegungsschmerz. Diffuse Entkalkung im proximalen Abschnitt des rechten Femurs. Aufhellungsherde.

Prognose

Die Prognose ist abhängig vom Zeitintervall zwischen Auftreten der Infektion und Beginn der Behandlung. Wird die Erkrankung frühzeitig diagnostiziert und die antibiotische Therapie umgehend eingeleitet, kommt es meist zu einer Ausheilung. Ein verzögerter Behandlungsbeginn kann chronische Verlaufsformen bedingen, welche zu erheblichen Knochendestruktionen führen können.

Komplikationen

Abszessausbreitung (→ generalisiert) (Hüftgelenk), pathologische Frakturen, Gelenkkontrakturen, Wachstumsstörungen, Deformitäten, Verkürzungen und Achsenfehler.

Primäre chronische Osteomyelitis

Chronische Osteomyelitiden können sich aus zu spät oder nicht adäquat behandelten akuten Osteomyelitiden entwickeln. Darüber hinaus kann bei guter Abwehrlage des Kindes nach primär hämatogener Keimaussaat ebenso eine primär chronische Osteomyelitis resultieren. Hierbei kommt es zu einer sofortigen Eingrenzung der Entzündung. Das multifokale Auftreten von Osteolysen ist eine Sonderform der chronischen Osteomyelitis. Generalisierte Erkrankungssymptome finden sich in der Regel nicht.

Klinik

Akute Entzündungszeichen finden sich nicht. Eine Schwellneigung und Funktionsminderung der betroffenen Extremität treten in den Vordergrund. Abszessbildungen in Knochen und Weichteilen sowie lokale Fistelungen können das späte Bild der Erkrankung beherrschen. Die Labordiagnostik ist meist unspezifisch, die Röntgenbilder in der Anfangsphase unauffällig. Ein MRT und die Szintigraphie helfen zur weiteren Diagnostik.

Therapie

Nur die radikale chirurgische Ausräumung des entzündlichen Herdes bringt Erfolg. Das entnommene Gewebe wird einerseits zur histologischen Untersuchung eingesandt, zum anderen wird eine bakteriologische Untersuchung durchgeführt. Bei positivem Keimnachweis ist eine gezielte postoperative Antibiotikatherapie notwendig. Kommt es im weiteren Verlauf erneut zur Ausbildung von Abszessen, so sind weitere chirurgische Revisionen erforderlich. Größere Defekte müssen primär oder sekundär mit Eigen- und/oder Fremdknochen aufgefüllt werden. Je nach Befall und operativem Vorgehen muss der Patient bei Betroffensein der unteren Extremitäten diese längere Zeit entlasten.

Zeigt sich ein komplikationsloser Verlauf, empfiehlt sich eine klinische sowie radiologische Kontrolle in 2-monatigen Abständen. Die Antibiotikatherapie muss u. U. über einige Wochen fortgesetzt werden. – Postinfektiös kann es zu Deformierungen und Störungen der Wachstumsfugen kommen.

Differenzialdiagnose: Enchondrome, nicht-ossifizierende Fibrome, juvenile Knochenzysten, Ewing-Sarkom.

Brodie-Abszess

Definition

Besondere Verlaufsform der chronischen Osteomyelitis. Der Eiterherd liegt meist in der Metaphyse des langen Röhrenknochens. Besonders betroffen sind ältere Kinder oder Jugendliche.

Klinik und Diagnostik

Die Patienten klagen über belastungsabhängige und auch nächtliche Beschwerden. Lokal zeigt sich meist eine Klopfschmerzhaftigkeit des betroffenen Knochenabschnittes. Findet sich der Abszess in Gelenknähe, so kann es zu sympathischen Gelenkergüssen kommen. Laborveränderungen sind selten zu finden.

Röntgen: Gewöhnlich zeigt sich ein Bezirk mit sklerosiertem Randsaum und zentraler Aufhellung.

Therapie

Eine radikale Ausräumung des betroffenen Herdes ist erforderlich. Bei größerer Herdausdehnung ist anschließend eine Defektauffüllung mit autologer Spongiosa angezeigt. Bei positivem Keimnachweis erfolgt eine gezielte systemische antibiotische Behandlung. Eine funktionelle Nachbehandlung der betroffenen Extremität ist anzustreben.

Differenzialdiagnosen: Knochenzysten, Enchondrome, Osteofibrome, eosinophiles Granulom, Osteomyelitis sclerosans (Garré).

Eitrige Arthritis

Definition

Durch Bakterien ausgelöste eitrige Gelenkentzündung.

Ätiologie

Die Ätiologie der eitrigen Arthritis unterscheidet sich nur unwesentlich von der hämatogenen Osteomyelitis. Die Keime gelangen durch eine Bakteriämie in die Synovalis oder über die Metaphyse in das Gelenk. Am häufigsten sind die großen Gelenke der unteren Extremitäten betroffen. Vor allem im Hüftgelenk manifestieren sich aufgrund der intrakapsulär liegenden Metaphyse und der noch in den ersten 3 Lebensjahren vorhandenen Gefäßverbindungen zwischen Epi- und Metaphyse häufig eitrige Entzündungen.

Anfällig sind besonders Säuglinge bis zum 3. Lebensmonat, da sie noch keine ausreichende Abwehrreaktion entwickelt haben. Sie sind noch weitgehend ohne eigene Antikörper und nur diaplazentar immunisiert.

Prognose

Lysosomale Enzyme führen zur Zerstörung von Knorpel und Knochen. Bei Befall der Wachstumszonen können sich Epiphysenlösungen, Gelenkdestruktionen mit sekundären Deformitäten, Verkürzungen und Achsenfehlstellungen entwickeln.

Klinik und Diagnostik

Ältere Kinder klagen häufig über Schmerzen in den betroffenen Gelenken und halten die betroffene Extremität in einer ängstlichen Schonhaltung. Sie zeigen alle Zeichen einer allgemeinen Infektion mit Fieber und Blutbildveränderungen (BSG, CRP, Differenzialblutbild, Blutkulturen). Bei Kleinkindern und Säuglingen sind diese Zeichen meist nicht so ausgeprägt. Die Körpertemperatur kann leicht erhöht oder normal sein. Mangelnde Aufnahmebereitschaft der Nahrung oder Unruhe beim Windelwechsel können auf einen Gelenkinfekt hindeuten.

Sonographisch lässt sich meist ein Gelenkerguss erkennen. Im MRT lassen sich frühzeitig Gelenk- und Knochenveränderungen nachweisen. Im Röntgenbild zeigen sich schon in den ersten Tagen Strukturaufhellungen im Meta- und Epiphysenbereich. Aufgrund der Synovalitis und Ergussbildung zeichnet sich ein verbreiterter Gelenkspalt ab. Bei Befall des Hüftgelenkes kann im weiteren Verlauf eine Subluxation oder gar Luxation nachgewiesen werden (Distensionsluxation).

Therapie

Bei Verdacht auf einen Infekt mit nachgewiesenem Gelenkerguss muss das Gelenk notfallmäßig punktiert werden. Die Punktion dient zur Entlastung des Gelenkes und Bestimmung des Erregers (Antibiogramm). Die septische Arthritis ist eine der wenigen kinderorthopädischen Notfälle. Besteht der dringende Verdacht auf einen eitrigen Gelenkerguss, ist eine sofortige operative Revision notwendig. Eine alleinige Aspiration des Eiters oder die Instillation eines Antibiotikums in das Gelenk sind nicht ausreichend, da entzündliches Material verbleiben kann und die enzymatische Zerstörung des Knorpels somit weiter voranschreiten würde. Bei älteren Kindern werden auch mit arthroskopischen Gelenkspülungen gute Ergebnisse beschrieben. Initial erfolgt immer eine systemische Antibiotikatherapie, die nach

Antibiogramm dann entsprechend moderiert wird.

Nach Abklingen der Infektion sind frühzeitige aktive und passive Bewegungen der Gelenke zur Vermeidung von Kontrakturen und Knorpeldestruktionen besonders wichtig.

Skelett-Tuberkulose

Die Skelett-Tuberkulose ist im Primärstadium in der Regel eine Krankheit des Kindes und des Jugendlichen. Aufgrund der BCG-Impfung und der gezielten medikamentösen Therapie der Tuberkulose im Frühstadium ist die Tuberkulose des Skelettsystems nur noch selten zu finden.

Ätiologie und Vorkommen

Hämatogene Aussaat des Mycobacterium tuberculosis meist aus einem Lungenherd. Neben der Wirbelsäule sind vor allem das Hüft- und das Kniegelenk befallen. Auch in den kurzen Röhrenknochen von Hand und Fuß kann sich eine Tuberkulose ausbreiten (Spina ventosa).

Klinik und Diagnostik

Wegen des meist schleichenden Krankheitsbeginnes ist die Tuberkulose im Frühstadium schwer zu erkennen. Entscheidend ist die Einbeziehung des Krankheitsbildes im Rahmen der Differenzialdiagnostik.

Ein Belastungsschmerz, Überwärmung, manchmal auch leichte Schwellung in Verbindung mit einem schlechten Allgemeinzustand, nächtliche Schweißausbrüche und wechselnde Fieberschübe lassen an eine Tuberkulose denken. Laborchemisch finden sich meist uncharasteristische Befunde. Die Blutsenkungsgeschwindigkeit ist in der Regel stark beschleunigt. Der Mendel-Mantoux-Test und der Tuberkulintest können weitere Hinweise liefern.

Die Diagnose kann am sichersten durch den direkten Erregernachweis aus dem Krankheitsherd (Biopsie) gestellt werden.

Röntgen: Röntgenveränderungen sind anfangs noch gering und zeigen sich oft erst Monate nach dem klinischen Befund (Abszesse, Osteolysen, Sklerosierungen, spindelförmige Auftreibung im Bereich der Phalangen, Spina ventosa). Das MRT bietet im Frühstadium Hinweise auf knöcherne Veränderungen.

Therapie

Initial antibiotisch-tuberkulostatische Therapie für 9 – 12 Monate. Im floriden Stadium empfiehlt sich eine passagere Ruhigstellung. Operativ sind oft frühzeitige Herdausräumungen, Synovektomien und andere sanierende Verfahren notwendig, um irreparable Zerstörungen am Gelenk und Knochen zu verhindern. Im Wirbelsäulenbereich sind ggf. autologe Knochentransplantationen zur Defektauffüllung erforderlich.

Differenzialdiagnosen: Ewing-Sarkom, eosinophiles Granulom, aseptische Wirbelkörpernekrose (Vertebra plana), Morbus Scheuermann, Wirbelkörperkompressionsfraktur.

Eine mildere Form der Knochentuberkulose kann durch die abgeschwächten Erreger im Rahmen der BCG-Schutzimpfung entstehen.

Rheumatische Erkrankungen im Wachstumsalter

Die im Kindesalter auftretenden rheumatischen Erkrankungen unterscheiden sich im klinischen Bild sowie im Verlauf meist erheblich von denen des Erwachsenenalters. Verglichen mit der chronischen Polyarthritis des Erwachsenen sind für die juvenile chronische Arthritis die höhere Rate an monoartikulären Verlaufsfomen, die häufigere Manifestation von Fieber und Exanthemen sowie typischerweise eine Augenbeteiligung charakteristisch. Die beim Erwachsenen frühzeitig auftretenden degenerativen Veränderungen zeigen sich im Kindesalter selten.

Juvenile rheumatoide Arthritis (juvenile idiopathische Arthritis)

Definition

Entzündung eines oder mehrerer Gelenke über mehr als 6 Wochen bzw. 3 Monate (amerikanische bzw. europäische Klassifikation) nach Ausschluss anderer Erkrankungen.

Damit ist die juvenile rheumatoide Arthritis eine Ausschlussdiagnose, die eine sorgfältige und umfangreiche Differenzialdiagnose erfordert. Es gibt kein einzelnes klinisches Symptom oder einen einzelnen Laborwert, der die Diagnose der JRA beweist.

Verschiedene Klassifikationen der JRA sind derzeit gebräuchlich; die europäische Klassifikation der juvenilen chronischen Arthritis und die amerikanische Klassifikation der juvenilen rheumatoiden Arthritis. Kürzlich ist von der International League against Rheumatism (ILAR) der Versuch unternommen worden, eine gemeinsame Klassifikation zu entwickeln. Diese verwendet jetzt den Begriff der juvenilen idiopathischen Arthritis (JIA), der im Folgenden übernommen wird (Tab. 14.**3**).

Ätiologie und Pathogenese

Die Ätiologie der JIA ist unbekannt. Sicher ist der Einfluss bestimmter genetischer Merkmale (z.B. des Haupthistokompatibilitätskomplexes), die prädisponierend wirksam sind. Vermutlich führen dann hormonelle Faktoren, Infektionen und Störungen des Immunsystems im genetisch prädisponierten Patienten zur Erkrankung. Beispielhaft sei für die auslösenden Faktoren angeführt, dass bei der Oligoarthritis im frühen Kindesalter eine Mädchenwendigkeit besteht, bestimmte Erreger wie z.B. Streptokokken oder Yersinien reaktive Arthritiden auslösen können und Patienten mit Immundefekten häufiger unter JIA leiden.

Die Pathogenese der Erkrankung wird durch die Unterhaltung einer Immunanwort mit entzündlichen Veränderungen der Synovia bestimmt. Granulozyten, Lymphozyten und Makrophagen initiieren die Entzündung und bewirken die Schädigung der Synovia. Die chronische Synovialitis führt zu einer zunehmenden Proliferation und Verdickung. Dieser entzündliche Pannus schädigt den Knorpel. Subchondral führen die Zerstörungen des Knochens zu Zystenbildungen, die im Vergleich zur chronischen Polyarthritis des Erwachsenen jedoch später auftreten. Synovialitische Veränderungen in den Sehnenscheiden können hinzutreten.

Tabelle 14.3 Klassifikation der juvenilen idiopathischen Arthritiden im Kindesalter (ILAR-Klassifikation)

Systemische Arthritis (Morbus Still)
Polyarthritis, Rheumafaktor negativ
Polyarthritis, Rheumafaktor positiv
Oligoarthritis:
– persistierender Verlauf (1 – 4 Gelenke im Verlauf von > 6 Monaten betroffen)
– erweiterter Verlauf (> 4 Gelenke im Verlauf von > 6 Monaten betroffen)
Arthritis mit Enthesiopathie
Psoriasisarthritis
Andere Arthritis:
– oben genannte Kriterien nicht erfüllt
– oben genannte Kriterien mehrerer Entitäten erfüllt

Mono- oder oligoartikulärer Verlauf: Die frühkindliche Oligoarthritis ist die häufigste Verlaufsform der JIA und tritt im Vorschulalter auf, Mädchen sind bevorzugt betroffen. Ein bis maximal 4 Gelenke sind arthritisch verändert. Knie-, Sprung-, Hand- und Ellenbogengelenke sind die am häufigsten betroffenen Gelenke. Eine deutliche Schwellung mit schmerzhafter Bewegungseinschränkung, Ergussbildung und Neigung zur Ausbildung einer Kontraktur sind typisch. Der morgendliche Beschwerdegipfel im tageszeitlichen Verlauf ist charakteristisch für alle Formen der JIA. Bei über 30 % der Patienten entwickelt sich eine Uveitis, die initial kaum subjektive Beschwerden bereitet und dennoch ausgeprägte Schädigungen mit Visuseinschränkung bewirken kann. Daher ist die regelmäßige augenärztliche Untersuchung im Verlauf erforderlich. Während der Rheumafaktor bei der Oligoarthritis nie positiv ist, sind antinukleäre Antikörper (ANA) in 80 % nachweisbar und damit diagnostisch hilfreich.

Die Spätform der Oligoarthritis tritt im mittleren Schulalter bevorzugt bei Jungen auf. In der neuen Klassifikation ist diese Form der Arthritis mit Enthesiopathie zugeordnet. Die Gelenke der unteren Extremitäten sind meist betroffen. Häufig findet sich eine Sakroileitis mit Rückenschmerzen. Die begleitende Enthesiopathie äußert sich beispielsweise in schmerzhaften Sehnenansatzpunkten (Druckschmerz über der Achillessehne). Diese Verlaufsform ist zu 80 % mit dem HLA-B27-Nachweis assoziiert. Die Rezidivneigung ist höher als bei der frühkindlichen Oligoarthritis, Übergänge in die ankylosierende Spondylitis sind möglich.

Polyarthritischer Verlauf: Die Rheumafaktor-negative ist deutlich häufiger als die Rheumafaktor-positive Verlaufsform. Sie beginnt zumeist im Kleinkindalter, 5 oder mehr Gelenke sind betroffen. Hierbei sind die kleinen Gelenke von Hand und Fuß, HWS, Kiefergelenke wie alle großen Gelenke beteiligt. Der Beginn ist oft schleichend und wenig exsudativ, sodass viele Patienten erst spät mit ausgeprägten Kontrakturen oder Fehlstellungen diagnostiziert werden. Bei längerem Krankheitsverlauf entwickelt sich ein Wachstumsdefizit und eine muskuläre Hypotrophie. Vorübergehend können auch Wachstumsbeschleunigungen entstehen.

Die seltene Rheumafaktor-positive Polyarthritis stellt eine frühe Manifestation der chronischen Polyarthritis des Erwachsenen dar. Sie ist mit früher Entwicklung von ossären Destruktionen und einer ungünstigen Prognose vergesellschaftet. Rheumaknoten treten auf, Allgemeinsymptome und erhöhte Entzündungszeichen (BSG, CRP) sind typisch.

Systemischer Verlauf (Morbus Still): Etwa 20% der Patienten mit JIA leiden an der systemischen Verlaufsform. Diese ist gekennzeichnet durch hohes, intermittierendes Fieber, ein lachsfarbenes, kleinfleckiges und stammbetontes Exanthem, schweres Krankheitsgefühl und Beteiligung viszeraler Organe. Lymphadenopathie, Hepatosplenomegalie, Pleuritis und Perikarditis sind Beispiele für Organmanifestationen. Initial können Gelenkbeteiligungen fehlen oder nur in flüchtigen Arthralgien bestehen. Die Beteiligung der HWS täuscht einen Meningismus vor. Stark erhöhte Entzündungszeichen, Thrombozytose, Anämie und fehlender Nachweis von Rheumafaktor oder antinukleären Antikörpern sind typisch. Die Erkrankung kann schubweise verlaufen, gelegentlich beobachtet man eine Ausheilung nach nur einem Krankheitsschub. In mehr als der Hälfte der Patienten tritt eine ausgeprägte Arthritis im Verlauf in den Vordergrund. Die Amyloidose, die früher als schwerwiegendste Komplikation zur Mortalität der Erkrankung wesentlich beitrug, wird unter der heute verwendeten immunsuppresiven Therapie selten beobachtet.

Diagnostik

Die ausführliche Untersuchung aller Gelenke und der WS ist essentiell für die präzise Einordnung der Erkrankung. Die Beteiligung viszeraler Organe muss durch die körperliche Untersuchung und ergänzende Verfahren, wie z.B. Sonographie, Echokardiographie und EKG ausgeschlossen werden. Laborchemisch sind Differenzialblutbild, BSG, CRP, Leber- und Nierenfunktionsproben sowie ein Urinstatus sinnvoll. Zur Abgrenzung reaktiver Arthritiden sollten bei positiver Anamnese (Diarrhö, Zeckenbiss, Angina) serologische Untersuchungen durchgeführt werden. Nur in 5% aller JIA-Patienten lässt sich der Rheumafaktor nachweisen, daher hat die Bestimmung im Vergleich zur rheumatologischen Untersuchung des Erwachsenen einen untergeordneten Stellenwert. Antinukleäre Antikörper sowie die Bestimmung des HLA B27 sind hilfreich. Ein Gelenkpunktat ist nur zum Ausschluss einer bakteriellen Arthritis erforderlich.

Die Liste der Differenzialdiagnosen, die vor der Diagnose einer JIA ausgeschlossen sein müssen, ist lang (Tab. 14.4). Sie umfasst die infektiöse Arthritis, die reaktive Arthritis, Kollagenosen wie

Tabelle 14.4 Differenzialdiagnose juvenile rheumatoide Arthritis
Kollagenosen (Lupus erythematodes, -disseminatus, Dermatomyositis)
Psoriasisarthritis (Gelenkbefund geht meist Hautveränderungen um Jahre voraus), Familienanamnese!
(Streptokokken) post-/para-infektiös
Enteritis-Arthritis (Salmonellen, Yersinien, Shigellen, Campylobacter)
Morbus Reiter
Hepatitis
Röteln
Mumps
Septische Arthritis, Osteomyelitis
Morbus-Crohn-Arthritis
villonoduläre Synovitis
Hämophilie
Leukämie
Agammaglobulinämie-Arthritis
Morbus-Scheuermann-Arthritis
Interartikuläres Hämangiom
Osteochondritis dissecans, Meniskuserkrankung (Scheibenmeniskus)
Chondropathia patellae
Kniescheibenluxation bzw. -subluxation
Knieverletzung
Intraartikuläre Fremdkörper
Periartikuläre Tumoren (Exostoste, Osteosarkom)
Hyperurikämie (Gicht)

den systemischen Lupus erythematodes oder die Dermatomyositis, neoplastische Erkrankungen wie Osteosarkom, Neuroblastom oder Leukämie, aseptische Knochennekrosen wie den Morbus Perthes und seltenere Erkrankungen wie Immundefekte, Stoffwechselerkrankungen und Schmerzverstärkungssyndrome.

Radiologische Veränderungen treten bei den meisten Verläufen der JIA später auf als bei rheumatischen Erkrankungen im Erwachsenenalter. Die initiale Weichteilschwellung, der Gelenkerguss und die Synoviaschwellung sind sonographisch darstellbar, diese Methode ist daher sehr gut zur Frühdiagnostik und Verlaufskontrolle geeignet. Gelenkspaltverschmälerung und periartikuläre Osteoporose sind erste Zeichen, die mittels Nativröntgen erfassbar sind. Typischerweise finden sich keine degenerativen Veränderungen wie eine subchondrale Sklerose und osteophytäre

Reaktionen. Es zeigt sich vielmehr ein strahlentransparenterer Knochen im Bereich der Belastungszonen mit subchondraler Zystenbildung. Bei Befall der HWS muss auf Veränderungen des Dens axis, die mit einer Instabilität einhergehen können, geachtet werden. Die MRT gewinnt zunehmende Bedeutung für die Diagnostik (z. B. Sakroileitis, Morbus Perthes, Osteomyelitis).

Therapie

Ziel der Therapie ist die Schmerzbekämpfung, Wiederherstellung und Erhalt der Gelenkfunktion und die Bekämpfung der Entzündungsaktivität. Die Teilnahme des Patienten am regulären Alltag (Kindergarten, Schule, Sozialkontakte) soll ermöglicht werden. Die Therapie sollte weitgehend ambulant erfolgen. Eine umfassende Therapie erfordert das Zusammenwirken verschiedener Fachkräfte (Kinderarzt, Kinderorthopäde, Augenarzt, Krankengymnast, Ergotherapeut, Sozialarbeiter).

Die nichtmedikamentöse Therapie in Form von Krankengymnastik, Ergotherapie und Hilfsmittelversorgung ist unverzichtbarer Bestandteil einer erfolgreichen Behandlung. Fehlstellungen von Gelenken können so behandelt bzw. vermieden werden. Die tägliche Übung im häuslichen Bereich erfordert die Einbeziehung der Familie. Korrigierende Schienen müssen individuell angepasst werden. Eine kindgerechte Betreuung stellt an die Behandler hohe Anforderungen.

Die medikamentöse Therapie erfolgt nach einem Stufenschema. Sie umfasst nichtsteroidale Antirheumatika (NSAR) wie z. B. Naproxen und Indomethazin, lang wirksame Antirheumatika wie Salazosulfapyridin, Methotrexat, Azathioprin und Cyclosporin A und Corticosteroide. Neu hinzugekommen sind Substanzen, die die Wirkung des proentzündlichen Tumornekrose-Faktors blockieren. Goldsalze und D-Penicillamin kommen kaum mehr zur Anwendung.

Die NSAR hemmen die Prostaglandinsynthese, sind Mittel der ersten Wahl und können mit den langwirksamen Antirheumatika kombiniert werden. Sie stellen die 1. Stufe der Behandlung dar und sind bei der Therapie der Oligoarthritis häufig ausreichend. Der Wirkungseintritt ist rasch, das Maximum der Wirksamkeit ist nach ca. 8 Wochen erreicht. Die Substanzen können über Monate bis Jahre verabreicht werden, die meisten Patienten vertragen diese gut. Die Anwendung neuerer Substanzen wie der COX2-Antagonisten sind im Kindesalter noch nicht ausreichend un-

tersucht. Acetylsalicylsäure findet wegen der Gefahr des Reye-Syndroms keine Anwendung mehr.

Corticosteroide können systemisch oder intraartikulär verabreicht werden. Die intraartikuläre Injektion von kristalloiden Suspensionen gewinnt zunehmend an Bedeutung in der Stufentherapie. So kann die Oligoarthritis, die nicht ausreichend auf NSAR anspricht, hiermit langfristig in Remission gebracht werden. Bei der Polyarthritis ist die intraartikuläre Steroidinjektion in der Kombinationstherapie mit langwirksamen Antirheumatika erfolgreich. Wesentliche Voraussetzung ist die technische Beherrschung der intraartikulären Injektion. Die systemische Gabe von Corticosteroiden wird durch die unerwünschten Wirkungen insbesonders bei hoher Dosierung und langer Therapiedauer beeinträchtigt (z. B. Stammfettsucht, Abwehrschwäche, Diabetes, arterielle Hypertonie, Glaukom, Wachstumhemmung). Daher sollten Corticosteroide nur bei schweren Krankheitsverläufen hochdosiert eingesetzt werden, die Zeitdauer der Verabreichung sollte sich möglichst auf einige Wochen beschränken und dann die Medikation ausgeschlichen werden. Weniger problematisch ist die niedrig dosierte Corticosteroidgabe unterhalb der so genannten Cushing-Schwellendosis.

Mittel der ersten Wahl bei den lang wirksamen Antirheumatika ist Methotrexat (MTX). Der Purinantagonist MTX greift in die DNA-Synthese ein und bremst damit die Proliferation immunkompetenter Zellen. MTX ist eine der wenigen Substanzen, die ihre Wirksamkeit in kontrollierten Studien gezeigt haben. Der Einsatz erfolgt bei JIA-Patienten, bei denen die Erkrankung mit NSAR und intraartikulärer Corticosteroidgabe allein nicht erfolgreich behandelt werden kann. Bei hochaktiven systemischen Verläufen dient MTX dazu, die Corticosteroiddosis reduzieren zu können. Die Anzahl möglicher unerwünschter Wirkungen limitiert den Einsatz (z. B. gastrointestinale Unverträglichkeit, Leberfunktionsstörungen, Knochenmarksdepression). Viele Patienten sind jedoch in den letzten Jahren erfolgreich und ohne wesentliche unerwünschte Wirkungen mit MTX behandelt worden. Die Hinzunahme weiterer lang wirksamer Antirheumatika wie Azathioprin, Cyclosporin A oder Cyclophosphamid ist dem Spezialisten vorbehalten. Salazosulfapyridin hat sich bei der Spätform der Oligoarthritis bewährt. Der Tumornekrose-Faktor-Antagonist Etanercept ist kürzlich zur Therapie der JIA zugelassen worden, der genaue Stellenwert dieser Medikation muss sich noch in Studien zeigen. Die autologe

Stammzelltranplantation bei konservativ nicht behandelbaren Verläufen wird derzeit untersucht.

Prinzipien der operativen Therapie: Besteht eine stark exsudative Synovialitis und bringt die medikamentöse Therapie keinen Erfolg, kann eine Synovektomie in Erwägung gezogen werden. Hierbei ist die komplette Entfernung der Synovia im betroffenen Gelenk Voraussetzung für den Erfolg dieser Therapie. Neben der Gelenkschleimhaut wird auch das entzündlich veränderte Sehnengleitgewebe entfernt. Eine im Verlauf progrediente Verschlechterung der Gelenkfunktion mit begleitender Gelenkdestruktion kann auch durch die operative Synovektomie häufig nicht aufgehalten werden. Die besten Ergebnisse werden bei der Synovektomie im Kniegelenk erzielt. Eine Synovektomie sollte vor Auftreten schwerer Destruktionen eingesetzt werden.

An weiteren operativen Behandlungsmöglichkeiten stehen Arthrolyse mit Gelenkmobilisation, Extension über einen externen Fixateur, Arthrodesen, Achsenkorrekturen sowie die endoprothetische Versorgung zur Verfügung. Derzeit wird die 10-Jahre-Überlebensrate von Endoprothesen in Hüft- und Kniegelenken bei Jugendlichen mit 80 % angegeben.

Prognose

Die Prognose der JIA hängt wesentlich von der Verlaufsform ab. Die günstigste Prognose hat die häufigste Verlaufsform: die frühkindliche Oligoarthritis. Diese heilt in 70 % aus. Die Spätform der Oligoarthritis neigt zu Rezidiven und zeigt Übergänge in eine Spondylitis ankylosans. Die Rheumafaktor-negative Polyarthritis ist nur bei frühzeitiger Diagnose erfolgreich therapierbar, bei verspäteter Diagnose bleiben Spätfolgen häufig zurück. Die Rheumafaktor positive Polyarthritis ist die prognostisch ungünstigste Verlaufsform der JIA hinsichtlich der Gelenkfunktion. Die systemische Verlaufsform lässt sich in etwa der Hälfte der Fälle erfolgreich behandeln, die andere Hälfte ist dauerhaft zu behandeln bzw. mit Spätschäden belastet.

Juvenile Spondylitis ancylosans

Die Häufigkeit der juvenil beginnenden Spondylitis ancylosans wird mit 7 % angegeben. Das Hauptmanifestationsalter liegt zwischen dem 10. und 15. Lebensjahr. Es besteht eine deutliche familiäre Belastung. Zu 90 % sind Jungen betroffen. Die Er-

krankung kann in die Erwachsenenform übergehen.

Klinik und Diagnostik

Meist beginnt die juvenile Spondylitis ancylosans unter dem Bild einer Oligoarthritis der unteren Extremitäten mit besonderem Befall des Kniegelenkes. Die beim Erwachsenen im Vordergrund stehenden Rückenschmerzen, die in der Lendenwirbelsäule beginnen und in die Gesäß- und Leistenregion ausstrahlen, finden sich erst im späteren Adoleszentenalter. Neben den großen Gelenken ist die Halswirbelsäule häufig mitbetroffen. Nicht selten besteht auch bei Kindern ein Fersenschmerz (Tendoostitis). Die Lendenwirbelsäule wird meist erst spät befallen.

Radiologisch zeigt sich charakteristischerweise eine Kreuzbeingelenk-Arthritis. Die Iliosakralveränderungen beginnen meist im Gegensatz zum Erwachsenen einseitig. Aufgrund der physiologischen Wachstumsvorgänge an den Kreuz-Darmbein-Gelenken kann die Röntgenbeurteilung vor Abschluss des Wachstums Schwierigkeiten bereiten.

Labor: In 90 % lässt sich das HLAB-27 nachweisen. Die juvenile Spondylarthritis gehört zu den seronegativen Spondylarthritiden. Die übrigen Entzündungsparameter können normal sein oder aber mit der Aktivität der Entzündung korrelieren.

Die Szintigraphie trägt nicht zur differenzialdiagnostischen Klärung einer juvenilen Spondylitis ancylosans bei und sollte auf jeden Fall vermieden werden.

Therapie

In erster Linie ist eine frühzeitig einsetzende und konsequent durchzuführende funktionserhaltende physikalische Therapie angezeigt. Eine Ruhigstellung der schmerzhaften Wirbelsäule ist zu vermeiden. Ein gezieltes tägliches krankengymnastisches Übungsprogramm ist notwendig.

Die medikamentöse Therapie sollte analog zu dem Stufenschema zur Behandlung der juvenilen rheumatoiden Arthritis durchgeführt werden.

Operative Eingriffe im Kindesalter sind selten indiziert.

Reaktive Arthritiden

Definition

Nach Infektionen auftretende Gelenkentzündungen, für die nicht der Erreger selbst, sondern immunpathogenetische Vorgänge ursächlich sind.

Rheumatisches Fieber

Immunologische Reaktion des Körpers auf einen zuvor durchgemachten Streptokokkeninfekt (Angina, Scharlach). Der Altersgipfel liegt zwischen dem 8. und 10. Lebensjahr. 97 % aller Erkrankungsfälle beginnen vor dem 25. Lebensjahr.

Klinik und Verlauf

10 – 14 Tage nach einem Streptokokkeninfekt entwickeln sich meist Gelenksymptome. Die akute Polyarthritis ergreift nacheinander die verschiedenen, meist größeren Extremitätengelenke und geht mit einer Schwellung sowie einer schmerzhaften Bewegungseinschränkung einher. Außer an den Gelenken kann es zu entzündlichen Reaktionen an anderen Organsystemen (Herz, Haut, Gefäßsystem, Gehirn, Niere) kommen.

Laborchemisch zeigt sich eine stark erhöhte Blutsenkungsgeschwindigkeit sowie ein erhöhter Antistreptolysintiter. Die Diagnose eines rheumatischen Fiebers wird anhand der Jones-Kriterien gestellt.

Hauptkriterien: Polyarthritis, Corea minor, Noduli rheumatici, Erythema marginatum, Karditis.

Nebenkriterien: Fieber, zuvor durchgemachter Streptokokkeninfekt, Iridozyklitis, EKG-Veränderungen, laborchemische Erhöhung der BSG, der Leukozyten und des CRP, Gelenkschmerzen, anamnestisch bestehendes rheumatisches Herzvitium.

Für die Diagnose eines rheumatischen Fiebers müssen mindestens 2 Hauptkriterien oder ein Haupt- und 2 Nebenkriterien vorhanden sein.

Therapie

Unter einer hochdosierten Penicillintherapie und zusätzlicher Gabe von Antiphlogistika klingt die Infektion und mit ihr die Symptome gewöhnlich schnell ab. Die Prognose der Erkrankung wird im Wesentlichen durch das Bestehen einer kardialen Mitbeteiligung sowie deren Ausmaß bestimmt.

Morbus Reiter

Trias aus Mon- bzw. Oligarthritis, Uretritis und Konjunktivitis. Der Erkrankung geht meist eine Darminfektion mit Shigellen oder aber eine Harnwegsinfektion mit Clamydien voraus. Bevorzugt sind die großen Gelenke der unteren Extremitäten (Knie, Sprunggelenk) befallen. In 80 % der Fälle zeigt sich das HLAB-27 positiv.

Therapie

Primär erfolgt eine antibiotische Behandlung des Darm- oder Harnwegsinfektes. Begleitend durchzuführende symptomatische Behandlung der reaktiven Arthritis mit physikalischer Therapie und nicht-steroidalen Antirheumatika, ggf. eine vorübergehende Glycocorticoidtherapie. Bei schwereren Verläufen ist ggf. eine Basistherapie wie bei der juvenilen rheumatoiden Arthritis erforderlich. In 75 % der Fälle heilt die Erkrankung nach 6 Monaten aus.

Lyme-Arthritis (Borreliose)

Definition

Durch Zecken übertragene Borrelieninfektion des Gelenkes und innerer Organe.

Ätiologie

Die Borrelienerreger können in verschiedenen Organsystemen über Monate bis Jahre persistieren (hämatogene Streuung) und sind stark immunogen. Ein Zeckenbiss ist nur bei ca. 50 % der Patienten zu eruieren. Die Inkubationszeit ist sehr variabel und beträgt wenige Tage bis mehrere Wochen oder Monate. Nach einem Zeckenbiss ist bei 2,6 – 5,6 % der Betroffenen mit einer Serokonversion und bei 0,3 – 1,4 % mit einer manifesten Erkrankung zu rechnen.

Die Borreliose kann sich an mehreren Organsystemen manifestieren wie der Haut (Erythema chronicum migrans), dem Nervensystem (Radikuloneuritis, Meningoenzephalitis!) und dem Herzen (Karditis). In ca. 20 % der Fälle finden sich artikuläre, seltener muskuläre Manifestationen, meist in Form einer Monarthritis. Am häufigsten ist das Kniegelenk betroffen.

Klinik und Diagnostik

Hautmanifestationen sind nach 4 – 6 Wochen zu erwarten. Gelegentlich treten zusätzlich Allgemeinsymptome wie Fieber, Kopfschmerzen, Mattigkeit, Gliederschmerzen und multiple Erytheme auf. Wochen und Monate später dann kann es zu Organmanifestationen kommen.

Eine z. B. massive (rezidivierende) Kniegelenksschwellung ohne Trauma sollte immer an eine Lyme-Arthritis denken lassen. Das Gelenk ist leicht überwärmt, die Beweglichkeit nur unwesentlich eingeschränkt und die Schmerzen meist gering. Typisch ist, dass der massive Gelenkerguss nach der Punktion sich erneut kurzfristig einstellt.

Auch von Gelenk zu Gelenk „springende" Arthritiden, Myositiden, Knochen- und Weichteilschmerzen sind im Rahmen einer Borreliose zu finden. Serologische Untersuchungen sind bei der Diagnostik hilfreich.

Die Therapie der Wahl ist eine gezielte Antibiotikatherapie. Für die Behandlung einer Borrelieninfektion stehen verschiedene Antibiotika zur Verfügung (Amoxycillin, Cefuroxim u. a.). Eine vorübergehende Entlastung des Gelenkes und Sportverbot sind u. U. notwendig. Kurzfristige Bestimmungen der Antikörperkonzentration zur Kontrolle des Behandlungserfolges sind nicht notwendig, da meist lebenslange Titerwerte nachzuweisen sind.

Prophylaxe

Es ist unmöglich, Zeckenstiche völlig zu vermeiden. Das Tragen von bedeckender Kleidung und Gummistiefeln und/oder anderer schützender Beinkleider bietet nur einen relativen Schutz. Wichtig ist, die Zecke sofort zu entfernen, um das Risiko einer Borellienübertragung zu vermindern. Dabei wird die Zecke mit Hilfe einer Pinzette, einer Zeckenzange oder den Fingernägeln so nahe an der Haut wie möglich gegriffen und langsam mit drehenden Bewegungen von der Einstichstelle nach oben weggezogen. Die Stelle des Zeckenstichs kann mit desinfizierenden Mitteln behandelt werden.

Prognose

Die Arthritis heilt nach Antibiotikatherapie bei ca. 80% der Patienten innerhalb von 2 Monaten ab, bei den restlichen 20% ist in zwei Dritteln der Fälle eine Heilung noch innerhalb von Jahren zu erwarten. In wenigen Fällen entwickeln sich chronische Verläufe mit wechselnden Skelettmuskelsymptomen.

15 Neuromuskuläre Erkrankungen

Infantile Zerebralparese

Definition

Symptomenkomplex mit irreparabler Störung der Haltungs- und Bewegungsfunktionen infolge eines nicht fortschreitenden Schadens des unreifen Gehirns.

Ätiologie und Pathogenese

Neben den idiopathischen Zerebralparesen mit ungeklärter Ätiologie können frühkindliche Hirnstörungen, welche vor, während oder nach der Geburt entstehen, unterschieden werden.

Pränatale Ursachen:
- genetische Faktoren mit resultierenden Hirnmissbildungen
- intrauterine Infektionen: Röteln, Masern, Zytomegalie, Herpes simplex
- intrauterine Toxinwirkung: Medikamente, Alkohol, Drogen
- Rhesusunverträglichkeit mit Kernikterus (heute aufgrund der medizinischen Möglichkeiten selten)

Perinatale Ursachen:
- geburtstraumatisch bedingte intrakranielle Blutungen
- Früh- oder Mangelgeburten: Geburtsgewicht unter 1500 g
- vorzeitige Plazentalösung
- Nabelschnurkomplikationen mit resultierender zerebraler Hypoxie

Postnatale Ursachen:
- Meningitis, Enzephalitis
- traumatische Schädel-Hirn-Verletzungen

Häufigkeit: Etwa 20% aller behinderten Kinder leiden unter einer Zerebralparese. In Mitteleuropa kommen auf 1000 Lebendgeburten etwa 3 – 4 Zerebralparese-erkrankte Kinder.

Klinik und Diagnostik

Entscheidendes Merkmal der zerebralen Bewegungsstörung ist die abnorme zentrale Steuerung von Muskeltonus und Koordination mit unkontrollierten Massenbewegungen sowie einer Störung von Haltungs- und Bewegungsabläufen. Das Krankheitsbild wird jedoch nicht allein von motorischen Ausfallserscheinungen bestimmt, sondern auch andere Bereiche des Gehirns sind geschädigt. Intelligenzdefekte, Gefühlsstörungen, Störungen der Sprache, Augen und Gehörschäden können ebenfalls in unterschiedlichen Ausprägungsgraden durch die infantile Zerebralparese verursacht sein. Derartige Zeichen bilden sich jedoch meist erst in den ersten Lebensmonaten heraus. Eine exakte Untersuchung des Neugeborenen ist zur frühen Diagnosestellung unabdingbar. Stetige Hypotonie oder Steifheit sowie Beugehaltung der Arme mit ständig gefausteten Händen bei der Untersuchung sind frühe Zeichen eines schweren Hirnschadens. Auch eine Streckhaltung und Überkreuzungstendenz der Beine deutet auf Schädigungen des zentralen Nervensystems hin. Bei weniger stark betroffenen Kindern wird die Verzögerung der Entwicklung von den Eltern oder von dem untersuchenden Arzt oft erst im Alter von 6 – 8 Monaten bemerkt, wenn Kopfkontrolle und Sitzbalance sowie die Fähigkeit, sich herumzurollen, einen deutlichen Entwicklungsrückstand zeigen. Minimal geschädigte Kinder können der Diagnose bis zu einem Alter zwischen 18 und 24 Monaten entgehen. Ein fortdauernder Zehenspitzengang ist oft das erste Zeichen der Entwicklungsverzögerung.

Bei einem Kind mit einer entsprechenden Klinik ist die vorläufige Diagnose einer zerebralen Lähmung gerechtfertigt, wenn normale motorische Fähigkeiten nicht planmäßig erreicht werden, wenn primitive Reflexe andauern oder wenn obligatorisch abnorme Reflexmuster vorhanden sind (Tab. 15.1). Das Tempo der Entwicklung und der offensichtlichen neurologischen Veränderungen variiert bei jungen Patienten von Tag zu Tag

Tabelle 15.1   Bewegungsstörungen bei zentraler Lähmung
Spastik: erhöhter Muskeltonus, gesteigerte Muskeleigenreflexe
Athetose: langsame, bizarre – schraubenförmige Bewegungsmuster bei willkürlichen und unwillkürlichen Bewegungen mit überwiegender Manifestation an den distalen Extremitätenabschnitten; ursächlich ist eine Störung des extrapyramidalmotorischen Systems
Ataxie: Störung von Koordination und Bewegungsabläufen, in der Regel auf dem Boden einer gestörten Tiefensensibilität
Mischformen: In der Regel findet sich ein Mischbild aus Spastik und Athetose

und wird in bedeutendem Maße vom übergreifenden Grad der Ansprechbarkeit, des Hungers und der Müdigkeit abhängig sein. Seitendifferente Veränderungen in Haltung und Bewegungen, ausfahrende und zappelige Bewegungen sowie apathische und/oder Unruhezustände mit Schreckhaftigkeit können schnell den Verdacht einer Schädigung aufkommen lassen. Es sollten sanfte wiederholte Untersuchungen in einer warmen und ruhigen Umgebung durchgeführt werden, bevor die vorläufige Diagnose einer zerebralen Lähmung gestellt wird.

Wichtig zur Diagnosestellung ist auch, den Verlauf der Schwangerschaft, der Geburt und der Neugeborenenperiode abzuklären. Seitendifferenzen in Haltung und Bewegung finden sich auch bei einseitiger Lagerung im Bettchen mit Gewohnheitslagerung (Schräglageschäden). Auch die Pflege und Art der Betreuung sowie familiär

bedingte Hypotonien müssen erfragt werden. Asymmetrische Haltungen und Bewegungen können auch ohne ersichtlichen Grund bei Kindern auftreten, deren Entwicklung dann später normal verläuft. Dies sind Normvarianten bzw. familiär bedingte Entwicklungsstörungen, die analysiert werden müssen, ohne gleich als pathologische Veränderungen fehlgedeutet zu werden.

Einteilung

Die grundlegende Schädigung des Gehirns bei zerebraler Parese ist nicht reparabel und auch nicht progressiv. Der Funktionsverlust in einem neuralen System des Gehirns führt zur Aufgabe der normalen Kontrolle über unabhängige Systeme, die ihrerseits zu Überreaktionen neigen. Die Manifestation der Gehirnschädigung bei einem betroffenen Kind hängt vom Ausmaß der Schädigung und von dem Gebiet des Gehirns ab, welches betroffen ist (Großhirnbereich, Stammganglien, Kleinhirn).

Einteilung nach der Lähmungsqualität: *Spastischer Lähmungstyp:* Es handelt sich um die häufigste hypertone Bewegungsstörung. Die charakteristischen Merkmale von spastischer Paralyse oder Parese sind Störungen von willentlichen Bewegungsmustern, einer vermehrten Muskelspannung sowie gesteigerten Primitivreflexen. Das Kind ist nicht mehr in der Lage, feine koordinierte Muskelbewegungen zu vollziehen. Obwohl die Paralyse eher Bewegungen als einzelne Muskeln lähmt, sind einige Muskeln stärker spastisch als andere. Es resultiert ein starkes Ungleichgewicht der Muskeln in den betroffenen Gliedern (Abb. 15.1).

Generell gilt: Zweigelenkige Muskeln (M. biceps, M. gastrocnemius, M. soleus) neigen dazu, eine stärkere Spastik aufzubauen als eingelenkige. Weiterhin tendieren Beugemuskeln, die Streckmuskeln, Adduktoren die Abduktoren und

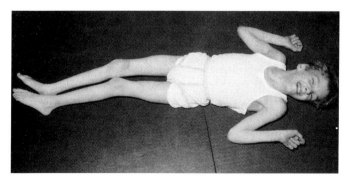

Abb. 15.**1** Typisches pathologisches Verhaltensmuster eines durch Tetraspastik gestörten Kindes.

Innenrotatoren die Außenrotatoren an Zug zu übertreffen. Das Kontrakturmuster in den betroffenen Gliedmaßen als Folge von spastischen Ungleichgewichten ist somit vorhersehbar und äußert sich in einer Flexions-, Adduktions- und Innenrotationsfehlstellung.

Der spastische Gang ist steif, unbeholfen und mühsam. Der Versuch, schneller zu gehen oder zu laufen, verstärkt die Anomalie des Ganges.

Athetotischer Typ: Athetosen treten in 10 % der Fälle auf. Typischerweise finden sich Athetosen als Folge eines Kernikterus.

Das charakteristische Merkmal der Athetose ist das unfreiwillige und unkontrollierte Bewegen (mobiler Spasmus) von Muskelgruppen des Gesichts und aller 4 Gliedmaßen. Insgesamt besteht eine Bewegungsunruhe an Fingern und Füßen, die unter emotionaler Anspannung exazerbiert. Es zeigen sich Spreiz- und Überstreckstellungen im Extremitätenbereich sowie Grimassen des Gesichtes. Es resultieren Schwierigkeiten beim Reden und Schlucken.

Ataktischer Typ: Die charakteristischen Merkmale zerebraler Ataxien sind gestörte Koordination von Muskelgruppen und ein relativer Mangel an Gleichgewicht aufgrund der ursächlichen Kleinhirnschädigung. Der Gang ist unsicher. Das Kind droht häufig hinzustürzen, obwohl dies meist durch Ausbalancieren mit den Armen verhindert wird. Die Intelligenz ist meist nicht beeinträchtigt.

Einteilung nach topographischer Verteilung der Lähmung (Tab. 15.**2**): *Tetraparesen:* Spastizität im Bereich aller Extremitäten mit gleichzeitiger Hypotonie der Rumpf- und Halsmuskulatur sowie

Tabelle 15.**2**   Motorische Defizite bei zentraler Lähmung

Monoplegie:
komplette Lähmung einer einzelnen Extremität; weniger im Rahmen einer zentralen Läsion, häufig im Rahmen einer peripheren Nervenschädigung

Hemiplegie:
komplette Lähmung einer Körperhälfte, wobei die obere Extremität meist stärker betroffen ist als die untere

Diplegie:
beidseitige komplette Lähmung im Bereich der oberen bzw. unteren Extremitäten

Tetraplegie:
komplette Lähmung aller 4 Extremitäten

der mimischen und Schluckmuskulatur mit typischem Speichelfluss. In etwa 75 % der Fälle findet sich auch eine geistige Behinderung. Aufgrund der ausgeprägten Hypotonie fallen die Kinder meist durch Trinkschwierigkeiten auf. Die motorische Entwicklung ist erheblich retardiert. Die Prognose ist insgesamt ungünstig. Bei dem überwiegenden Teil der Kinder kann eine Sitzfähigkeit erzielt werden, bei 10 von 100 Kindern ist mit einer hilfsmittelunterstützten Gehfähigkeit zu rechnen.

Diplegien: In der Regel sind die unteren Extremitäten von der Lähmung betroffen. An den oberen Extremitäten findet sich meist eine geringgradige motorische Störung. Bei in der Regel normaler Intelligenz werden die Patienten zum überwiegenden Teil verspätet gehfähig.

Hemiparesen: Die Lähmung ist auf eine Körperhälfte beschränkt. Die obere Extremität zeigt sich meist ausgeprägter betroffen. Häufig besteht eine begleitende Anfallserkrankung. Die Rumpfmuskulatur zeigt sich in der Regel wenig beeinträchtigt. Bei der Hemiparese kommt es in der Regel immer zu einer Gehfähigkeit.

Therapie

Zerebral geschädigte Kinder bedürfen zeitlebens einer kombinierten Behandlung verschiedenster medizinischer und paramedizinischer Bereiche. Im Idealfall findet die Betreuung dieser Kinder in einem speziellen Zentrum statt.

Ebenso wie die Frühdiagnose ist auch die Frühbehandlung wichtig, da durch intensive und gezielte Physiotherapie Schäden gemildert und die motorische Entwicklung gefördert werden kann. Die Krankengymnastik nimmt hier eine zentrale Stellung ein. Die neurologischen Entwicklungsbehandlung nach Bobath und die entwicklungskinesiologische Behandlung nach Vojta sind gezielte Methoden der Physiotherapie zerebral geschädigter Kinder. Sie haben das Ziel, den abnormen Haltungstonus des Kindes zu durchbrechen und möglichst zu normalisieren. Sie versuchen, dem Kind durch das Überwinden abnormer Schablonen eine differenziertere Motorik aufzubauen. Durch Beeinflussung der Koordination und Rückbildung der Spastizität sollen die Gleichgewichtsreaktionen gefördert werden, sodass stufenweise das Kriechen, der Vierfüßlerstand, das Sitzen und der Kniestand dem Kind die Chance geben, zu stehen und zu gehen. Eine zielgerichtete Ergotherapie fördert mit ihren Mitteln ebenfalls die Gebrauchsfähigkeit der Hände zur Verbesserung der Selbstständigkeit des Kindes.

Eine logopädische Behandlung zur Mund-/Esstherapie und Sprachförderung sollte als ergänzende Maßnahme erfolgen. Ballpädagogik mit Förderung des Kontakt- und Sozialverhaltens ist eine weitere erforderliche Maßnahme.

Orthopädietechnische Hilfsmittel: Gut angepasstes Schuhwerk (korrigierende Einlagen, Innenschuhe, Fersenfedern etc.), Nachtschienen zur Spitzfußkorrektur, Schienen, Schellenapparat bei schwerwiegenderen Deformitäten, Schrägliegebretter, Stehständer, Spastikerrollstühle (Abb. 15.**2**), -dreiräder, -gehhilfen (Rolatoren, Stützen), Schreibhilfen, Spezialbestecke usw. sind Funktionshilfen, die die Selbstständigkeit des Patienten verbessern, die krankengymnastische Übungsbehandlung erleichtern sowie Kontrakturen und Deformitäten entgegenwirken. Durch die zeitlich begrenzte Anlage von Unterschenkelredressionsgipsen (4 Wochen) kann eine temporäre Tonusminderung der Plantarflexoren (etwa 6 Monate) bei spastischem Spitzfuß erzielt werden.

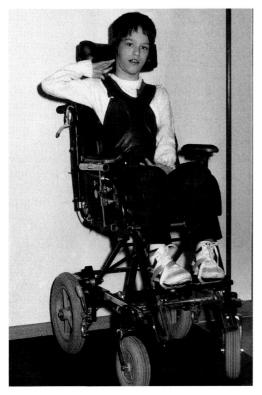

Abb. 15.**2** Orthopädisch-technische Rollstuhlversorgung eines zerebral geschädigten Kindes mit Sitzschale und Kopfstütze.

Medikamentöse Maßnahmen:
– Systemisch wirkende antispastische Medikamente (Benzodiazepine). Aufgrund der z.T. ausgeprägten Nebenwirkungen können derartige Medikamente in der Regel nicht über länger andauernde Zeiträume eingesetzt werden.
– Lokale Behandlung einzelner Muskelgruppen durch Botulinustoxin-A-Injektionen. Durch die resultierende, zeitlich begrenzte schlaffe Parese der Muskelgruppe, in die injiziert wird, kann einer Kontrakturentwicklung entgegengewirkt werden.

Sportliche Aktivitäten sind auch dem stärker behinderten Zerebralparetiker förderlich (Gruppengymnastik). Radfahren, Schwimmen, Reiten, Skilaufen, Bogenschießen usw. bedeuten nicht nur eine Verbesserung der Bewegungsmuster, sondern wirken auch motivationssteigernd. Die Belastungsgrenzen sind allerdings individuell zu bestimmen, um negative Folgen mit Steigerung der Spastik und Zunahme von Kontrakturen, insbesondere im Knie- und Hüftbereich, zu vermeiden.

Operative Therapieverfahren: Die Zielsetzung der operativen Behandlung ist abhängig vom Ausgangsbefund. Zur Planung sinnvoller operativer Maßnahmen ist viel klinisches Urteilsvermögen erforderlich. Die Eltern müssen darauf aufmerksam gemacht werden, dass wohl überlegte Operationen die Funktion verbessern können, eine normale Funktion der Gliedmaßen nach durchgeführten Operationen jedoch nie zu erreichen ist.

Eine operative Behandlung der infantilen Zerebralparese ist indiziert zur
– Verbesserung der Körperhaltung
– Wiedergewinn verlorener Bewegungsmöglichkeiten
– Schmerzbeseitigung
– Erleichterung der Sitz-, Lagerungs- und Pflegefähigkeit

Schwerstbehinderte erfordern unsere besondere Aufmerksamkeit. Hier muss die Devise lauten: kleine operative Eingriffe (Tenotomien z.B. der Adduktorenmuskeln) anstelle aufwendiger Rekonstruktionseingriffe. Auch wenn keine Steh- und Gehfähigkeit gegeben ist, dienen sie zur Besserung von Schmerzen und der Pflege.

Die operative Einstellung eines luxierten oder subluxierten Hüftgelenkes, hüftgelenksnahe Umstellungsosteotomien und Pfannendachplastiken können die Steh- und Gehfähigkeit verbessern.

Adduktorendurchtrennungen oder Rückverlagerungen mit zusätzlichen entspannenden Eingriffen am M. iliopsoas und M. rectus können das Gangbild durch Beseitigung der Hüftbeuge- und Abspreizkontraktur erleichtern.

Kniebeugesehnenverlängerungen bedeuten meist eine Besserung der Kniestreckung. Achillessehnenverlängerungen und Arthrodesen im Fußbereich beseitigen den Spitzfuß und die Knickfußstellungen.

Zur Stabilität der Wirbelsäule kann eine Versteifung einen deutlichen Gewinn bringen und die Pflegefähigkeit verbessern.

Beim ataktischen Typ der zerebralen Parese sind chirurgische Maßnahmen besonders sorgfältig abzuwägen, da ein erhöhtes Risiko im Hinblick auf entstehende Überkorrekturen besteht. Erhebliche Kontrakturen sind bei diesem Lähmungstyp eher selten. Neurochirurgische bzw. neurotaktische Operationen zur Verringerung von Athetosen sind nur teilweise erfolgreich.

Postoperative Therapie: Die postoperative Fortsetzung der intensiven Physiotherapie ist von besonderer Wichtigkeit. Insgesamt ist eine Frühmobilisation im Bereich der operierten Extremitäten zu empfehlen. Von besonderer Bedeutung ist die postoperative Lagerungsschienenbehandlung im Anschluss an die meist vorübergehende Gipsruhigstellung nach korrigierenden Eingriffen im Becken-Bein-Fuß-Bereich.

Prognose: Wiederholte klinische Beurteilungen über viele Monate hinweg sind bei einem Kind mit zerebraler Parese notwendig, um eine realistische Prognose stellen zu können. Trotz der dauerhaften Natur der zugrunde liegenden Gehirnschädigung zeigt jedes Kind mit zerebraler Parese Fortschritte in den motorischen Fähigkeiten während der Wachstumsjahre, bedingt durch die natürliche Reifung der verbliebenen intakten Hirnareale. Diese Fortschritte, obwohl verzögert, sind mit den Fortschritten der motorischen Fähigkeiten bei normalen Kindern zu vergleichen. Generell ist die Prognose vom Ausmaß des primären neurologischen Schadens abhängig. Durch diesen wird auch die Lebenserwartung beschränkt (bei leichter Behinderung ist mit einer 20-Jahre-Überlebensrate von 99 % zu rechnen; bei schwerster Behinderung findet sich eine 20-Jahre-Überlebensrate von 50%).

Meist ist davon auszugehen, dass ein 8-jähriges Kind, welches noch nicht stehen kann, das Gehen nicht mehr erlernen wird. Aufgrund der klinischen Erfahrung ist jedoch nicht grundsätzlich auszuschließen, dass eine gewisse Gehfähigkeit auch zu einem späteren Lebenszeitpunkt noch erreichbar ist.

Etwa ein Drittel der betroffenen Kinder ist so stark geschädigt, dass sie ständig pflegebedürftig sind.

Etwa 20% der Kinder weisen geringfügige Hirnschäden auf, die keiner spezifischen Behandlung bedürfen.

Spina bifida

Definition

Angeborene Fehlbildung der Wirbelsäule mit unvollständigem Schluss des Neuralrohres und eines oder mehrerer Wirbelbögen. Darüber hinaus kann eine Aussackung der Dura *(Meningozele)* sowie des Myelons *(Myelomeningozele)* bestehen. *Myelomeningozelen* sind mit neurologischen Funktionsstörungen bis hin zur kompletten Querschnittslähmung assoziiert (meist dissoziierte klinische Lähmungsbilder).

Einteilung

Spina bifida occulta: Schlussstörung eines oder mehrerer Wirbelbögen ohne begleitenden Rückenmarksdefekt.

Diese sehr häufige Form der Spina bifida kommt bei 10% der Bevölkerung vor. Selten finden sich auch bei der Spina bifida occulta neurologische Störungen, die sich meist durch Fußfehlbildungen bemerkbar machen.

Pigmentierte Nävi, eine lokale Behaarung, Lipome, Hämangiome oder ein kleines Grübchen im Lumbosakralbereich weisen auf die darunter liegende Spaltbildung hin.

Bei unklaren Fußfehlformen sollte daher immer an eine Spina bifida occulta gedacht und eine Röntgenaufnahme der LWS angefertigt werden (Abb. 15.**3**).

Spina bifida aperta und cystica: Ausgedehnte Defektbildung im Bereich der Wirbelbögen mit Beteiligung der Rückenmarkshäute und auch des Rückenmarkes selbst. Dazu gehören:

Meningozele: Zystische Vorwölbung der Rückenmarkshäute bei normaler Hautbedeckung. Das Rückenmark ist normal ausgebildet. Es finden sich meist nur geringgradige neurologische Störungen.

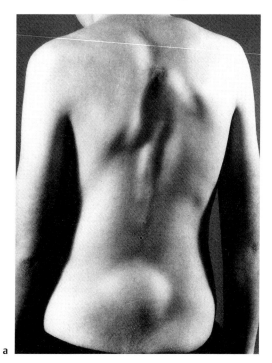

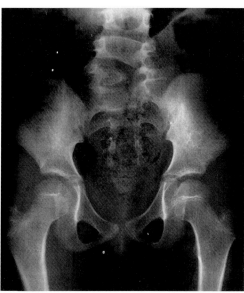

Abb. 15.3
a 8-jähriger Junge in der Gesamtansicht von hinten mit Spina bifida und hoher angeborener BWS-Skoliose. Deutliche Veränderungen im oberen BWS-Bereich sowie Fettpolsterbildung in Höhe der unteren LWS.
b Das dazugehörige Röntgenbild der unteren LWS mit Becken zeigt die Spina bifida und Fehlbildungen der knöchernen unteren Lendenwirbelkörper.

Myelozele: Die *Myelozele* zeigt eine Beteiligung von Rückenmark und Nervenwurzel (Cauda equina), welche sich mit dem Durasack ausstülpen. In den schwersten Fällen kann das beteiligte Nervengewebe ohne schützende Haut offen liegen, sodass das Rückenmark nur von den Rückenmarkshäuten bedeckt ist. Eine *Meningomyelozele* ist immer mit ernsten neurologischen Ausfällen verbunden. Blasen- und Darminkontinenz sowie motorische und sensible Ausfälle mit typischen Deformitäten sind die Folge.

Thorakale und thorakolumbale Spaltbildungen führen zu kompletten oder inkompletten Lähmungen, die schlaff sein können, aber auch eine Reflexaktivität besitzen.

Im lumbalen Bereich unterhalb L3/L4 finden sich ausschließlich komplette oder inkomplette schlaffe Lähmungen mit der typischen Hüftanspreiz- und Hüftbeugekontraktur durch Ausfall der Abduktoren und Hüftstrecker. Häufig zeigen sich auch eine Kniestreckkontraktur sowie begleitende Fußdeformitäten.

Bei sakralen *Myelomeningozelen* finden sich meist nur Fußdeformitäten (Klumpfuß, Knickfuß usw. mit kompletten oder inkompletten schlaffen Lähmungen).

Ätiologie und Häufigkeit

Die Ätiologie des Neuralrohrdefektes ist unklar. Eine multifaktorielle Genese ist wahrscheinlich. Soziale Faktoren scheinen eine Rolle zu spielen, da eine Häufung der Myelodysplasien bei Kindern aus niedrigen sozialen Schichten beobachtet wurde. Die Inzidenz der Myelomeningozele liegt zwischen 1–3 Kinder auf 1000 Neugeborene. Die weiße Bevölkerung ist 3- bis 4-mal häufiger betroffen als die schwarze Bevölkerung. Eine geschlechtsspezifische Häufung ist nicht festzustellen.

Die Wahrscheinlichkeit, dass ein Elternpaar mit einem kranken Kind ein weiteres Kind mit einer entsprechenden Fehlbildung bekommt, beträgt etwa 5 %.

Durch eine perikonzeptionelle Folsäuregabe kann das Risiko eines erneuten Neuralrohrdefektes beim zweiten Kind eines betroffenen Elternpaares um 60–75 % gesenkt werden. Daher sollte bei Frauen mit erneutem Kinderwunsch nach Geburt eines Kindes mit Neuralrohrdefekt eine perikonzeptionelle Folsäuresubstitution durchgeführt werden.

Bei der Myelomeningozele finden sich meist weitere Fehlbildungen des zentralen Nervensystems. Hierzu zählen:

Hydrozephalus: Häufigste assoziierte Fehlbildung, welche sich bei etwa 80% der Kinder mit Myelomeningozele findet. Beim Hydrozephalus ist in etwa 20% mit einer begleitenden Epilepsie zu rechnen.

Arnold-Chiari-Fehlbildung: Fehlbildung mit Kaudalverlagerung der Medulla oblongata und Ausziehung der Kleinhirnfortsätze mit resultierendem Hydrozephalus.

Tethered-Cord-Syndrom: Das sekundäre Tethered-Cord-Syndrom beruht auf einer narbigen Verwachsung des Duralsackes im Bereich des Defektes mit Behinderung der physiologischen Verschiebung des sakralen Rückenmarkes nach kranial während des Wachstums. Beim primären Tethered Cord finden sich äußerlich häufig atypische Behaarungen und Nävi, eine Harninkontinenz, Rücken- bzw. Beinschmerzen und Fuß- oder Wirbelsäulendeformitäten (Tab. 15.3). Die Symptomatik kann erst im Erwachsenenalter auftreten. Mit dem MRT lässt sich die Diagnose heute einfach stellen. Eine Progredienz des Lähmungsbildes im Bereich der unteren Extremitäten kann hierdurch in den ersten Lebensjahren ausgelöst werden.

Blasen- und Mastdarmlähmungen: Bei nahezu allen Patienten mit Myelomeningozelen, unabhängig von der Höhenlokalisation, finden sich Störungen der Blasen- und Mastdarmfunktion. Hierdurch kann es zu Störungen des Harnabflusses und somit zu rezidivierenden Infektionen bis hin zur Beeinträchtigung der Nierenfunktion kommen.

Krankheitsspezifische Auswirkungen
auf das Skelettsystem

Wirbelsäulendeformitäten: Im Wesentlichen finden sich Skoliosen sowie pathologische Hyperkyphosen im Lumbalbereich. (Aufgrund der dorsalen Spaltbildung kommt es zur Verlagerung der

initial dorsal angelegten Anteile der Rückenmuskulatur nach ventral mit resultierender Hyperkyphosenbildung im Defektbereich.)

Strukturelle Skoliosen werden einerseits durch lähmungsbedingte muskuläre Destabilisierung, durch bestehende Wirbelkörperdeformitäten (häufig im Rahmen bestehender Myelomeningozelen) und durch bestehende Wirbelsäuleninstabilitäten im Bereich der Bogenschlussstörungen bedingt.

Hüft- und Kniegelenksveränderungen: Hierzu zählen insbesondere Kontrakturen aufgrund muskulärer Imbalancen mit Ausbildung einer Hüftluxation. Bei kompletter Lähmung der hüftgelenksstabilisierenden Muskulatur (Defektbildung oberhalb Th11) sowie regelrechter Innervation der hüftgelenksstabilisierenden Muskulatur (Defekt unterhalb L5) kommt es selten zu einer neurogenen Hüftluxation.

Im Bereich der Kniegelenke entwickelt sich aufgrund der Muskelimbalancen in der Regel eine Beugekontraktur unterschiedlicher Ausprägung.

Assoziierte Fußdeformitäten: In etwa 50% der Fälle findet sich eine neurologische Klumpfußdeformität. Auch eine Knickfußfehlstellung sowie andere Fußdeformitäten können sich ausbilden. Zusätzlich können trophische Störungen der Knochen- und Weichteilstrukturen resultieren.

Frakturen und Wachstumsfugenverletzungen: Bei der Myelomeningozele finden sich überdurchschnittlich häufig Epiphysiolysen im Bereich der unteren Extremitäten. Aufgrund der meist schlaffen Lähmungen im Bereich der unteren Extremitäten kommt es darüber hinaus zu einer Inaktivitätsosteoporose mit erhöhter Frakturanfälligkeit der betroffenen Skelettabschnitte.

Therapie

Das Ziel der Rehabilitation des Spina-bifida-Kindes ist es, die Folgen am Haltungs- und Bewegungsapparat durch medizinische und technische Therapieformen so weit wie möglich zu beheben und insbesondere das Steh- und Gehvermögen der Kinder weitestgehend herzustellen. Kinder mit Myelomeningozele lernen bekanntermaßen erst spät zu gehen.

Zur optimalen Behandlung des erkrankten Kindes ist eine enge Zusammenarbeit von Kinderärzten, Orthopäden, Orthopädietechnikern, Neurochirurgen, Physio- und Ergotherapeuten, Urologen, Psychologen, Logopäden und Sozialarbeitern

Tabelle 15.3 Tethered Cord – klinische Zeichen
motorische und sensible Störungen im Bereich der unteren Extremitäten
Fuß-/Wirbelsäulendeformitäten (Pes equinovarus, Skoliose)
Schmerzen im Rücken/Bein
Blasen-/Mastdarmfunktionsstörungen

erforderlich. Die Behandlung sollte vor allem immer in engem Kontakt mit den Eltern erfolgen. Sie sollten über die möglichen Schwierigkeiten sowie über realisierbare Behandlungswege und Grenzen informiert werden.

Nach der Geburt eines Kindes mit Myelomeningozele ist der Verschluss der Zele unmittelbar, spätestens jedoch innerhalb der ersten Lebenstage erforderlich (unbehandelt sterben 86 % der betroffenen Kinder innerhalb des 1. Lebensjahres). Bei bestehendem Hydrozephalus ist außerdem eine Shunt-Operation erforderlich (Ableitung des überschüssigen Liquors mittels eines ableitenden Ventils in das Peritoneum), um der Gefahr einer überdruckbedingten Hirnschädigung entgegenzuwirken.

Eine früh einsetzende Krankengymnastik und Lagerung, auch schon in der Neugeborenenperiode, hilft Kontrakturen zu vermeiden. Redressions- und Retentionsbehandlungen, besonders von Fußdeformitäten, müssen sofort eingeleitet werden. Verschiedene krankengymnastische Methoden (Vojta und Bobath) werden eingesetzt. Der Behandlungsplan soll sich an der neurologischen Situation sowie nach dem Alter und der Entwicklungsphase des Kindes ausrichten.

Unabhängig von der Lähmungshöhe und der damit verbundenen Gehfähigkeitsprognose ist zum Stehen des Kindes die Versorgung mit einer entsprechenden Orthese schon im Alter von 1 – 2 Jahren anzustreben. Durch eine frühe Vertikalisierung werden der Aufbau von Gleichgewichtssinn, Körperkontrolle und Muskelkraft bei dem betroffenen Kind gefördert. Frakturen und Druckstellen treten weniger häufig auf, und darüber hinaus besteht ein besserer Aktionsradius (Abb. 15.**4** und 15.**5**).

Je nach Funktion und Kraft der Muskulatur sollte die Apparateversorgung reduziert werden. Zum Schulalter hin empfiehlt es sich, falls keine nennenswerten Verbesserungen der motorischen Fähigkeit gegeben sind, spezielle kindergerechte

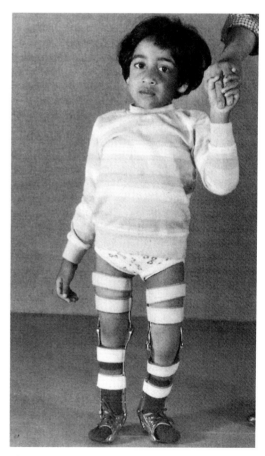

Abb. 15.**4** Patient mit Parapodium (Paraplegicum).

Abb. 15.**5** Beidseitige Orthesenversorgung eines 8-jährigen Spina-bifida-Kindes.

Rollstühle einzusetzen, um die Selbstständigkeit des betroffenen Kindes zu fördern (Tab. 15.**4**).

Operative Therapie: Entscheidend für die Indikation zur Operation ist stets der funktionelle Befund. Operative Maßnahmen sind in der Regel zur Korrektur seitendifferenter Deformitäten erforderlich, um eine entsprechende Orthesenversorgung (Rollstuhlversorgung) zu gewährleisten (Abb. 15.**6**). Die Indikationen zu chirurgisch-orthopädischen Eingriffen müssen sehr sorgfältig im Hinblick auf eine wirkliche funktionelle Besserung überlegt sein. Notwendige Operationen sollten möglichst bis zur Einschulung abgeschlossen sein. Die stationären Aufenthalte sollten möglichst kurz sein und in einer Mutter-Kind-Einheit erfolgen. Es empfiehlt sich daher nach Möglichkeit, alle relevanten Deformitäten in einer Sitzung zu korrigieren.

Lähmungen im Sakralbereich lassen neurologische Klumpfüße, Knickfüße mit zusätzlichen trophischen Störungen in den Gelenken und Fußabschnitten erwarten. Nach initialer Gipsredressionsbehandlung ist eine operative Korrektur der Restdeformitäten (Sehnenverlagerungen, Sehnenverpflanzungen, Sehnenverlängerungen, Sehnendurchtrennungen, knöcherne Korrekturen) angezeigt, um ein plantigrades Auftreten zu ermöglichen. Die Korrektur der Fußdeformitäten sollte bis zur Vertikalisierung (1.–2. Lebensjahr) abgeschlossen sein.

Lumbale Lähmungen führen durch die Anspreiz- und Beugestellung im Hüftgelenk häufig zu einer Hüftluxation (Imbalance zwischen Flexoren und Adduktoren sowie den geschwächten Abduktoren und Extensoren des Hüftgelenkes mit resultierender Migration des Hüftkopfes nach laterodorsal). Hüftgelenksluxationen finden sich hingegen bei bestehender Lähmungshöhe oberhalb Th11 (schlaffe Lähmung aller das Hüftgelenk stabilisierenden Muskeln) und unterhalb von L5 (komplette Innervation aller das Hüftgelenk stabilisierenden Muskeln) selten. Spreizhosen und Lagerungsschienenbehandlungen führen nicht zum Erfolg, da das Muskelungleichgewicht hierdurch nicht zu beeinflussen und somit von einer Reluxation auszugehen ist.

Wenn eine ausreichende Geh- und Stehfähigkeit zu erwarten ist, ist die operative Hüfteinstellung mit zusätzlicher Pfannendachplastik und ggf. eine intertrochantäre Korrektur des proximalen Femurs angezeigt. Beugekontrakturen im Bereich der Hüftgelenke auch bei Luxationen können durch eine Durchtrennung der Beugemuskeln behoben werden.

Beugekontrakturen der Kniegelenke sind bei Kindern, welche ausschließlich im Rollstuhl mobilisiert sind, in der Regel nicht behandlungsbedürftig.

Bei gehfähigen Kindern sind Beugesehnenverlängerungen oder -durchtrennungen sowie nach Wachstumsabschluss alternativ die Durch-

Tabelle 15.4 Möglichkeiten der Behandlung zum Erreichen der Steh- bzw. Gehfähigkeit

Lähmungshöhe	orthopädisch-technisch	Operation	Prognose
thorakal	Bein-Rumpf-Orthese Parapodium (Paraplegicum)	Kontrakturbeseitigung (Spinamuskelablösungen, Kniebeugesehnenverlängerungen etc.)	Rollstuhl
L 3/L 4 (und oberhalb)	Stützapparat als Schienen-Schellen-Apparat mit Hüft-/Kniegelenk-Rollator	Evtl. Sharrard-Operation bei guter Quadrizepsfunktion Hüfteinstellung, Beseitigung von Kontrakturen	überwiegend Rollstuhl eingeschränkte Gehfähigkeit mit Schienen-Stütz-Apparaten und Gehhilfen
L 4/L 5	Oberschenkelorthese (mechanisches Knie-/Knöchelgelenk) Rollator/Gehstützen	Beseitigung von Kontrakturen	Gehen mit kurzen Stützapparaten mit oder ohne Gehhilfen
untere LWS und sakral	Unterschenkelorthese Schuh-/Innenschuhversorgung – orthopädischer Schuh	Beseitigung der Fußdeformitäten Sehnenverlängerungen/Sehnenverlagerungen Arthrodesen im Fußbereich	überwiegend Gehen ohne Hilfsmaßnahmen

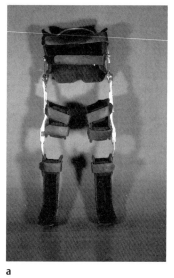
a

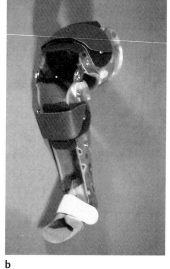
b

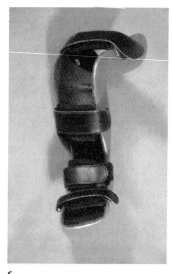
c

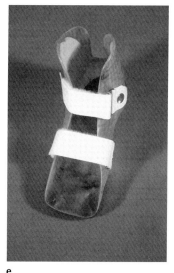
d
e

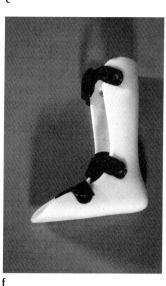
f

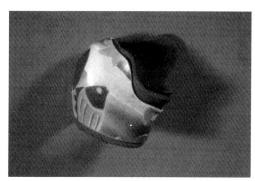
g

Abb. 15.**6**   Bein- und Fußorthesen:
a reziproke Gehorthese (Spina bifida),
b Oberschenkelapparat in Leichtbauweise
mit verstellbarem Kniegelenk,
c Oberschenkelnachtschiene mit abduzierbarem
Vorfußteil (Klumpfuß, Sichelfuß),
d Sichelfußnachtschiene,
e Nancy-Hilton-Orthese
(Hemiparese, spastische Fußfehlstellung),
f Unterschenkelnachtschiene (Z. n. Achillessehnenverlängerung, Spitzfußprophylaxe),
g Talusrepositionsorthese (TR-Orthese),
starker flexibler (spastischer) Knickplattfuß.

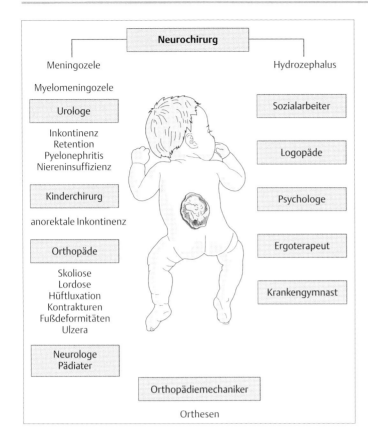

Abb. 15.**7** Behandlungsmaßnahmen und interaktiv Beteiligte bei Myelodysplasie. Das Kind steht im Mittelpunkt (aus: Niethard, Pfeil: Duale Reihe Orthopädie, 2. Aufl.).

führung einer suprakondylären extendierenden Umstellungsosteotomie angezeigt.

Bei den mit der Erkrankung einhergehenden Wirbelsäulendeformitäten stehen die Skoliosen und lumbalen Kyphosen im Vordergrund. Je nach Ausprägung kann es zu einer Beeinträchtigung der Körperstatik (Sitzstabilität) und/oder einer Funktionsbeeinträchtigung innerer Organe (insbesondere des Herz-Kreislauf-Systems) kommen.

In Abhängigkeit des Krümmungsausmaßes empfiehlt sich ein gestaffeltes Therapieregime in Anlehnung an das therapeutische Vorgehen bei idiopathischen Skoliosen. Grundsätzlich ist eine operative Korrektur ab einem Cobb-Winkel von 50° angezeigt und ist bei stark progredientem Verlauf auch vor Erreichen des Wachstumsabschlusses erforderlich.

Die Therapie bei der Lumbalkyphose richtet sich ebenfalls nach deren Ausprägung sowie nach funktionellen Gesichtspunkten.

Eine Korsett-Therapie ist aufgrund der Weichteilverhältnisse oberhalb des Kyphosescheitels nicht durchführbar, da durch die mangelnde me-

chanische Belastbarkeit der Weichteilstrukturen mit frühen lokalen Ulzerationen zu rechnen ist. Lordosierende operative Korrekturmaßnahmen sind hier angezeigt.

Im Rahmen der Therapie von Myelodysplasie-assoziierten Frakturen empfiehlt sich eine möglichst kurze Gipsruhigstellung, um die Immobilisationsosteoporose nicht noch zusätzlich zu begünstigen. Im Rahmen der Grunderkrankung findet sich meist eine überschießende Kallusbildung, welche dem therapeutischen Ziel einer möglichst frühen Mobilisation zugute kommt. Im Bereich der unteren Extremitäten ist eine axiale Belastung des betroffenen Knochens im Gehapparat oder aber im Gips meist nach 7 Tagen möglich.

Aufgrund fehlender Sensibilität besteht bei den betroffenen Kindern ein erhöhtes Risiko für die Entwicklung von Weichteilulzerationen (Malleolengabel, Ferse, Trochanter major, Tuber ischiadicum, Metatarsale-V-Basis, Metatarsale-I-Köpfchen).

Passungenaue Orthesen sowie ungenügende Entlastung (erhebliche Weichteilbelastung im Bereich des Tuber ischiadicum durch längere Sitzperioden) können zu Weichteilulzerationen führen.

Prophylaktisch ist auf regelmäßige Lagewechsel sowie eine genügende Polsterung, insbesondere im Bereich der Prädilektionsstellen, zu achten. Bei Ulzerationen muss immer auch die Möglichkeit einer operativen Sanierung erwogen werden.

Myopathische und neuropathische Erkrankungen

Bei verzögerter ungeklärter Statomotorik nach dem 15. Lebensmonat muss an eine myogene und neuromuskuläre Erkrankung gedacht werden. Es gibt eine Reihe von Erkrankungen, die eine progressive muskuläre Schwäche (Tab. 15.5) in der Kindheit und im Jugendalter hervorrufen. Die Krankheiten lassen sich auf der Basis idiopathogenetischer, klinischer und laborchemischer Parameter in 2 Hauptgruppen einteilen:
– Krankheiten des ZNS oder peripherer Nerven (neuropathische Erkrankung)
  • spinale Muskelatrophien
  • hereditäre sensorische und motorische Neuropathie
  • Friedreich-Ataxie
  • Poliomyelitis
– Primäre Muskelerkrankungen (myopathische Erkrankungen oder Muskeldystrophien: genetisch determinierte Störungen des Muskels mit resultierender muskulärer Schwäche)

Tabelle 15.5 Hinweise auf myogene und neuromuskuläre Erkrankungen

Zunehmende Kraftlosigkeit
Schwäche in den Beinen und/oder Armen
Gangunsicherheit
Stolpern
vermehrtes Fallen
manuelle Ungeschicklichkeit (gestörte Feinmotorik, etwa beim Schreiben)
erschwertes Aufrichten aus dem Liegen und/oder Sitzen
Abstützen an sich selbst, sogenanntes „Gowers-Zeichen", oder an den Wänden oder Möbeln
Schwierigkeiten beim Treppensteigen (Hochziehen am Geländer)
allgemeine Unbeholfenheit bis zur „Tolpatschigkeit"
Mängel beim Spiel und Turnen und auch bei handschriftlichen Schulaufgaben

Der klinische Verlauf und die Prognose hängen im Wesentlichen vom Typ des Krankheitsbildes und vom Beginn des Auftretens ab.

Spinale Muskelatrophien

Definition

Fortschreitende, meist symmetrisch auftretende Muskelschwäche mit begleitender Muskelatrophie aufgrund einer progredienten Degeneration der motorischen Rückenmarksvorderhornzellen.

Einteilung

Nach Byers erfolgt die Einteilung der spinalen Muskelatrophien in 3 Typen:
Typ 1: Akute infantile Form (Werdnig-Hoffmann-Muskelatrophie)
Typ 2: Chronische infantile Form
Typ 3: Juvenile Form (Kugelberg-Welander)

Ätiologie

Die Werdnig-Hoffmann-Muskelatrophie ist die schwerste Form spinaler Muskelatrophien, sie wird autosomal rezessiv vererbt. Der Typ 2 weist ebenfalls einen autosomal rezessiven Erbgang auf. Die juvenile Form der spinalen Muskelatrophien (Kugelberg-Welander) wird ebenso meist autosomal rezessiv vererbt, in seltenen Fällen findet sich jedoch auch ein autosomal dominanter oder aber X-chromosomaler Vererbungsmodus.

Klinik und Diagnostik

Bei der Werdnig-Hoffmann-Muskelatrophie zeigen sich bereits innerhalb der ersten 2 Lebensmonate muskuläre Schwächen. Typisch ist die Bewegungsarmut der Kinder mit ausgeprägter Hypotonie im Rumpfbereich und den Extremitäten. Die Kinder kommen im 1. Lebensjahr meist nicht richtig zum Sitzen, Steh- und Gehversuche sind erfolglos. Aufgrund der geschwächten Atemmuskulatur sind die betroffenen Kinder besonders anfällig für pulmonale Infekte. Fehlhaltungen, Kontrakturen und progrediente Skoliosen führen zu zusätzlichen Problemen.

Die chronisch-infantile Form (Typ 2) manifestiert sich meist im 6. und 12. Lebensmonat mit Betroffensein der Beine und Schwächung der Muskulatur. Ein freies Sitzen ist dem betroffenen Kind in der Regel möglich. Steh- und Gehversuche sind hingegen erfolglos. Eine Progredienz der Erkrankung findet sich meist nicht.

Die typischen Krankheitserscheinungen manifestieren sich bei der juvenilen Form (Typ 3) in der Regel erst ab dem 2. Lebensjahr. Neben einer

Schwäche der Muskulatur kommt es zu einer leichten Muskelatrophie mit Gangbildveränderungen (Watschelgang, da die Muskelschwäche sich in stärkerem Maße im Bereich der unteren Extremitäten manifestiert). Beim Aufrichten müssen die Kinder an sich selbst sozusagen hinaufklettern (Gowers-Zeichen; Abb. 15.**8**).

Laborchemisch zeigt sich bei den spinalen Muskelatrophien meist eine normwertige bis diskret erhöhte Kreatininkinase. Die Nervenleitgeschwindigkeit ist normal. Im EMG zeigen sich Denervationszeichen (Typ 1) sowie De- und Reinnervationszeichen (Typ 2 und Typ 3). Sonographisch findet sich in der Regel eine vermehrte Echogenität der Muskulatur mit begleitender Atrophie.

Eine Muskelbiopsie weist atrophierte Fasern (Typ 1) oder aber atrophierte Fasern neben normalen, teils vergrößerten Fasern (Typ 3) auf.

Prognose

Kinder, die von der akuten infantilen Form der spinalen Muskelatrophie betroffen sind, sterben meist innerhalb der ersten Lebensjahre. Beim Typ 2 der Erkrankung hängt die Langzeitprognose im Wesentlichen von der Entwicklung der pulmonalen Situation ab. Bei der juvenilen Form der spinalen Muskelatrophie besteht in der Regel keine Einschränkung der Lebenserwartung.

Therapie

Aus orthopädischer Sicht ist eine Therapie mit unterstützenden Lagerungsschienen-Sitzschalen, Korsetten (Abb. 15.**6**) sowie weiteren Orthesen zur Kompensation der geschwächten Muskulatur angezeigt, um der Entwicklung von Deformitäten entgegenzuwirken. Operative Eingriffe sind wegen der Reduktion des Allgemeinzustandes bei der akuten infantilen Form in der Regel nicht durchführbar. Bei der chronisch-infantilen Form (Typ 2) und der juvenilen Form (Typ 3) sind operative Maßnahmen, z. B. eine Spondylodese, angezeigt.

Hereditäre motorische und sensorische Neuropathie (HMSN)

Definition

Progrediente demyelinisierende Erkrankung mit progredienter Schwäche der distalen Muskulatur im Bereich der oberen und unteren Extremitäten.

Klinik und Diagnostik

Es werden 3 Erkrankungstypen unterschieden:
- Der **Typ 1** der Erkrankung wird auch als peroneale Muskelatrophie (Charcot-Marie-Tooth-Erkrankung) bezeichnet. Hier kommt es als Erstes zu einem symmetrischen Befall der Nn. peronei. Die Erkrankung wird autosomal dominant vererbt. Jungen sind häufiger betroffen als Mädchen. Das Leiden manifestiert sich in der Kindheit oder im frühen Erwachsenenalter. Mit fortschreitender Erkrankung kommt es zur Atrophie und zur Schwäche der Mm. peronei und der Zehenextensoren. Es bildet sich ein beidseitiger Hohlfuß mit Varusferse infolge des Muskelungleichgewichts aus. Später können auch die Mm. tibialis anteriores betroffen werden. In diesem Falle kommt es zu einem beidseitigen Steppergang. Beim Befall im Bereich der oberen Extremitäten findet sich meist eine Schwächung der Intrinsic-Muskulatur der Hand mit resultierender feinmotorischer Störung der Fingerfunktion.
- Der seltener auftretende **Typ 2** der HMSN manifestiert sich in der Regel im Adoleszentenalter oder später. Wie beim Typ 1 findet sich ebenfalls ein dominanter Vererbungsmodus. Klinisch zeigt sich in der Regel eine ausgeprägtere Muskelschwäche, insbesondere im Bereich der distalen Muskulatur der unteren Extremitäten.
- Der **Typ 3** der HMSN weist einen autosomal rezessiven Vererbungsmodus auf. Die Erkrankung manifestiert sich hierbei meist in der Kindheit und führt in der Regel zu einem verzögerten Laufbeginn. Im Vordergrund steht eine deutliche Schwäche der distalen Muskulatur im Bereich der unteren Extremitäten mit einhergehenden ausgeprägten Fußdeformitäten (Ballen-Hohlfuß-Bildung).

Die Erkrankung ist charakterisiert durch eine herabgesetzte Leitgeschwindigkeit der motorischen Nerven. Die sensorischen Veränderungen sind in der Regel schwach ausgeprägt. Eine genetische Untersuchung auch der Eltern ist angezeigt. Im Rahmen der Diagnostik steht eine Messung der Nervenleitgeschwindigkeit im Vordergrund.

Therapie

Die Krankheit setzt die Lebenserwartung des Betroffenen nicht herab. Solange die muskuläre Kontrolle der Hüft- und Kniegelenke besteht, ist der Patient in der Lage zu laufen. Weichteilkorrigierende Operationen, wie z.B. die Achillesseh-

Tabelle 15.**6** Läsionen und Verletzungen des peripheren Nervensystems

Diagnose	Symptome und funktionelle Störungen	Ätiologie und Besonderheiten
Plexus brachialis	Schlaffe Lähmungen mit Sensibilitätsstörungen	Traumatisch, Nervenkompressionssyndrom
Nervus radialis	„Fallhand", Lähmung der Daumen- und Fingerextensoren, Sensibilitätsstörungen	Nervenkompressionssyndrom, Schnittverletzung, Schädigung durch Humerusfraktur und Ellenbogenverletzung
Nervus ulnaris	„Krallenhand", Daumenfehlstellung, Greifinsuffizienz, Sensibilitätsverlust Palmarseite des 5. Fingers und halbe Palmarseite des 4. Fingers und Dorsalseite des Kleinfingers	Nervenkompressionssyndrom, Schnittverletzung, Spätsymptom nach in Valgusstellung fehlverheilter Ellenbogenfraktur
Nervus medianus	„Greifinsuffizienz, Oppositionsverlust – Opponensparese. Sensibilitätsverlust von der Palmarseite des 1. Fingers bis zur radialen Hälfte des 4. Fingers „Schwurhand"	proximales Nervenkompressionssyndrom (HWS), Karpaltunnelsyndrom, Schnittverletzung und in Verbindung mit Ellenbogen- und handgelenksnahen Frakturen
Periphere Nervenlähmung		
Nervus femoralis	Ausfall: M. iliopsoas (+), M. quadriceps (Mm. sartorius und pectineus), Schwächung der Hüftbeugung und Ausfall der Kniestreckung	Mechanische Schädigung durch Druck, Quetschung, Zerrung und Dehnung, Durchtrennung infolge Unfalls, Lagerung (Ohnmacht, Narkose!), Verband, Operation, Schienendruck usw.
Nervus obturatorius	Ausfall der Adduktoren, Gang zirkumduziert	Entzündung: Neuritis bei Diabetes mellitus oder Infektionen
Nervus glutaeus superior	Ausfall der kleinen Glutäen, Trendelenburg-Hinken	Toxische Schädigung
Nervus glutaeus inferior	Ausfall M. glutaeus maximus, Ausfall der Hüftstreckung	Toxische Schädigung, Verletzung (durch Operation)
Nervus ischiadicus	Ausfall M. biceps femoris und adductor magnus, kleine Außenrotatoren und vollständiger Ausfall der Unterschenkel- und Fußmuskeln	Nervenkompression (Bandscheibe), falsche i. m. Injektionstechnik, Verletzung
Nervus tibialis	Ausfall M. triceps surae, Zehenflexoren, M. fibialis posterior, kleine Fußmuskeln außer Mm. extensor hallucis und digitorum brevis Ausfall von Zehenstand, Supination und Vorfußstabilität	Verletzung, Kompartmentsyndrom

Fortsetzung ▶

Tabelle. 15.**6**   (Fortsetzung)

Diagnose	Symptome und funktionelle Störungen	Ätiologie und Besonderheiten
Nervus peronaeus superficialis	Ausfall der Mm. peronei longus und brevis Ausfall der Eversion des Fußes, Überwiegen der Supinatoren führt zu Varusstellung der Ferse	Frakturen des Wadenbeinköpfchens, Gips- und Lagerungsdruck Überdehnung bei X-Beinosteotomien und Verlängerungsosteotomien
Nervus peronaeus profundus	Ausfall des M. tibialis anterior, Mm. extensores hallucis longus und brevis sowie digitorum longus und brevis Ausfall der Dorsalextension Ausfall des N. peronaeus communis führt zum Lähmungsklumpfuß	Verwechslung mit dem A.-tibialis-anterior Syndrom!!

(aus: D. Hohmann, R. Uhlig: Orthopädische Technik, 7. Aufl. Enke, Stuttgart 1982)

nenverlängerung und Transposition der Sehne des M. tibialis posterior von der Innenseite des Fußes auf den Fußrücken, verbessern meist das Gehvermögen. Knöcherne Eingriffe im Sinne einer Arthrodese des unteren Sprunggelenkes sowie des Chopart-Gelenkes können ebenfalls notwendig werden.

Friedreich-Ataxie

Definition

Spinale Muskelatrophie aufgrund einer Kleinhirn-Rückenmarkserkrankung mit fortschreitendem Schwund der Hinterstränge und Rückenmarkkleinhirnbahnen (rezessiv erblich).

Klinik und Diagnostik

Die Erkrankung manifestiert sich in der frühen Kindheit mit einem beidseitigen Ballen-Hohlfuß, Krallenzehenfehlstellung, besonders der Großzehe (Friedreich-Fuß), und einer fortschreitenden, vom Kleinhirn ausgehenden ataktischen Gangstörung mit begleitender Fallneigung (Tab. 15.**7**). Die Erkrankung schreitet deszendierend fort. Bei einem großen Prozentsatz der Patienten entwickelt sich eine progrediente Skoliose. Achilles- und Patellarsehnenreflex verschwinden allmählich, Reflexe der oberen Extremitäten folgen nach, und der Babinski-Reflex wird positiv. Hinzu kommt ein weitgehender Verlust des Lage- und Vibrationsempfindens.

Die Friedreich-Ataxie schreitet langsam, aber unaufhaltsam fort. Die meisten Erkrankten sind frühzeitig an einen Rollstuhl gefesselt. Es kann jedoch auch gelegentlich zu einem Stopp des Erkrankungsprozesses kommen.

Durch eine begleitend auftretende und fortschreitende Kardiomyopathie und meist Bronchopneumonie ist die Lebenserwartung der Patienten meist auf 30 – 40 Lebensjahre reduziert.

Im Verlauf der Erkrankung stellen sich verschiedene zusätzliche Erkrankungen und Deformitäten ein (Diabetes mellitus, Trichter- und Hühnerbrust, Fingerkontrakturen).

Therapie

Im Vordergrund stehen die Fußdeformitäten, hier insbesondere der oben beschriebene Friedreich-Fuß. Falls Schuhzurichtungen keinen Erfolg bringen, kann dieser durch eine Mittelfußkeilosteotomie, Plantarfaszienablösung, Sehnenverlängerung und Korrektur der Krallenzehen meist gut korrigiert und somit eine Verbesserung des Gangbildes ermöglicht werden. Bei einer Skoliose sollte eine Korsettbehandlung eingeleitet werden. Bei schweren Skoliosen (Cobb-Winkel $> 40°$) ist eine operative Intervention nach funktionellen Gesichtspunkten zu erwägen.

Primäre Muskelerkrankungen/ Muskeldystrophien

Muskeldystrophien sind genetisch determinierte, primär degenerative Erkrankungen der quergestreiften Muskulatur. Sie sind durch eine fortschreitende Schwäche und Atrophie der Muskulatur sowie fortschreitende Bewegungseinschränkung bestimmt.

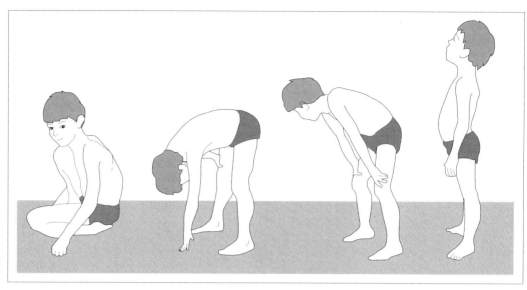

Abb. 15.**8** Gower-Zeichen.

Duchenne-Muskeldystrophie

Definition

Die Duchenne-Form ist die häufigste muskuläre Erbkrankheit im Kindesalter. Sie wird X-chromosomal rezessiv vererbt. Daraus folgt, dass nur Jungen betroffen werden. Mädchen können das Krankheitsbild späterhin an ihre männlichen Nachkommen weitergeben, ohne selbst daran zu erkranken. Symptome stellen sich meist im Vorschulalter ein. Aufgrund des progredienten Verlaufes kommt es in der Regel zwischen dem 10. und 15. Lebensjahr zum Erlöschen der Gehfähigkeit. Die Lebenserwartung ist aufgrund der progredienten Schwächung der Atemmuskulatur sowie der mit der Erkrankung einhergehenden progredienten Herzinsuffizienz auf etwa 30 Lebensjahre reduziert.

Ätiologie und Pathogenese

Durch einen genetischen Defekt wird ein Protein, das Dystrophin, nicht oder unzureichend gebildet, wodurch es zu einem Defekt in der Muskelzellmembran und damit zu einer Störung in der Erregung der Muskelzelle kommt. Bei einer Erkrankungshäufigkeit von 3 erkrankten Jungen auf 10 000 Neugeborene handelt es sich bei etwa 30 % der erkrankten Kinder um eine Neumutation.

Klinik und Diagnostik

Eine symmetrische Schwäche der Beckenmuskulatur, besonders des M. glutaeus maximus, entwi-

ckelt sich früh und ist dafür verantwortlich, dass die Jungen Schwierigkeiten beim Treppensteigen und beim Aufstehen aus sitzender oder liegender Position haben. Beim Aufstehen vom Boden müssen sie an ihren eigenen Beinen hochklettern (Gowers-Zeichen, Abb. 15.**8**).

Die Wadenmuskeln werden immer mehr durch funktionsuntüchtiges Fettgewebe und Bindegewebe ersetzt (Pseudohypertrophie). Es entwickeln sich die so genannten Gnomen- oder Kugelwaden. Die Muskelschwäche am Beckengürtel und den Oberschenkeln verursacht den zunehmend watschelnden Zehenspitzengang. Mit zunehmendem Bewegungsverlust treten Spitzfüße, Kontrakturen aller großen Gelenke auf (Hüft-Knie-Gelenke etc.). Schließlich heben sich die Schulterblätter ab (Scapulae alatae), und der Brustkorb steht hervor. Aufgrund der progredienten Muskelschwäche kommt es zwischen dem 10. und 15. Lebensjahr in der Regel zu einem Verlust der Gehfähigkeit. Im Rahmen der zunehmenden Schwäche der Rumpfmuskulatur kann es dann zur Ausbildung von schnell progredienten Skoliosen kommen. Im späteren Stadium sind die Atemmuskeln ebenso mitbefallen wie der Herzmuskel. Die Kardiomyopathie mit Herzversagen und die Ateminsuffizienz sind fast immer die Todesursache.

Laborchemisch zeigt sich ein Anstieg bestimmter Zellenzyme. Diese Enzyme umfassen die Kreatinin-Phosphokinase, die Aldolase und die Alanintransaminase. Die Elektromyographie ist hilfreich zur Differenzierung einer neurogenen Muskelschwäche von myogenen Erkrankungen. Sonographisch zeigt die betroffene Muskulatur eine vermehrte Echogenität. Gesunde Muskulatur und deren pathologische Veränderungen im Fett- und Bindegewebe lassen sich sonographisch durch unterschiedliche Reflexaktivitäten darstellen. Zur Diagnosesicherung und zur Bestimmung des genauen Typs der Muskeldystrophie ist eine Muskelbiopsie maßgebend.

Therapie

Eine kausale Therapie ist nicht bekannt. Ziel der orthopädischen Behandlung ist, die Geh- und Stehfähigkeit so lange wie möglich zu erhalten und progressive Deformitäten aufzuhalten.

Gehstützen und Apparate sollten eingesetzt werden, um die Fähigkeit zu stehen und zu gehen früh im Verlaufe der Krankheit aufrecht zu erhalten. Aktive Übungen helfen, die betroffenen Muskelgruppen zu stärken. Eine Diätüberwachung ist ratsam, um eine deutliche Zunahme des Körpergewichtes (wegen der relativen Inaktivität), welche die Unbeweglichkeit des Patienten noch verstärken würde, zu vermeiden.

Basierend auf den Erfahrungen von Glorion und Rideau, sollte frühzeitig gerade mit Einsetzen von Kontrakturen im Bereich des Beckengürtels und der unteren Extremitäten operativ vorgegangen werden. Ein Release der Spinamuskulatur, eine Resektion des Tensor fasciae latae und eine Achillotomie helfen in Verbindung mit Orthesen und physiotherapeutischen Maßnahmen zum längeren Erhalt der Steh- und Gehfähigkeit.

Ist das Kind schließlich an den Rollstuhl gefesselt, bildet sich oft eine progrediente Lähmungsskoliose aus. Eine Korsettbehandlung führt kaum zu einer wesentlichen Verzögerung der Progression und bringt Versorgungsprobleme mit sich. Sitzschalen und seitliche Stützen am Rollstuhl sind gelegentlich hilfreich, um die Sitzbalance zu halten. Bei den meisten Patienten jedoch können weder Schienung noch Sitzschalen die progressiven Lähmungsskoliosen verhindern. Bei stark progredienter Skoliose ist u. U. eine Korrektur der Wirbelsäulendeformität mit Versteifung zu erwägen.

Bei zunehmender pulmonaler Insuffizienz kann die Durchführung einer assistierten Nachtbeatmung die Lebensqualität bessern, schwieriger gestaltet sich die Behandlung der kardialen Insuffizienz.

Muskeldystrophie Typ Becker

Das **klinische Bild** der Muskeldystrophie Typ Becker ist dem der Duchenne-Erkrankung ähnlich. Die Krankheit verläuft jedoch weniger schnell progredient und weist eine geringergradige Ausprägung der Symptomatik auf. Die Muskeldystrophie vom Typ Becker wird X-chromosomal vererbt. Die betroffenen Kinder erkranken meist nach dem 5. Lebensjahr, in Einzelfällen manifestiert sich die Erkrankung auch erst im Erwachsenenalter. Insgesamt weist der klinische Verlauf die bei der Duchenne-Krankheit beschriebenen Symptome auf, zeigt sich jedoch in seiner Progredienz deutlich langsamer. Hieraus folgt, dass die betroffenen Patienten länger gehfähig bleiben. Die Lebenserwartung ist jedoch aufgrund der sich im Verlauf entwickelnden kardiopulmonalen Insuffizienz auf 40–60 Lebensjahre reduziert.

Die Muskeldystrophie vom Becker-Typ manifestiert sich etwa 10-mal seltener als die Muskeldystrophie vom Duchenne-Typ.

Die **Therapie** der Erkrankung entspricht im Wesentlichen dem beschriebenen Vorgehen bei der Muskeldystrophie Typ Duchenne.

Gesichts-, Schultergürtel-, Oberarmform der muskulären Dystrophie (Landouzy-Déjerine)

Dieser Typ der Muskeldystrophie weist einen autosomal dominanten Vererbungsmodus auf. Betroffen sind im Wesentlichen die Muskeln des Gesichts, der Schultern und der Arme. Die Erkrankung kann sich in jedem Lebensalter (Kindheit bis ins Erwachsenenalter) manifestieren. Ebenso finden sich unterschiedliche Erkrankungsverläufe im Hinblick auf die Progredienz. Die Erkrankung kann in jedem Stadium zum Stillstand kommen. Bei langsam progredienten Verläufen kann von einer normalen Lebenserwartung ausgegangen werden. Bei schnell progredienten Verläufen kommt es meist zum Mitbefall der Beckenmuskulatur mit resultierender Gehunfähigkeit postpubertär. Die Erkrankung kann mit Taubheit sowie Visusveränderungen einhergehen.

Laborchemisch finden sich meist nur leicht erhöhte Muskelenzyme. Zur differenzialdiagnostischen Abklärung ist eine Muskelbiopsie angezeigt.

Eine kausale **Therapie** ist nicht bekannt. Ziel der orthopädischen Maßnahmen ist es, die Mobilität (Funktionalität) der oberen Extremitäten möglichst lange zu gewährleisten.

Gliedergürtelform der muskulären Dystrophie

Dieser seltene Typ der muskulären Dystrophie, welcher sich meist erst postpubertär manifestiert, wird autosomal rezessiv vererbt. Betroffen sind überwiegend die Muskeln des Schulter- und Beckengürtels. Muskelatrophien sind charakteristisch für diesen Typ, eine Pseudohypertrophie der Muskulatur wird selten gesehen. Das klinische Bild ähnelt insgesamt dem der Muskeldystrophie vom Becker-Typ bei jedoch normalem Dystrophinspiegel.

Die **Therapie** zielt auf den Erhalt der Funktionsfähigkeit und die Vermeidung behindernder Kontrakturen ab.

Muskeldystrophie Typ Emery-Dreifuß

Es handelt sich um eine langsam verlaufende progrediente Muskeldystrophie mit X-chromosomal rezessivem Vererbungsmodus. Im Rahmen der Erkrankung treten nicht selten kardiale Rhythmusstörungen auf.

Myotone Dystrophie Curschmann-Steinert

Die Erkrankung wird autosomal dominant vererbt und manifestiert sich bei älteren Jugendlichen.

Klinisch imponiert eine distal betonte Muskelschwäche im Extremitätenbereich. Die mimische Muskulatur ist ebenfalls mitbetroffen und bedingt einen schlaffen Gesichtsausdruck. Begleitend findet sich häufig auch eine Ptose.

Charakteristischerweise kommt es durch mechanische Reizung eines betroffenen Muskels (lokaler Klopfreiz) zu einer anhaltenden Kontraktion (ein fester Faustschluss kann vom Erkrankten nur zögerlich gelöst werden). Begleitend finden sich Augenerkrankungen (Katarakt) sowie endokrine Störungen (Zyklusstörungen, Gonadenatrophie beim Mann).

Laborchemisch zeigt sich in der Regel eine deutliche Erhöhung der Serumkreatininkinase. Im EMG lassen sich myotone Entladungen nach lokaler Reizung des betroffenen Muskels objektivieren. Zur Differenzialdiagnostik empfiehlt sich eine Muskelbiopsie.

Die orthopädische **Therapie** zielt auf eine Vermeidung behindernder Kontrakturen und den Erhalt der Extremitätenfunktionen ab. Eine ophthalmologische Mitbetreuung ist aufgrund der beschriebenen Begleiterkrankungen erforderlich.

Die Langzeitprognose wird durch das Auftreten sowie die Progredienz der kardiopulmonalen Beteiligung determiniert. Gelegentlich zeigt sich eine verzögerte geistige Entwicklung. In der Regel ist die Lebenserwartung nur leicht eingeschränkt.

Poliomyelitis

Definition

Fieberhafte Viruserkrankung, deren Erreger bevorzugt motorische Ganglienzellen befallen und dadurch Lähmungen verursachen können.

Ätiologie

Die Übertragung des Poliomyelitis-Virus erfolgt durch Schmier- und Tröpfcheninfektion von Mensch zu Mensch. Der Erreger wird über den Magen-Darm-Trakt aufgenommen und gelangt über die Blut-Hirn-Schranke in das ZNS. Nur bei etwa 1 – 2 % der infizierten Personen manifestieren sich neurologische Symptome. In den hochentwickelten Industrieländern ist die Poliomyelitis aufgrund umfangreicher Impfprogramme weitgehend ausgerottet. In einigen Entwicklungsländern ist sie jedoch heute noch eine sehr häufige Krankheit der Kinder.

Klinik und Diagnostik

Nach unterschiedlich langer Inkubationszeit von etwa 2 – 8 Tagen treten allgemeine Krankheitssymptome wie leichtes Fieber, Übelkeit, Brechreiz, Erbrechen, Abgeschlagenheit und Gliederschmerzen auf. In der akuten Phase der Poliomyelitis entwickelt das Kind Fieber bis 40°, dazu kommen meningitische bzw. enzephalitische Symptome wie Erbrechen und Nackensteifigkeit; Glieder- und Kopfschmerzen nehmen zu. Allgemeine Unruhe, Somnolenz und Verwirrtheit können zusätzlich auftreten. Innerhalb weniger Stunden kommt es dann zur Manifestation progredienter schlaffer Lähmungen. Das Ausmaß der Lähmungen wird durch den Grad der Störung der Vorderhornzellen und die umgebenden entzündlichen Ödeme bestimmt; es reicht von der Schwäche eines Muskels oder einer Muskelgruppe bis hin zur kompletten Paralyse aller Muskeln der 4 Extremitäten und des Rumpfes. Wenn zusätzlich der Hirnstamm betroffen ist (bulbäre Poliomyelitis), werden auch die zur Atmung erforderlichen Muskeln gelähmt, sodass eine unterstützende mechanische Beatmung erforderlich werden kann.

Die unteren Extremitäten werden häufiger von Lähmungen betroffen, hier wiederum die proximale Muskulatur stärker als die distale. Die Sehnenreflexe schwächen sich deutlich ab oder erlöschen vollständig.

An die akute Phase der Erkrankung schließt sich die Rekonvaleszenzphase (Erholungsphase) an. Diese bis zu 2 Jahre dauernde Periode ist durch einen Rückgang der Lähmungen gekennzeichnet. Die im akuten Stadium aufgetretenen Lähmungen können sich meist nicht vollständig zurückbilden.

An die Rekonvaleszenzphase schließt sich dann die chronische Phase an. Ein weiterer Rückgang der Lähmungen findet nicht mehr statt. Sekundär entstehen dann typische postpoliomyelitische Deformationen, bedingt durch Muskelatrophien, Kontrakturen der Gelenke, Wirbelsäulendeformitäten und andere Veränderungen.

Infolge der trophischen und vasomotorischen Störungen kommt es bei Kindern oft zu einer deutlichen Wachstumsbehinderung im Bereich der betroffenen Extremitäten.

Das Guillain-Barré-Syndrom (ätiologisch unklare Polyradikulitis mit entzündlicher Infiltration der Markscheiden peripherer Nerven und der Spinalganglien) weist einen ähnlichen klinischen Verlauf auf und muss differenzialdiagnostisch von der Poliomyelitis abgegrenzt werden.

Therapie

In der akuten Phase der Erkrankung ist eine Immobilisaiton des Patienten (Bettruhe) sowie eine begleitende Ruhigstellung der Gelenke in Funktionsstellung erforderlich. Begleitend erfolgt eine symptomatische schmerz- und fiebersenkende Medikation (Therapie). Nach Rückgang der Muskelschmerzen werden die Gelenke vorsichtig mehrmals täglich passiv, wenn möglich aber auch aktiv durchbewegt. In der Rekonvaleszenzphase ist eine aktive Beübung zur Kräftigung der sich erholenden Muskulatur angezeigt. Zur Mobilisierung und zur Stabilisierung schwacher bzw. gelähmter Extremitäten sind geeignete apparative Stützen (Schienen, Apparate, Gehstützen) einzusetzen.

Die Behandlung von Patienten mit bleibenden Lähmungen orientiert sich an der Art und dem Ausmaß der Behinderung. Kompensationsmöglichkeiten bei Ausfall einzelner Muskelgruppen sind außerordentlich groß. Bei ausgedehnten schlaffen Lähmungen ist oft ein Gehen dennoch möglich. Das Gangbild ist meist stark behindert mit deutlichem Hinken und weit ausholenden Bewegungen. Aufgrund der guten Kompensationsmöglichkeiten sind operative Maßnahmen im Rekonvaleszenzstadium nicht indiziert.

Ist das chronische Stadium der Erkrankung erreicht, stehen je nach Lähmungstyp neben apparativen Möglichkeiten operative Maßnahmen zur Verfügung:
- Sehnenverlängerungen
- Muskel- bzw. Sehnenverlagerungen zum Ersatz gelähmter Muskeln durch nicht gelähmte
- gelenknahe Korrekturosteotomien
- Arthrodesen zur Stabilisierung von Gelenken (z. B. im Fußbereich)
- Beinlängenausgleich (Verlängerungsosteotomien)

Asymmetrische Lähmungen der Stamm-Muskulatur (Rücken- und Bauchmuskeln) können eine progrediente Skoliose bedingen. Hier empfiehlt sich eine konservative Therapie mittels Stützkorsett und/oder Sitzschale mit Kopfstützen. Auch eine frühzeitige Wirbelsäulenversteifung ist indiziert.

Eine drohende Hüftluxation, bedingt durch das Muskelungleichgewicht, sollte operativ angegangen werden. Bei hohen Lähmungen sind Oberschenkelgehapparate mit Beckenkorb angezeigt. Hypermobile Gelenke sollten bei resultierenden funktionellen Beeinträchtigungen mittels Orthesen stabilisiert werden (eine Arthrodese des Kniegelenkes ist nur selten erforderlich). Unterschenkelgehapparate können einen Lähmungsfuß stabilisieren. Ein Hängefuß kann durch eine Peronäusschiene oder Arthrodese therapeutisch angegangen werden.

16   Angeborene Skelettsystemerkrankungen

Angeborene Entwicklungsstörungen (Tab. 16.1) des knöchernen Skeletts werden entsprechend der Pariser Nomenklatur unterteilt in systemische Entwicklungsstörungen des Knorpel-Knochen-Gewebes (Dysplasien) und Entwicklungsstörungen einzelner Knochen (Dysostosen). Stoffwechselstörungen, hormonelle, neuromuskuläre, renale, vaskuläre und Vitaminmangelerkrankungen sind ebenfalls für viele Skelettsystemschäden verantwortlich.

Die kongenitalen, generalisierten Störungen der Skelettentwicklung gehören glücklicherweise zu den seltenen Erkrankungen. Sie erfordern in der Diagnostik und Therapie eine enge Zusammenarbeit zwischen Orthopäden, Pädiatern und Kinderradiologen.

Der klinische und röntgenologische Befund ermöglicht meist eine sichere Diagnose und Einordnung des vorhandenen Systemschadens.

Die verschiedenen Skelettdysplasien und Dysostosen, welche in der neonatalen Phase erkannt werden, führen zu einer Zwergwuchsform (selten zu einem Hochwuchs) mit z. T. begleitender Asymmetrie der Körperhälften. Gelegentlich sind die Veränderungen so ausgeprägt, dass sie bei der Geburt bereits erkannt werden. Bei anderen Erkrankungsbildern sind die Fehlentwicklungen unterschwellig und Probleme treten erst später auf.

Bei Skelettsystemerkrankungen ist eine frühestmögliche Diagnose entscheidend, um genaue Voraussagen über die zu erwartenden Deformitä-

Tabelle 16.1   Klassifikation der angeborenen Anomalien der Stütz- und Bewegungsorgane (Niethard 1997)

Angeborene Fehlbildungen und Entwicklungsstörungen des Skeletts (konstitutionell)

Hypoplasien/ Hyperplasien:	Dysplasien (Gewebedefekte):	Dysostosen (Organdefekte):	Dystrophien (metabolische Defekte):
generalisiert (z. B. primordialer Minderwuchs, Riesenwuchs) lokalisiert (z. B. Gliedmaßenhypoplasien*, lokalisierter Riesenwuchs)	Wachstums- und Entwicklungsstörungen von Knorpel- und Knochengewebe – bei der Geburt manifest (Achondroplasie) – im späteren Leben manifest (Pseudoachondroplasie) disorganisierte Entwicklungen von Knorpel- und Fasergewebe (multiple kartilaginäre Exostosen) abnormale Knochendichte (Osteogenesis imperfecta)	vorwiegend kraniale und Gesichtsbeteiligung (Akrozephalosyndaktylie) vorwiegende Beteiligung der Extremitäten (familiäre radioulnare Synostose, Poland-Syndrom, Gliedmaßenfehlbildungen)*	primäre Stoffwechselerkrankungen – Calcium, Phosphor (idiopathische Hyperkalzämie) – Kohlenhydrate (Mukopolysaccharidosen) – Fette (Morbus Gaucher) – Nucleinsäuren – Aminosäuren (Homozystinurie) sekundäre Skelettanomalien bei Störungen anderer Organsysteme (hormonell, hämatologisch, neurologisch, renal)
	unbekannte Pathogenese		bekannte Pathogenese

Fehlentwicklungen des Skeletts (z. B. Klumpfuß, Hüftdysplasie)

Angeborene Entwicklungsstörungen des Bindegewebes (z. B. Marfan-Syndrom, Ehlers-Danlos-Syndrom)

* Klassifikationsüberschneidungen

ten oder begleitenden Erkrankungen und über das genetische Risiko für die Familie machen zu können (genetische Beratung).

In diesem Kapitel sollen die wichtigsten Skelettdysplasien und metabolischen Knochendefekte, die bei der Geburt oder später erkennbar und mit signifikanten orthopädischen Problemen verbunden sind, vorgestellt werden.

Osteochondrodysplasien

Definition

Generalisierte Störung der Knorpel-Knochen-Entwicklung durch eine fehlerhafte Anlage oder mangelnde Entwicklungspotenz der Knorpel- und Knochenzellen mit unterschiedlichen klinischen Erscheinungsbildern. Das Erscheinungsbild wird von den jeweils gestörten Formungsvorgängen bestimmt. Je nach dem zeitlichen oder örtlichen Verlauf der Ossifikationsstörung an den langen Röhrenknochen und den Wirbelkörpern wird entweder das Längenwachstum oder die Knochendichte und kortikale Struktur betroffen.

Achondroplasie

Definition

Autosomal dominant vererbliche Störung der enchondralen Ossifikation (2–4 auf 100 000 Neugeborene). Größtenteils (85–90%) entsteht die Achondroplasie jedoch durch spontane Mutation bei normal gesunden Eltern. Dem Defekt liegt eine Knochenproliferationsstörung der Wachstumsfugen mit vermindertem Knochenanbau in der Metaphyse bei normaler periostaler Ossifikation (Dickenwachstum des Knochens) zugrunde. Es resultiert ein disproportionierter Zwergwuchs, der durch eine Verkürzung der Extremitäten bei normaler Rumpflänge, typischen Gesichtsveränderungen (Sattelnase, vorspringende Stirn), einem verengten lumbalen Spinalkanal und typischen Beckenveränderungen gekennzeichnet ist.

Klinik und Diagnostik

Bereits bei der Geburt ist die Disproportion zwischen Rumpf und Extremitäten festzustellen. Es zeigt sich ein vergrößerter Schädel, die Stirn ist in der Regel stark gewölbt, das Gesicht platt, die Nasenwurzel eingezogen. Ein großer Zwischenraum zwischen Mittel- und Ringfinger ergibt das Bild der Dreizackhand. Oberarme und Oberschenkel sind auffallend kurz. Im Bereich der unteren Extremitäten bestehen oft Genua vara. Die motorische Entwicklung ist bei diesen Kindern verzö-

gert. Wegen der disproportionierten Größe des Rumpfes gegenüber den Extremitäten sitzen und laufen die Kinder erst spät. Die Lendenlordose ist verstärkt, das Becken nach vorne geneigt, der Bauch vorgestreckt und der Gang watschelnd. Eine Intelligenzstörung liegt in der Regel nicht vor.

Röntgen: Im Bereich der Röhrenknochen finden sich verbreiterte Metaphysen bei normaler Epiphysenform. Die Veränderungen betreffen vornehmlich den Humerus und Femur. Das Becken zeigt ein horizontal stehendes Pfannendach, abgeplattete Beckenschaufeln und verplumpte Hüftköpfe. Die Wirbelsäule ist normal lang. Häufig besteht eine großbogige Kyphose und tiefsitzende Lordose. Die Wirbelkörper sind im sagittalen Durchmesser verkürzt und teilweise keilförmig verändert. Die Wirbelbögen sind ebenfalls verkürzt, der knöcherne Spinalkanal dadurch verengt.

Differenzialdiagnosen: Hypochondroplasie, Pseudoachondroplasie.

Therapie

Coxa-vara- und Genu-varum-Entwicklungen sind häufig (Fibula gegenüber der Tibia relativ zu lang). Sie bedeuten kaum Probleme und erfordern nur in schweren Fällen eine Korrekturosteotomie. Aufgrund der lumbosacralen Konfiguration (spinale Enge) können später neurologische Probleme bis hin zur Rückenmarkskompression auftreten. Bei beginnenden Lähmungen sind dekomprimierende und stabilisierende Eingriffe an der Wirbelsäule erforderlich. Bei Körpergrößen unter 150 cm können mit modernen operativen Techniken Beinverlängerungen bis zu 30 cm erreicht werden. Wegen des langen Behandlungszeitraums meist über Jahre und einer Vielzahl von Komplikationsmöglichkeiten ist eine besonders sorgfältige Indikationsabwägung der Beinverlängerung notwendig.

Hypochondroplasie

Seltenere und deutlich mildere Form der Achondroplasie mit ebenfalls autosomal dominantem Vererbungsmodus. Aufgrund der gestörten enchondralen Ossifikation kommt es ebenfalls zu einem disproportionierten Minderwuchs (endgültige Körpergröße 130–140 cm). Die charakteristischen Veränderungen im Schädel- und Gesichtsbereich sowie an der Wirbelsäule fehlen.

Die Erkrankung fällt daher erst im Kleinkindalter auf. In 10% der Fälle finden sich Intelligenzdefekte. Die radiologischen Veränderungen entsprechen in deutlich geringerer Ausprägung denen bei der Achondroplasie. Die Therapie orientiert sich wie bei der Achondroplasie an den Symptomen der Extremitätenverkürzung und -deformierung.

Pseudoachondroplasie

Autosomal dominant oder seltener autosomal rezessiv vererbte Erkrankung, die aufgrund pathologischer Veränderungen der Epiphysen, Metaphysen und der Wirbelsäule zu einem proportionierten Zwergwuchs (Endgröße 100–115 cm) führt.

Die Störungen im Epi- und Metaphysenbereich werden durch Einlagerungen eines abnormen Proteoglykanes in das Knorpelgewebe ausgelöst.

Die Erkrankung wird meist im Kleinkindalter diagnostiziert. Neben dem proportionierten Zwergwuchs finden sich erhebliche Kapsel-Band-Instabilitäten mit Gelenkfehlstellungen (Genu valgum, Genu recurvatum). Instabilitätsbedingt kommt es häufig zu Früharthrosen. Die betroffenen Kinder weisen eine normale Intelligenz auf. Die für die Achondroplasie typischen Gesichtsveränderungen fehlen.

Radiologisch finden sich neben den bei der Arachnoplasie typischen metaphysären Veränderungen auch Entwicklungsverzögerungen der Epiphysen. Lumbal zeigt sich meist eine Hyperlordose mit abgeflachten ovalären Wirbelkörpern, die Pedikel weisen keine Besonderheiten auf. Eine Spinalkanalstenose findet sich nicht. Therapeutisch sind bei starken Achsenabweichungen (hohe Früharthrosenrate) frühzeitige Korrekturosteotomien notwendig. Von extremitätenverlängernden Eingriffen ist wegen der erheblichen Arthrosegefährdung der Gelenke grundsätzlich abzuraten.

Chondrodysplasia calcificans punctata

Extrem seltene Osteochondrodysplasie unbekannter Pathogenese. Im Rahmen der Erkrankung sind 2 Formen zu unterscheiden:
- **Chondrodysplasia calcificans punctata Conradi:** Die Erkrankung wird autosomal rezessiv vererbt und führt innerhalb des 1. Lebensjahres zum Tod des Kindes.

- **Chondrodysplasia calcificans punctata Conradi-Hünerman:** Mildere Verlaufsform der Erkrankung mit autosomalem Vererbungsmodus.

Klinik und Diagnostik

Die Kinder weisen bei der Geburt eine flache Gesichtsform auf. Die Nasenwurzel zeigt sich eingedrückt. Die psychomotorische Entwicklung ist retardiert. Aus den asymmetrisch verkürzten Extremitäten resultiert ein disproportionierter Zwergwuchs. Radiologisch zeigen sich punktförmige Verkalkungen in den Epiphysen der langen Röhrenknochen, den Wirbelkörpern und im Ilium.

Bei der schweren Verlaufsform (Typ Conradi) sterben die Kinder innerhalb des 1. Lebensjahres.

Kinder, die von der milderen Verlaufsform (Typ Conradi-Hünerman) betroffen sind, weisen einen frühzeitigen Verschluss der Epiphysenfugen auf. Ein ungleiches Wachstum führt zu asymmetrischen Beinlängendifferenzen. Aufgrund der Epiphysendefekte stellen sich Gelenkprobleme mit Achsenfehlern und frühzeitigem Verschleiß ein. Es können sich Skoliosen und Kyphosen entwickeln.

Therapie

Therapeutisch sind in erster Linie längeausgleichende (gezielte) Verlängerungen (ggf. Epiphysiodesen) oder achsenkorrigierende Eingriffe notwendig.

Chondroektodermale Dysplasie (Ellis-van-Creveld-Syndrom)

Extrem seltene Skelettdysplasie mit autosomal rezessivem Vererbungsmodus. Die Erkrankung lässt sich in der Regel bereits bei Geburt diagnostizieren. Es besteht ein disproportionierter Zwergwuchs mit deutlicher Verkürzung der Röhrenknochen (insbesondere Unterarm und Unterschenkel). Aufgrund einer hypoplastischen proximalen Tibiaepiphyse entwickeln sich ein starkes Genu valgum und eine Patellalateralisation bis zur Patellaluxation. Begleitend finden sich meist erheblich verkürzte Fingerphalangen und eine Polydaktylie. Oft besteht eine Radiusköpfchenluxation. In 75% der Fälle ist die Erkrankung mit einem Herzfehler assoziiert.

Therapie: Das Hauptproblem ist der Herzfehler, der häufig operiert werden muss. Die Genu-valgum-Stellung – meist in Verbindung mit einer Patellaluxation – erfordert gelegentlich eine Korrekturosteotomie mit Rezentrierung der Patella.

Metatropischer Zwergwuchs

Sehr seltene Erkrankung, bei der die Eltern erkrankter Kinder häufig miteinander verwandt sind. Die enchondrale Knochenbildung ist gestört. Klinisch imponiert ein dysproportionierter Zwergwuchs (kurzgliedrige Extremitäten, normal langer Rumpf). Schädel- und Gesichtsveränderungen finden sich nicht. Wirbelkörperveränderungen und eine allgemeine Bandlaxität führen mit zunehmendem Wachstum zur Ausbildung einer stärkeren Kyphoskoliose und gelegentlich zur Ausbildung einer Kielbrust. Zusätzlich können sich aufgrund einer Denshypoplasie und Bandlaxität Instabilitäten im Atlantoaxialbereich entwickeln. Schlimmstenfalls kann es hierdurch zu neurologischen Symptomen bis hin zur Tetraplegie kommen.

Radiologisch finden sich Veränderungen an den Metaphysen und Epiphysen der Röhrenknochen (Abb. 16.**1**).

Therapie: Die Kyphoskoliose und Instabilitäten im Atlantoaxialbereich mit neurologischen Problemen erfordern oft operative Maßnahmen. Bei Achsenfehlstellungen sind Korrekturosteotomien angezeigt.

Diastropischer Zwergwuchs

Die Erkrankung wird autosomal rezessiv vererbt. Aufgrund eines Enzymdefektes kommt es zu einer generalisierten Störung der Knorpelbildung mit entsprechenden Auswirkungen auch auf die enchondrale Ossifikation. Dies betrifft auch die Entwicklung des Faserknorpels am Ohr, an Larynx und Trachea.

Es resultiert ein dysproportionierter Zwergwuchs. Zu den klinischen Merkmalen zählen eine ausgeprägte Klumpfußbildung, die Entwicklung einer Kyphoskoliose, meist beidseitige Hüftluxation und typische Defekte an der Hand (charakteristische Daumenabspreizung). Eine rasch progrediente Kyphosierung der HWS und ausgeprägte Beugekontrakturen der Hüft- und Kniegelenke (häufig besteht zusätzlich eine laterale Patellaluxation oder gar das Fehlen der Kniescheiben) behindern das Gangbild. Die Ausprägung des Zwergwuchses ist unterschiedlich, die zu erwartende Endgröße liegt zwischen 80 und 140 cm. Intelligenzdefekte finden sich bei den Patienten nicht. Die Lebenserwartung ist nahezu normal.

Röntgenologisch treten die Ossifikationskerne der Epiphysen verspätet auf und sind deformiert. Die Metaphysen sind verbreitert. Häufig findet sich eine Coxa valga.

Therapie: Konservative (Korsett-, Gips-)Behandlungen und operative Korrekturen der Fußfehlstellungen, Kniekontrakturen, Hüftluxationen und Skoliosen sind meist frühzeitig notwendig. Die Deformitäten sind oft schwierig zu behandeln und haben eine große Neigung zum Rezidiv.

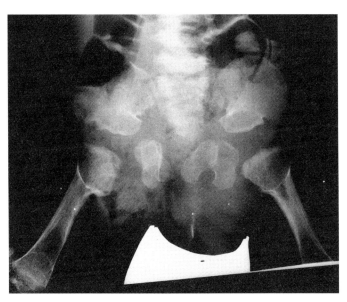

Abb. 16.**1** Röntgenbild des Beckens bei metatropischem Zwergwuchs. Dies zeigt typische Veränderungen: halbmondförmigen Beckenkamm, horizontal verlaufendes breites Azetabulum, Hypoplasie der kaudalen Iliumanteile und verplumpte proximale Femura.

Kleidokraniale Dysplasie

Angeborene systemische Skeletterkrankung besonders der bindegewebig präformierten Knochen mit Befall des Schädels und der Schlüsselbeine sowie unterschiedlichen Begleitmissbildungen an Wirbelsäule und unteren Extremitäten.

Die kleidokraniale Dysplasie ist eine autosomal dominant vererbte Störung mit proportioniertem Zwergwuchs, vergrößertem Stirnschädel, schmalem Gesicht, weit auseinander stehenden Augen, fallenden Schultern und Defekten der Klavikula. Die Klavikula kann vollständig fehlen, die Skapula ist in der Regel dysplastisch. Defekte des M. deltoideus, M. trapecius und M. pectoralis bedingen oft eine Schulter- und Ellenbogenluxation.

Wegen der hypoplastischen oder fehlenden Claviculae können die Kinder aufgrund der abnormen Beweglichkeit des Schultergürtels die Schultern so weit nach vorn bringen, dass sie sich berühren. Durch die Fehlentwicklung der Claviculae mit Begleitveränderungen im oberen Thoraxbereich kann es zu Halsplexusstörungen mit neurologischen Irritationen kommen.

Wirbelkörperveränderungen und Bogenschlussstörungen können zu Wirbelsäulenfehlstellungen führen (Kyphoskoliose). Im Beckenbereich findet sich meist eine ausgeprägte Coxa vara sowie eine Spaltbildung im Symphysenbereich aufgrund der Verknöcherungsstörung (Spaltbecken).

Therapie: Die Behandlung von Luxationen, Skoliosen und eine Rekonstruktion der Klavikula, besonders bei Plexuskompressionen, sind ggf. erforderlich.

Metaphysäre Chondrodysplasie

Defekt im metaphysären Teil der Wachstumsfuge. Unterschieden werden 2 Typen
- **Typ Jansen:** Kurzbeiniger Zwergwuchs mit Manifestation in der späteren Kindheit. Die Erkrankung geht mit Kontrakturen der Hüft- und Kniegelenke, Muskelatrophien und geistiger Retardierung einher.
- **Typ Schmidt:** Kurzbeiniger Zwergwuchs mit späterer Manifestation des Krankheitsbildes. Typisch sind ein Genu varum und watschelndes Gangbild. Radiologisch zeigt sich eine charakteristische Erlenmeyerkolben-förmige Ausbuchtung im Metaphysenbereich der langen Röhrenknochen.

Differenzialdiagnostisch muss die Rachitis abgegrenzt werden.

Therapie: Kontrakturen und Fehlstellungen erfordern u. U. Sehnenverlängerungen und Umstellungsosteotomien.

Multiple epiphysäre Dysplasie

Definition

Bei der multiplen epiphysären Dysplasie handelt es sich um eine autosomal dominant vererbliche Erkrankung mit unterschiedlichen Ausprägungsformen. Mit Abstand am häufigsten manifestiert sich die Erkrankung im Bereich des Femurkopfes.

Einteilung

Morbus Fairbank: Schwere Verlaufsform der multiplen epiphysären Dysplasie mit verspätetem Erscheinen der Ossifikationskerne im überwiegenden Teil der Epiphysen. Es findet sich ein mäßig ausgeprägter Kleinwuchs mit meist plumpen Fingern und Zehen.

Morbus Ribbing: Abgemilderte Form der multiplen epiphysären Dysplasie mit deutlich geringerer Manifestation im Bereich der Finger und Zehen. Meist manifestiert sich die epiphysäre Dysplasie lediglich im Bereich der Femurköpfe (Abb. 16.2).

Morbus Meyer: Milde, lokalisierte epiphysäre Dysplasie mit ausschließlicher Beteiligung der Femurköpfe. Der Morbus Fairbank ist eher selten. Die milderen Formen finden sich häufiger.

Pathogenese

Die enchondrale Ossifikation der betroffenen Epiphysenfugen ist gestört. Im Bereich des Hüftgelenkes kann neben dem Femurkopf auch das Azetabulum betroffen sein.

Klinik und Diagnostik

Die ersten klinischen Symptome finden sich meist im Kleinkindesalter. Die Kinder klagen in der Regel über nur mäßige belastungsabhängige Hüftbeschwerden und Hüfthinken.

Röntgen: Retardierte, unregelmäßige Ossifikation und Verbreiterung des Femurkopfkerns (Abb. 16.2). Ist das Azetabulum betroffen, so ist der Femurkopfkern normal, das Azetabulum zeigt Unregelmäßigkeiten und Osteolysen. Im Bereich

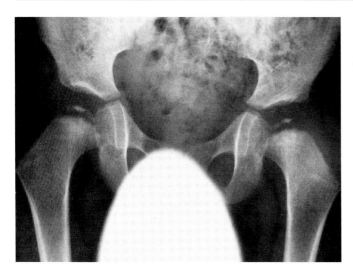

Abb. 16.**2** Röntgenbild einer multiplen epiphysären Dysplasie (Müller-Ribbing) bei einem 2¹/₂-jährigen Jungen: kleine, unregelmäßig ausgebildete Epiphysen des Femurkopfes mit gestörter Ossifikation (Perthes-ähnliche Veränderungen).

der Hände und Füße können sich ebenfalls epiphysär Veränderungen der meist verplumpten kleinen Röhrenknochen zeigen.

Differenzialdiagnosen: Die wichtigsten Differenzialdiagnosen sind der Morbus Perthes und die spondyloepiphysäre Dysplasie. Ein beidseitiger symmetrischer Befall, eine Beteiligung des Azetabulums und fehlende Zeichen einer lateralen Verkalkung und Subluxation der Gelenke sprechen für eine epiphysäre Dysplasie.

Die **spondyloepiphysäre Dysplasie** kann von der multiplen epiphysären Dysplasie durch den radiologischen Ausschluss von Veränderungen an den Wirbelkörpern abgegrenzt werden.

Therapie

Die multiple epiphysäre Dysplasie ist durch therapeutische Maßnahmen, welcher Art auch immer, kaum beeinflussbar. Insgesamt findet sich meist ein benigner Verlauf. Da bei der epiphysären Dysplasie tendenziell oft eine Coxa vara vorliegt, ist von intertrochantären, varisierenden Osteotomien am Hüftgelenk als scheinbare Containment-Verbesserung abzuraten. Gelegentlich sind hingegen intertrochantäre, valgisierende Osteotomien zur Containment-Verbesserung indiziert.

Prognose

Während nach Wachstumsschluss beim Morbus Meyer häufig nur eine leichte Verbreiterung der Epiphyse des betroffenen Hüftkopfes nachweisbar ist, findet sich beim Morbus Ribbing meist ein verbreiterter, abgeflachter Femurkopf mit beglei-

tenden azetabulären Veränderungen. Mit einem vorzeitigen Verschleiß der betroffenen Gelenke ist zu rechnen.

Spondyloepiphysäre Dysplasie

Definition

Wachstumsstörung der Wirbelsäule mit Rumpfverkürzung und begleitenden Störungen der Epiphysen der Röhrenknochen. Die Erkrankung ist erblich, häufig handelt es sich jedoch um Spontanmutationen. Die Erkrankung geht mit einem dysproportionierten Zwergwuchs einher.

Unterschieden werden der Kongenita-Typ (schwerere Verlaufsform) und der Tarda-Typ (mildere Verlaufsform).

Klinik und Diagnostik

– **Spondyloepiphysäre Dysplasie (Kongenita-Typ):** Autosomal dominanter Vererbungsmodus. Die Erkrankung lässt sich in der Regel bereits bei der Geburt diagnostizieren. Es imponiert ein dysproportioniertes Kind mit kurzem Rumpf. Zusätzlich finden sich ausgeprägte Deformitäten der Hüftgelenke (Coxa valga, Hüftbeugekontrakturen) und der Wirbelsäule (Kyphosen, Skoliosen, atlantoaxiale Instabilität). Lippen-, Kiefer-, Gaumenspalten, Klumpfüße, Kielbrust, Augendefekte (Myopie, Katarakt) und Taubheit sind häufige zusätzliche Begleitanomalien. Bei normaler Intelligenz findet sich in der Regel eine Verzögerung der motorischen Entwicklung des Kindes.

- **Spondyloepiphysäre Dysplasie (Tarda-Typ):** Die Erkrankung wird X-chromosomal rezessiv vererbt. Nur Jungen sind betroffen. Bei der Geburt finden sich meist keine Auffälligkeiten. Die Erkrankung manifestiert sich in der Regel im Kleinkindalter. Die für den Congenita-Typ der spondyloepiphysären Dysplasie charakteristischen Veränderungen sind erheblich schwächer ausgeprägt. Meist finden sich nur Veränderungen der Wirbelsäule und der proximalen Humerus- und Femurepiphysen. Atlantoaxiale Instabilitäten manifestieren sich in der Regel nicht. Die Kinder weisen eine deutliche Skelettentwicklungsverzögerung auf.

Differenzialdiagnosen: Aufgrund ähnlicher Wirbelsäulenveränderungen sind von der spondyloepiphysären Dysplasie insbesondere die Mukopolysaccharidose und die Pseudoachondroplasie abzugrenzen.

Therapie

Atlantoaxiale Instabilitäten, ausgeprägte Skoliosen und Kyphosen sowie eine Coxa vara müssen häufig frühzeitig operativ behandelt werden.

Osteopetrose (Marmorknochenkrankheit, Albers-Schönberg-Krankheit)

Definition

Metabolisch bedingte Skeletterkrankung mit Verdichtung und Verdickung der Knochenstruktur aufgrund einer Insuffizienz der Osteoklasten. Unterschieden wird die kindliche Form (Kongenita) von der erwachsenen Form (Tarda).

Klinik und Diagnostik

- **Kongenita-Form der Osteopetrose:** Es findet sich ein autosomal rezessiver Vererbungsmodus. Die Erkrankung manifestiert sich meist während der ersten Lebensmonate. Häufig besteht eine Hepatosplenomegalie und Atrophie des N. opticus. Durch Veränderungen des Knochenmarks kann es zur ausgeprägten Anämie mit der Gefahr septischer Komplikationen kommen. Durch Knochenmarktransplantationen sind Heilerfolge erzielt worden. Sichtbare äußere Skelettdeformitäten zeigen sich erst später, wie Coxa vara, Genu-valgum-Fehlstellung, Frakturen, Brustwanddeformitäten, Kyphosen, Skoliosen, Minderwuchs

und Osteomyelitiden. Zusätzlich kommt es zu Ausfällen von einzelnen Hirnnerven.
Röntgenbefunde: Eine deutlich gesteigerte Knochendichte mit begleitendem Markraumschwund sind typische Veränderungen. Im Bereich der Wirbelkörper zeigt sich ebenfalls eine deutliche Steigerung der Knochendichte der Boden- und Deckplatten.
- **Tarda-Form der Osteopetrose:** Die Erkrankung manifestiert sich bei älteren Kindern oder im Erwachsenenalter und bei der Hälfte der Betroffenen asymptomatisch. In den übrigen Fällen manifestiert sich die Erkrankung bei älteren Kindern oder im Erwachsenenalter. Das Längenwachstum ist in der Regel nicht gestört. Es besteht eine besondere Frakturanfälligkeit durch den Elastizitätsverlust der Knochen, häufig finden sich spontane osteogene Schmerzen.

Orthopädische Probleme

Insbesondere bei der Kongenita-Form kommt es gehäuft zu Spontanfrakturen mit schlechter Heilungstendenz, zu einer osteogenen Schmerzsymptomatik, zu Achsenfehlstellungen im Hüft- und Kniegelenksbereich (Coxa vara, Genu varum bzw. valgum), Wirbelsäulenveränderungen (Skoliosen, Kyphosen, Spondylolysen, Spinalkanalstenosen), einer erhöhten Infektionsgefahr (Osteomyelitiden) und zu vorzeitigen Verschleißerscheinungen der Gelenke (insbesondere Koxarthrose, Gonarthrose).

Prognose

Die Prognose der Kongenita-Form ist äußerst ungünstig. Die erkrankten Kinder erreichen selten das Erwachsenenalter. Die an der Tarda-Form erkrankten Patienten weisen in der Regel eine normale Lebenserwartung auf.

Therapie

Durch die Gabe von Cortison, Calcium-Präparaten, Parathormonen und Interferon kann eine gewisse Besserung der Knochenmarksveränderungen und Schmerzen erreicht werden.

Aus orthopädischer Sicht steht die Behandlung der Frakturen, Fehlstellungen sowie der Arthrosen im Vordergrund. Aufgrund der schlechten Heilungstendenz von Knochenbrüchen empfiehlt sich, wenn möglich, ein konservatives Vorgehen oder eine Marknagelung. Bei der operativen Frakturbehandlung ist das Risiko einer postoperativen Osteomyelitis deutlich erhöht. Arthrosen im Hüft- und Kniegelenksbereich erfordern meist späterhin eine endoprothetische Versorgung.

Osteopoikilie

Autosomal dominant vererbte Systemerkrankung mit fleckförmiger Spongiosaverdichtung. Die Erkrankung manifestiert sich insbesondere im Bereich der Metaphysen und Epiphysen, der Hand- und Fußwurzelknochen, der langen Röhrenknochen und im Beckengürtelbereich. Im Zusammenhang mit dieser Erkrankung können Hautveränderungen auftreten.

Klinische Symptome entstehen aus den knöchernen Veränderungen in der Regel nicht. In seltenen Fällen kann es zum Auftreten von Knochentumoren kommen.

Eine spezielle orthopädische Therapie ergibt sich aus diesem Krankheitsbild nicht.

Melorheostose

Seltene Erkrankung mit meist einseitigen hyperostotischen Veränderungen an den Knochen. Die Knochenveränderungen sind auf Dermatome begrenzt und betreffen meist die langen Röhrenknochen. Fibrosierungen der Haut und des subkutanen Gewebes treten zusätzlich auf. Die Patienten klagen über Schmerzen in den betroffenen Extremitäten. Es können sich Kontrakturen der Hüft- und Kniegelenke entwickeln.

Röntgenologisch zeigen sich die für das Krankheitsbild typischen kerzentropfenartigen hyperostotischen Veränderungen.

Die Therapie beschränkt sich auf die Behandlung der Kontrakturen und Achsendeformitäten, die meist durch Gips oder Schienen, jedoch selten operativ erfolgreich ist.

Dysostosen

Definition

Lokalisierter Defekt einzelner Knochen einer Körperregion. Eine generalisierte Gewebestörung liegt nicht vor.

Apert-Syndrom

Definition

Autosomal dominant vererbte Erkrankung, welche mit einem verfrühten knöchernen Verschluss der Schädelsuturen, Ausbildung von Syndaktylien und Synostosen im Hand- und Fußbereich, Gelenkkontrakturen und HWS-Veränderungen einhergeht.

Klinik und Diagnostik

Klinisch imponiert ein breiter Kopf mit großem Augenabstand. Im Hand- und Fußbereich zeigen sich beidseitige Syndaktylien, im Handbereich bis zur Ausbildung von Löffelhänden. Darüber hinaus finden sich häufig Bewegungseinschränkungen der großen Körpergelenke (Hüfte, Knie, Schulter, Ellenbogen).

Aufgrund der vorzeitigen knöchernen Durchbauung der Schädelnähte kommt es zu einem erhöhten Hirndruck mit Enophthalmus und mentaler Retardierung. Auf den Röntgenbildern der Halswirbelsäule zeigen sich gehäuft Synostosen zwischen einzelnen Wirbelkörpern oder Blockwirbel. Die Beweglichkeit der HWS ist dadurch oft deutlich eingeschränkt.

Therapie

Frühzeitig sind Osteotomien der Synostosen am Schädel erforderlich, um das Wachstum des Gehirns nicht zu behindern. Auf orthopädischem Fachgebiet stehen operative Maßnahmen zur Verbesserung der Funktionalität von Händen und Füßen (Syndaktylietrennung, Umstellungsosteotomie) im Vordergrund. Begleitend ist eine krankengymnastische Übungsbehandlung kontrakter Gelenke notwendig. Die Lebenserwartung der Patienten mit Apert-Syndrom ist nicht wesentlich eingeschränkt.

Poland-Syndrom

Definition

Unilaterale Aplasie des M. pectoralis, kombiniert mit Fehlbildungen im Bereich des gleichseitigen Unterarmes. Die Ätiologie ist unklar.

Klinik und Diagnostik

Inspektorisch fällt eine einseitige Hypoplasie oder Aplasie der Pektoralismuskulatur auf. Gelegentlich finden sich auch Veränderungen im Rippen- und Skapulabereich der betroffenen Seite. Die Schultergelenksbeweglichkeit ist meist eingeschränkt. Zusätzlich bestehen Fehlbildungen (Syndaktylien, fehlende oder hypoplastische Mittelphalangen) der gleichseitigen Hand respektive Aplasien im Bereich des gleichseitigen Unterarmes. Häufig manifestiert sich die Erkrankung rechtsseitig.

Die Hypoplasie oder Aplasie der Pektoralismuskulatur führt aufgrund guter Kompensationsmöglichkeiten meist nur zu geringen funktionellen Einbußen des Schultergürtels. Kosmetische Gesichtspunkte, insbesondere bei Mädchen, stehen im Vordergrund. Stärkere funktionelle Einschränkungen verursachen Fehlbildungen im Bereich der betroffenen Hand bzw. des betroffenen Unterarmes. Die Lebenserwartung der Betroffenen ist meist nicht eingeschränkt.

Therapie

Operative kosmetische Eingriffe im Brustbereich sowie die Funktionalität der Hand verbessernde Eingriffe sind eventuell erforderlich.

Skelettsystemerkrankungen aufgrund von Bindegewebserkrankungen

Osteogenesis imperfecta

Definition

Unvollkommene Knochenbildung aufgrund einer gestörten Kollagenfaserreifung. – Bei dünner Kortikalis und kalkarmer Spongiosa besteht eine abnorme Knochenbrüchigkeit. Darüber hinaus finden sich blaue Skleren, eine Schwerhörigkeit, eine erhöhte Laxität der Ligamente, Defekte der Zahnentwicklung und der Hörorgane sowie eine vermehrte Verletzlichkeit der Haut.

Einteilung

Die Erkrankung wird nach Silence in 4 Typen eingeteilt:
- **Typ 1:** Autosomal dominanter Vererbungsmodus. Es findet sich eine abnorme Knochenbrüchigkeit bei generalisierter Osteoporose. Frakturen treten oft erst bei kleinen Kindern – in seltenen Fällen auch bei Jugendlichen – in Erscheinung. Zudem finden sich blaue Skleren. Im Erwachsenenalter entwickelt sich oft eine Schwerhörigkeit. Je nach Vorliegen einer Zahnentwicklungsstörung wird der Typ 1 nochmals unterteilt in Typ 1 a (ohne Störung der Zahnentwicklung) und Typ 1 b (früher Typ Lobstein, mit gestörter Zahnentwicklung). Ein Sistieren der Erkrankung ist nach Eintritt der Pubertät zu erwarten. Die Knochenfestigkeit nimmt in diesem Lebensabschnitt deutlich zu.
- **Typ 2** (früher Typ Vrolik): Autosomal rezessiver Vererbungsmodus. Es findet sich eine extrem hohe Knochenbrüchigkeit. Die Kinder sind oft nicht überlebensfähig und sterben einige Tage oder Wochen nach der Geburt (Geburtstrauma, intrakranielle Blutungen, Frakturen).

- **Typ 3:** Autosomal rezessiver Vererbungsmodus. Es zeigt sich eine hohe Knochenbrüchigkeit. Häufig kommt es zu Deformierungen der langen Röhrenknochen, des Schädels und der Wirbelsäule. Bei der Geburt finden sich in der Regel blaue Skleren, welche sich zum Erwachsenenalter hin zu normal weißen Skleren umwandeln.
- **Typ 4:** Autosomal dominanter Vererbungsmodus. Es kommen unterschiedliche klinische Bilder vor. Leichtere Formen entsprechen dem Typ 1, schwerere Krankheitsverläufe lassen sich oft nicht von der 3. Form unterscheiden. In der Regel finden sich bei Geburt blaue Skleren, welche sich zum Erwachsenenalter hin in weiße Skleren umwandeln. Wie beim Typ 1 wird in Bezug auf eventuelle Zahnentwicklungsstörungen zwischen Typ 4 a und Typ 4 b unterschieden.

Ätiologie und Pathogenese

Die Inzidenz der Erkrankung liegt bei etwa 16 auf 100 000 Neugeborene. Es handelt sich um eine Reifungsstörung der Kollagenfasern bei regelrechter Osteoblastenaktivität. Polymerisiertes Kollagen kann nicht gebildet werden, es resultiert eine deutlich verminderte Festigkeit des Knochens. Im Rahmen der Frakturheilung findet sich häufig eine deutlich vermehrte Kallusbildung.

Klinik und Diagnostik

In Anlehnung an die beschriebene Klassifikation nach Silence variieren die klinischen Befunde in Abhängigkeit des Erkrankungstyps. Generell besteht eine deutlich verminderte Stabilität der Knochen, die zu Frakturen und Deformitäten führt. Daraus entwickelt sich oft sekundär ein unproportionierter Zwergwuchs. Zu den weiteren klinischen Merkmalen zählen blaue Skleren, eine gestörte Zahnentwicklung, eine allgemeine Gelenkinstabilität, erhöhte Bandlaxität, Schwerhörigkeit und vermehrte Verletzbarkeit der Haut (erhöhte Brüchigkeit der Kapillaren).

Röntgenologisch ist die ausgeprägte Osteoporose mit Ausdünnung der Kortikalis („Glasknochen") charakteristisch (Abb. 16.**3**).

Therapie

Das Ziel der Behandlung liegt in der frühzeitigen Korrektur von Fehlstellungen und der Vermeidung von Frakturen, um das Fehlwachstum so gering wie möglich zu halten.

Kontraktursichernde Lagerungen und Krankengymnastik helfen, einer Inaktivitätsosteo-

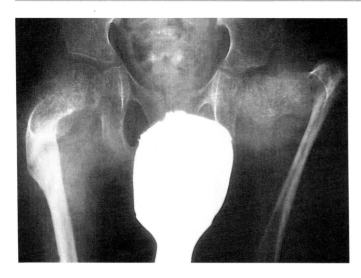

Abb. 16.**3** Röntgenbild einer Osteogenesis imperfecta. Hirtenstabartige Verbiegung beider Oberschenkelknochen.

porose und Muskelatrophie vorzubeugen. Medikamentös (Vitamin C, Calcium) kann in einigen Fällen die Frakturneigung herabgesetzt werden.

Zur operativen Korrektur- und Frakturbehandlung werden schienende, intramedullär einzubringende, „mitwachsende" Implantate verwendet (Teleskopnagel nach Bailey, Prévot-Nägel), (Abb. 16.**4**). Bei Wirbelsäulendeformitäten

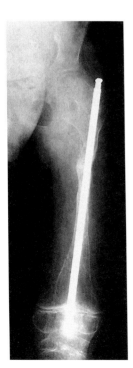

Abb. 16.**4** Nach operativer Korrektur des in Abb. 16.**3** abgebildeten Femurs durch einen mitwachsenden Metallstab (Bailey-Nagel).

(schwere Skoliosen finden sich in etwa 50% der Fälle beim Typ 1 der Erkrankung) sind konservative Maßnahmen (Korsettbehandlung) meist nicht erfolgversprechend. Häufig ist eine operative Korrektur und Stabilisierung der Wirbelsäule notwendig.

Marfan-Syndrom

Definition

Die Erkrankung basiert auf einer Störung des Kollagenstoffwechsels mit generalisierter Bindegewebsschwäche und allgemeiner Bandlaxität. Es kommt zum dysproportionierten Hochwuchs (überlange Extremitäten im Vergleich zum Rumpf). Neben Skelettdeformitäten finden sich häufig Linsenluxationen sowie kardiovaskuläre Veränderungen.

Die Erkrankung wird autosomal dominant vererbt. Die Inzidenz beträgt etwa 5 : 100 000 Neugeborene.

Klinik und Diagnostik

Die Diagnose eines Marfan-Syndroms wird nach klinischen Gesichtspunkten gestellt.

Zu den *Hauptsymptomen* zählen:
- Ectopia lentis (Schlotterlinse, ggf. mit Myopie).
- Herz-Kreislauf-Veränderungen (Aortendilatation, Mitralklappeninsuffizienz, Mitralklappenprolaps, Septumdefekte, Aneurysmen).
- Skoliosen (in etwa 50% der Fälle mit Tendenz zur raschen Verschlechterung).

Nebensymptome:
- Trichterbrust
- Fußdeformitäten
  (Plattfüße, Spreizfüße, Klumpfüße)
- Protrusio acetabuli
- Spondylolisthesis

Beim Marfan-Syndrom findet sich meist folgender Habitus: dysproportionierter Hochwuchs (lange Extremitäten bei kurzem Rumpf), erhöhte Bandlaxität, Spinnenfingrigkeit.

Zur sicheren Diagnosestellung eines Marfan-Syndroms müssen mindestens 2 der beschriebenen Hauptsymptome vorhanden sein.

Neben der klassischen Form des Marfan-Syndroms sind weitere Formen beschrieben:
- *Kontrakturtyp:* Kontrakturen fast aller Körpergelenke mit besonderem Befall der Kniegelenke. Veränderungen des kardiovaskulären Systems und eine Ectopia lentis lassen sich nicht nachweisen.
- Form der Erkrankung mit überwiegendem Vorliegen von *Nebensymptomen:* Aufgrund der erhöhten Bandlaxität kommt es nicht selten zu Luxationen im Schulter- und Hüftgelenksbereich.

Die Patienten weisen eine normale Intelligenz auf.

Radiologisch lassen sich ein erhöhter Metakarpalindex (das Verhältnis Länge der Metacarpalia II–IV zur Breite der Metacarpalia auf Höhe der distalen Epiphysenfuge ist vergrößert), ggf. eine Protrusio acetabuli und Skoliose feststellen.

Therapie

Eine kausale Therapie der Grunderkrankung ist derzeit nicht möglich. Skoliosen sollten frühzeitig durch ein Korsett behandelt werden (ab Cobb-Winkel > 20°). Hierdurch kann die Progredienz der Skoliose aufgehalten bzw. verzögert werden. Eine operative Korrektur ist ab einem Cobb-Winkel von 40° indiziert. Die Therapie der Fußfehlstellungen, Schulter- und Patellaluxationen folgt den üblichen Therapieprinzipien. Aufgrund der deutlichen Bandlaxität kann es bei bandplastischen Eingriffen zu einem begrenzten Therapieerfolg bzw. frühzeitigen Rezidiven kommen.

Prognose

Die Lebenserwartung der Patienten wird im Wesentlichen durch den kardiovaskulären Befund bestimmt (häufige Todesursache: Aortenaneurysmaruptur).

Ehlers-Danlos-Syndrom

Definition

Gruppe von Erkrankungen, bei denen sich eine deutliche Bindegewebsschwäche auf dem Boden einer kollagenen Stoffwechselstörung manifestiert.

Klinik und Diagnostik

Klassischerweise findet sich eine Hyperelastizität der Haut. Die Haut ist dünn, lässt sich oft stark verziehen und ist leicht verletzlich. Die Gelenke sind hypermobil, insbesondere stark überstreckbar, gehäuft finden sich habituelle Schulter- und Patellaluxationen. Früh auftretende progrediente Skoliosen und Hüftluxationen sind zusätzliche Probleme. Die Krankheit wird je nach Schweregrad häufig nicht vor dem 4. Lebensjahr diagnostiziert.

Therapie

Eine spezifische Therapie der Erkrankung ist derzeit nicht bekannt. Operative Interventionen sind meist bei progredienten Skoliosen und Kyphosen erforderlich, da die Korsettbehandlung hier wenig erfolgversprechend ist. Auch atlantoaxiale Instabilitäten erfordern eine frühzeitige operative Therapie.

Weichteileingriffe müssen gut überdacht werden, da sich das gestraffte Gewebe schnell wieder dehnen und zu Rezidiven führen kann. Hüftluxationen erfordern oft kombinierte Eingriffe am proximalen Femur und am Azetabulum, um eine gute Gelenkstabilität zu erreichen. Weichteileingriffe bei Patellaluxationen sind ebenfalls stark rezidivgefährdet und verlangen nach Wachstumsabschluss oft knöcherne Eingriffe (Tuberositas-tibiae-Versetzung). Multidirektionale (willkürlich auslösbare) Schulterinstabilitäten sind in der Regel operativ nicht zu beheben. Hier hilft nur ein entsprechendes Trainingsprogramm, die Schulter einigermaßen muskulär zu stabilisieren. Zum Erwachsenenalter hin bessert sich oft das Krankheitsbild, da die Elastizität der Gewebe allgemein nachlässt und der Bandapparat dadurch straffer wird.

Myositis ossificans progressiva

Definition

Angeborene, autosomal dominant vererbte Störung mit progredient auftretenden und Ossifikationen der Aponeurosen, Faszien, Sehnen und Bänder. Begleitend besteht meist eine Verkürzung der Großzehe.

Klinik und Diagnostik

Klinisch kann sich die Erkrankung intrauterin ausbilden, meist tritt sie jedoch innerhalb des 1. Lebensjahrzehntes auf. Es kommt zur schubweisen Ausbildung von zunächst weichen, oft schmerzhaften Schwellungen, beginnend am Hals, Hinterkopf und Rücken, die mit Zeichen einer allgemeinen Erkrankung einhergehen, wie Fieber und zeitweiligem Erbrechen. Die Verkalkungen (Abb. 16.**5**) breiten sich charakteristischerweise von kranial nach kaudal und von zentral nach peripher aus. Durch die zunehmenden Weichteilossifikationen kommt es zu einer allgemeinen progredienten Einschränkung der Gelenkbeweglichkeit bis hin zur Immobilisation. Die Erkrankung verläuft nach Wachstumsende weiter progredient und führt zu einer Einschränkung der Lebensqualität.

Differenzialdiagnostisch müssen ein extraskelettales Osteosarkom und eine posttraumatische Myositis ossificans abgegrenzt werden.

Therapie

Da durch Verletzungen und Operationen die Ossifikationen und Verkalkungen zunehmen können, ist ein operatives Vorgehen in der Regel nicht erfolgversprechend. Ist eine Operationsnotwendigkeit gegeben, so sollten perioperativ Diphosphonate gegeben werden, nach Wachstumsabschluss zusätzlich eine Röntgenbestrahlung zur Rezidivprophylaxe erfolgen.

Skelettsystemerkrankungen aufgrund von Stoffwechsel- und Hormonstörungen

Rachitis (Osteomalazie)

Definition

Reduzierte Knochenstabilität aufgrund einer mangelhaften Mineralisation des Osteoids im wachsenden Knochen. Besonders betroffen sind die Wachstumszonen der Metaphysen. Sie führt zur Retardierung von Knochenwachstum und Skelettreifung.

Ätiologie und Pathogenese

Der Vitamin-D-Mangelzustand kann ausgelöst werden durch einen primären Mangel an Vitamin D bei ungenügender Nahrungszufuhr und geringer UV-Bestrahlung der Haut oder sekundär durch Störung der Resorption oder des Stoffwechsels von Vitamin D durch angeborene Defekte im Vitamin-D-Stoffwechsel oder durch einen renalen Phosphatverlust (Vitamin-D-resistenter Phosphatdiabetes).

Klinik und Diagnostik

Die Vitamin-D-Rachitis war in den vergangenen Jahrhunderten eine häufige Erkrankung. Heute kommt sie allerdings in den Industrieländern nahezu nicht mehr vor. Die eindrucksvollsten Symptome finden sich in der Regel zwischen dem 6. Lebensmonat und dem 3. Lebensjahr. Die Symptomatik der Rachitis ist nicht auf das Skelettsystem beschränkt. Es können schwerwiegende Allgemeinsymptome auftreten. Die betroffenen Kinder neigen zu Unruhe, sind schreckhaft und missmutig. Sie schwitzen vermehrt und zeigen eine Muskelhypotonie und Bewegungsarmut. In der Folge der gestörten Infektabwehr besteht eine Neigung zu bronchopulmonalen Infekten.

Im Bereich des Skelettsystems zeigen sich eine Reihe von Auffälligkeiten:

- Kraniotabes – umschriebene, leicht eindrückbare Erweichung am hinteren Teil des Scheitelbeines oder des Okziputs
- Caput quadratum – durch Abflachung des Hinterhauptes wirkt die Kopfform quadratisch

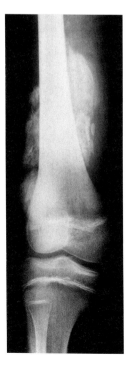

Abb. 16.**5** Myositis ossificans. Ausgeprägte Verkalkungsbereiche im kniegelenksnahen Abschnitt des Oberschenkels im Muskelverlauf.

- rachitischer Rosenkranz – Auftreibung der Knorpel-Knochen-Grenze der Rippen aufgrund einer überschießenden Osteoidbildung
- Marfan-Zeichen – Auftreibung der Metaphysen am Handgelenk und Außenknöchel
- Harrison-Furche – Einziehung des Thorax entlang des Zwerchfellansatzes (bei schwerer und lang andauernder Rachitis)
- Ausbildung einer Kiel- oder Trichterbrust
- Wirbelsäulenverkrümmungen (Skoliosen, Kyphosen, Lordosen)
- Beinachsenfehlstellungen (Coxa valga – vara, Genua vara – valga), (DD: Genua vara, idiopathisch Morbus Blount)
- Beckendeformierungen
- Senk-Spreizfuß-Bildung meist auf dem Boden einer erhöhten Laxität der Bänder und Sehnen in Verbindung mit der allgemeinen Muskelhypotonie

Im späteren Alter kann es zu einem Haltungsverfall kommen, der die Entstehung eines Sitzbuckels und einer Skoliose begünstigt. Die statomotorische Entwicklung ist verzögert, das Laufenlernen oft verspätet.

Labor: Der wichtigste Laborbefund ist eine deutliche Erhöhung der alkalischen Serumphosphatase,

die der knöchernen Deformation vorausgeht. Beim Vitamin-D-Mangel ist 25-Hydroxy-Vitamin D im Serum vermindert. Das Serumcalcium kann anfänglich erniedrigt sein, durch den sekundär im Sinne einer Gegenregulation hinzutretenden Hyperparathyreoidismus liegt aber das Calcium meist innerhalb des Normalbereiches.

Röntgendiagnostik: Das Röntgenbild sichert die Diagnose schon im frühen Krankheitsstadium. Die Epiphysenfugen sind verdickt, die Metaphysen becherförmig aufgetrieben. Aufgrund des verminderten Mineralsalzgehaltes der Knochen zeigt die Kortikalis der Diaphysen eine verminderte Röntgendichte (Abb. 16.6).

Differenzialdiagnosen: Progressive Muskeldystrophie, Crus varum congenitum, Tibia vara, Chondrodystrophie, Osteogenesis imperfecta, Hypothyreose, Morbus Down.

Therapie

Zur Behandlung einer Vitamin-D-Mangel-Rachitis verabreicht man über 3 Wochen täglich 5000 I.E. Vitamin D per os, zusätzlich Calcium. Hierdurch lässt sich meist ein Rückgang der Skelettveränderungen erreichen, die muskuläre Schwäche nimmt zusehends ab. Handelt es sich

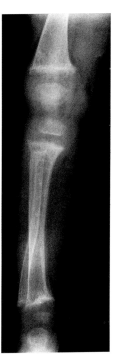
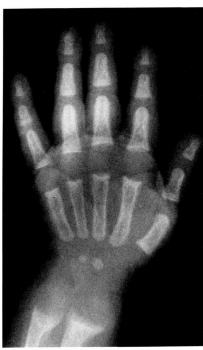

Abb. 16.**6** Röntgenbilder eines 2-jährigen Jungen mit Rachitis mit deutlich erweiterten Epiphysenfugen und becherförmigen Metaphysen: **a** Unterschenkel, **b** Hand.

a   b

um eine Vitamin-D-resistente Rachitis, so sind spezielle Therapien je nach vorliegendem Defekt erforderlich. Kommt es trotz medikamentöser Therapie zu keiner spontanen Korrektur oder gar zu einer Progredienz der Achsenabweichungen, sollte schon vor Wachstumsabschluss (am besten vor der Einschulung) die Indikation zur Korrekturosteotomie erwogen werden. Achsenabweichungen im Kniegelenk im Varus- oder Valgussinne von mehr als 15° sind operativ anzugehen. Hier sollte die Korrektur am Ort der Fehlstellung erfolgen.

Die konservative Therapie der osteomalazischen Skelettveränderungen mit Schienen und Gipsen ist meist nicht erfolgreich und eher kontraindiziert, da es aufgrund der Ruhigstellung (Inaktivität) zu einer weiteren Schwächung des Knochens mit Zunahme der Osteoporose kommt.

Prophylaxe

Während hausgemachte Säuglingsnahrung sehr arm an Vitamin D ist, enthalten Muttermilch und handelsübliche Milchnahrungen für Säuglinge eine gewisse Vitamin-D-Aktivität. Die Gehalte reichen aber nicht aus, um bei der in Mitteleuropa gegebenen mäßigen Aktivität der Sonnenstrahlung das Auftreten einer Rachitis im frühen Kindesalter sicher zu verhindern. Deshalb gibt man allen Säuglingen zusätzlich einmal täglich 400–500 I.E. Vitamin D_3 per os für die Dauer des 1. Lebensjahres, bei Geburt im Herbst oder Winter auch im 2. Lebensjahr bis zum Eintritt des intensiveren Sonnenlichtes im Frühjahr. Die Gabe von Vitamin D wird üblicherweise mit der Fluorprophylaxe kombiniert.

Skelettdeformitäten durch Mineralstoffwechselstörungen können darüber hinaus bei Störungen der Nebenschilddrüsenfunktion (Hyperparathyreoidismus, Hypoparathyreoidismus) und bei Nierenfunktionsstörungen bzw. dem Phosphatdiabetes, renaler tubulärer Azidose, Phosphatasemangel u. a. auftreten. Orthopädisch kommt es zu Fehlstellungen der unteren Extremitäten mit Ausbildung einer Coxa valga bzw. vara, Varus- und Antekurvationsstellungen von Femur und Tibia. Bei frühzeitiger Feststellung und entsprechender adäquater Behandlung der Erkrankung lässt sich ein Fortschreiten der Fehlstellungen meist verhindern, Spontanheilungen sind möglich. Bei erheblichen Fehlstellungen sind allerdings Korrekturosteotomien angezeigt.

Hypothyreose

Die angeborene Hypothyreose ist von besonderer orthopädischer Bedeutung.

Vorkommen und Ätiologie

Die Inzidenz der Erkrankung beträgt 1 auf 5000 Neugeborene. In der Regel besteht eine Schilddrüsendysplasie oder -ektopie, ein Defekt in der Hormonbiosynthese oder Hormoninkretion besteht selten.

Klinik und Diagnostik

Nach der Geburt imponiert in der Regel ein Icterus neonatorum prolongatus. Es besteht eine allgemeine Bewegungsarmut, gepaart mit Trinkfaulheit und Obstipationen. Seitens des Skelettwachstums findet sich eine Störung des Knochenwachstums und der Knochenreifung. Die Epiphysenkerne erscheinen spät und entwickeln sich unregelmäßig. Die Epiphysenfugen wachsen langsam und bleiben über den normalen Zeitpunkt des Epiphysenschlusses hinaus offen. Es resultiert ein allgemeiner Wachstumsrückstand mit dysproportioniertem Zwergwuchs. Begleitend kommt es zu Sprachstörungen, unbehandelt zur geistigen und psychischen Retardierung (Kretinismus).

Durch das gesetzlich vorgeschriebene Hypothyreose-Screening bei Neugeborenen (TSH-Bestimmung am 5. Lebenstag) ist das Vollbild der Erkrankung heute extrem selten geworden.

Therapie

Entscheidend ist eine frühzeitige Diagnose mit sogleich einsetzender lebenslanger Substitutionstherapie. Bleibt die Hypothyreose nur 3–4 Wochen postnatal unbehandelt, kommt es bereits zu einer verminderten Intelligenzentwicklung. Begleitende regelmäßige Kontrollen des Hormonstatus sind erforderlich.

Mukopolysaccharidosen

Definition

Enzymatische Störung des Mukopolysaccharidstoffwechsels. Je nach Enzymstörung werden 6 Subtypen unterschieden.

Klinik und Diagnostik

Allen Mukopolysaccharidosen gemeinsam sind mehr oder minder starke Skelettveränderungen (Dysostosis multiplex). Die Dysostosis multiplex betrifft vor allem die Schädelkalotte (deutliche

Verdickung), das Hüftgelenk (hypoplastisches Azetabulum, Coxa valga bei langen Schenkelhälsen), die Wirbelsäule (bikonvexe Wirbelkörper) und die Hand (proximal verschmälerte und verkürzte Metacarpalia). Hernien, Hepatosplenomegalie, Hornhauttrübung, eine typische Gesichtsdysmorphie und geistige Retardierung sind weitere allgemeine Symptome.

Die gespeicherten Mukopolysaccharide (Heparansulfat, Dermatansulfat und Keratansulfat) können in erhöhten Konzentrationen im Urin nachgewiesen werden.

Pfaundler-Hurler-Krankheit: Die Erkrankung wird autosomal rezessiv vererbt. Es besteht ein deutlicher Minderwuchs, auffallend sind die charakteristischen Veränderungen von Kopf und Gesicht mit Stirn- und Sattelnase, wulstigen Lippen und großen Ohren ("Fratzen- oder Wasserspeiergesicht"). Neben einer tiefen Wirbelsäulenkyphose dorsolumbal finden sich häufig eine Trichterbrust und gelegentlich Fußdeformitäten wie Platt- und Klumpfuß. Aufgrund des ZNS-Befalls entwickelt sich eine deutliche psychomotorische Retardierung. Die Lebenserwartung der betroffenen Kinder ist aufgrund der mitbetroffenen inneren Organe (Herzinsuffizienz, Hepatosplenomegalie, Gefäßerkrankungen) deutlich reduziert. Die Kinder versterben meist vor der Pubertät.

Hunter-Syndrom: Insgesamt zeigt sich eine im Vergleich zur Pfaundler-Hurler-Krankheit ähnliche Symptomatik mit weniger ausgeprägten Skelettveränderungen und mäßigem Kleinwuchs. Aufgrund eines X-chromosomal rezessiven Vererbungsmodus werden nur Jungen betroffen. Die geistige Entwicklung ist gering gestört, die Lebenserwartung liegt bei etwa 30–40 Jahren.

Sanfilippo-Syndrom: Autosomal rezessiver Vererbungsmodus. Die charakteristischen Gesichtsveränderungen sind nur wenig ausgeprägt, in der Regel wird eine normale Körpergröße erreicht. Die geistigen Entwicklungsstörungen sind jedoch schwerwiegend. Die Lebenserwartung liegt bei 30–40 Jahren.

Morquio-Syndrom: Autosomal rezessiver Vererbungsmodus. Auffälligkeiten ergeben sich meist zu Beginn des 2. Lebensjahres. Es entwickelt sich ein dysproportionierter Zwergwuchs. Oft steht die Erkrankung der Wirbelsäule im Vordergrund (Minderwuchs und Skoliose). Stets existieren epiphysäre Wachstumsstörungen mit Gelenkdefor-

mitäten und Kontrakturen. Störungen der geistigen Entwicklung finden sich nicht. Die Lebenserwartung ist annähernd normal.

Scheie-Syndrom: Autosomal rezessiver Erbgang. Inspektorisch typisches "Wasserspeiergesicht" bei normaler Körpergrößenentwicklung. Geistige Entwicklungsstörungen finden sich nicht. In der Regel besteht eine annähernd normale Lebenserwartung.

Maroteaux-Lamy-Syndrom: Autosomal rezessiver Erbgang. Dysproportionierter Zwergwuchs mit im Vordergrund stehenden Wirbelsäulenveränderungen (Kyphosierung thorakolumbal). Störungen der geistigen Entwicklung finden sich in der Regel nicht. Insgesamt ist die Lebenserwartung jedoch verkürzt.

Therapie

Die Therapie der Grunderkrankung ist derzeit nicht möglich. Atlantoaxiale Instabilitäten und Wirbelsäulendeformitäten wie Kyphosen und Skoliosen, ausgeprägte Beinachsenfehlstellungen (Coxa vara, Genu valgum) und Fußfehlformen erfordern wegen erheblicher Probleme oft eine operative Behandlung.

Morbus Gaucher

Definition

Enzymatischer Defekt des Fettstoffwechsels mit übersteigerter Speicherung von Glukozerebrosiden und daraus resultierenden Störungen multipler Organsysteme.

Einteilung

Die Erkrankung manifestiert sich in 3 Verlaufsformen:
– Eine akute infantile Form mit neurologischer Beteiligung.
– Eine juvenile Form mit neurologischer Beteiligung, welche sich meist zwischen dem 6. und 10. Lebensjahr manifestiert.
– Eine chronische Verlaufsform ohne neurologische Symptome, welche sich meist erst nach dem 11. Lebensjahr manifestiert.

Klinik und Diagnostik

Die an der akuten, infantilen neuropathischen Form erkrankten Kinder sterben meist bereits innerhalb der ersten Lebensmonate.

Bei den anderen Erkrankungstypen besteht eine erhöhte Infektanfälligkeit, Anämie und Blutungsneigung. Bei der juvenilen neuropathischen Form kommt es darüber hinaus zu Störungen des muskulären Gleichgewichtes (Muskelhypertonien) mit Gangstörungen. Die geistige Entwicklung zeigt sich verzögert. Im Bereich des Skelettsystems erfolgt eine Infiltration des Knochenmarks (Speicherung von „Gaucher-Zellen"). Daraus entwickeln sich Knochennekrosen, es kommt zu Osteolysen, pathologischen Frakturen und Osteomyelitiden. Gehäuft entwickeln sich Femur- und Humeruskopfnekrosen. Die Röntgenbilder zeigen eine Verbreiterung der Meta- und Diaphyse und Ausdünnung der Knochenkortikalis.

Charakteristischerweise klagen die Kinder über intermittierende starke Schmerzen in den Extremitäten. Es finden sich lokale Druckschmerzpunkte und Entzündungszeichen, die über einige Tage anhalten und dann spontan verschwinden („Knochenkrisen").

Therapie

Frakturen, Osteomyelitiden und Wirbelsäulenveränderungen erfordern u.U. eine operative Behandlung. Durch eine Hüftkopfnekrose entwickelt sich häufig eine frühe Koxarthrose, die dann eine Hüftprothesenimplantation erforderlich macht.

Juvenile Osteoporose

Definition

Störungen der endostalen Knochenbildung mit einem Missverhältnis zwischen Knochenaufbau und Knochenresorption. Das Krankheitsbild tritt einige Jahre vor der Pubertät auf und heilt nach 3–5 Jahren spontan aus.

Klinik und Diagnostik

In relativ kurzer Zeit kommt es zu einer diffusen Demineralisation des Knochens mit gehäuftem Auftreten von Frakturen, insbesondere im Bereich der Wirbelkörper, der Rippen, der Klavikula, des Femurs und des Humerushalses. Im fortgeschrittenen Stadium kann es zum Auftreten einer Kyphoskoliose kommen. Schmerzen, besonders im Bereich der Wirbelsäule, ohne äußeres Trauma sind typisch.

Röntgenveränderungen: Im Krankheitsverlauf kann es zu Keilwirbelbildungen in der Brustwirbelsäule oder fischwirbelartigen Deformierungen, vornehmlich in der Lendenwirbelsäule kommen. Die Extremitäten zeigen eine allgemeine Entkalkung, insbesondere im Bereich der Metaphysen.

Therapie

Die Ausbildung einer Kyphoskoliose erfordert eine Korsett-, selten eine operative Behandlung. Bei Frakturen der Extremitäten und Wirbelkörper sollte keine längere äußere fixierende Ruhigstellung erfolgen. Dieses Vorgehen würde durch Inaktivität u.U. die Osteoporose verschlechtern. Operativ sollten wenn möglich intramedulläre Kraftträger oder ein dynamisierbarer Fixateur externe verwendet werden. Differenzialdiagnostisch muss immer an eine sekundäre Osteoporose gedacht werden. Diese tritt bei einer Vielzahl von Erkrankungen auf, wie z.B. beim Hypogonadismus, bei der Hyperthyreose, der Hyperparathyreose, beim Cushing-Syndrom, Vitamin-C-Mangel, bei der Rachitis, beim Turner-Syndrom, bei der Leukämie, Osteogenesis imperfecta und bei Rheumaerkrankungen, die über längere Zeit mit Corticosteroiden behandelt wurden.

Chromosomenanomalien

Down-Syndrom (Trisomie 21)

Definition

Numerische Aberration der Autosomen. – Das Down-Syndrom ist mit 1,4 auf 1000 Lebendgeborene die häufigste autosomale Chromosomenaberration. Das Risiko steigt mit dem Alter der Mutter (eine 45-jährige Mutter hat ein 20fach höheres Risiko, ein Kind mit Trisomie 21 zu gebären als eine 20-jährige). Genetisch liegt eine Duplizität einer Hälfte des Chromosomenpaares 21 vor. Die Lebenserwartung ist im Durchschnitt deutlich vermindert.

Klinisch imponieren die typische Gesichtsform (schräge Augenstellung, Epikanthus, breite Nasenwurzel), Brushfield-Flecken (weißliche Verdichtungen des Irisstromas), gefurchte Lippen und Zunge, hoher Gaumen und kleines Kind. Die Kinder haben kurze breite Hände und Füße, eine Einwärtskrümmung (Klinodaktylie) und Verkürzung der Kleinfinger (4-Finger-Furche) und ein weiter Abstand zwischen 1. und 2. Zehe. Es besteht eine allgemeine Hypotonie und Überstreckbarkeit der Gelenke. Begleitend finden sich Fehlbildungen der inneren Organe. Bei 50 % liegt ein Herzfehler vor. Leukämien treten 10- bis 20-mal häufiger als sonst auf. Die Skelettentwicklung ist verzögert, die Kinder sind geistig retardiert.

Die auf orthopädischem Gebiet relevanten Veränderungen resultieren aus einer Verzögerung der Knochenkernentwicklung und allgemeinen Bandlaxität (Gelenkinstabilitäten bei Kapsellaxität).

Von Bedeutung sind hierbei
– atlantoaxiale Instabilitäten
– habituelle Gelenkluxationen
  (Hüftgelenk, Patellaluxation)
– Epiphysiolysis capitis femoris
– Fußdeformitäten
  (flexibler Plattfuß, Knick-Plattfuß)

Therapie

Zur Förderung der statomotorischen und Skelettentwicklung empfiehlt sich eine Krankengymnastik und Ergotherapie. Eine atlantoaxiale Instabilität mit neurologischen Symptomen erfordert eine frühzeitige operative Stabilisierung.

Eine Hüftluxation ist konservativ meist wenig erfolgversprechend zu behandeln. Durch eine operative Rezentrierung mit Kapselplastik und ggf. pfannenverbesserndem Eingriff, u. U. mit einer proximalen Varisierungsosteotomie erreicht man meist erst eine ausreichende Stabilisierung und Belastbarkeit des Hüftgelenkes.

Eine Patellaluxation, Epiphysiolysis capitis femoris und Fußdeformitäten sind so zu therapieren, wie in den einzelnen Kapiteln zu diesen Krankheitsbildern beschrieben.

Pathologische Veränderungen des Muskelskelettsystems finden sich ebenfalls bei anderen, selteneren Chromosomenaberrationen wie der Trisomie 8, Trisomie 5, Trisomie 18, beim Ullrich-Turner-Syndrom, Klinefelder-Syndrom und dem fragilen X-Syndrom.

Skelettsystemerkrankungen durch tumorähnliche Läsionen

Neurofibromatose (Morbus Recklinghausen)

Definition

Autosomal dominant vererbliche Erkrankung mit charakteristischen Fehlentwicklungen des Nerven- und Skelettmuskelsystems.

Die Inzidenz der Erkrankung beträgt etwa 1 auf 3000 Neugeborene, meistens handelt es sich um Spontanmutationen.

Klinik und Diagnostik

Der sogenannte periphere Typ der Neurofibromatose zeigt multiple Café-au-lait-Flecken sowie während des Lebens an Zahl zunehmende knotige Neurofibrome am ganzen Körper, Gehirn und Rückenmark. Durch eine primäre Fehlentwicklung des Skelettwachstums oder aber auch durch neurofibromatöse Besiedlung des Skelettsystems können sich eine kongenitale Tibiapseudarthrose, ein Crus varum congenitum, Beinlängendifferenzen und Wirbelsäulenveränderungen (Skoliosen und Kyphoskoliosen) entwickeln.

Therapie

Skoliosen und Kyphoskoliosen weisen in der Regel eine rasche Progredienz auf. Konservative Therapiemaßnahmen (Korsettbehandlung) sind hier wenig erfolgversprechend. Eine frühzeitige operative Intervention ist daher meist notwendig. Bei ausgeprägteren Beinlängendifferenzen (oft ausgelöst durch Ansammlung von subkutanen Neurofibromen mit wachstumsstimulierendem Effekt auf die betroffene Extremität) ist ein Beinlängenausgleich durch eine Epiphysiodese am betroffenen Bein möglich.

Bei einer kongenitalen Tibiapseudarthrose erfolgt die Therapie so wie bei den nicht zusätzlich an Neurofibromatose erkrankten Patienten (Segmenttransport mittels Fixateur externe, vaskularisiertes Fibulatransplantat). Osteosynthesen mit Platten und Marknägeln sind weniger erfolgversprechend. Grundsätzlich sollte die operative Therapie nicht vor dem 5. Lebensjahr begonnen werden.

Prognose

In der Regel zeigt sich die Lebenserwartung der betroffenen Patienten nicht eingeschränkt. Bei Mitbeteiligung des Gehirns kann zusätzlich eine Intelligenzschwäche bestehen. In etwa 5 % der Fälle kommt es zur malignen Entartung der Neurofibrome (maligne Schwannome, Rhabdomyosarkome).

Fibröse Dysplasie (Morbus Jaffé-Lichtenstein)

Definition

Angeborene Störung der Knochenentwicklung mit Ersatz des Knochenmarks durch zellarmes, faserreiches Bindegewebe. Die Erkrankung tritt monostotisch, polyostotisch und assoziiert mit hormonellen Störungen (Albright-Syndrom) auf.

Klinik und Diagnostik

Die Erkrankung verläuft während des kindlichen Wachstums in der Regel schubweise progredient. Zum Wachstumsabschluss hin kommt die Erkrankung meist zum Stillstand. Mädchen sind etwas häufiger betroffen als Jungen.

Klinisch verläuft die Erkrankung meist zunächst asymptomatisch. Es können über längere Zeit „uncharakteristische Knochenschmerzen" bestehen. Erst stärkere Knochendeformitäten (Hirtenstabdeformität des Femurs) und u. U. Spontanfrakturen weisen auf das Krankheitsbild hin. Am häufigsten findet sich ein Befall im dia- und metaphysären Bereich der langen Röhrenknochen (Femur und Humerus). Beim Albright-Syndrom bestehen neben den polyostotischen Veränderungen bei Mädchen eine Pubertas praecox und ein Kleinwuchs. Zusätzlich finden sich abnorme Hautpigmentierungen, die den Café-au-lait-Flecken bei der Neurofibromatose ähneln. Die Röntgenbilder zeigen eine Verbreiterung der langen Röhrenknochen mit ausgedünnter Kortikalis und osteolytischen Herden mit gleichzeitig vorhandenen Arealen verstärkter Sklerosierung (Abb. 16.**7**). Differenzialdiagnostisch müssen eine Enchondromatose, juvenile Knochenzyste, ein Morbus Campanacci und eine Histiozytose abgegrenzt werden.

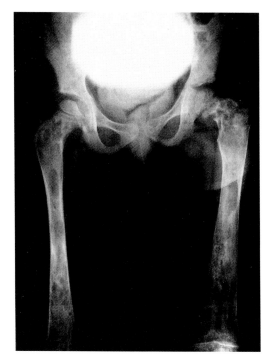

Abb. 16.**7** Polyostotische fibröse Dysplasie. Multiple Zysten und Sklerosierungszonen im Femur mit Beeinträchtigung der Wachstumsfugen und zystischen Veränderungen einer Beckenhälfte.

Therapie

Eine Therapie der Grunderkrankung ist derzeit nicht möglich. – Bei asymptomatischem Verlauf ist eine spezifische Therapie nicht erforderlich. Die meisten Herde heilen nach Wachstumsabschluss spontan aus. Bei persistierenden Beschwerden, ausgeprägten Fehlstellungen im Bereich der großen Röhrenknochen oder aber Frakturen ist eine operative Therapie notwendig. Die Knochenveränderungen lassen sich mittels Ausräumung und Spongiosaplastik gut behandeln. Das entnommene Gewebe muss histologisch abgeklärt werden, um andere tumoröse Erkrankungen differenzialdiagnostisch abzugrenzen. Die Frakturheilung verläuft in der Regel ungestört. Zur Osteosynthese sollten möglichst intramedulläre Osteosyntheseverfahren angewendet werden. In 3% der Fälle kommt es zur malignen Entartung.

Enchondromatose (Morbus Ollier)

Definition

Auftreten von multiplen Enchondromen meist einseitig In den Röhren- und Beckenknochen. Schädel und Wirbelsäule sind kaum betroffen. Es handelt sich um eine Hamartom-artige Proliferation von Knorpelzellen, vornehmlich im Metaphysenbereich der Röhrenknochen.

Klinik und Diagnostik

Häufig fällt bereits im Kleinkindesalter eine zunehmende Verkürzung mit Fehlstellungen einer Extremität auf (Varusdeformität des distalen Femurs). In deren Folge entwickeln sich Gelenkdeformitäten und gelegentlich pathologische Frakturen.

Röntgen: Es finden sich unscharf begrenzte Enchondrome, vor allem im metaphysären, aber auch im diaphysären Bereich der Röhrenknochen sowie im Bereich des Beckens.

Therapie

Auf orthopädischem Fachgebiet erfordern pathologische Frakturen, Beinverkürzungen und Achsenfehler meist operative Maßnahmen (Tumorresektionen, Beinlängenausgleich und Korrekturosteotomien).

Das Risiko einer malignen Entartung bei besonders stammnahen Enchondromen wird mit ca. 30% angegeben. Meist kommt es zur Ausbildung eines Chondrosarkoms oder Osteosarkoms.

Maffucci-Syndrom

Definition

Entwicklungsstörung mesodermaler Gewebestrukturen. Die Erkrankung ist gekennzeichnet durch das Auftreten multipler einseitiger Enchondrome in Kombination mit multiplen Hämangiomen an Haut und inneren Organen.

Klinik

Klinisch imponieren bereits im Säuglingsalter subkutan gelegene Hämangiome. Im weiteren Verlauf entwickeln sich dann auf dem Boden der Enchondromentwicklung die bereits beim Morbus Ollier beschriebenen charakteristischen Skelettveränderungen.

Therapie

Die Therapie der orthopädischen Probleme erfolgt in Anlehnung an die beim Morbus Ollier beschriebenen Maßnahmen. In etwa 20% der Fälle kommt es zu malignen Entartung sowohl der Enchondrome zu Chondro- bzw. Osteosarkomen, seltener der Hämangiome zu Fibrosarkomen oder Hämangiosarkomen.

Multiple kartilaginäre Exostosen (multiple Osteochondrome)

Definition

Erkrankung mit autosomal dominantem Erbmodus und Ausbildung von multiplen Osteochondromen im Metaphysenbereich der langen Röhrenknochen, häufig assoziiert mit mäßigem Kleinwuchs. Gelenknahe Exostosenbildungen können zu lokalen Wachstumsfehlentwicklungen führen. Jungen sind häufiger betroffen als Mädchen.

Klinik und Diagnostik

Bereits im Kleinkindesalter finden sich u. U. zahlreiche, über das gesamte Skelettsystem verteilte Exostosen von unterschiedlicher Größe. Sie sind immer metaphysär lokalisiert. Die Extremitäten sind stärker betroffen als der Körperstamm, insbesondere gelenknahe Exostosen können sekundär zu Deformitäten und Gelenkfehlbildungen führen. Die Radiusköpfchenluxation, Ulnardeviation der Hand, Tibia valga und Knickfüße sind typische Folgen der Exostosenkrankheit.

Nach Wachstumsabschluss kommt es in der Regel zu einem Stillstand des Osteochondromwachstums.

Selten (in etwa 2%) kann es zur malignen Entartung der Osteochondrome kommen.

Therapie

Grundsätzlich sollte die Indikation zur Osteochondromentfernung zurückhaltend gestellt werden. Eine Abtragung der Exostose kommt dann in Frage, wenn diese wegen Größenzunahme die Gelenkbeweglichkeit behindert, zu Gelenkdeformitäten und Druckerscheinungen benachbarter Weichteilstrukturen führen oder ein Anhalt für eine maligne Entartung besteht. Bei ausgeprägtem Fehlwachstum sind korrigierende Osteotomien angezeigt.

Klippel-Trenaunay-Syndrom

Definition

Seltene, angeborene Anomalie mit Knochen- und Weichteilhypertrophie, Gefäßfehlbildungen im Sinne von Varizen und arteriovenösen Anastomosen sowie hämangiomatösen Naevi der Haut.

Klinik und Diagnostik

Bereits im Säuglingsalter imponieren große, flächige Naevi (Naevus flammeus) der Haut. Die Gefäßveränderungen betreffen auch das darunter liegende Gewebe (varikös veränderte Venen). Die verstärkte Durchblutung führt zu einer Wachstumsstimulation der betroffenen Extremität. Begleitend finden sich Anomalien der Füße und Hände (Makrodaktylien, Syndaktylien und Polydaktylien), seltener auch der Wirbelsäule (Skoliosen, Kyphosen, intraspinale Tumoren).

Therapie

Beinlängendifferenzen sind häufige orthopädische Probleme der Erkrankung. Operationstechnisch empfiehlt sich hier der Längenausgleich durch eine zeitgerechte Epiphysiodese. In Ausnahmefällen sind Amputationen notwendig.

Arthrogryposis multiplex congenita

Definition

Angeborene Erkrankung mit angeborenen, oft symmetrischen Gelenkkontrakturen. Die Arthrogryposis kann myogen oder neurogen entstehen, die Ätiologie ist aber meist unbekannt.

Klinik und Diagnostik

Bereits bei der Geburt bestehen symmetrische Kontrakturen und Muskelatrophien der Extremitäten. Die Kinder imponieren meist inspektorisch durch ihr „puppenhaftes" Aufsehen. Sie haben meist eine dünne, weiche Haut mit spärlichem Subkutangewebe und nahezu aufgehobener Hautfältelung. Bei nahezu 50 % der Patienten sind alle 4 Extremitäten betroffen. Zu den typischen Skelettveränderungen zählen Klumpfüße, Hüftgelenksluxationen (in 80 % der Fälle) und Patellaluxationen. Leistenbrüche, Gaumenspalten, Herzfehler, Störungen des Urogenitaltraktes können zusätzlich bestehen. Die Erkrankung verläuft in der Regel progredient. Eine gestörte geistige Entwicklung besteht nicht.

Therapie

Das Hauptziel der Behandlung muss eine Optimierung der Funktionen der Extremitäten sein. Die Patienten sollen selbstständig gehen, essen, ihre Körperpflege vornehmen und möglichst auch schreiben können.

Durch Krankengymnastik und Orthesen lassen sich gewisse funktionelle Besserungen erreichen; zur Kontrakturprophylaxe sind sie aber unbedingt erforderlich. Ausgeprägte Kontrakturen erfordern Tenotomien und Kapsulotomien, evtl. ist auch ein kontinuierliches Aufdehnen der Kontraktur mit äußeren Fixateuren sinnvoll. Hüftluxationen sollten früh konservativ oder operativ eingestellt werden, um bei gehfähigen Patienten diese zu erhalten (bei beidseitiger Hüftluxation eher operative Zurückhaltung, bei einseitiger Luxation eher operative Einstellung). Fußfehlstellungen erfordern ebenfalls eine frühzeitige, meist operative Korrektur. Bei Weichteileingriffen muss mit einer hohen Rezidivrate der Kontrakturen gerechnet werden. Nach Wachstumsabschluss lassen sich dann definitive Korrekturen durch Arthrodesen und Osteotomien vornehmen.

17 Bluterkrankungen

Sichelzellanämie

Definition

Angeborenes, dominant vererbbares Leiden vom hämolytischen Typ (Hämoglobinopathie) mit dem Phänomen der Sichelzellbildung im peripheren Blut. Die meisten Patienten haben türkische oder afrikanische Vorfahren.

Orthopädische Probleme

Die Sichelzellbildung führt zu Blutumlaufstörungen (erhöhte Viskosität des Blutes → Stase → Desoxygenisierung) mit Knocheninfarkten und Knochennekrosen, die mit Schmerzen einhergehen.

Epiphysäre Infarkte werden insbesondere am Femur- und Humeruskopf beobachtet. Im Röntgenbild und MRT gleichen die epiphysären Infarkte des Femurkopfes dem des Morbus Perthes (gelegentlich auch einer ausgeprägten Osteochondrosis dissecans).

Bei jungen Kindern kann sich die Femurkopfnekrose spontan zurückbilden, im Teenageralter allerdings schreiten die nekrotischen Veränderungen meist schnell fort und können letztendlich zu einer starken Abflachung des Hüftkopfes führen.

Therapeutisch wird in erster Linie konservativ (meist mit guten Ergebnissen) vorgegangen (Gelenkentlastung, Physiotherapie etc.).

Die **Indikation** zu einer **Operation** ist bei Sichelzellanämiepatienten wegen einer hohen Komplikationsrate ausgesprochen zurückhaltend zu stellen. Man unterscheidet zwischen homozygoten und heterozygoten Trägern des Sichelzellgens. Je ausgeprägter die genetische Belastung ist (homozygoter Träger: HbS-Anteil im Blut sehr hoch), desto höher ist das Operationsrisiko.

Präoperativ muss daher immer der HbS-Anteil im Blut bestimmt und eine präoperative Austauschtransfusion erfolgen.

Operative Komplikationen sind insbesondere:
– deutlich vermehrte Blutungsneigung
– „Sichelzellkrise"
– deutlich erhöhtes Infektionsrisiko
– „ausgedehnte postoperative Schmerzkrisen"

Die Versagerquote nach Implantation einer Hüft- und Knieendoprothese liegt nach durchschnittlich 5,4 Jahren bei 50%.

Thalassämie

Definition

Heterogene Krankheitsgruppe, die mit einer Störung der Hämoglobinsynthese einhergeht. Das Thalassämie-Gen ist weit verbreitet, insbesondere in den östlichen Mittelmeerländern (Thalassämie beta-major), in Indien und Südostasien (Thalassämie alpha). Bei optimaler Therapie (u.a. regelmäßige Erythrozytensubstitution) kann der Patient das 3. bis 4. Lebensjahr erreichen.

Orthopädische Probleme

Die gesteigerte Erythropoese und endokrine Funktionsstörungen führen zu Knochenstoffwechselstörungen (Osteoporose) mit Arthropathien der großen Gelenke (Schwellungen), zu gehäuften Frakturen der langen Röhrenknochen und zu Wirbelkörperfrakturen sowie zu einem vermehrten Auftreten von avaskulären Hüftkopfnekrosen.

Therapeutisch wird in erster Linie konservativ vorgegangen (Schonung, Entlastung, Physiotherapie etc.). Die Frakturen sind wegen der ausgeprägten Osteoporose in der Behandlung schwierig. Wirbelkörperfrakturen werden konservativ durch Immobilisation (Bettruhe, Korsett), in Ausnahmefällen operativ therapiert. Frakturen der langen Röhrenknochen werden in der Regel operativ behandelt (intramedulläre Osteosynthese). Die Frakturheilung ist oft verzögert, die Rezidivrate erhöht.

Hämophilie

Definition

X-chromosomal rezessiv vererbte Erkrankung mit fehlender Gerinnungsaktivität für Faktor VIII (Hämophilie A) bzw. Faktor IX (Hämophilie B). Mit Ausnahmen sind nur Knaben betroffen. Die Hämophilie A zeigt eine Häufigkeit von 1 : 10 000 Knaben, die Hämophilie B 1 : 50 000. Der Schweregrad der Hämophilie wird nach Faktoraktivität in eine leichte (Faktoraktivität 5 – 30 %), mittelschwere (1 – 5 %) und schwere Form (0 – 1 %) unterteilt.

Klinik und Diagnostik

Bei schweren Graden der Hämophilie kann es schon bei geringfügigen Traumata, aber auch spontan zu starken Einblutungen in die großen Körpergelenke kommen. Die Einblutungen führen zu einer starken schmerzhaften Einschränkung der Gelenkbeweglichkeit. Ergüsse und Synovialschwellungen zeigen klinisch „teigig" geschwollene, meist überwärmte Gelenke. Besonders betroffen sind das Knie- und Ellenbogengelenk. Durch die Hämorrhagie kommt es, ähnlich wie bei der rheumatoiden Arthritis, zu entzündlichen Veränderungen der Synovia, Zerstörung des Knorpels und Früharthrose des betroffenen Gelenkes. Blutungen entstehen auch in der Muskulatur, so z. B. des Iliopsoas und der Flexorengruppe des Unterarmes. Große Hämatome können zu Druckschäden und Nervenläsionen führen.

Röntgen: Initial zeigt sich oft eine Gelenkspalterweiterung, später eine Gelenkspaltminderung. Durch die lokale Knorpelschädigung kommt es zur Einblutung in den Knochen mit radiologisch sichtbaren (frühzeitiger im MRT sichtbar) zystenartigen Hohlräumen, die wie Pseudotumoren imponieren können.

Therapie

Im akuten Blutungsstadium muss die Blutung so schnell wie möglich durch die Substitution des entsprechenden Faktors therapiert werden. Das Gelenk kann während der akuten Phase vorübergehend ruhig gestellt oder vorsichtig mit einer so genannten Motorschiene beübt werden (zur Kontrakturprophylaxe und stoffwechselfördernd durch besseren „Abtransport" von für das Gelenk pathologischen Blutbestandteilen). Chronisch geschwollene Gelenke (chronische Synovialitis) könnten durch eine so genannte unblutige (Synoviorthese) oder wesentlich erfolgreicher durch eine blutige (arthroskopisch-offene) Synovektomie therapiert werden. Fortgeschrittene Arthropathien erfordern oft Korrekturosteotomien oder aber bereits künstliche Gelenke.

18 Knochentumoren

Knochentumoren treten bei Kindern häufiger auf als bei Erwachsenen (Abb. 18.1). 80% von ihnen sind benigne, 20% maligne. Die malignen Knochentumoren machen rund 10% der malignen Erkrankungen im Kindesalter aus.

Die Knochentumoren werden nach klinischen und prognostischen Gesichtspunkten eingeteilt:
- gutartige Knochentumoren
- bösartige Knochentumoren
- semimaligne Tumoren (lokal aggressives Wachstum mit hoher Rezidivrate)
- tumorähnliche Läsionen (Veränderungen, die bezüglich ihrer klinischen Symptome, ihres Wachstums und der röntgenologischen Veränderungen einem echten Tumor ähneln; es

findet sich jedoch kein pathologisches Zellwachstum)

Fast zwei Drittel der Knochentumoren betreffen die Extremitäten mit besonderer Lokalisation in der Nähe großer Gelenke (Hüft- und Kniegelenk). Tumoren entwickeln sich vornehmlich in Skelettzonen mit verstärktem Wachstum wie den Epi- und Metaphysen (Tab. 18.1).

Allgemeines zur Klinik

Bei unklaren Skelettbeschwerden muss immer auch an die Möglichkeit eines Knochentumors gedacht werden. Die frühzeitige Diagnose eines malignen Knochentumors entscheidet letztendlich

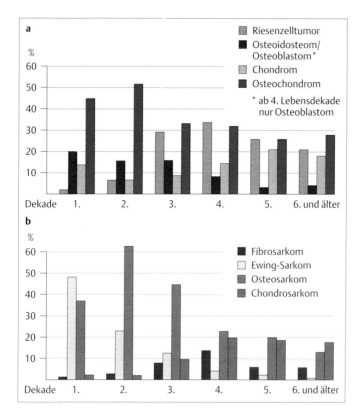

Abb. 18.1
a Häufigkeitsverteilung benigner Knochentumoren innerhalb der einzelnen Lebensdekaden.
b Häufigkeitsverteilung maligner Knochentumoren innerhalb der einzelnen Lebensdekaden.

Tabelle 18.**1** Typische Lokalisation der Tumoren innerhalb der Röhrenknochen

Lokalisation	Tumor
epiphysär	Chondroblastom
	Klarzellchondrosarkom
metaphysär	Chondrosarkom
	Enchondrom
	Fibrosarkom
	Osteosarkom
	juvenile Knochenzyste
	aneurysmale Knochenzyste
	Riesenzelltumor (vor Verschluss der Wachstumszone)
	nicht ossifizierendes Knochenfibrom
diaphysär	Ewing-Sarkom
	Adamantinom
	fibröse Dysplasie
diametaphysär	nicht ossifizierendes Knochenfibrom
	juvenile Knochenzyste
	Osteoblastom

über den Erhalt einer Extremität. Oft wird der Tumor zufällig und im Zusammenhang mit einer Verletzung (pathologische Fraktur) diagnostiziert. Charakteristische Symptome fehlen. Uncharakteristische Symptome wie Fieber, BSG-Beschleunigungen und laborchemische Veränderungen, lokale Schwellungen, Schmerzen und Einschränkungen der Beweglichkeit im Bereich von Gelenken können als Folge eines verdrängenden und destruierenden Tumorwachstums auftreten, geben aber keinen Hinweis auf die Art der Neubildung. Eine lange Anamnesedauer findet sich eher bei benignen als bei malignen Knochentumoren.

Die Infektion (Osteomyelitis, eitrige Arthritis) ist die bedeutendste Differenzialdiagnose der Knochentumoren. Oft ist die Abgrenzung nur über die histologische Untersuchung möglich. Da bei Knochentumoren erst spät die Entzündungsparameter (Leukozyten, CRP, Blutsenkung) erhöht sind, kann mit dieser Bestimmung eine Differenzierung vorgenommen werden. Eine hohe alkalische Phosphatase kann auf ein Osteosarkom hinweisen.

Radiologisch kann in der Übersichtsaufnahme nicht nur die Existenz eines Tumors nachgewiesen, sondern auch meist aus der Lage, Form und Ausdehnung des Tumors eine Verdachtsdiagnose

gestellt werden. Die Wachstumsgeschwindigkeit eines Knochentumors oder einer tumorähnlichen Läsion wird durch das biologische Verhalten der Geschwulst bestimmt und hat damit einen entscheidenden Einfluss auf das Röntgenbild. Lodwick hat eine Graduierung der Knochentumoren nach Wachstumsgeschwindigkeit und Destruktionsmuster des Knochens entworfen, die allein röntgenologisch hinsichtlich der Dignität eine hohe diagnostische Treffsicherheit erlaubt (Tab. 18.**2**).

Zusatzuntersuchungen wie die konventionelle Tomographie, Ultraschalluntersuchung, Computertomographie, Kernspintomographie, Szintigraphie oder Angiographie im Zusammenhang mit einer chirurgischen Biopsieentnahme von Tumorgewebe sichern letztendlich die Diagnose.

Biopsie: Bei den meisten Knochentumoren kann durch die bildgebende Diagnostik keine eindeutige Diagnose, insbesondere auf Malignität, gestellt werden. Dies gelingt nur durch eine Biopsie aus dem Tumorgewebe. Feinnadelbiopsien unter CT-Kontrolle bringen in der Regel kein ausreichendes Tumormaterial und eignen sich daher nicht für die Tumordiagnostik.

In den meisten Fällen sollte daher eine **Knochenbiopsie** vorgenommen werden. Das entnommene Tumorgewebe wird histologisch umfassend untersucht, ggf. zu einem überregionalen Zentrum zu einer Zweitbeurteilung geschickt, insbesondere dann, wenn die histologische Diagnose nicht mit der radiologischen korreliert (Tab. 18.**3**).

Der histologische Differenzierungsgrad, die anatomische Lage des Tumors und eventuell bereits vorhandene Metastasen bestimmen dann das therapeutische Vorgehen (Tab. 18.**4**).

Allgemeines zur Therapie

Bei benignen Knochentumoren ist eine operative Intervention angezeigt, wenn der Tumor zu Gelenkfunktions-, Nerven- und Gefäßstörungen führt, die Gefahr einer pathologischen Fraktur besteht oder der Tumor u. U. kosmetische Probleme bereitet.

Die Behandlung maligner Knochentumoren war lange Zeit allein die Amputation. Durch eine frühzeitige Bestrahlung mancher Tumoren und adjuvante Chemotherapie ist eine extremitätenerhaltende Tumorresektion möglich. Andere maligne Tumoren (Fibrosarkom, Chondrosarkom), die weder auf Bestrahlungs- noch Chemotherapie ansprechen, sind ausschließlich durch chirurgisches Vorgehen zu behandeln.

Tabelle 18.2   Radiologische Graduierung der Knochentumoren je nach Reaktion der Kompakta und Penetration der Kortikalis nach Lodwick

Typ (Grad)	Destruktion	Begrenzung	Kompakta-penetration	Sklerose	Wachstum	Periostale Reaktion	Destruktions-muster im Knochen	Typische Vertreter
IA	geographisch	scharf	nein	immer	langsam	keine		Enchondrom, nicht ossifizierendes Knochenfibrom, Osteoidosteom
IB	geographisch	höckrig, unregelmäßig	nein, evtl. partiell	möglich	langsam	solide		Riesenzelltumor, Chondroblastom, juvenile Knochenzyste, Osteoblastom, Chondromyxoidfibrom, aneurysmatische Knochenzyste
IC	geographisch	unscharf, riffartig	immer vollständige Penetration	möglich	langsam	solide		Chondrosarkom, aneurysmatische Knochenzyste
II	mottenfraß-artig	unscharf	ja	eher nein	intermediär	schalenförmig		Osteosarkom, Fibrosarkom, Chondrosarkom
III	mottenfraß-artig und/oder permeativ	unscharf	ja	eher nein	schnell	strahlig, zwiebel-schalenartig, komplex		Ewing-Sarkom, Osteosarkom

Tabelle 18.**3**   Histologische Klassifikation der Knochentumoren (nach WHO), (aus Niethard 1997)

Benigne	Maligne
I. Knochenbildende Tumoren	
1. Osteom	1. Osteosarkom
2. Osteoidosteom/Osteoblastom	2. parossales Osteosarkom
II. Knorpelbildende Tumoren	
1. Chondrom*	1. Chondrosarkom
2. Osteochondrom	2. juxtakortikales Chondrosarkom
3. Chondroblastom	3. mesenchymales Chondrosarkom
4. Chondromyxoidfibrom	
III. Riesenzelltumor*	
IV. Myelogene Tumoren	1. Ewing-Sarkom
	2. Retikulosarkom des Knochens
	3. Lymphosarkom des Knochens
	4. Plasmozytom
V. Vaskuläre Tumoren	
1. Hämangiom	1. Angiosarkom
2. Lymphangiom	
3. Glomustumor	
unklar	
1. Hämangioendotheliom	
2. Hämangioperizytom	
VI. Andere Weichteiltumoren	
1. desmoplastisches Fibrom*	1. Fibrosarkom
2. Lipom	2. Liposarkom
	3. malignes Mesenchymom
	4. undifferenziertes Sarkom
VII. Andere Tumoren	
1. Neurinom	1. Adamantinom der Röhrenknochen
2. Neurofibrom	2. Chondrom
VIII. Unklassifizierte Tumoren	
IX. Tumor-like-Tumors	
1. juvenile Knochenzyste	
2. aneurysmatische Knochenzyste	
3. intraossäres Gangliom	
4. fibröser Kortikalisdefekt/nichtossifizierendes Fibrom	
5. eosinophiles Granulom	
6. fibröse Dysplasie	
7. Myositis ossificans	
8. „brauner Tumor" bei Hyperparathyreoidismus	

* Semimaligne (potentiell maligne) Tumoren; bezüglich der Chondrome wird nur das Schaftenchondrom der langen Röhrenknochen zu den semimalignen Tumoren gezählt.

Durch die Bestrahlung wachsender Röhrenknochen, besonders der Epiphysen, kann es zu einer lokalen Wachstumshemmung kommen mit Beinlängendifferenz oder zu einem disproportionierten Minderwuchs. Darüber hinaus kann eine Strahlentherapie im Kindesalter genetische Defekte verursachen.

Gutartige Knochentumoren

Lipom (intraossär)

Definition

Beim Lipom handelt es sich um einen benignen Tumor aus reifem Fettgewebe ohne Zeichen von Zelltypien (WHO). Intraossäre Lipome entwickeln sich vom Knochenmarkraum aus. Sie neigen

Tabelle 18.**4** Stadieneinteilung der Tumoren der Stütz- und Bewegungsorgane nach ihrer Dignität („grading")
sowie ihrer lokalen und systemischen Ausbreitung („staging"), (aus Niethard 1997)

	Stadium	Malignitäts-grad	Lokalisation	Metasta-sierung
Gutartig	1 latent	G0	T0	M0
	2 aktiv	G0	T0	M0
	3 aggressiv	G0	T1–2	M0–1
Bösartig	IA niedriger Malignitätsgrad, auf das Kompartiment beschränkt	G1	T1	M0
	IB niedriger Malignitätsgrad, kompartiment-überschreitend	G1	T2	M0
	IIA hoher Malignitätsgrad, auf das Kompartiment beschränkt	G2	T1	M0
	IIB hoher Malignitätsgrad, kompartiment-überschreitend	G2	T2	M0
	IIIA hoher oder niedriger Malignitätsgrad, auf das Kompartiment beschränkt, metastasierend	G1–2	T1	M1
	IIIB hoher oder niedriger Malignitätsgrad, kompartimentüberschreitend, metastasierend	G1–2	T2	M1

dazu, die Kompakta von innen her abzubauen und über eine periostale Knochenneubildung sukzessive den Knochen aufzutreiben. Der Tumor kann in allen Lebensdekaden auftreten.

Klinik und Diagnostik

Die meisten Tumoren entwickeln keine klinischen Symptome und werden oft als röntgenologischer Zufallsbefund dargestellt. Ausgedehnte Tumoren führen u.U. zu lokalen Schmerzen und einer Weichteilschwellung.

Röntgenologisch zeigt sich eine gut begrenzte ovuläre Osteolyse (Lodwick-Grad 1 A oder 1 B). Ein typisches röntgenologisches Element ist die zentrale Kalzifikation (Abb. 18.**2**).

Therapie

Symptomatische Tumoren erfordern eine Kürettage und Spongiosaplombage.

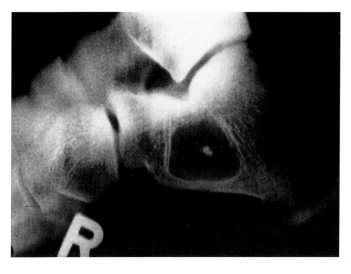

Abb. 18.**2** Intraossäres Lipom mit typischer Kalzifizierung.

Osteom

Definition

Das Osteom ist eine benigne Läsion, bestehend aus gut differenziertem, reifem Knochengewebe mit überwiegend lamellärer Struktur und von sehr langsamem Wachstum (WHO). Osteome können im Kindesalter auftreten, kommen aber überwiegend in der 4. und 5. Lebensdekade vor.

Die Osteome werden nach Schajowicz in 3 Gruppen unterteilt:
- klassisches Osteom (ausschließlich in den bindegeweblich präformierten Schädelknochen)
- juxtakortikales (paraossales) Osteom, vornehmlich an langen Röhrenknochen (Femur)
- medulläres Osteom (spongiöse Knochen – Kompakta-Inseln)

Klinik und Diagnostik

Der größte Teil der Osteome bereitet keine Beschwerden. Nebenhöhlenosteome können Ostien verlegen und zum Sekretstau mit Kopfschmerzen führen. Ausgeprägtere juxtakortikale Osteome entwickeln an den langen Röhrenknochen lokale Schmerzen.

Radiologisch stellt sich der Tumor als rundliche, ovale, auch lobuliert konfigurierte Verdichtung dar.

Differenzialdiagnosen: Melorheostose, Osteomyelitis, Osteosarkom.

Therapie

In Ausnahmefällen ist eine operative Entfernung des Tumors notwendig.

Nicht ossifizierendes Fibrom

Definition

Häufigster, vor allem in der Metaphyse der langen Röhrenknochen gelegener fibrohistiozytärer Knochenprozess bei Kindern und Jugendlichen. Der Tumor kann bei 20–30% aller Kinder zwischen 4 und 10 Jahren gefunden werden. Die Ätiologie ist unklar, möglicherweise spielen Ossifikationsstörungen und lokale Überlastung des Knochens an Sehnenansatzpunkten eine Rolle. Die Läsion beginnt nahe der Wachstumsfuge und wandert mit zunehmendem Längenwachstum diaphysenwärts. Die distale Femurepiphyse stellt neben der proximalen und distalen Tibiametaphyse die Hauptlokalisation des nicht-ossifizierenden Fibroms dar. Charakteristischerweise kommt es im Verlauf des Wachstums zu einer Rückbildung oder Sklerosierung des Knochenprozesses.

Klinik und Diagnostik

Nicht ossifizierende Fibrome werden meist zufällig röntgenologisch entdeckt. Selten klagen die betroffenen Kinder über leichte, uncharakteristische Schmerzen, bevorzugt in der Kniegelenksgegend. Nur ausnahmsweise kommen bei großen Knochenfibromen Spontanfrakturen vor.

In der Regel lässt sich die Diagnose anhand des sehr charakteristischen Röntgenbildes stellen. Typischerweise finden sich traubenförmig konfigurierte zystische Defekte, die scharf begrenzt und von einem Sklerosesaum umgeben sind. Die Kortikalis ist verdünnt und manchmal leicht vorgewölbt, jedoch stets erhalten. Das Knochenfibrom liegt meist exzentrisch (Abb. 18.**3**). Die Mehrzahl aller nicht ossifizierenden Knochenfibrome kann allein aus dem Röntgenbild diagnostiziert werden.

Differenzialdiagnosen: Solitäre Knochenzyste, fibröse Dysplasie, Chondromyxoidfibrom, chronische entzündliche Prozesse.

Therapie

Wegen der spontanen Rückbildung des Tumors ist keine Therapie erforderlich. Es empfehlen sich aber regelmäßige Verlaufskontrollen. Ausgedehnte Fibrome, insbesondere die zentral liegenden Formen, zeigen eine geringere Rückbildungstendenz. In solchen Fällen oder bei drohender Fraktur ist eine operative Ausräumung sowie Auffüllung des Defektes mit Spongiosa angezeigt. Insgesamt besteht eine gute Prognose, Rezidive sind nicht zu erwarten.

Aneurysmatische Knochenzyste

Definition

Zumeist solitär zystischer Tumor mit expansivem Wachstum, welcher zu exzentrischen, blasigen Knochenauftreibungen führt. Der Tumor findet sich bevorzugt im metaphysären Bereich der langen Röhrenknochen, der Wirbelsäule (Wirbelbögen) und im Beckenbereich. Er tritt bevorzugt im 2. und 3. Lebensjahrzehnt auf. Aneurysmatische Knochenzysten können auch in Kombination mit anderen gut- und bösartigen Knochenprozessen vorkommen.

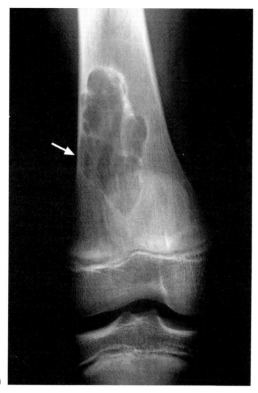
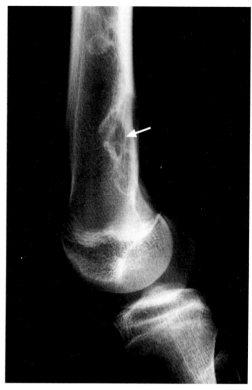

a

b

Abb. 18.**3**   Röntgenbilder in 2 Ebenen eines nicht ossifizierenden Fibroms. **a** a.-p., **b** seitlich.

Klinik und Diagnostik

Die Erkrankung verläuft selten asymptomatisch. Meist findet sich eine schmerzhafte Schwellung oder Bewegungseinschränkung im Gelenkbereich (Kniegelenk). Aneurysmatische Knochenzysten der Wirbelbögen oder der Wirbelgelenkfortsätze verursachen relativ früh eine radikuläre Schmerzsymptomatik, auch Paraplegien oder komplette Querschnittssyndrome sind möglich. Ausgedehnte aneurysmatische Knochenzysten können zu Spontanfrakturen führen.

Radiologisch zeigt sich meist eine exzentrische Lokalisation des Tumors mit Osteolyse der Compacta und extraossärer Ausdehnung der papierdünnen Kortikalis (Seifenblasenbild).

Differenzialdiagnosen: Riesenzelltumor, benignes Osteoblastom, juvenile Knochenzyste, eosinophiles Granulom, Osteosarkom, Chrondrosarkom, fibröse Dysplasie.

Therapie

Soweit technisch durchführbar, sollte die Blockresektion vorgenommen werden. Sie vermindert gegenüber der Kürettage oder der einfachen Resektion die Rezidivrate deutlich. Ist eine En-bloc-Resektion nicht möglich, empfiehlt sich nach Kürettage die zusätzliche Anwendung von nekrotisierenden Substanzen (Phenol, Polyacrylmethacrylat), da hierdurch die Rezidivrate gesenkt werden kann. Im Bereich der Wirbelsäule ist häufig eine selektive arterielle Embolisation zur Therapie angezeigt. Darüber hinaus besteht bei chirurgisch nicht angehbaren aneurysmatischen Knochenzysten auch die Indikation zur Strahlentherapie.

Da sich die aneurysmatische Knochenzyste auch auf dem Boden eines benignen oder malignen Knochentumors ausbilden kann, ist vor definitivem Behandlungsbeginn die Durchführung einer Biopsie im Hinblick auf die Therapieplanung angezeigt.

Juvenile Knochenzyste

Definition

Expansiv wachsende osteolytische, mit seröser Flüssigkeit gefüllte Knochenaffektion unbekannter Ätiologie. Betroffen sind vorwiegend Kinder und Jugendliche im Alter zwischen 5 und 15 Jahren. Jungen sind etwa doppelt so häufig betroffen wie Mädchen. Die Metaphysen des proximalen Humerus und des proximalen Femurs stellen die Hauptlokalisationen dar. Es besteht eine große Neigung zu Spontanfrakturen.

Klinik und Diagnostik

Die Knochenzysten machen meist keine Beschwerden. In einzelnen Fällen können druckschmerzhafte Schwellung, Belastungs- und/oder Bewegungsschmerzen bestehen. In zwei Drittel der Fälle wird die Diagnose anlässlich einer Spontanfraktur gestellt.

Radiologisch zeigen sich scharf begrenzte, rundliche Aufhellungsherde und oft eine Ausbuchtung der verdünnten Kortikalis (Abb. 18.**4**a). Eine periostale Reaktion fehlt immer. Die Zysten überschreiten die Epiphysenfugen sehr selten. Mit dem Wachstum wandern sie langsam diaphysenwärts.

Therapie

Frakturen heilen meist ohne Probleme. Nicht selten verschwindet die Zyste nach Ausheilung der Fraktur. Gute Erfolge erreicht man durch eine Druckentlastung des Tumors mittels kanulierter Schrauben (Abb. 18.**4**c). Eine weitere Therapiemöglichkeit besteht in einer Steroidinstillation, wobei über eine Kanüle die Zystenflüssigkeit abgesogen und über eine weitere Nadel Methylprednisolonacetat (50–100 mg) injiziert wird (Abb. 18.**4**b).

Die Kürettage des Tumors und Auffüllung mit Spongiosa führt in 20–30 % zu Rezidiven. Sehr große Zysten erfordern gelegentlich eine Entfernung und Überbrückung des Defektes mit Eigenknochen (Beckenspan, Rippe, Wadenbein). Frakturgefährdete Zysten können durch intramedulläre Nägel (z. B. Prévot-Nägel) bis zur Ausheilung stabilisiert werden.

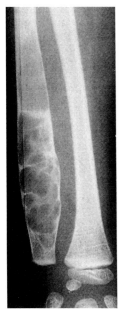 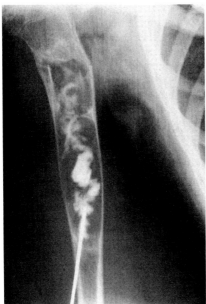 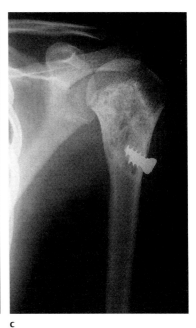

a   b   c

Abb. 18.**4** **a** Jugendliche Knochenzyste. Ausgedehnte gekammerte zystische Aufhellung mit eierschalendünner Kortikalis der distalen Ulna. **b** Knochenzyste im Humerus. Liegende Punktionsnadel nach Auffüllung mit Kontrastmittel. Bestimmung der richtigen Nadellage und Zystengröße, anschließend Instillation von Steroid. **c** Druckentlastung des Tumors mittels kanülierter Schraube. Der Zystenraum hat sich bereits weitgehend mit Knochen selbstheilend ausgefüllt.

Eosinophiles Granulom (Langerhans-Zellen-Histiozytose)

Definition

Osteolytischer Tumor retikulärer Knochenmarkszellen und granulomatösen Charakters (eosinophile Granulozyten, mehrkernige Riesenzellen und Langerhans-Zellen). Die Ätiologie ist ungeklärt. Er kommt solitär in wenigen Herden (häufig) oder multipel (selten) vor. Typische Tumorlokalisationen sind das Schädeldach, das Femur, der Unterkiefer, die Rippen, das Becken, die Wirbelsäule und der Humerus. Die Erkrankung tritt bevorzugt zwischen dem 10. und 20. Lebensjahr auf. Jungen sind etwa doppelt so häufig betroffen wie Mädchen.

Klinik und Diagnostik

Der Tumor verursacht zu Beginn meist keine Beschwerden. Durch eine zunehmende Vergrößerung der einzelnen Herde kommt es dann zum Auftreten lokalisierter Schmerzen sowie ggf. zu einer begleitenden lokalen Weichteilschwellung. Bei Befall von Wirbelkörpern treten Rückenschmerzen, bei Befall der Schädelkalotte Kopfschmerzen auf. Neurologische Ausfälle werden berichtet. Gangstörungen sind u. U. ein erster Hinweis auf den Befall des Beckens oder der unteren Extremitäten. Radiologisch finden sich solitäre oder multiple osteolytische Herde mit kortikalen und periostalen Reaktionen. Ist die Wirbelsäule befallen, so zeigt sich charakteristischerweise das von Calvé beschriebene Bild der Vertebra plana. Auch bei lokalisiert erscheinendem Krankheitsbild ist eine sorgfältige Untersuchung nach weiteren Granulomen erforderlich. Dies ist durch eine Szintigraphie möglich.

Differenzialdiagnosen: Alle osteolytischen Knochenerkrankungen.

Therapie

Die Kürettage bei gut zugänglichen Herden führt zur Ausheilung. Eine lokale Bestrahlung ist u. U. nur bei zugänglichen Herden oder Progressionen des Tumors indiziert. Bestrahlungen in Epiphysennähe sollten vermieden werden. Spontanremissionen sind möglich. Disseminierende Granulome erfordern eine Chemotherapie.

Prognose

Die solitären oder multiplen eosinophilen Knochengranulome haben insgesamt eine sehr gute Prognose. Die disseminierenden Verlaufsformen wie das Hand-Schüller-Christian-Syndrom und das Abt-Letterer-Siwe-Syndrom mit Befall anderer Organsysteme haben schlechtere Prognosen.

Osteoidosteom

Definition

Gutartiger osteoblastischer Tumor mit charakteristischem klinischem, röntgenologischem und histologischem Bild. Betroffen sind besonders Jugendliche und junge Erwachsene im Alter von 10–25 Jahren (Verhältnis männlich/weiblich: 2 : 1).

Klinik und Diagnostik

Typischerweise klagen die Patienten über langsam zunehmende Knochen- und/oder Gelenkschmerzen, welche insbesondere während der Nachtphasen bestehen und im Zeitenverlauf zunehmen. Typischerweise sprechen die Beschwerden gut auf die Gabe von Salicylatderivaten (Aspirin) an.

Das Osteoidosteom kann grundsätzlich in allen Knochen vorkommen. Häufig findet sich der Tumor im diaphysären Bereich von Femur und Tibia, seltener ist der Befall der Wirbelsäule (Wirbelbögen oder Wirbelfortsätze) und des Fuß- und Handskelettes. Beim Befall der Wirbelsäule kann es zu ausstrahlenden Schmerzen im Schulter-, Becken- oder Extremitätenbereich mit schmerzreflektorischer Fehlhaltung und Funktionseinschränkung der betroffenen Extremität kommen. Bei Entwicklung einer schmerzhaften Skoliose im Kindes- und Adoleszentenalter ist differenzialdiagnostisch immer an ein Ostoidosteom zu denken. Das Osteoidosteom zeigt ein charakteristisches Röntgenbild. Um einen kleinen Aufhellungsherd (Nidus) findet sich eine ausgeprägte perifokale Sklerosierung mit spindeliger Auftreibung der Kortikalis (Abb. 18.**5**). Im Bereich der Wirbelsäule lässt sich ein Osteoidosteom meist schwer nachweisen. Bei einem Verdacht empfiehlt sich die Durchführung einer Szintigraphie („Double-Density"-Phänomen) oder Computertomographie.

Differenzialdiagnosen: Brodie-Abszess, Osteoblastom, chronische Osteomyelitis, Ermüdungsfraktur, maligne Knochentumoren.

Therapie

Die Entfernung des Nidus ist ausreichend, sie führt zur unmittelbaren Beschwerdefreiheit. Je nach klinischem und radiologischem Befund kann die Nidusentfernung durch einen offenen Eingriff, durch eine CT-gesteuerte Kürettage oder

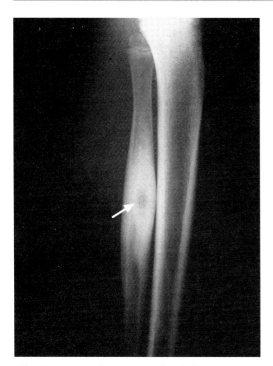

Abb. 18.**5** Osteoidosteom vom kortikalen Typ in der Fibula.

durch Thermokoagulation erfolgen. Eine Blockresektion ist in der Regel nicht notwendig und führt eher zu einer Instabilisierung des Knochens.

Bei unvollständiger Nidusresektion muss mit einem Rezidiv gerechnet werden.

Benignes Osteoblastom

Definition

Gutartiger, meist solitär intramedullär wachsender, gefäßreicher, osteoblastärer Tumor, welcher sich histologisch nicht vom Ostoidosteom unterscheidet („großer Bruder des Osteoidosteoms"). Bevorzugt kommt es zum Befall der Wirbelsäule, insbesondere im Bereich der Wirbelbögen, der Quer- und Artikulationsfortsätze. Osteoblastome finden sich jedoch auch in allen anderen Knochen, bevorzugt im spongiösen Bereich der Metaphysen von Femur und Tibia. Osteoblastome manifestieren sich meist erst im Adoleszentenalter und in der 3. Lebensdekade.

Klinik und Diagnostik

Die Beschwerdesymptomatik ist im Vergleich zum Ostoidosteom weniger stark ausgeprägt. Es fehlt der typische Nachtschmerz und das gute An-

sprechen der Schmerzen auf Salicylate. Bei gelenknahem Sitz kann es zu Schwellungen des Gelenkes kommen. Beim Befall der Wirbelsäule können neurologische Ausfälle bis hin zur Querschnittslähmung resultieren. Bei einer sich langsam entwickelnden skoliotischen Fehlhaltung im Adoleszentenalter ist differenzialdiagnostisch immer an ein Osteoblastom zu denken.

Radiologisch zeigen sich stark variierende Befunde. Häufig finden sich osteolytische Herde mit leicht sklerotischem Randsaum, der jedoch nicht das Ausmaß der Randsklerose beim Osteoidosteom erreicht. Beim Befall der Wirbelkörper kann sich eine Veränderung des Pedikelschattens ergeben.

Zur weiteren differenzialdiagnotischen Abklärung empfiehlt sich die Durchführung einer Skelettszintigraphie (als lokalisierte massive Anreicherung) und/oder die Durchführung einer Computertomographie.

Differenzialdiagnosen: Osteomyelitis, eosinophiles Granulom, Osteosarkom, Chondromyxoidfibrom, monostotische fibröse Dysplasie.

Therapie

Bei asymptomatischem Verlauf ist eine abwartende Haltung angezeigt. Bei symptomatischen Osteoblastomen empfiehlt sich die Kürettage des Tumors und ggf. eine autologe Spongiosaauffüllung. Ein radikales Vorgehen (En-bloc-Resektion) ist in der Regel nicht notwendig. Rezidive sind selten.

Enchondrom

Definition

Benigner Tumor, der aus reifem hyalinem Knorpel aufgebaut ist (ätiogisch vermutlich heterotope Knorpelreste der Epiphysenfuge im metaphysären Bereich). Solitäre Enchondrome finden sind insbesondere im Bereich der Phalangen an Hand und Fuß sowie der Rippen. Der Tumor manifestiert sich meist im 2. Lebensjahrzehnt. Geschlechtsbezogene Unterschiede im Hinblick auf die Häufigkeit seines Auftretens bestehen nicht.

Das Risiko einer malignen Entartung ist insgesamt eher niedrig, nur bei sehr großen, stammnah lokalisierten Enchondromen kann es u.U. zu einer malignen Entartung kommen.

Klinik und Diagnostik

Aufgrund des langsamen Wachstums der Enchondrome findet sich meist ein asymptomatischer

Verlauf. Enchondrome werden oft als Nebenbefund im Rahmen einer aufgrund anderer Beschwerden angefertigten Röntgenuntersuchung diagnostiziert.

Spindelförmige oder kugelförmige Auftreibungen der Phalangen an Händen und Füßen mit Schmerzen können auf ein Enchondrom hindeuten. Bei Kindern kann es zu Frakturen mit gelegentlichem Zurückbleiben des Längenwachstums der betroffenen Gliedmaße oder aber zu Knochendeformierungen kommen.

Radiologisch finden sich meist scharf konturierte, osteolytische, zentrale oder exzentrisch liegende Knochenprozesse mit tüpfligen Verkalkungen, vornehmlich im metaphysären Bereich (Lodwick-Grade 1 B – 1 C).

Eine auffällige Trennung zwischen rein lytischen Arealen und deutlich kalzifizierten Bezirken kann auf eine maligne Entartung ebenso hindeuten wie ein schnelles Tumorwachstum mit begleitender, erheblicher Schmerzhaftigkeit.

Zur weiteren diagnostischen Abklärung empfiehlt sich die Durchführung einer Kernspintomographie. Bildgebende Befunde und die Biopsie führen zur definitiven Diagnose.

Therapie

Bei zufälliger Diagnose und nicht vorhandener Symptomatik sind Verlaufskontrollen ausreichend. Bei Beschwerden reicht in der Regel die Kürettage des Tumors und eventuelle Spongiosaauffüllung aus. En-bloc-Resektionen sind u. U. bei großen Tumoren und bei maligner Entartung angezeigt.

Osteochondrom (kartilaginäre Exostose)

Definition

Einer der häufigsten benignen Knochentumoren. Im Bereich der Metaphyse der langen Röhrenknochen (gehäuft kniegelenknahes Auftreten an Femur und Tibia sowie im proximalen metaphysären Bereich des Humerus) kommt es zum Wachstum subperiostal versprengter Epiphysenfugen-Knorpelzellen. Der Tumor manifestiert sich meist ab dem 10. Lebensjahr. Nach dem Wachstumsabschluss kommt es in der Regel nicht zur Ausbildung neuer Osteochondrome. Jungen sind häufiger betroffen als Mädchen.

Klinik und Diagnostik

Meist führt eine schmerzlose Knochenvorwölbung zur Feststellung der Veränderung. Beschwerden entstehen in der Regel erst mit zunehmender Tumorgröße durch Druck auf angrenzende Nerven, Gefäße und Weichteile. Große Osteochondrome in Gelenknähe können auch zu Bewegungseinschränkungen führen. Häufig entsteht über der Exostose eine Bursa, die Reizerscheinungen und lokal entzündliche Symptome auslösen kann.

Radiologisch ist die Diagnose eines Osteochondroms auf den Nativaufnahmen in der Regel sicher zu stellen. Osteochondrome können breitbasig oder schmalbasig dem Knochen aufsitzen (Abb. 18.6). Der Tumor ist immer durch eine dünne Kortikalis scharf begrenzt. Die der knöchernen Basis aufsitzende hyaline Knorpelkappe erscheint im Röntgenbild nicht.

In Einzelfällen (Tumorlokalisation im Bereich der Skapula oder der Wirbelsäule, Verdacht auf maligne Entartung, erheblich verdickte Knorpelkappe) ist die Durchführung einer Computertomographie angezeigt.

Nach Abschluss des Körperlängenwachstums kommt es in der Regel zu keiner weiteren Progredienz des Tumorwachstums.

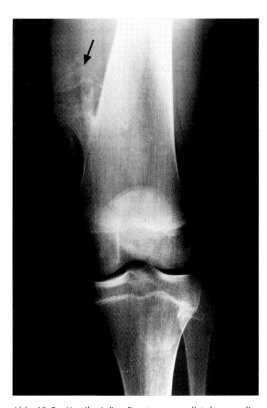

Abb. 18.**6** Kartilaginäre Exostose am distalen medialen Femur bei einem 12-jährigen Mädchen.

Zunehmende lokale Schmerzen, gepaart mit einer stetigen Wachstumsvergrößerung des Tumors nach Abschluss des Körperlängenwachstums, sind verdächtig auf eine maligne Entartung.

Differenzialdiagnose: Paraosteales Osteosarkom.

Therapie

Bei symptomlosem Verlauf, stationärer Größe des Tumors und fehlenden funktionellen Störungen ist eine Behandlung in der Regel nicht notwendig. Regelmäßige Kontrollen zur Größenbeurteilung sind erforderlich. Die Resektion von epiphysennahen Osteochondromen im Kindesalter sollte aufgrund einer möglichen intraoperativen Epiphysenfugenschädigung äußerst zurückhaltend erfolgen, falls keine wesentlichen Beschwerden entstehen.

Insgesamt ist die **Prognose** gut. Die Gefahr einer sarkomatösen Entartung, die von der Knorpelkappe ausgeht, liegt im Durchschnitt bei 2%.

Chondroblastom

Definition

Seltener benigner Tumor aus knorpeliger Grundsubstanz, der fast immer epiphysär in den langen Röhrenknochen der Extremitäten und des Beckens gelegen ist. Der Tumor betrifft vorwiegend Jugendliche in der 2. Lebensdekade, Jungen häufiger als Mädchen.

Klinik und Diagnostik

Es findet sich eine eher uncharakteristische Beschwerdensymptomatik. In der Regel bestehen anhaltende (über Wochen bis Monate dauernde) Gelenkbeschwerden mit lokaler Weichteilschwellneigung und ggf. bestehenden Bewegungseinschränkungen. Häufig wird primär eine intraartikuläre Störung als beschwerdeauslösend vermutet.

Radiologisch finden sich runde, ovale osteolytische Läsionen mit feinem sklerotischem Randsaum und möglichen fleckigen Verkalkungen im Zentrum. Ein Hineinreichen des Tumors in die Metaphyse ist möglich.

Kommt es zum Durchbruch der Epiphsenfuge im Wachstumsalter, so können dysproportionierte Wachstumsstörungen resultieren.

Differenzialdiagnosen: Chondrosarkom, Osteoklastom (das Osteoklastom dehnt sich erst nach Wachstumsabschluss epiphysär aus), Chondromyxoidfibrom, Knochentuberkulose.

Therapie

Grundsätzlich handelt es sich um einen benignen Tumor, welcher jedoch lokal aggressiv wachsen kann. Aufgrund der häufig gelenknahen Lokalisation ist eine En-bloc-Resektion in der Regel nicht möglich. Es empfiehlt sich eine Kürettage des Tumors mit anschließender autologer Spongiosaauffüllung. Bei einem derartigen Vorgehen werden jedoch Rezidivquoten bis 50% beschrieben. Zur Rezidivvorbeugung empfiehlt sich daher parallel zur Kürettage die Anwendung einer nekrotisierenden Substanz (Phenol, Polyacrylmethacrylat, Kryochirurgie).

Chondromyxoidfibrom

Definition

Seltener benigner Knochentumor, der sich histologisch aus knorpelähnlichen, myxomatösen und fibromatösen Anteilen aufbaut. Der Tumor manifestiert sich im metaphysären Knochenbereich, bevorzugt in den langen Röhrenknochen der unteren Extremität. Die Erkrankung betrifft hauptsächlich jugendliche Patienten zwischen 15 und 25 Jahren.

Klinik und Diagnostik

Aufgrund des langsamen Tumorwachstums besteht selten eine ausgeprägte Beschwerdensymptomatik. Mit zunehmender Größe kann es zu lokalen druckschmerzhaften Schwellungen im Tumorbereich kommen, in seltenen Fällen wird der Tumor im Rahmen einer Spontanfraktur diagnostiziert.

Radiologisch findet sich im metaphysären Bereich der langen Röhrenknochen eine exzentrische, scharf umschriebene osteolytische Zone. Bei zunehmendem Tumoralter ist auch eine septierte Binnenstruktur möglich.

Differenzialdiagnosen: Chondrosarkom, Chondroblastom, Chondrom, Osteoklastom.

Therapie

In der Regel empfiehlt sich aufgrund der hohen Rezidivfreudigkeit eine En-bloc-Resektion, welche aufgrund der metaphysären Lokalisation in der Regel problemlos möglich ist. Insgesamt ist die Prognose gut, eine maligne Entartung des Tumors ist äußerst selten.

Semimaligne Tumoren

Lokale Tumoren mit aggressivem Wachstum und vermehrter Rezidivneigung; in der Regel nicht metastasierend.

Riesenzelltumor (Osteoklastom)

Definition

Lokal aggressiv wachsender osteoklastischer Tumor, der aus charakteristischen histiozytären und Riesenzellen besteht. Er tritt im frühen Erwachsenenalter, in der Regel nach Schluss der Epiphysenfuge auf. Er entsteht metaphysär und breitet sich epiphysenwärts aus. Etwa die Hälfte aller Osteoklastome manifestieren sich kniegelenksnah (distaler Femur, proximale Tibia). Bis zu 15 % kommt es zur malignen Transformation des Tumors mit Ausbildung von pulmonalen Metastasen.

Klinik und Diagnostik

Die gelenknahen Riesenzelltumoren führen zu Gelenkschwellungen und schmerzhafter Bewegungseinschränkung. Pathologische Frakturen können ebenso auftreten.

Radiologisch zeigen sich exzentrische Osteolysen ohne wesentliche Randsklerose epimetaphysär gelegen. Der Tumor kann die Kortikalis durchbrechen und auch in benachbarte Gelenke einbrechen. Die für maligne Tumoren typische Periostreaktion fehlt.

Differenzialdiagnosen: Chondroblastom (Wachstumsalter streng epiphysär lokalisiert), Osteosarkom (weist in der Regel wolkige Verkalkungen und Periostreaktionen auf), Chondrosarkome (charakteristisches Signalverhalten im MRT).

Therapie

Die Riesenzelltumoren entwickeln sich vielschichtig. Der Tumor kann stationär bleiben, aber auch expansiv bzw. aggressiv wachsen und maligne entarten.

Eine En-bloc-Resektion des Tumors ist wegen der dann erheblichen funktionellen Beeinträchtigung des Patienten oft nicht möglich. Eine alleinige Kürettage mit Spongiosaauffüllung führt zu einer sehr hohen Rezidivrate. Wir empfehlen eine sorgfältige Kürettage mit anschließender Behandlung der Tumorhöhle mit nekrotisierenden Substanzen (z.B. Phenol) und anschließende Verplombung des Hohlraumes mit Pallacos.

Zeigt die bildgebende Diagnostik (Röntgen, MRT) kein Rezidiv, erfolgt in einem Zweiteingriff die Entfernung des Pallacos und Auffüllung des ehemaligen Tumorraumes mit Spongiosa.

Gefäßtumoren

Kapilläres und kavernöses Knochenhämangiom

Definition

Aus kavernösen und kapillären Blutgefäßen aufgebauter Knochentumor, dessen Wachstum mit dem des Knochens korreliert. Knochenhämangiome treten überwiegend solitär im Bereich der Wirbelsäule oder am Schädel auf. Ein Befall der Röhrenknochen ist selten. Nach Abschluss des Skelettwachstums kommt es häufig zum Stillstand der Hämangiomentwicklung. Die Knochenhämangiome finden sich in allen Altersgruppen, Frauen sind etwas häufiger betroffen als Männer.

Klinik und Diagnostik

In der Regel findet sich eine eher milde, uncharakteristische Beschwerdensymptomatik. Selten kommt es bei Befall der Wirbelsäule zu Rückenmarks- und Nervenkompressionssymptomen mit erheblichen Beschwerden oder zu pathologischen Frakturen.

In langen Röhrenknochen kommen Hämangiome sowohl im epi- als auch metaphysären Bereich und in der Diaphyse vor. Meist zeigt sich hier ein expansives Wachstum mit Ausdünnung der Kortikalis und lokaler Auftreibung des betroffenen Knochens.

Radiologisch zeigt sich ein von einem Sklerosesaum umgebener osteolytischer Prozess mit charakteristischerweise vertikal verlaufenden, gröberen Knochentrabekeln.

Differenzialdiagnosen: Eosinophiles Knochengranulom, fibröse Dysplasie, aneurysmatische Knochenzyste. Aufgrund des radiologisch variablen Aussehens der Hämangiome müssen grundsätzlich alle osteolytischen Knochenprozesse differenzialdiagnostisch in Erwägung gezogen werden.

Therapie

Asymptomatische, kleinere Hämangiome bedürfen keiner Behandlung. Bei größeren progredienten Hämangiomen hat sich die Bestrahlung oder Gefäßembolisation als wirkungsvoll erwiesen. Wurzel- und Rückenmarkskompressionssyndrome verlangen eine Dekompression des befallenen Wirbelsäulenabschnittes (Hemilaminektomie). Skeletthämangiome außerhalb der Wirbelsäule können mittels Kürettage und autologer Spongiosaauffüllung behandelt werden. Hierbei muss auf eine radikale Kürettage geachtet werden, um die Rezidivrate möglichst gering zu halten.

Maligne Knochentumoren

Chondrosarkom

Definition

Von Knorpelzellen abstammender maligner Tumor, der sich selten vor dem 10. Lebensjahr manifestiert, meist entsteht er im Alter zwischen 40 und 70 Jahren. Der Tumor findet sich vornehmlich in den Metaphysen der langen Röhrenknochen. Er kann aber auch epiphysär oder diaphysär und im Becken und in der Skapula auftreten.

Chondrosarkome können sich sekundär aus primär benignen Tumoren oder Läsionen entwickeln (Enchondrom, fibröse Dysplasie, Osteochondrom).

Klinik und Diagnostik

Aufgrund des langsamen Tumorwachstums findet sich initial meist keine oder nur eine sehr diskrete Beschwerdesymptomatik. Stärkere Schmerzen, ggf. begleitet von deutlichen Weichteilschwellungen treten in der Regel erst nach Destruktion der Kortikalis und nach einer Tumorinfiltration der umgebenden Weichteile auf. Bei entsprechendem Sitz kann es zu Funktionsbeeinträchtigungen der angrenzenden Gelenke kommen.

Radiologisch zeigt sich ein osteolytischer, expansiv wachsender Tumor. Der betroffene Knochenabschnitt ist teilweise oder gänzlich aufgetrieben. Die Kortikalis kann verdickt, ausgedünnt oder destruiert sein. Charakteristischerweise finden sich starke fleckförmige Verkalkungen, sodass das gesamte Tumorgebiet gefleckt oder gesprenkelt erscheint.

Bei einer blumenkohlartigen, gestielten Tumorformation im proximalen Femurbereich und Os ilium handelt es sich wahrscheinlich um ein sogenanntes peripheres Chondrosarkom, welches sich dann vermutlich aus einem Osteochondrom entwickelt hat.

Differenzialdiagnosen: Chondrom, Osteochondrom, Chondroblastom, Osteosarkom, Knocheninfarkt.

Therapie

Chondrosarkome sind strahlen- und chemotherapieresistent. Bei vollständiger zeitgerechter Re-

sektion ist von einer sehr guten Prognose auszugehen, da der Tumor ein langsames Wachstum und eine späte Metastasierung aufweist.

Bei Lokalisation des Tumors im Beckenbereich sind oft ausgedehnte Operationen (Hemipelvektomie) notwendig. Bei Befall des proximalen Humerus oder des hüftnahen Femurendes hat sich nach der Resektion der endoprothetische Ersatz zur Erhaltung der Gliedmaße bewährt.

Ewing-Sarkom

Definition

Hochmalignes Sarkom, welches intra- und extraossal, vermutlich von neuroektodermalem Gewebe ausgeht. Etwa 80 % der Tumoren treten im Alter unter 20 Jahren auf mit Bevorzugung des männlichen Geschlechts. Das Ewing-Sarkom betrifft je etwa zur Hälfte die Metaphysen der langen Röhrenknochen (Femur, Tibia, Humerus) und die platten und kurzen Knochen wie Becken, Rippen, Skapula und Wirbel (Abb. 18.**7**). Der Tumor wächst rasch und zeigt eine früheTendenz zu einer hämatogenen Metastasierung mit einem bevorzugten Befall der Lunge.

Klinik und Diagnostik

Die Anamnese kann sich über Monate erstrecken. Im Vordergrund stehen Schmerzen, eine diffuse Schwellung und eine Überwärmung der betroffenen Extremität, die oft fehlgedeutet werden.

In Abhängigkeit von der Lokalisation kann eine Bewegungseinschränkung vorliegen. Tritt Fieber (meist subfebril) hinzu, ist die häufigste Fehldiagnose die Osteomyelitis.

Im weiteren Verlauf der Erkrankung kommt es zum Auftreten von Allgemeinsymptomen wie Appetitlosigkeit und Gewichtsverlust. Als ungünstiger prognostischer Faktor wird eine Erhöhung der Serumlactathydrogenase angesehen (Hinweis auf bereits vorhandene Lungenmetastasen).

Radiologisch zeigt sich ein vielschichtiges Bild mit unscharfen osteolytischen, reaktiv osteosklerotischen Prozessen und einer frühzeitigen Periostreaktionen (Spikulä). In der Mehrzahl der Fälle lässt sich der aggressive und maligne Charakter des Tumors aus dem Röntgenbild ablesen, wo sich überwiegend Destruktionstypen der Lodwick-Grade 2 und 3 finden (Abb. 18.**8**). Mehr Information bekommt man durch die Kernspintomographie. Hier kann die Tumorausdehnung im Knochen und in den Weichteilen optimal ermittelt werden. Darüber hinaus ist zum weiteren Staging eine Skelettszintigraphie, eine Röntgenaufnahme

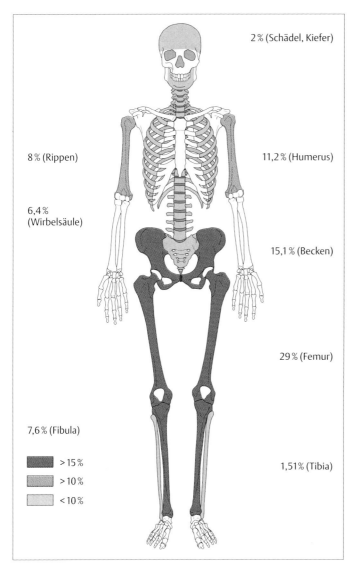

2 % (Schädel, Kiefer)

8 % (Rippen)

11,2 % (Humerus)

6,4 %
(Wirbelsäule)

15,1 % (Becken)

29 % (Femur)

7,6 % (Fibula)

> 15 %
> 10 %
< 10 %

1,51 % (Tibia)

Abb. 18.**7** Ewing-Sarkom. Am häufigsten entwickelt sich das Ewing-Sarkom im Markraum des Femurs, der Tibia, des Humerus und des Beckens. Auch andere Skelettbereiche können betroffen sein.

des Thorax und Abdomensonographie sowie ggf. ein CT des Thorax und des Abdomens angezeigt.

Therapie

Das Ewing-Sarkom und Osteosarkom werden heute in großen Zentren nach einheitlichen Richtlinien behandelt und koordiniert ausgewertet. Die Therapie des Ewing-Sarkoms kann z.B. im Rahmen der EICS (European Intergroup Corporative Study) durchgeführt werden.

Das Behandlungsregime umfasst im Wesentlichen folgende Schritte:

– histologische Sicherung der Diagnose (Biopsie)
– initiale Chemotherapie (in der Regel 3 Monate)
– ausgedehnte Tumorresektion
– erneute Chemotherapie (in der Regel 9 Monate)

Hat der Tumor nicht gut reagiert, erfolgt eine Änderung der Zusammensetzung der Medikamente. Im Gegensatz zum Osteosarkom kann eine zusätzliche Bestrahlung durchgeführt werden, insbesondere bei nicht vollständig entfernbarem Tu-

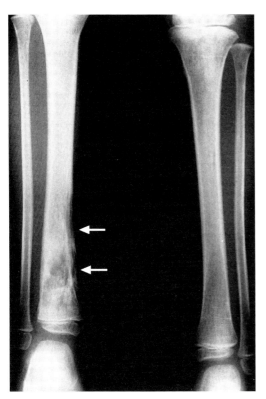

Abb. 18.8 Ewing-Sarkom. 9-jähriges Mädchen mit seit 1½ Jahren bestehenden Schmerzen. Bei der Untersuchung Schmerzen im rechten Unterschenkel, besonders in der Knöchelgegend, und druckschmerzhafte Weichteilschwellung.
Das dazugehörige Röntgenbild mit kleinfleckigen osteolytischen Veränderungen des Markraums, Destruktion der Kortikalis und zwiebelschalenartigen periostalen Auflagerungen der distalen Tibia (Ausbildung eines „Codman-Dreiecks"); linker Unterschenkel im Vergleich.

mor. Bei einem schwer zugänglichen Tumorsitz oder bei intraossären Metastasen ist u. U. die kombinierte Chemo-/Strahlentherapie angezeigt. Auch eine alleinige Vorbestrahlung zur Tumorverkleinerung ist bei ungünstiger Lage des Tumors fallweise sinnvoll. Durch den zusätzlichen Einsatz der Hyperthermie verbessert sich das Strahlenergebnis. Vorbestrahlte Tumorbereiche zeigen allerdings eine erhöhte intraoperative Blutungs- und Infektionsneigung. Bei der chirurgischen Tumorresektion und/oder Bestrahlung ist immer zu beachten, dass das Ewing-Sarkom sich oft intramedullär weit über die röntgenologischen und szintigraphisch fassbaren Veränderungen hinaus erstreckt. Der durch die Tumorresekti-

on entstandene Knochendefekt kann durch eigenen oder fremden Knochen und durch künstliche Knochen und Gelenkersatzteile überbrückt werden.

Prognose

Heute sind bei Behandlung des Ewing-Sarkoms in einem entsprechenden Therapiezentrum und Tumorlokalisation im Extremitätenbereich 5-Jahre-Überlebenszeiten zwischen 60 und 70% erreichbar. Bei Tumorlokalisationen im Becken- und Wirbelsäulenbereich liegt die 5-Jahre-Überlebensrate allerdings nur zwischen 10 und 30%.

Spätkomplikationen nach erfolgreicher Behandlung eines Ewing-Sarkoms (Latenzzeit 6–10 Jahre) können in einer strahleninduzierten Sarkombildung und/oder Funktionseinschränkung der Gliedmaßen bestehen. Auch das Auftreten einer akuten myeloischen Leukämie (AML) wird beschrieben.

Osteosarkom

Definition

Hochmaligner osteoplastischer Knochentumor mesenchymalen Ursprungs. Heranwachsende im 2. Lebensjahrzehnt sind besonders betroffen. Jungen erkranken 1,6-mal häufiger als Mädchen. Zu mehr als zwei Drittel der Fälle entwickeln sich die Osteosarkome kniegelenksnah (Abb. 18.9). Die histologische Diagnose ist an den Nachweis von Osteoid gebunden. Unterschieden wird nach dem vorherrschenden histologischen Element zwischen osteoplastischen, chrondroplastischen und fibroplastischen Osteosarkomen.

Niedriger maligne, mehr auf der Oberfläche wachsende Tumoren sind das periosteale und das paraosteale Osteosarkom.

Klinik und Diagnostik

Die Symptomatik ist zu Beginn unspezifisch. Das häufigste initiale Symptom sind Schmerzen, gefolgt von einer Bewegungseinschränkung und sicht- und tastbaren Schwellung. Im weiteren Verlauf kommt es zu einer Zunahme der Schmerzsymptomatik (besonders während der Nacht), bis schließlich ein Dauerschmerz besteht. Laborchemisch finden sich meist keine erhöhten Entzündungsparameter. Aufgrund der Knochendestruktion zeigt sich in 60% eine Erhöhung der alkalischen Phosphatase (eine hohe LDH oder alkalische Phosphatase korreliert mit einer schlechten Prognose). Anhaltende unklare Knochenschmerzen, insbesondere bei gleichzeitiger

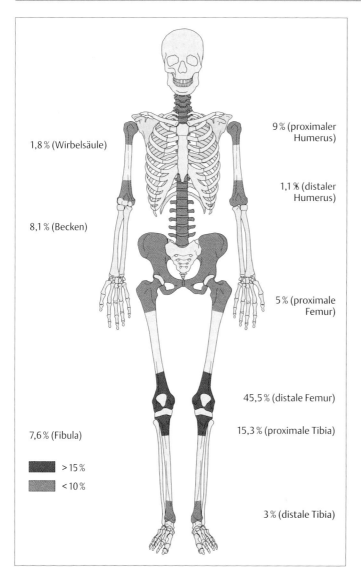

9 % (proximaler Humerus)

1,8 % (Wirbelsäule)

1,1 % (distaler Humerus)

8,1 % (Becken)

5 % (proximale Femur)

45,5 % (distale Femur)

15,3 % (proximale Tibia)

7,6 % (Fibula)

> 15 %

< 10 %

3 % (distale Tibia)

Schwellung, müssen eine Röntgendiagnostik nach sich ziehen.

Radiologisch finden sich variable Veränderungen. In der Regel sind alle Knochenelemente betroffen (Spongiosa, Markhöhle, Kortikalis, Periost), (Abb. 18.**10**). In den frühen Stadien zeigt sich in der Regel nur eine lokale Periostreaktion (leichte Anhebung). Im weiteren Verlauf findet sich dann eine Destruktion des Knochens mit Weichteilinfiltrationen und Spikulä. Reaktiv neu gebildetes Knochengewebe wird in parallel zur Kortikalis angeordneten Schichten abgelagert (Zwiebelschalenbildung), (Lodwick-Grade 2 und 3).

Beim Osteosarkom finden sich charakteristischerweise Skipmetastasen (isolierte Tumorbildung an anderer Stelle im gleichen Knochen ohne bestehende Verbindung untereinander).

Nativröntgenuntersuchungen des Tumors müssen durch eine CT- und MRT-Untersuchung ergänzt werden. Zum weiteren Staging ist eine Skelettszintigraphie, Röntgen-Thorax-Nativaufnahme sowie Oberbauchsonographie, ggf. ein CT des Thorax und des Abdomens angezeigt.

Die definitive Diagnose ist durch eine Biopsie zu stellen. Hierbei gilt der Grundsatz, dass die Biopsie in der Klinik erfolgen sollte, in der auch

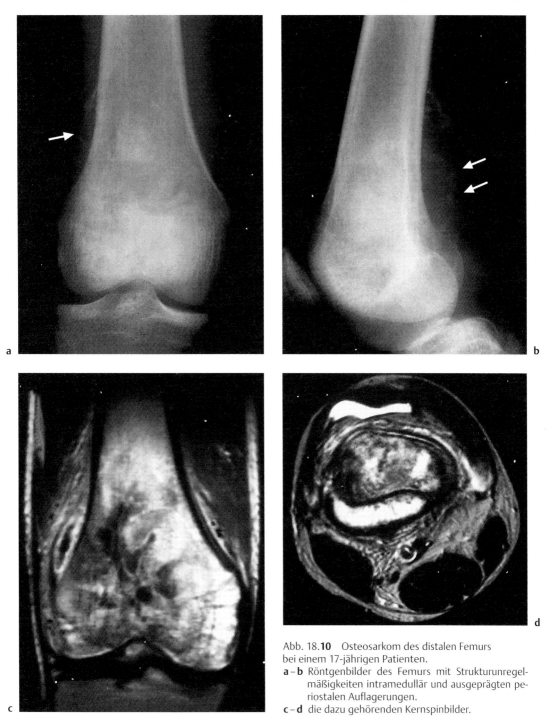

Abb. 18.**10** Osteosarkom des distalen Femurs
bei einem 17-jährigen Patienten.
a–b Röntgenbilder des Femurs mit Strukturunregel-
mäßigkeiten intramedullär und ausgeprägten periostalen Auflagerungen.
c–d die dazu gehörenden Kernspinbilder.

Abb. 18.**10**e–f ▶

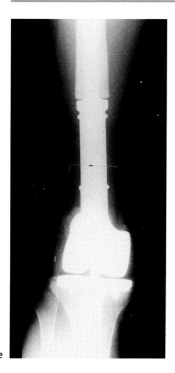

e

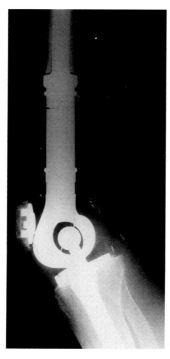

f

Abb. 18.**10e–f** Posteroperativ nach Implantation einer Tumorknieprothese (S. XI, Priv.-Doz. Dr. Lindner).

die weitere Therapie vorgenommen wird. Grundsätzlich ist wie bei der Therapie des Ewing-Sarkoms eine Behandlung in einem entsprechenden Zentrum anzustreben.

Differenzialdiagnosen: Osteoklastom, Ewing-Sarkom, aneurysmatische Knochenzyste, Osteomyelitis, Myositis ossificans (Verkalkungstendenz bei der Myositis ossificans eher von peripher nach zentral, beim Osteosarkom von zentral nach peripher).

Therapie

Die Therapie des Osteosarkoms bestand lange Zeit in der alleinigen chirurgischen Behandlung. Die 5-Jahre-Überlebensraten betrugen hierbei 5–10%. Ein Durchbruch der Behandlung des Osteosarkoms mit eindeutiger Verbesserung der Prognose konnte durch den parallelen Einsatz einer intensiven systemischen Chemotherapie erreicht werden. Im Gegensatz zum Ewing-Sarkom ist das Osteosarkom nicht strahlensensibel.

Die Therapie des Osteosarkoms muss nach einem bewährten Protokoll, z.B. dem COSS-Protokoll (Cooperative Osteosarcoma Study), erfolgen.

Das Protokoll erfordert nach bioptischer Diagnosesicherung folgendes Vorgehen:

– hochdosierte Chemotherapie über 3 Monate (4 Durchgänge)
– genügend weite Resektion des Tumors im Gesunden
– Fortführung der Chemotherapie für weitere 9 Monate

Im Rahmen der Tumorresektion wird heute eine Gliedmaßenerhaltende und funktionsgünstige Resektion angestrebt. Der Tumor muss jedoch in einem ausreichend großen Sicherheitsabstand mit den umgebenden Weichteilen entfernt werden.

Wenn möglich, können zur Verbesserung der Extremitätenfunktionalität postoperativ auch im Kindesalter Endoprothesen zum Einsatz kommen (Abb. 18.**10**).

Bei kniegelenksnahen Osteosarkomen bietet sich die Umkehrplastik nach Borggreve an. Dabei wird nach Resektion des Kniegelenkes und des distalen Femurs der gesunde Unterschenkel an den verbleibenden Femuranteil oder der Hüfte reimplantiert. Gefäß- und Nervenoperationen sind zusätzlich notwendig. Die Osteosynthese erfolgt so, dass der Fuß, um 180° gedreht, die Beugebewegung des Kniegelenkes (Unterschenkels) nachahmt. Der Patient kann dann mit einer Unterschenkelprothese versorgt werden. Beinlängendifferenzen können auf der Gegenseite bei zu erwartender guter Endgröße durch eine Epiphysiodese gebessert oder gar ausgeglichen werden. Metastasen sollten möglichst exstirpiert werden, da hierdurch eine Verbesserung der 5-Jahres-Überlebensrate erzielt werden kann.

Prognose

Bei gutem Ansprechen auf die Chemotherapie wird nach dem aktuellen COSS-Protokoll die 6-Jahres-Überlebensrate mit 84% angegeben.

Als prognostisch günstig gelten heute folgende Faktoren:
- gutes Ansprechen auf die Chemotherapie
- Resektion im Gesunden
- Tumorgröße < 15 cm
- peripher gelegener Tumor
- zum Diagnosezeitpunkt keine Metastasen
- nicht vorhandene Skipmetastasen
- Patient weiblich
- Erkrankungsbeginn vor dem 30. Lebensjahr.

Bei bereits vorhandenen Lungenmetastasen zum Diagnosezeitpunkt wird die 5-Jahres-Überlebensrate bei zusätzlicher Entfernung der Lungenmetastasen mit 40% angegeben.

Fibrosarkom

Definition

Primär maligner Knochentumor mit osteoblastischen Anteilen ohne Knochen- und Knorpeldifferenzierung. Der Tumor manifestiert sich im metaphysären Bereich der langen Röhrenknochen, besonders in Kniegelenksnähe. Das Fibrosarkom tritt überwiegend in höherem Lebensalter auf (6. Lebensdekade). Der Tumor findet sich jedoch auch bei Kindern (7–10% der malignen Weichteiltumore im Kindesalter).

Klinik und Diagnostik

Der Tumor zeigt keinen charakteristischen klinischen Befund. Zwischen deutlichen Schmerzen wegen eines raschen Tumorwachstums mit Ausbruch aus dem Knochen und sich langsam entwickelnden Tumoren mit in der Regel geringen, wechselnden Beschwerden finden sich alle Bilder.

Radiologisch zeigen sich in 85% aller Fälle grobe Knochendestruktionen mit mottenfraßartiger Randbegrenzung (Lodwick-Grad 2) und bis zu 50% periostale Reaktionen.

Differenzialdiagnosen: Osteochondrosarkom, Osteoklastom.

Therapie

Beim jugendlichen Patienten ist neben einer weiten Resektion des Tumors im Gesunden eine begleitende vor- und nachgeschaltete Chemotherapie angezeigt. Eine Strahlentherapie ist beim Fibrosarkom in der Regel nicht wirksam.

Prognose

Aufgrund des langsamen Tumorwachstums und der relativ späten Metastasierung zeigt sich gegenüber dem Osteosarkom und Ewing-Sarkom eine günstigere Langzeitprognose.

Liposarkom

Definition

Beim Liposarkom handelt es sich um einen malignen Tumor, der durch eine lipoplastische Differenzierung charakterisiert ist, erkennbar an atypischen Lipoblasten in verschiedenen Differenzierungsstadien (WHO). Das Liposarkom ist ein primär maligner mesenchymaler Tumor des Knochenmarkes. Es bevorzugt keine spezifische Altersgruppe.

Klinik und Diagnostik

Die Anamnese kann sich über Monate erstrecken. Im Vordergrund stehen ein lokaler Schmerz, verbunden mit einer örtlich begrenzten Weichteilschwellung.

Röntgenologisch zeigt das Liposarkom einen osteolytischen Herd mit mottenfraßartiger, unscharfer Begrenzung entsprechend einem Lodwick Grad 2. Zumeist liegen die Tumoren in der Metaphyse, selten in der Diaphyse.

Therapie

Der Tumor muss im Gesunden reseziert werden. Bei inadäquater Therapie (Exkochleation, subtotale Resektion) ist die Prognose infaust.

Malignes Lymphom des Knochens (primäres Non-Hodgkin-Lymphom)

Definition

Lymphome des Knochens werden als maligne lymphoide Tumoren definiert, die primär im Knochen lokalisiert sind und eine variationsreiche histologische Struktur besitzen (WHO). Das maligne Lymphom des Knochens wird in 4 Stadien eingeteilt.

Eine auffallende Altersprädilektion ist vom Non-Hodgkin-Lymphom des Knochens nicht bekannt. Es tritt allerdings häufiger in der 3.–6. Lebensdekade als in der 2. und 7. auf.

Klinik und Diagnostik

Die Anamnese kann sich über Monate erstrecken. Im Vordergrund stehen lokale Schmerzen.

Röntgenologisch zeigen sich mottenfraßartige Destruktionsmuster entsprechend einem Lodwick Grad 3. Die Kortikalis ist in der Regel früh zerstört.

Therapie

Regional begrenzte Non-Hodgkin-Lymphome können operiert und bestrahlt werden. Im Wachstumsalter sollte möglichst eine Tumorresektion im Gesunden erfolgen. Solange keine Generalisierung der Lymphome besteht, ist die Prognose gut.

Neuroblastom und Knochenmetastasen

Definition

Das Neuroblastom, der zweithäufigste maligne, solide Tumor im Kindesalter, geht von Zellen der Neuralleiste aus. Er ist im Säuglingsalter und niedrigen Stadien heilbar. Das Neuroblastom metastasiert bevorzugt in Knochen, Lymphknoten und Knochenmark. Schädel und die Metaphysen der langen Röhrenknochen wie der Humerus und der Femur sind am häufigsten betroffen. Neuroblastom-Metastasen des Knochens finden sich ausschließlich bei kleinen Kindern, mehr als 70 % der Kinder sind unter 5 Jahre alt.

Klinik und Diagnostik

Im Vordergrund stehen Schmerzen und eine diffuse Schwellung. Bei Befall des Femurs hinken die Kinder gelegentlich.

Therapie

Die Prognose eines Kindes mit Neuroblastom ist abhängig vom Alter, Stadium und Subtyp des Tumors. Säuglinge haben unabhängig vom Stadium eine Wahrscheinlichkeit des Überlebens von 80 %, Kinder über einem Jahr von nur ca. 40 %. Das Vorhandensein von Knochenmetastasen verschlechtert die Prognose. Die Behandlung der Knochenmetastasen muss in das Gesamt-Behandlungskonzept eingebettet sein (Tumorresektion, Chemo- bzw. Strahlentherapie).

19   Frakturen und Luxationen im Wachstumsalter

Zwischen Knochenbrüchen im Kindesalter und jener ausgewachsener Jugendlicher bzw. Erwachsener bestehen wesentliche Unterschiede, die durch das Epiphysenwachstum bei Kindern gekennzeichnet sind. Obwohl die meisten Frakturen durch die Wachstumsfuge schnell und ohne bleibende Folgen heilen, werden andere durch partiellen oder kompletten Wachstumsstopp mit daraus resultierenden Wachstumsstörungen kompliziert.

Die Prognose der Wachstumsverletzungen hängt im großen Maße von der Stellung der Frakturebene innerhalb der Epiphysenfuge ab. Die Wachstumsfuge kann in eine Reihe unterschiedlicher histologischer Regionen unterteilt werden.

Das Längenwachstum vollzieht sich durch Chondrozytenteilung, Produktion intrazellulärer Matrix, vorläufige Kalzifizierung und enchondralen Umbau. Eine Zone der Schwäche besteht dort, wo die Chondroidmatrix provisorisch kalzifiziert wird. Dieses Gebiet widersteht kaum Scherkräften und ist der Hauptsitz von Frakturen. Von dieser Zone aus können sich die Frakturlinien in die Metaphyse, Epiphyse oder beide ziehen.

Frakturen der Epiphyse oder Epiphysenfuge folgen eine Reihe von wohldefinierten Mustern. Einteilungen von Aitken, Salter, Morscher, von Laer u. a. haben zu Epiphysenfrakturen ein Klassifizierungssystem geschaffen, das eine Prognose für die Frakturheilung und mögliche Wachstumsstörungen ermöglicht. Ebenfalls lassen sich hieraus dann primärtherapeutische Konsequenzen ziehen.

Im Allgemeinen kann man erwarten, dass Frakturen durch die Zone der provisorischen Kalzifizierung mit oder ohne begleitendes metaphysäres Fragment schnell und ohne Wachstumsstörung heilen, wenn eine gute Reposition erreicht wurde.

Dislozierte, aber auch undislozierte Frakturen, die sowohl die Epiphyse, Epiphysenfuge und Metaphyse betreffen, haben eine schlechtere Prognose, da sie durch die Keimschicht der Wachstumszone verlaufen und zu Nekrosen des Wachstumsknorpels und zu Durchblutungsstörungen führen können.

Trotz anatomischer Reposition bilden sich häufig knöcherne Brückenbildungen zwischen Epiphyse und Metaphyse aus. Je nach Ausmaß dieser Ausheilungsbrücke kann das Wachstum dieses Bereiches dann sistieren und zu einer angulären Deformität oder Gelenkinkongruenz führen, abhängig vom Alter und der betroffenen Fuge.

Aber auch Epiphysenlösungen und Bandausrisse mit Teilen der Epiphyse können zu knöchernen Brückenbildungen Anlass geben. Splitterbrüche der Wachstumsfuge in Verbindung mit schweren Weichteil- und Quetschverletzungen haben einen sehr ungünstigen Verlauf. Zerstörungen der Keimzellschicht und/oder totale Unterbrechung der Gefäßzufuhr zur Wachstumsfuge bedeuten eine frühzeitige Verknöcherung der Fuge und totalen Wachstumsstopp. Die Spätfolgen sind Verkürzungen und Achsenfehlstellungen. Je jünger der Patient ist, desto größer sind die zu erwartenden Veränderungen.

Prinzipien der Behandlung

Zur Diagnosestellung und Therapie sind stets Röntgenbilder in 2 Ebenen notwendig, da zahlreiche Frakturen sich nicht nur in einer Ebene darstellen lassen. Bei Schaftfrakturen müssen die angrenzenden Gelenke mit abgebildet sein.

Die Mehrzahl aller Frakturen des Kindes können konservativ durch Reposition und Immobilisation im elastischen Verband oder Gips behandelt werden.

Die Frakturheilung am wachsenden Skelett erfolgt praktisch immer über die Kallusbildung. Der primäre Kallus wird unter späterer Belastung umstrukturiert, sodass wieder eine Kompakta und ein Markkanal entstehen.

Die exakte anatomische Reposition der metaphysären und diaphysären Frakturen ist bei Kindern nicht immer erforderlich. Der wachsende Knochen hat besonders bei jungen Patienten mit

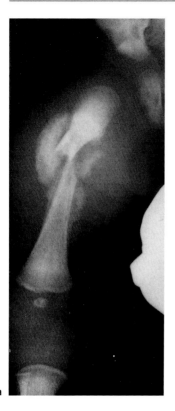

a

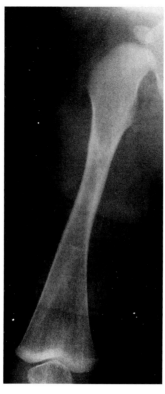

b

Abb. 19.**1**   Geburtstraumatische Femurfraktur:
a mit ausgeprägter Kallusheilung,
b Röntgenbild nach Ausheilung in achsengerechter Stellung 4 Monate später.

noch großer Wachstumserwartung ein bemerkenswertes Umbaupotenzial und Korrekturfähigkeit (Abb. 19.**1**). Innerhalb bestimmter Grenzen kann man erwarten, dass sich Achsenfehlstellungen in der Frontal- (varus, valgus) und der Sagittalebene (Ante-, Rekurvation) spontan während des Wachstums korrigieren (Abb. 19.**2**).

An den unteren Extremitäten sollten allerdings aus statischen Gründen nur geringe Fehlstellungen hingenommen werden. Eine Achsenfehlstellung in der Nähe eines Gelenkes wird sich besser umbauen als eine Abwinkelung in der Mitte des Schaftes, und junge Kinder haben ein weitaus größeres Umbaupotential als ältere.

Nach von Laer können auch gewisse Rotationsfehler, besonders des Femurs, toleriert werden, da im Rahmen der physiologischen Detorsion Rotationsfehler wieder vollständig verschwinden oder sich auf ein kompensierbares Maß reduzieren. Lediglich Rotationsfehler am Unterschenkel und Finger, die durch die nächstliegenden Gelenke nicht ausgeglichen werden können, sollten nicht hingenommen werden, da sie oft zu Beschwerden führen.

Der Heilungsprozess jeder Fraktur führt zu einer mehr oder weniger ausgedehnten Hyperämie der sie umgebenden Wachstumszone. Das Ausmaß der dadurch verstärkten Wachstumspotenz ist abhängig vom Ausmaß der Fraktur, der operativen Eingriffe und Alter des betroffenen Kindes.

Eine Seitenverschiebung der diaphysären Frakturfragmente ist häufig wünschenswert. Die Fraktur stimuliert gewöhnlich bei Kindern das Wachstum gegenüber der unbeteiligten Gegenseite, und die End-zu-End-Position oder Überdistraktion kann ein unerwünschtes Längenwachstum bedeuten.

Bis 2 cm Überlappung sind bei kindlichen Femurschaftfrakturen zwischen 2 und 10 Jahren akzeptabel. Die prophylaktische Verkürzungsfehlstellung kann aber nicht in allen Fällen die spätere Verlängerung verhüten.

Frakturen in der Präpubertät bewirken eine Beschleunigung des physiologischen Schlusses der Fuge infolge der Hyperämie mit einer sich eher daraus resultierenden Verkürzung.

Die operative Behandlung ist nur bei bestimmten kindlichen Frakturen erforderlich. Frakturen mit Beteiligung der Gelenkoberfläche

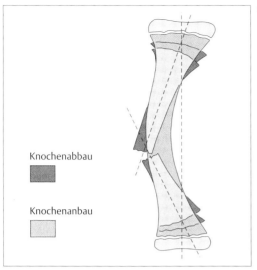

Knochenabbau

Knochenanbau

◀ Abb. 19.**2** Achsenkorrektur während des Wachstums. Die Epiphysenfuge stellt sich wieder senkrecht zur Längsachse des Knochens. Die Epiphyse wächst asymmetrisch in die Länge, man spricht vom epiphysären Längenwachstum. Durch Beiwachsen in der Konkavität und Abnehmen auf der konvexen Seite richtet sich der Schaft gerade. Dieses periostale Dickenwachstum und das epiphysäre Längenwachstum sind besonders gut bei jüngeren Kindern entwickelt; Frakturen werden in dieser Altersgruppe am besten korrigiert.

müssen sorgfältig reponiert werden. Eine verbleibende Gelenkinkongruenz hat einen frühzeitigen Gelenkverschleiß zur Folge.

Epiphysenfrakturen verlangen ebenfalls eine exakte Reposition, um ein späteres Fehlwachstum zu vermeiden. In diesen Fällen wird häufig die offene Reposition und interne Fixation (Kirschner-Draht-Spickung oder Schraubenfixation), meist mit zusätzlicher Gipsruhigstellung, angewandt (Abb. 19.**3**).

Ruhigstellungsschäden, wie Gelenksteifen, sind bei Kindern auch nach längerer Immobilisation nicht zu erwarten. Daher sind im Kindesalter physikalische und physiotherapeutische Nachbehandlungen in der Regel nicht notwendig.

Nach Anlegen eines Gipses sind ständige Gips- und Weichteilüberprüfungen erforderlich. Bei allen komplizierten Frakturen sollten zusätzlich Röntgen-Stellungskontrollen in den ersten Wo-

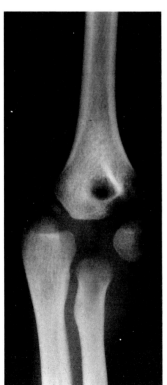

a

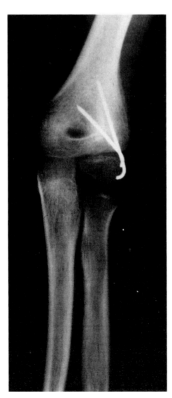

b

Abb. 19.**3**
a Ellenbogengelenksluxation mit Stauchungsfraktur des Condylus radialis.
b Reposition der Ellbogengelenksluxation und offene operative Drahtosteosynthese des Condylus radialis.

Tabelle 19.1 Spezielle Therapie kindlicher Frakturen

Art der Fraktur	Konservative Therapie	Operative Therapie		Dauer der Ruhigstellung (Wochen)			ME
				bis 5 J.	5–10 J.	über 10 J.	(Wochen)
Klavikula	Rucksackverband	laterale Frakturen Kirschner-Drähte	G/O	2	2–3	4	6
Humeruskopf, proximaler Humerus	Desault- oder Gilchrist-Verband	Kirschner-Drähte oder Prévot-Nägel	G/O	3–4	3–4	4	
Humerusschaft	Desault- oder Gilchrist-Verband	Kirschner-Drähte oder Prévot-Nägel	G	2–3	3–4	4–5	6–12
Humerus suprakondylär	Gips; Reposition und Blount-Schlinge	Kirschner-Drähte	G/O	4	4–5	5–6	6
Condylus radialis	Gips	Kirschner-Drähte	O	4	4–5	5–6	6
Epicondylus ulnaris	–	Kirschner-Drähte	O	4	4–5	5–6	6
Radiusköpfchen	Dislokation < 30° Gips oder frühfunktionell	Auffädeln von distal mit Kirschner-Draht oder Prévot-Nägeln	G/O	3	3	3	6
Olekranon	Gips	Zuggurtungs-OS oder Kirschner-Drähte	G/O	3–4	4–5	5–6	6
Monteggia-Fraktur	Reposition und Gips	Kirschner-Draht oder Platte Ulna und evtl. Ringband-Rekonstruktion	G/O	3–4	4	4–5	6/26
Vorderarmschaft	Reposition und Gips	Drähte oder Prévot-Nägel	G/O	4–5	5–6	6–8	8–12
Distaler Radius und Vorderarm	Reposition und Gips	Kirschner-Drähte	G	4	4–5	5–6	6
Distaler Radius, Aitken 0–III	Reposition und Gips	Kirschner-Drähte	G/O	4	4–5	4–6	6
Handwurzel (Navikulare)	Gips (Oberarmgips mit Daumeneinschluss/Unterarmgips)	Allenfalls bei Jugendlichen (!) Schrauben		–	–	6–12	26
Mittelhand	Gips	Kirschner-Drähte	G	–	4	4–6	4–6
Finger	Reposition und Gips, Faustverband	Kirschner-Drähte, Schrauben	G/O	2–3	3–4	4	4–12
Becken: Sitzbein/Schambein	Bettruhe	–		1		4	bis zu 16

Fortsetzung ▶

Tab. 19.**1** (Fortsetzung)

Art der Fraktur	Konservative Therapie	Operative Therapie		Dauer der Ruhigstellung (Wochen)			ME (Wochen)
				bis 5 J.	5–10 J.	über 10 J.	
Becken: Symphysensprengung/Ileosakralfuge/instabile Ringfraktur	Extension, Beckenschlinge	Fixateur externe	G	3–4	4–5	4–6	12
Wirbelsäule HWS	Schanz-Krawatte, Stryker-Schlinge	Crutchfield-Schlinge/op. Stabilisierung, int. Fusion	G/O	–	6–8	8–12	6/26
Wirbelsäule BWS/LWS	Lagern in Überstreckung auf flacher, harter Unterlage, Gipsliegeschale	ggf. bei instabiler Fraktur Stabilisierung durch ventrale oder dorsale Fusion	O	4–6 1–4	1–4–6	1–6–8	
Femurkopf-Epiphysenlösung (traumatisch)	–	Kirschner-Drähte (in situ) NOTFALL! Ggf. Fixation der Gegenseite in 2. Sitzung	G	2–4	3–4	3–4 Nachbehandlung: Entlastungsschiene bis zu 1 Jahr	nach Fugenschluss
Schenkelhals	Gips	Zugschrauben, Kirschner-Drähte, Prévot-Nagel	G/O	–	4–6	6–8–12	6/26
Femurschaft einschließlich proximaler und distaler Metaphyse	Vertikalextension < 3 J.	Prévot-Nägel Alternative: Fixateur externe, Platte	G/O	3–4	4–6	6–7	12–36
Patella	Gips	Zuggurtung (frühfunktionell)	O	–	4–5	4–6	12–26
Unterschenkelschaft	Reposition und Oberschenkelgips	Prévot-Nägel Alternative: Fixateur externe, Platte	G/O	4	4–6	6–8	12–36
Distale Tibia: Aitken 0 – III, distale Fibula Übergangsfrakturen	Reposition und Unterschenkelgips	Reposition und Kirschner-Drähte, Zugschrauben	G/O	4	5–6	6	6–26
Fibulotalarer Bandausriss (knöchern)	Gips, Aircast-Schiene	Naht (Band oder Periost)	O	–	4–5	5–6	6/26
Talus/Kalkaneus	Gips, Gelenkpunktion?	Kirschner-Drähte, Zugschrauben, Spongiosaplastik	O	–	4–6	6–8 Entlastung!	6/26
Mittelfuß	Gips	Bei Mehrfachfrakturen Kirschner-Drähte	G/O	–	3–4	4–5	6
Zehenfraktur	Dachziegelpflaster, Gips	Kirschner-Drähte, Zuggurtung (MFK V-Basis)	G/O	3	3–4	4–5	6

chen erfolgen, um einen Stellungsverlust frühzeitig zu erkennen.

Die Ischämie einer Extremität ist eine entscheidende Komplikation bestimmter Frakturen und Luxationen. Verletzungen um das Ellbogen- und Kniegelenk herum und Frakturen des Unterarmes sind besonders häufig von einer mangelnden Durchblutung begleitet. Die Schwellung innerhalb eines geschlossenen Faszienkompartiments oder unter einem zu eng angelegten Gips kann die Ursache sein.

Die Ischämie einer Extremität ist ein absoluter Notfall. Irreversible Weichteilschäden setzen innerhalb von 6–8 Stunden nach dem Gefäßverschluss ein und schreiten rasch fort. Muskel- und Nervennekrosen führen zur Paralysen, Kontrakturen, Deformitäten (z.B. Volkmann-Kontraktur), und gelegentlich ist die Amputation eine Konsequenz bei Fehlern in der Diagnose und Behandlung.

Frakturheilungsstörungen, wie Pseudarthrosen, Refrakturen, Sudeck-Dystrophien und Infektionen, sind bei Kindern selten.

Pathologische Frakturen

Pathologische Frakturen kommen im Kindesalter selten vor und sind meist das Ergebnis bestimmter Krankheitsbilder (Abb. 19.**4**, Tab. 19.**2**).

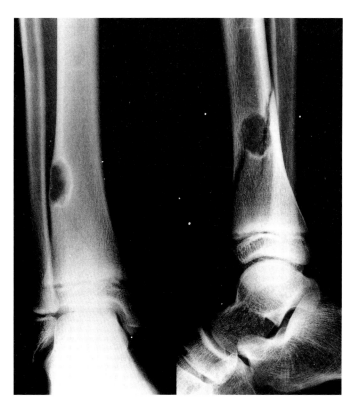

Abb. 19.**4** Pathologische Fraktur der distalen Tibia bei großer Kortikaliszyste.

Tab. 19.**2** Ursachen für pathologische Frakturen

Idiopathische juvenile Osteoporose

endokrin (z. B. Cushing-Syndrom)

metabolisch stoffwechselbedingt
(z. B. Gaucher-Syndrom)

Knochentumoren, juvenile Knochenzyste (Abb. 19.**4**),
nicht ossifizierendes Fibrom, osteogenes Sarkom

fibröse Dysplasie

entzündlich

Osteogenesis imperfecta

Ostitis fibrosa generalisata

neuromuskuläre Erkrankungen (Meningomyelozele,
muskuläre Dystrophie, zerebrale Bewegungsstörungen, Arthrogrypose)

Metastasen

Stressfrakturen (durch Überbeanspruchung des
Skeletts ohne Trauma), selten komplette Fraktur
(durch Schonung und Gipsruhigstellung in der
Regel Abheilung)

Tab. 19.**3** Auswahl typischer Verletzungen
bei Kindern im Sport (nach Franck u. Olagnier)

Weichteilprellungen

Frakturen mit metaphysären Stauchungen

diaphysäre Grünholzfrakturen

Epiphysen- und Übergangsfrakturen

Apophysenläsionen

osteochondrale Bandausrisse

Gelenkverletzungen

Schädel-Hirn-Traumata

Tab. 19.**4** Übersicht häufiger Verletzungen bei heutigen Trendsportarten (nach Mellerowicz)

BMX-Radsport	Inline-skating und Skateboarding	Reitsport
Commotio cerebri 5 %	Kopfverletzungen 3,8 % – 6,8 %	Kopfverletzungen 31 %
Andere Kopfverletzungen 14 %		
Frakturen 14 %	Handgelenksverletzungen 19 – 37 % Unterarm 10 – 12 % Ellenbogen 31 – 32 %	Frakturen der oberen Extremitäten 57 % untere Extremitäten 6 %
Abschürfungen 48 %		Bauchtrauma 15 %

Literatur

Adler CP, Kozlowski K. Primary bone tumors and tumorous conditions in children. Heidelberg: Springer; 1993.

Bayley S, Pinneau R. Tables for predicting adult height from skeletal age. Pediat. 1952; 40: 423–41.

Barlow TG. Early diagnosis and treatment of congenital dislocation of the hip. J Bone Joint Surg (Br). 1962; 44: 292–301.

Berquet KH. Schulmöbel müssen angepasst werden. Dtsch. Ärztebl. 1990; 87: 33.

DIN 58124: 2000–01 Entwurf: Schulranzen, Anforderungen und Prüfung, Deutsches Institut für Normung e. V. Berlin; 2000.

Beyers TJ et al. ELISA quantitation of dystrophin for the diagnosis of Duchenne and Becker muscular dystrophies. Neurology. 1992; 42: 570–6.

Buckup K. Klinische Tests an Knochen, Gelenken und Muskeln. Stuttgart: Thieme; 2000.

Canale ST, Beaty JH. Operative pediatric orthopaedics. St. Louis: Mosby; 1995.

Clanton TO, Dee Lee C. Osteochondritis dissecans: history, pathophysiology and current treatment concepts. Clin Orthop. 1982; 167; 50–64.

Debrunner AM. Orthopädie – Orthopädische Chirurgie. Bern: Huber; 1994.

Franck A, Olagnier H. Consentement et dépendance pour l'adolescent sportif de haut niveau. Medicine et Hygiene. 1996; 2125: 1393–6.

Graf R. Klinische Untersuchung – Hüftsonographie – derzeitiger Stand und Ausblicke. In: Grifka J, Ludwig J. Kindliche Hüftdysplasie. Stuttgart: Thieme; 1998.

Greulich WW, Pyle SJ. Radiographic atlas of skeletal development of the hand and wrist. Stanford/CA: Stanford University Press; 1959.

Hefti F. Kinderorthopädie in der Praxis. Heidelberg: Springer; 1997.

Heikel HV. Acta Orthop Scand Suppl 39: 1, 1959.

Jani L et al. Verlauf der idiopathischen Coxa antetorta. Orthopädie. 1979; 8.

Jerosch J, Mamsch H. Fehlformen und Fehlhaltung kindlicher Füße. Z Orthop. 1998; 136: 215–20.

Harnack GA von, Koletzko B, Hrsg. Kinderheilkunde, 11. Aufl. Heidelberg: Springer; 2000.

Lequesne M, de Sèze S. Le faux profil bassin, nouvelle incidence radiographique pur l'étude de la hanche. Rev Rhum. 1961; 28: 643–52.

Lodwick GS et al. Estimating rate of growth in bone lesions: observer performance and error. Radiology. 1980; 134.

Maier E. Die Beurteilung des gesunden Kinderfußes. Med Orth-Tech. 1989; 109: 7–11.

Mellerowicz H et al. Dtsch Z Sportmed. 2000; 51/3.

Micheli LJ. Clinics in sports medicine. Pediat Adolesc Sports Inj. 2000; 19/4.

Niethard FU. Kinderorthopädie. Stuttgart: Thieme; 1997.

Ortolani M. Un segno poco noto e sua importanza per la diagnosi precoce de prelussazione congenita dellanca. Petriatria. 1937; 45: 129.

Roche AF, Wainer H, Thissen P. Predicting adult stature for individuals. Basel: Karger; 1975.

Staheli LT. Fundamentals of pediatric orthopedics. New York: Raven Press; 1992.

Sitzmann FC (Hrsg). Pädiatrie. Stuttgart: Hippokrates; 1995.

Strecker W. Posttraumatische Beindeformitäten. Heidelberg: Springer; 1997.

Tanner JM et al. Assessment of skeletal maturity and prediction of adult height. Academic Press; 1983.

Thiemann HH, Nitz I. Röntgenatlas der normalen Hand im Kindesalter. Stuttgart: Thieme; 1991.

Tönnis D. Die angeborene Hüftdysplasie und Hüftluxation im Kindes- und Erwachsenenalter. Berlin: Springer; 1984.

Tönnis D, Brunken D. Eine Abgrenzung normaler und pathologischer Hüftpfannendachwinkel zur Diagnose der Hüftdysplasie. Arch Orthop Traum Surg. 1968; 64: 197–228.

Wagenhäuser FJ. Die Untersuchung der Wirbelsäule. In: Belart: Funktionsstörungen der Wirbelsäule. Bern: Huber; 1964.

Wirth CJ. Praxis der Orthopädie. Stuttgart: Thieme; 2001.

Sachverzeichnis